A. Tröltsch, Adam Politzer, Hermann Schwartze

Archiv für Ohrenheilkunde

A. Tröltsch, Adam Politzer, Hermann Schwartze

Archiv für Ohrenheilkunde

ISBN/EAN: 9783741167638

Hergestellt in Europa, USA, Kanada, Australien, Japan

Cover: Foto ©Lupo / pixelio.de

Manufactured and distributed by brebook publishing software
(www.brebook.com)

A. Tröltsch, Adam Politzer, Hermann Schwartze

Archiv für Ohrenheilkunde

ARCHIV

FÜR

OHREN·HEILKUNDE.

HERAUSGEGEBEN

VON

PROF. von TRÖLTSCH
IN WÜRZBURG

DR. ADAM POLITZER
IN WIEN

UND

PROF. HERMANN SCHWARTZE
IN HALLE A. S.

FÜNFTER BAND.

IV. (Schluss-) Heft.

Mit 2 lith. Tafeln und 10 Holzschnitten.

WÜRZBURG.

Druck und Verlag der STAHEL'schen Buch- und Kunsthandlung.

1870.

Inhalt des V. Bandes.

(Ausgegeben vom September 1869 bis Mai 1870.)

Besprechungen.

Wissenschaftliche Rundschau.

(Mit 2 Holzschnitten.)

———

Die **Redaktion dieses Archivs** und die Stahel'sche Buchhandlung sehen sich zu der **Erklärung** veranlasst, dass den Herren Mitarbeitern von Seite der Verlagshandlung stets die Separatabzüge nach Ausgabe des betreffenden Heftes und die Honorare nach Abschluss des jeweiligen Bandes zugesandt werden. Etwa vorkommende Unregelmässigkeiten wollen gefälligst sofort nach Würzburg zur Anzeige gebracht werden. — Das erste Heft des VI. Bandes ist bereits vorbereitet und erscheint in Bälde.

Beiträge

zur

Casuistik der galvanokaustischen Behandlung intraauriculärer Neubildungen

von

Dr. Jacoby

zu Breslau.

Die vielseitige Anerkennung, welche die galvanokaustische Methode auf andern Gebieten der Chirurgie innerhalb des letzten Jahrzehnts Seitens bewährter Meister gefunden hat, die im Vergleich zu ihren unzweifelhaften Vorzügen bisher geringfügige Benützung derselben zu otiatrischen Zwecken und die höchst spärlichen literarischen Mittheilungen über ihre Anwendung haben mich zur Veröffentlichung des Nachstehenden veranlasst. Die Notiz, welche *Schwartze* im 1. Hefte IV. Bandes dieses Archivs gegeben hat, so werthvoll sie durch concise Zusammenstellung der wichtigsten Punkte auch ist, schien mir für den mit der Methode noch nicht einigermassen Vertrauten doch zu wenig erschöpfend, um eine detaillirtere Darstellung überflüssig zu machen. Deswegen, und insbesondere um die technisch leichte Ausführbarkeit neben ihrer ebenso prompten wie relativ gefahrlosen Wirkung in das rechte Licht zu setzen, habe ich eine möglichst specielle Schilderung gelegentlich des I. Falles (Fibrom des Gehörganges) gegeben, und mit Bezug hierauf eine entsprechende Kürze bei den folgenden für angemessen befunden.

Die Berücksichtigung der Geschichte und Literatur der Methode liegt auf Grund des obigen Titels ausser dem Bereiche meiner Aufgabe. Andere, für den Specialisten wichtige Seiten z. B. Indicationen, tech-

nische Ausführung, unangenehme Ereignisse glaube ich in einer wohl
nicht ganz ungenügenden Weise in der Epikrise des I. Falles und
später erörtert zu haben. Das wichtigste aber, nämlich die Details
der Anwendung, lernt man durch objective Anschauung anerkanntermassen viel leichter und vollkommner als durch die speciellste Beschreibung. — Ob und inwieweit die Methode besser als alle andern
Recidive zu hintertreiben im Stande ist, muss ich einstweilen in Folge
noch unzureichender Erfahrungen dahin gestellt sein lassen. Nach
Massgabe dessen, was man auf analogem Gebiete, z. B. bei Exstirpation der Nasenrachen-Polypen von ihr gesehen hat, dürfte man bei
Fibromen kaum berechtigt sein, ihr in dieser Richtung einen Vorzug
zu vindiciren (vd. Canstatt's Jahresbericht 1857 p. 241), doch ist nicht
unwahrscheinlich, dass bei der vergleichsweise viel leichtern Zugänglichkeit des otiatrischen Terrains die Erfahrung mit der Zeit günstigere
Resultate bietet. —

Bezüglich des durch die Arbeit zu erreichenden Zweckes wird es
mir ausreichend genügen, ein lebhafteres Interesse für die Sache bei
den betheiligten Collegen angeregt zu haben.

I.

*Knorpelhartes Fibrom des Gehörganges, complicirt mit chronischer Pe-
riostitis des Processus mast. und chronischem eitrigem Trommelhöhlen-
Katarrh, beziehentlich Perforation und polypöser Entartung des Trommelfells. Heilung in einundzwanzig galvanokaust. Sitzungen.*

Emma Pantke, Schmiedemeisterstochter aus Ohlau, 16 Jahr alt, regelmässig
menstruirt, und, abgesehen von einer Disposition zu Dyspepsie, im Allgemeinen gesund und ihrem Alter entsprechend kräftig entwickelt, erzählt bei der ersten Consultation am 26. Oct. 1868, dass sie ungefähr vier Jahre früher unter schmerzhaften
Empfindungen, welche mit unzweideutigen abendlichen Exacerbationen ungefähr
zwei Wochen anhielten, zum ersten Male einen Ausfluss von Eiter aus dem rechten
Ohre überkommen und nach reichlicher Entleerung desselben in wenigen Wochen
ohne Anwendung von ärztlichen oder sonstigen Mitteln wieder verloren habe. Von
jenem Termine ab bis zum Herbste 1867 frei von solchen Zuständen wäre sie um
diese Zeit von heftigen, andauernden, periodisch sich steigernden, mit Eiterausfluss
gepaarten Schmerzen und klopfenden Empfindungen im rechten Ohre heimgesucht
worden, die nach einigen Tagen verschwunden, in mehrwöchentlichen Pausen mässigen Grades und meist nur eintägiger Dauer wiederzukehren pflegten. — Anfangs
Juni 1868 wären jene in heftigem Grade aufgetreten, hätten ungefähr ein Paar
Wochen angehalten und sich schon nach dreitägigem Bestehen mit sehr reichlichem
eitrigen Ausflusse verbunden, der nicht selten überriechend, sich im Laufe von ein
Paar Wochen allmälig verloren habe. Die Schmerzen hätten seit jener Zeit in

mässigem Grade und mit periodischen Steigerungen bis zur heutigen Consultation zugenhmmrt.

Erst seit einigen Tagen wieder will die Kranke einen reichlichen Eiterausfluss bemerkt haben, giebt aber auf Befragen zu, dass derselbe innerhalb der letzten vier Monate gänzlich niemals vermisst worden sei. Die heftigen Schmerzen pflegten innerhalb der letzten sechs Tage vor ihrem Erscheinen bei mir von Morgens 4 Uhr bis Vormittags ungefähr 10 Uhr zu dauern, um nach einer mässigen Remission Nachmittags ein Paar Stunden nach dem Mittagessen einer neuen Steigerung Platz zu machen und von ihrem ursprünglichen Sitze im Ohre sich auf die rechte Hälfte des Unterkiefers und die rechte Schläfengegend zu verbreiten; sie hätte in Folge dessen die letzten sechs Nächte durchaus schlaflos zugebracht und neben den bereits bezeichneten Schmerzen auch solche in der Hinterhirngegend empfunden, wisse aber genau, dass die letzteren erst nachträglich, im Juni 1866 oder etwas später hinzugetreten seien. Hiermit hätten sich namentlich in der jüngst verflossenen Zeit periodische Frostschauer und Eingenommenheit des ganzen Kopfes, Appetitlosigkeit und allgemeine Mattigkeit verbunden und sie endlich veranlasst, die Hilfe des hiesigen Collegen, Dr. *Wilhelm Freund*, in Anspruch zu nehmen, der die Güte hatte, dieselbe an mich zu adressiren.

Schon im Winter 1861/62 hatte sie einen Arzt consultirt, der die Existenz einer Neubildung in dem Gehörgange zwar constatirt, eine Kur dagegen aber nicht unternommen hatte.

Die *objective Untersuchung* ergab folgendes:

Der rechtseitige Proc. mast. ist im Vergleich zum linken stark geschwollen; seine nicht oedematöse Haut blass-rosa gefärbt, auf mässigen Druck ausserordentlich schmerzhaft; der rechte Gehörgang ist fast bis an die äussere Oeffnung mit einer kaum blaueroth gefärbten Neubildung verstopft, welche aus verschiedenen Schichten besteht, die nach vorn mehr weniger halbkugelförmig prominiren, mit dem Gehörgangswänden bis auf eine kleine, mehrere Linien im Längendurchmesser und etwa $\frac{1}{4}$—$\frac{1}{2}$''' im Querdurchmesser freilassende Stelle an der hintern Wand verwachsen, anscheinend über einander gelagert, sehr derb anzufühlen und anscheinend mit födidem Eiter beschlagen sind. Mit Hilfe der Sonde gelangt man, nachdem man sie etwa 6''' an der bezeichneten Stelle der hintern Wand vorgeschoben hat, in einen Hohlraum. Die Gegend unmittelbar vor dem Tragus war mässig geschwollen, und in geringem Grade auf Druck schmerzhaft; Drüsenanschwellungen unterhalb des Gehörganges nicht vorhanden.

Der Kopf war der Kranken im Ganzen eingenommen, Schwindel aber oder sonstige manifeste cerebrale Erscheinungen fehlten. — *Rechts* hört sie nur ganz laut gesprochene Zahlen abgewandt auf etwa 15' Entfernung. — Die von Fernstehenden auf sechs Fuss ungefähr vernommene Uhr nur beim festen Andrücken undeutlich. *Links* leise Flüsterzahlen auf mehr denn 20' und Uhr 5' weit. Stimmgabel vom Schädel aus rechts viel intensiver als links. Knochenleitung für die Uhr rechts und links.

Nachdem durch reinigende Einspritzungen und mit Hilfe von Charpie die Oberfläche der fraglichen Neubildung sorgfältig gereinigt war, wurde von der hintern Gehörgangswand her mit Hilfe des *Wilde'schen* Instruments eine neue Eisendrathschlinge so weit wie möglich um die zunächst prominirende Partie umgelegt; beim Zuziehen aber riss dieselbe mitten durch; ebenso scheiterte an der Fo-

1*

stigkeit des Gewebes der Versuch mit einem schmalen, sehr scharfen
Bistouri, das selbst bei kräftigem Zuge nur die oberflächliche Schicht
ritzte und eine Blutung fast nicht veranlasste. In Folge dieses ausserordentlichen Widerstandes wurde sofort die galvanokaustische Schneideschlinge um die fassbaren, an die hintere Wand angrenzenden Partieen applicirt, mit Hilfe der an dem Instrument vorhandenen Welle
(vide Abbildung) fest zusammengeschnürt und schmerzlos in wenigen
Secunden ein etwa 1—2''' im Durchmesser fassendes Stück entfernt.
Der Versuch, eine nach oben angrenzende Schicht mit der Schlinge
zu fassen, missglückte für heute, weil jene unmittelbar an die Gehörgangswand angrenzte. Die Anwendung anderer galvanokaustischer
Instrumente aber wurde im Hinblick auf die dringliche Indication der
Bekämpfung der augenscheinlich vorliegenden Periostitis des Proc.
mast. und eines Theils des Gehörgangs für die nächsten Tage verschoben.

Gegen die bezeichnete Complication wurden verordnet: 4 Hir. ad proc. mast.,
Elest. lenit. bis zu reichlicher Wirkung, antiphlogistisches Regime und Diät. — Die
mikroskopische Untersuchung des abgeschnittenen Stückes und eines später gelieferten Fragments, welche der Prosector des Allerheiligen-Hospitals, Dr. Wilhelm
Ebstein, anzustellen die Güte hatte, ergab das bei der Epikrise von ihm selbst no-
tirte Resultat.

Beim Besuch der Kranken am folgenden Tage in ihrer Behausung ergab sich,
dass sie durch reichlichen Blutverlust und selbstredend in Folge der durch die früheren Schmerzen etc. geschaffenen Indisposition etwas schwach, aber schon frei von
den bis dahin regelmässig wiedergekehrten reissenden Schmerzen gewesen war.

Ordination wie gestern exclusive der Hir. und Purgans.

29/10. Die Kranke besucht mich heute wieder in meiner Wohnung, ist subjectiv schmerzlos und fühlt sich hierdurch und durch den Schlaf stärker; Proc. mast.
ist auf Druck in seinem mittleren und untern Theil noch empfindlich; die Brand-
fläche ist mit einem grauen, pulpösen Beschlage belegt; die nach hinten an die re-
secirte Partie sich zunächst anschliessende, am ersten Tage nicht fassbare Portion
prominirt durch mässige reactive Schwellung etwas stärker.

Ord.: Ruhe, etwas bessere Kost und eine reinigende Wasser-Einspritzung am
Abend.

30/10. Status idem. Ordinat.: eadem.

2/11. In Folge der durch Schrumpfen der resecirten Stelle relativ starken Prominenz der nachbarlichen Portionen gelang es heute unter gütiger Assistenz meines Freundes Dr. Siewer, der auch bei allen folgenden galvanokaustischen Operationen Beistand leistete, eine etwas grössere Partie der Neubildung mit Hilfe der
Schneideschlinge zu entfernen.

Wegen der noch fortbestehenden Empfindlichkeit und Schwellung des Proc. mast.
wurden 8 Hirud., Purgans u. s. w. ordinirt.

Vom 3/11.—9/11. antiphlog. Regime und zweimalige tägliche Lauwasser-Injec-
tionen.

9/11. Theils mit Hilfe der galvanokaustischen Schneideschlinge, theils mittelst
eines grösseren Canter's wurde, so viel sich fassen liess, von der mehr nach der

Mitte und der vordern Wand gelegenen Partie entfernt. — Proc. mast. fast schmerzlos auf Druck, subjectiv ganz schmerzfrei. Dem entsprechend etwas nahrhaftere Kost und weniger strenges Regime.

17/11. Da eine ausgiebige Quantität von den die vordern drei Viertheile der Gehörgangs-Lichtung etwa noch erfüllenden Gewebsmassen mit der galvanokaust. Schlinge heute nicht so fassen war, so begnügte man sich, mit einem grösseren und kleineren Canter soviel wie möglich zu zerstören. Proc. mast. nur noch mässig geschwollt, Haut blassroth, auf Druck fast nicht mehr schmerzhaft; subjectiv vollkommene Schmerzlosigkeit.

23/11. Proc. mast. ist subjectiv durchaus schmerzfrei geblieben, auf Druck nur noch die unterste Partie desselben wenig empfindlich. Die fibromatösen Massen des m. a. reichen zur Zeit noch so weit, dass die Lichtung ungefähr in dem vordersten 3—4''' frei ist. — Die am bequemsten von der hintern Wand her fassbare Partie wurde ungefähr in der Grösse einer halben Erbse mit Hilfe der Schneideschlinge entfernt, die übrigen Partieen abermals mittelst eines grossen Canter's gründlich zerstört.

1/12. Nach der Sitzung vom 23/11 war angeblich eine recht schmerzhafte Anschwellung der Gegend vor dem Tragus eingetreten, so dass die intelligente Patientin bereits im Begriff war, sich Hir. zu verordnen, dies aber unterliess, weil sich unter der Anwendung lauer Ohrbäder und sorgfältig gemachter purificirender Injectionen jene wieder verlor. Das galvanokaust. Verfahren beschränkte sich heute auf Anwendung der Schneideschlinge, immer noch für die von der hintern Wand her erreichbaren Partieen. Beim zweimaligen Anwenden derselben brannte sie durch, so dass man gezwungen war, die grösstentheils abgebrannten Stücke mit einer feinen Haken-Pincette zu entfernen. — Die Untersuchung für Sprache, Uhr, Stimmgabel ergab heute noch ungefähr dasselbe Resultat wie das erste Mal.

5/12. Die Lichtung des m. a. ist nunmehr ungefähr 5''' von vorher frei; an der hintern Wand dringt die Sonde frei in die Tiefe. Die vordere, vor sorgfältiger Reinigung noch grauweiss gefärbte Fläche der Neubildung wurde heute an den verschiedensten Punkten mit einem kleinen Canter betupft, wobei man an einzelnen schon das Gefühl des fast aufgehobenen Widerstandes hatte. — Proc. mast. ist subjectiv und objectiv schmerzlos, aber noch mässig geschwollen, die Haut über demselben blass.

9/12. Das heutige Verfahren glich im Wesentlichen dem vom 5/12.

14/12. Theils an der untern und vordern Wand, theils in der Mitte der Lichtung fanden heute sowohl mit Hilfe der Schneideschlinge Abtragungen erreichbarer Massen wie Zerstörungen mit Hilfe des Canters statt.

21/12. Heute wurden abermals besonders wandständige Massen der vordern und untern Wand mittelst der Schneideschlinge fortgenommen, und einzelne kleine Stellen an der untern Wand noch besonders mit dem Canter zerstört.

30/12. Patientin hat am 20/12 bei gleichzeitiger, sehr ungewöhnlicher allgemeiner Mattigkeit Frostanfälle gehabt; ihr Schlaf war durch lebhafte Träume und leichte Delirien gestört, und es hatten sich, in mässigem Grade bis jetzt noch vorhandene, nach ihrer Schilderung zu urtheilen, anfangs recht intensive Hinterkopfschmerzen eingestellt; gleichzeitig war die bisher ziemlich reichliche Eiterung aus dem m. a. fast ganz in das Stocken gekommen, und die noch vorhandenen fibromatösen Massen waren heute so sehr geschwollen, dass man mit der Sonde an der hintern Wand nicht in der gewohnten Weise vorzudringen im Stande war, während bei der letzten Sitzung schon eine etwa eine Linie oder etwas mehr im Durchmesser haltende Communications-Oeffnung nach hinten vorhanden war. Gleichzeitig hatte die Kranke an der Stirn einige kleine, halberbsengrosse mit serös-eitrigen Flüssigkeit gefüllte Vesikeln. Obzwar diese letzteren und die Thatsache des epidemischen Vorkommens von Varioloiden am Aufenthaltsorte der Kranken es wahrscheinlich machten, dass die genannten Allgemein-Erscheinungen als die Wirkung des aufgenommenen Blattern-Contagium anzusehen seien, so war doch durch die ganz ungewöhnliche Schwellung der noch vorhandenen fibromatösen Reste, den Mangel des früher reichlichen, eitrigen Ergusses, die noch bestehenden Hinterkopfschmerzen, das augenscheinlich veränderte Allgemeinbefinden, besonders das auffallend bleiche Aussehen der Kranken namentlich wegen der durch Eiter-Retention sich so leicht entwickelnden intracraniellen und pyämischen Processe für das weitere Verfahren ein noch grösseres Mass von Umsicht geboten. Dem entsprechend erschien es heute am angemessensten, nur die frühere Communication mit der hinter der Neubildung noch vorhandenen Höhle wieder herzustellen. Zu dem Zwecke wurde mit Hilfe des geraden Stricturenbrenners die mittlere Partie jener durchgebrannt und so wenigstens der Weg für etwaigen Eiterausfluss wieder gebahnt. Purificirende Injectionen förderten indess, weil im Vergleich zu dem durch die Neubildung formirten Septum die Oeffnung zu klein war, noch nicht besonders viel desselben an Tage.

5/1. 1869. Die Kranke erscheint heute noch etwas bleich und schwach durch die inzwischen überstandenen Varioloiden. Sie hatte die letzten acht Tage im Bette zugebracht, und hatten sich noch da und dort Blattern entwickelt. Sie erzählt, dass sie bald nach der letzten Sitzung heftige reissende Schmerzen in der Tiefe des Ohres sowie hinter demselben empfunden und mit Rücksicht auf die frühere Erfahrung über die günstige Wirkung der Blutegel sich drei Blr. hinter das Ohr habe appliciren lassen. Subjectiv schaffte Ihr dies zwar Erleichterung; aber auch jetzt war Proc. mast. noch stärker geschwollt als bei der letzten Untersuchung, auf Druck besonders an der untern Hälfte empfindlich und die denselben bedeckende Haut von Neuem hellroth gefärbt. Die Untersuchung des Gehörganges ergab, dass fast die hintere Hälfte der Lichtung durch die inzwischen eingetretene Schrumpfung der resp. Fibrom-Partien frei war. — Durch die fragliche Oeffnung sieht man die hinter derselben befindliche Höhle mit gekäsem Eiter erfüllt, der nunmehr in ganz ungewöhnlicher Menge durch purificirende Injectionen entfernt wird. Hierdurch fühlt sich die Kranke wesentlich leichter im Ohre und hört bald darauf mit gedämpfter Stimme gesprochene (nicht geflüsterte) Zahlen auf etwa 15′ Entfernung und die Uhr ganz in der Nähe des Ohres. — Gegen die neue Schwellung des Proc. mast. wurden 3 Blr. verordnet.

7/1. Proc. mast. verhält sich objectiv wieder günstiger. Von dem noch vorhandenen Fibrom-Resten wurde zunächst eine etwa halberbsengrosse Partie der vordern Wand mittelst Schneideschlinge entfernt, demnächst theils mit dem messerförmigen Cauter theils mit dem graden Stricturenbrenner soviel sich mit Sicherheit erreichen liess cauterisirt, wobei das Verfahren mit letzterem Instrumente mit ziemlich lebhaften Schmerzen verbunden war. Letztere wurden indess stets schnell durch laue Ohrbäder gedämpft und dauerten nach der Operation nur noch ganz kurze Zeit.

8/1. Schlaf und Allgemeinbefinden sind wieder normal. Heute wie 9/1 und 10/1 nur purificirende Injectionen nach vorsichtig vorangeschicktem Politzer'schem Verfahren.

10/1. hört die Kranke bereits Flüsterzahlen auf 16′ Entfernung und Uhr circa 2″. Während zur Zeit an der hintern Hälfte die Lichtung bereits etwa 1½‴ im Durchmesser frei war, war das an die vordere Wand angrenzende Septum immer noch erheblich dick; nach ungefährer Schätzung etwa 1½—2″ stark. — Obzwar man mit einem passend gestalteten Messer hier hätte vorgehen können, wurde doch im Hinblick auf die früher constatirte Unzugänglichkeit des Gewebes für das Messer davon Abstand genommen, abgesehen von mancherlei andern, in der Epikrise erörterten Vorzügen des galvanokaustischen Verfahrens. Um aber den gegebenen Verhältnissen möglichst Rechnung zu tragen, wählte man für die heutige Operation einen messerförmigen Canter und schnitt mit Hilfe desselben das vorhandene Operationsfeld in drei sich in Form eines Dreiecks vereinigenden Linien ein, um womöglich den Ausfall des Zwischenstücks herbeizuführen.

13/1. Reaction gegen die letzte Operation wie gewöhnlich keine; gegen den an der hintern Hälfte noch etwas schmerzhaften Proc. mast. 8 Fbr. Bis 15/1. nur zweimal täglich purif. Injectionen.

15/1. Durch die Schneideschlinge werden die noch prominirenden Reste des letzten Verfahrens beseitigt und zuletzt noch der messerförmige Kauter angewandt.

19/1. Die an der vordern und hintern Wand noch vorhandenen Prominenzen werden den Gewebes werden durch den messerförmigen Cauter eingeschnitten und durch einen andern Brenner mehr weniger zerstört.

23/1. Mit der Schneideschlinge wurde zunächst eine flach-halberbsengrosse Stelle an der vordern — untern Wand entfernt, dann ebenso jenseits der Mitte der hintern Wand eine etwas kleinere Hervorragung, endlich der noch vorhandene vordere ringförmige Wall, die vordere Grenze des Fibrom's durch den Stricturen-brenner so stark wie möglich cauterisirt.

26/1. Die Beseitigung des sub 23/1 bezeichneten ringförmigen Walls war mit Hilfe des Stricturenbrenners nur unvollständig gelungen. Da jener aber der Schneide-schlinge keine sichern Angriffspunkte bot, so wurde er zunächst mit Hilfe eines starken Bistouri's incidirt und die Schlinge in die solchergestalt gebildeten Lücken inserirt. Nachdem die Beseitigung des fraglichen Walls so vollständiger gelungen war, wurde noch eine Prominenz an der hintern Wand entfernt und eine Stelle der vordern mit dem grossen Canter intensiv gebrannt.

Durch das bisherige Verfahren war nunmehr der grössere Theil der Gehörgangslichtung frei. Der Versuch mit einem schmalen geraden Bistouri die noch vorhandenen Verdickungen und Auflagerungen abzutragen, lieferte ein unvollständiges Resultat, weil die Form der Klinge sich der der Gehörgangswand nicht genau anpassen liess. Das noch restirende Gewebe neuer Bildung war übrigens dem Messer viel zugänglicher als die ursprünglich mit demselben versuchten Schichten ältern Datums. Sehr bemerkenswerth war heute wieder die nach Beseitigung anscheinend gar nicht erheblicher Prominenzen entfernte relativ grosse Quantität geklösten Eiters, eine Erfahrung, die die deletäre Bedeutung der fraglichen Zustände recht klar zu demonstriren geeignet war.

30/1. Beseitigung von Prominenzen an der vordern und untern Wand mit Hilfe der Schneideschlinge.

2/2. Abtragung eines Theils der an der vordern Wand noch vorhandenen Verdickungen mit Hilfe eines starken, schmalen an der Spitze stumpfen, zum gros-sen Theil mit Heftpflaster umwickelten Bistouri's und Canterisation einer Stelle an der untern Wand; abermalige Entfernung grösserer Quantitäten geklösten Eiters, zuletzt

Application einer mit concentrirter Bleilösung (0,7 — 30,0) getränkten Wieke, was in gleicher Weise bereits seit mehreren Tagen geschah.

4/2. Die in den letzten Tagen durch Schnitt von den vorhandenen Verdickungen befreite Stelle wurde heute stark mit Lapis infern. touchirt. Bis zum 26/2. wurden noch etwa sechsmal die da und dort besonders an der vordern und untern Wand vorhandenen Auflagerungen mit Hilfe eines nach Art des Kramer'schen Polypenmessers gestalteten auf die Fläche gebogenen schmalen starken Bistouris abgetragen, an den Zwischentagen mit Lapis touchirt und jedesmal nachher eine mit der erwähnten Bleilösung getränkte Wieke applicirt. — Vom Trommelfell war bereits seit einiger Zeit der hintere und obere Abschnitt als ein gleichmässig rothes dickes Septum sichtbar, weiter nach vorn sah man etwa stecknadelkopfgrosse Granulationen von hochrother Farbe und am vordern untern Abschnitt bei günstiger Beleuchtung und nicht statthabender Beeinträchtigung der Untersuchung durch die starke Prominenz der vordern Wand einen pulsirenden Flüssigkeits-Tropfen.

Am 24/2 wurde nur eine mit Tinct. opii simpl. getränkte Wieke in den Gehörgang eingebracht, und dies bis zur definitiven Vernarbung der frühern Wundfläche zweimal täglich mit einer Mischung aus der bereits erwähnten Bleilösung und wenigen Tropfen Opium-Tinctur wiederholt.

Am 26/2 wurden mit Hilfe einer an Platinadraht angeschmolzenen Höllensteinthräne die oben erwähnten Granulationen touchirt. Bei dieser Gelegenheit ging dieselbe von dem Drahte los, was aus Gründen der Oertlichkeit an dieser Stelle leicht begreiflich ist. Da sie sich nicht alsbald durch Wassarinjectionen wieder entfernen liess, wurde sie durch längere Zeit instillirte concentrirte Kochsalzlösung unschädlich gemacht. Eine besondere Reaction trat hierauf nicht ein; die mässigen Schmerzen verloren sich in ein paar Stunden vollständig.

4/3. Bis jetzt sind regelmässig ziemlich starke Wieken, mit Bleilösung und Opium-Tinctur getränkt eingebracht worden. Nichtsdestoweniger sind die an der vordern Gehörgangswand vorhandenen Reste geschwellt und auf der letzten Schnittfläche stark entwickelte Granulationen vorhanden. — Fortsetzung des bisherigen Verfahrens.

5/3. Da die Granulationen eine unzweideutige Tendenz zur Wucherung bekunden und trotz der Behandlung schon wieder erheblich über die Schnittfläche prominiren, so wurden sie heute mit dem Strictarenbrenner gründlichst zerstört, und die unverbrannt gebliebenen, durch das Einsinken der cauterisirten Partieen über die Fläche hervorragenden Reste mit der Scheere abgetragen. Das Verfahren hinterliess, trotzdem es sehr intensiv stattfand, nur etwa eine halbe Stunde mässige, allerdings auch periodisch irradiirte Schmerzen. — Zum Verbande drei Tropfen Jod-Tinctur zweimal täglich mittelst starker Wieke.

9/3. Die Jod-Tinctur hat der Kranken anfangs juckende Empfindungen, später mehr weniger intensiven, etwa eine Stunde andauernden Schmerz verursacht. Nichtsdestoweniger hat sie mit Ausnahme von zwei Malen, wo Opium-Tinctur angewandt wurde, dieselbe regelmässig applicirt. In Folge dessen sind die zuletzt gebrannten Stellen zum grossen Theil vernarbt. An Stelle der früheren Erhabenheiten sieht man eine glatte weisse, nur an einem Punkte noch rosagefärbte Fläche. In der Mitte der vordern Gehörgangswand ist noch eine in die Lichtung prominirende Kante vorhanden, die das Beobachten der vordern untern Partie des Trommelfells wieder unmöglich macht. Die Sondenuntersuchung dieser Stelle ergibt, dass jene zum Theil wohl durch eine Hyperostose bedingt ist, indem lässt die im

Vergleich zu früher ausuhworts Besichtigung des Trommelfells doch auch über die Wucherung der Weichtheile keinen Zweifel. Die Eiterung ist im ganzen mässig. — *Ordination:* 1 Mal täglich mit Jod-Tinctur spärlich getränkte Wieke appliciren.

19/3. Die im vordern Drittheil der vordern Gehörgangswand vorhanden gewesene Wundfläche ist unter dem Gebrauche der Jod-Tinctur vernarbt; die in der Mitte derselben noch vorhandene Prominenz wird mit dem Messer abgetragen, dann stark mit Lapis tombirt, endlich eine mit Solutio plumbi getränkte Wieke eingebracht und vom 20/3 Jod-Tinctur zum Verbande empfohlen.

31/3. Bis am 19/3 muthmasslich übersehener Rest von Wucherung ist in der Zwischenzeit in der Mitte der vordern Gehörgangswand abermals so angewachsen, dass nach Excision desselben eine galvanokaustische Zerstörung mittelst des Stricturenbrenners vorgenommen werden musste. Verband mit Sol. plumbi; für die nächste Zeit Jod-Tinctur.

7/4. Die zuletzt galvanokaustisch behandelte Stelle ist nunmehr frei von wuchernden Elementen. Die schon fast vernarbte vorderste Partie fängt vielleicht durch zu lange Anwendung der Jod-Tinctur wieder an zu prominiren. Deswegen wird Jod-Tinctur fortgelassen und nur mit Solutio plumbi verbunden.

14/4. Trotz des Verbandes mit Bleilösung ist die zuletzt bezeichnete Stelle wieder mit einer stabhalb erbsengrossen rothen Prominenz bedeckt. Nach Excision derselben wird sie ein paar Mal mit dem Stricturenbrenner cauterisirt. Gegen die dadurch hervorgerufenen Schmerzen genügen kurze Zeit angewandte laue Ohrbäder.

16/4. Um endlich die Disposition zu Recidiven zu tilgen und einen möglichst klaren Einblick in den hintersten Abschnitt des m. a. u. s. w. zu gewinnen, wurde heute ein ungefähr 1" langes und circa 2½''' dickes Laminaria-Bougie in den Gehörgang ziemlich leicht eingeschoben. Unter allmälig etwas schmerzhafter werdenden Druckempfindungen und reichlicher Eiterabsonderung war dasselbe innerhalb 4 Stunden an seinem vordern ¼; ungefähr um eine halbe Linie oder etwas mehr im Durchmesser aufgequollen und die Gehörgangs-Lichtung in entsprechender Weise erweitert. Nach purificirenden Injectionen sieht man deutlich das bereits früher gegebene Bild — d. h. die obern ¾ des Trommelfells polypös entartet, resp. flächenhaft verdickt, am untern Drittheil eine mit einem pulsirenden Flüssigkeits-Tropfen verlegte Perforation.

Im Laufe des Tages werden noch ein paar Mal mit Sol. plumbi getränkte Wieken eingelegt; Abends nachdem sich die schmerzhaften Empfindungen und pulsirenden Geräusche (Folgen der Laminaria-Application) mehr und mehr verloren haben, hört die Kranke die Uhr ungefähr 5" und Flüstersprachen, obzwar nicht ganz sicher, ungefähr 15'.

17/4. Morgens. Die letzte Nacht hat die Kranke ruhig geschlafen und ist schmerzlos. Die Inspection ergiebt nunmehr vollständiges Freisein der Gehörgangs-Wände von Wucherungen. Zu weiterer Hintanhaltung von Recidiven wird auf einige Stunden ein conisch geformtes Zinnbougie in den Gehörgang gelegt und nach Entfernung desselben das polypös verdickte Trommelfell zweimal mit einem kleinen Cauter betupft. Application einer mit Sol. plumbi getränkten Wieke. — *Abends:* Gelegentlich der purificirenden Injectionen klagt die Kranke theils über irradiirte Empfindungen in der Richtung der rechten Hälfte des Unterkiefers und der rechten Schläfengegend, theils über ein Gefühl von Schwere in der rechten Hälfte des Kopfes; Empfindungen, die höchst wahrscheinlich mit hyperämischen Ernährungs-

Störungen in der vordern untern Gehörgangswand in Verbindung stehen und zum Theil wohl noch von der Anwendung des Strictorenbrenners 14/4. herrühren; vielleicht auch der Ausdruck der Intoleranz sind für eine versuchsweise heute Abend zum ersten Male mit Sol. Zinci sulfurici 0,2 — 30,0 getränkten Wieke.

16/4. Die Kranke ist in der Nacht wiederholt mit unangenehmen Empfindungen im Ohre erwacht. Nach der Application der mit Sol. Zinci getränkten Wieke hat sie von Neuem mässige Schmerzen und da sich dasselbe beim Abendverbande wiederholt, so wird mit gutem Erfolg auf die Bleilösung zurückgegangen.

19/4. Hat heute Nacht ruhig geschlafen; die Vorderobrgegend ist, wenn auch nicht ganz frei, so doch nur noch mässig empfindlich, subjectiv wie auf Druck. — Morgens wird eine im vordersten Abschnitt des m. a. noch vorhandene kleine warzenartige Verdickung mit Lapis touchirt und Morgens wie Abends Bleilösung instillirt. —

26/4. Vom 19/4 bis jetzt ist im ganzen fünfmal ein meist conisch geformtes Laminaria-Bougie eingebracht, dessen Durchmesser progressiv zunahm. — Die dadurch erzielte Erweiterung der Lichtung ist, wovon man sich beim Einführen des letzten, resp. vorletzten überzeugt, nunmehr eine dauernde und gestattet einem Bougie von 5—6 Millimetern mit Leichtigkeit bis über die Mitte des Gehörgangs vorzudringen. An dieser Stelle ist als Product der Periostitis eine mässig prominirende etwa 1''' oder etwas mehr lange Ossification vorhanden, so dass die Lichtung hier wohl am einem Millimeter geringer ist. Die ganze vordere Gehörgangswand ist jetzt mit schwieligem Narbengewebe bedeckt. Das früher polypöse Trommelfellgewebe ist in Folge der Cauterisation am 17/4. in eine weisse trockene bindegewebige Masse verwandelt. Die vordere Hälfte desselben hat eine obere und untere Perforation, die durch eine ganz schmale, noch mit dem False verbundene Partie getrennt sind. Diese verbreitert sich von bogenförmigen Rändern oben und unten begrenzt so, dass der noch vorhandene Rest einem gleichschenkligen Dreieck nicht unähnlich ist, dessen Basis die hintere Peripherie des Trommelfalls, dessen Schenkel die bogenförmigen Ränder des Defects bilden.

Unmittelbar nach Entfernung des Laminaria-Bougies hört die Kranke die Uhr reichlich einen Fuss weit und leise Flüstersprache auf 15—30' Entfernung; letztere noch sicherer, wenn man die bezeichneten Perforationen durch ein künstliches Trommelfell verdeckt. Obwar man bei Politzer's Verfahren kein Perforations-Geräusch hört, so sieht man doch weder Granulationen noch polypöse Wucherungen in der Trommelhöhle. Ueberdies dringt beim Katheterisiren die Luft deutlich und leicht ein und für das subjective Gefühl der Kranken auch durch. Ausserdem macht die relativ sehr gut erhaltene Energie das Vorhandensein erheblicher Schallleitungshindernisse dort sehr unwahrscheinlich. Wären aber als Quelle der noch restirenden sehr mässigen purulenten Absonderung Granulationen in der Trommelhöhle durch die Perforation noch zu entdecken, so wird höchst wahrscheinlich eine einmalige galvanokaust. Cauterisation zur Vertilgung beider, entgegengesetzten Falls eine causstische Solution genügen. Proc. mast. ist schon seit längerer Zeit eingesunken.

29/4. Heute hörte man zum ersten Male, noch vor Anwendung des Katheters, beim Schnauben der Nase deutliches Perforations-Geräusch. Mittelst Katheterismus war Eiter aus der Trommelhöhle nicht hervorzublasen. Durch eine mit angemessen feiner Spitze versehene Spritze wurde Wasser durch die Perforationen mit Leichtigkeit bis in den Schlund getrieben und beiläufig noch eine ungeahnte Menge von schwarzen Aestchentheils entfernt. — Die purulente Secretion hat seit gestern fast gänzlich aufgehört, so dass nunmehr unsere periodischer Anwendung von Laminaria-Bougies die sechsmonatliche Arbeit mit reichlichem Lohne als beendigt betrachtet werden darf. Die Perceptionsfähigkeit war heute noch merklich gewachsen. —

3/3. Bei der heute vorgenommenen Inspection zeigte sich die Lichtung des Gehörganges gut erhalten, die Wände absolut frei von fibromat. Gewebe, die purulente Secretion vollständig verschwunden und Tuba wie Trommelfell durchaus permeabel, so dass nach wiederholter Application von Laminaria in je 8 bis 14 Tagen die bisherige Kranke als geheilt mit der Weisung noch längere Zeit Bleibfüssung prophylaktisch zu instilliren entlassen werden darf.

12/4. Bis jetzt keine Spur eines Recidivs und die Trommelfell-Perforationen fast geschlossen.

Epikrise.

Der primäre Krankheitsvorgang im Jahre 1864 war höchst wahrscheinlich eine Dermatitis resp. Periostitis des innern Gehörganges. Obschwar man im Hinblick auf den nach Beseitigung des Fibroms vorfindigen Thatbestand, soweit er sich auf das Mittelohr bezieht, wohl an eine primäre Entzündung dieser Partie denken könnte, bin ich doch geneigt, die Betheiligung derselben für secundär zu halten. Abgesehen davon, dass die intelligente Kranke doch wohl von einer, mit einer so acuten Otitis media wohl stets gepaarten, mehr weniger hochgradigen Störung der Energie, von subjectiven Geräuschen oder irradürten Schmerzen als ursprünglichen Erscheinungen etwas mitgetheilt hätte, spricht weder das obige Symptomenbild noch der speciell berichtete Verlauf, noch die relativ gut erhaltene Function für die Annahme einer primären Otitis media; es sei denn, dass man eine Modification der gewöhnlichen Symptome durch die Complication mit einer gleichzeitigen partiellen Periostitis des äusseren Gehörganges annehmen wollte; eine Hypothese, die allerdings mindestens ebenso schwer zu beweisen, wie zu widerlegen wäre. Jedenfalls lässt sich die beschriebene Entartung des Trommelfells und die Perforation desselben ebenso leicht auf die Einwirkung des Eiters zurückführen, der erwiesenermassen in dem Raume vor dem Trommelfelle und der hintern Grenze des Fibroms angesammelt eine käsige und faulige Metamorphose einging, wie es unmöglich ist, den unzweideutig von der vordern Gehörgangswand ausgegangenen und von der Trommelhöhle isolirten Polypen direct mit einem intratympanischen Processe in Verbindung zu bringen. Viel näher liegt die Annahme, dass nach allmäligem Erlöschen des mit reichlicher Eiterbildung einhergehenden primären acuten Processes in dem Hautgewebe der Gehörgangswand ein chronischer Irritations-Zustand Platz griff, der zur Hyperplasie der histologischen Haut-Elemente d. h. zur Bildung eines Fibroms Veranlassung gab. Seine Existenz im Herbste 1867 ist (vd. Krankengeschichte) durch die Untersuchung eines Collegen festgestellt; die weitere, vielleicht intensivere Entwicklung hat wahrscheinlich erst nach jener Zeit, in dem durch Recidive des ursprünglichen Processes gekennzeichneten Jahre bis zum Herbste 1868 stattgefunden.

Auf die praktisch wichtige Beziehung zwischen Entzündung des äussern Gehörganges und Polypenbildung ist von verschiedenen Autoren, *Toynbee*, *Wilde*, neuerdings namentlich von *v. Tröltsch* (vd. Lehrbuch 1868 p. 102) hingewiesen worden. Die Thatsache aber, dass auch ohne bestehende Otorrhoe sich solche Neubildungen nach einer anscheinend abgelaufenen Gehörgangsentzündung entwickeln können, scheint ebensowenig genügend hervorgehoben, wie die Beziehung zwischen der Art der Neubildung und ihrem Ausgangspunkte. Erst in der jüngst erschienenen, auch anderweitig musterhaften Arbeit *Steudner's* (vd. dies Archiv IV. 8) ist dieser Zusammenhang sachgemäss betont, und bei einem Vergleiche seiner Untersuchungs-Ergebnisse, soweit sie sich auf Fibrome beziehen, mit denen *Ebstein's*[*]) wird man, wie mir bei der Besichtigung der Präparate unzweifelhaft wurde, eine nahebei vollständige Uebereinstimmung finden. In praktischer Beziehung aber ist die durch den Mutterboden bedingte Consistenz deswegen nicht unerheblich, weil die Behinderung der Schallleitung, die Retention des Eiters und die Schwierigkeit der operativen Entfernung mehr weniger diesem Momente adäquat sind. — Prognostisch fast wichtiger noch als jenes zuerst erwähnte Verhältniss ist die in den letzten Monaten vor der Meldung der Kranken bei mir stattgehabte Fortpflanzung des

---

*) „Die von Ihnen exstirpirte kleine Geschwulst gehört in die Reihe der Fibrome, Sie besteht aus einem festen Bindegewebe, welches mikroskopisch aus einer homologen Grundsubstanz und sehr zahlreichen, in dieselbe eingebetteten Bindegewebskörperchen von spindelförmiger Gestalt zusammengesetzt ist. Dieses Bindegewebe wächst nach der Oberfläche hin zu Papillen aus, welche theils einfach sind, theils durch einen mehr weniger tiefen Einschnitt an ihrem obern Ende in zwei gleiche oder ungleiche secundäre Papillen getheilt sind. Selten findet sich eine Theilung in drei solcher secundären Papillen. Die Papillen sind meist von gleicher Höhe. In denselben steigen zierliche Gefässschlingen auf. Diese Papillen werden von einem vielschichtigen Pflasterepithelium überzogen, welches sich zwischen die einzelnen Papillen und in die, an ihrer Oberfläche befindlichen Einschnitte einsenkt. Die tiefern Schichten des Pflaster-Epitheliums sind polyedrische Zellen mit sehr deutlichem Kern und Kernkörperchen. Die oberflächlichen Schichten sind abgeplattete Schollen und lassen davon nichts erkennen. Sie verlaufen vollkommen gradlinig ohne jeden Einschnitt oder Einsenkung, so dass ein grobpapillärer Bau an den Geschwülsten nicht zu sehen ist."

Endzündungs-Prozesses auf das nachbarliche Knochengewebe, beziehentlich den Proc. mast.; gleichviel ob dieselbe durch directe Fortleitung nach der anatomischen Continuität (bei Theilnahme des horizontalen Theils der pars mast. an der Bildung der hintern Gehörgangswand) oder mit Hülfe jener als Reste eines frühern Entwicklungs-
Stadiums noch vorhandenen Oeffnungen und Canäle zu Stande gekommen ist, auf die besonders durch *Jos. Gruber* (Wiener med.
Wochenschrift 1867 Nr. 53, 54 u. s. w.) hingewiesen worden ist. Die
prognostische Bedeutung der Betheiligung des Proc. mast. scheint in
diesem Falle allerdings nicht so hoch zu veranschlagen, wie bei Theilnahme an einer primären Otitis media; muthmasslich deswegen, weil
in diesem Falle mehr die tiefern, in jenem mehr die oberflächlichen,
therapeutischen Massnahmen leichter zugänglichen Partien des Knochengewebes den Sitz des fraglichen Processes abgeben. Sehr auffallend war wenigstens in diesem Falle die Wirkung der örtlichen
Antiphlogose, die subjectiv und objectiv den Thatbestand ausserordentlich schnell günstig gestaltete.

Nicht ohne Bedeutung und praktisches Interesse erscheint auch
die Rückwirkung des muthmasslich in der letzten Woche des December aufgenommenen Blattern-Contagiums auf den bereits bestehenden
Krankheits-Process. Während bis zu dieser Zeit von irgend welchen
auf namhafte Meningeal-Hyperämieen zu beziehenden Symptomen während der Behandlung nicht die Rede war, treten dieselben in Folge
der durch das aufgenommene Contagium veranlassten Vorgänge gleichzeitig mit starker Schwellung der noch vorhandenen Fibrom-Reste
und einem Recidiv der Periostitis des Proc. mast. wieder auf, um
sich freilich eben so schnell auf die von der Kranken selbst in Gebrauch
gezogenen Blutegel wieder zu ermässigen. Obzwar selbstredend der
Einfluss des fraglichen Allgemeinzustandes schwer zu sondern ist von
dem der neuerdings eingetretenen Obturation des Gehörganges,
so war doch die Aehnlichkeit des subjectiv und objectiv wieder vorfindigen Thatbestandes mit dem bei der ersten Meldung der Kranken festgestellten zu auffallend, um sie hier mit Stillschweigen zu
übergehen.

Die Beantwortung der wichtigsten Frage, nämlich nach der zweckmässigsten Methode die vorfindige Neubildung zu entfernen, würde
ohne die glückliche Intervention der Galvanokaustik im vorliegenden
Falle wohl nicht geringe Schwierigkeiten geboten haben. Das innerhalb des letzten Decenniums gebräuchlichste Verfahren mittelst des
Wilde'schen Instruments scheiterte ebenso wie das Messer an der

knorpelharten Festigkeit des Gewebes. Dass unter solchen Umständen von dem ohnehin ziemlich obsoleten Abreissen mittelst Zangen nicht die Rede sein konnte, liegt auf der Hand. Man hätte somit noch die Wahl gehabt zwischen Abbinden und Anwendung von Aetzmitteln, resp. Glüheisen. Das erstere ist anerkanntermassen stets ebenso langwierig wie sehr schmerzhaft und mit der Gefahr des Trismus, wie der Möglichkeit septikämischer Processe verbunden. Aetzmittel, obzwar sie bei der nöthigen Vorsicht und richtigen Auswahl noch das beste Ersatzmittel hätten abgeben können, haben erwiesenermassen im Allgemeinen die relativ grosse Schmerzhaftigkeit, die über das beabsichtigte Terrain leicht eintretende Verbreitung, und eine je nach ihrer Individualität verschiedene hochgradige reactive Entzündung gegen sich. Das Cauterium actuale endlich unter den gegebenen Umständen nach der früheren Methode zu benutzen, war mit Rücksicht auf die ausserordentliche Vervollkommnung, die die Anwendung der Glühhitze durch die Galvanokaustik erfahren hat, einfach unmöglich.

Middeldorpf's klassische Worte (vd. die Galvanokaustik, ein Beitrag zur operativen Medicin. Breslau 1854. pag. 57) zur Charakterisirung der Differenz zwischen dem früheren Verfahren und der Anwendung der galvanischen Glühhitze lauten:

„Während wir früher, um recht hohe Temperaturgrade gebrauchen zu können, mit funkensprühenden Glüheisen, in einer rauchenden Cyklopenschmiede, von ächzendem Blasebalge erhitzt auf den zitternden Kranken zustürzten, haben wir jetzt zum Schneiden u. s. w. feine, elegante, schlanke Werkzeuge, die in die feinsten Oeffnungen eindringen können, nirgends aber Glut, nirgends Angst und Schrecken. Der Kranke ahnt und fürchtet nichts. Bequem und vorsichtig bringen wir das Platina kalt an Ort und Stelle, ein Fingerdruck genügt es zu erhitzen, ein Loslassen reicht hin den Strom zu unterbrechen und unschädlich ziehen wir es wieder aus den tiefsten Tiefen hervor." u. s. w.

In ähnlicher Weise und speciell abrathend aus den dort angeführten, noch durch *Dieffenbach's* Autorität unterstützten Gründen spricht er sich über die Benützung des Glüheisens nach der ursprünglichen Methode gelegentlich der Ohr-Polypen aus. (vd. l. c. p. 145.)

Im Hinblick auf die angeführten, die verschiedenen Methoden kennzeichnenden Nachtheile und Vorzüge war ich über die Zweckmässigkeit des galvanokaustischen Verfahrens im vorliegenden Falle keinen Augenblick zweifelhaft. Umsoweniger, als die vergleichsweise ausgezeichneten Eigenschaften, welche von meinem verehrten Collegen

Schwartze (vd. dies Archiv Bd. IV, Heft L) gelegentlich der Zerstörung polypöser Granulationen und der Fibrome hervorgehoben sind, auf Grund der meines Wissens bis jetzt nicht widerlegten Mittheilungen anderer Beobachter, die sich wie Seigmundy (Wiener med. Wochenschrift 1858 und 59) die comparativ-kritische Würdigung der der Galvanokaustik parallelen Methoden und eine möglichst specielle Beobachtung ihrer Wirkung besonders angelegen sein liessen, auch für grössere Operations-Objecte durchaus bestätigt worden sind. [1] Musste das Verfahren auch, um eine vollständige und dauernde Zerstörung der ausserordentlich consistenten, zu Recidiven sehr geneigten, ungewöhnlich voluminösen und fast überall fest mit den Gehörgangswänden verwachsenen Neubildung herbeizuführen, oft angewandt werden, so konnte dies doch stets ohne namhafte reactive Entzündung mit relativ geringer Schmerzhaftigkeit und mit sicherem Erfolge sowohl bezüglich der einzelnen Sitzung wie des Gesammt-Resultats geschehen. Vorzugsweise verdanke ich dasselbe der ausgezeichneten Leistung der Schneideschlinge, d. h. derjenigen Vorrichtung, die der Erfinder selbst als die wichtigste bezeichnet. (vd. l. c. p. 42.) Für die in Rede stehende Operation bediente ich mich eines Instrumentes, das im Wesentlichen übereinstimmt mit dem auf Tafel III Fig. 6 des M.'schen Werkes abgebildeten, selbstredend mit Leitungsröhren versehen, die sich der Form des Gehörganges

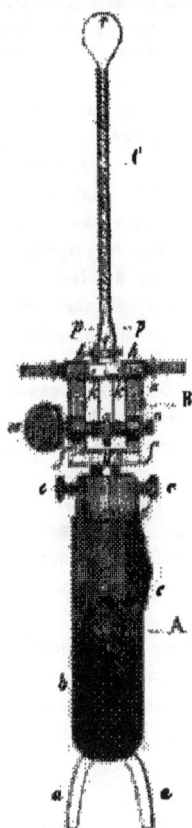

Erklärung der Zeichnung.

A. der Griff. B. der Rahmen. C. die Leitungsröhren (biegsam) mit der Schlinge. aa. Metall-Zapfen zur Verbindung mit den Leitungsröhren. b. Griff im engern Sinne. ad A) c. Schieber zur Unterbrechung und Herstellung der Continuität des Stromes. d. das durch ein isolirendes Elfenbeinstück in zwei Metallstücke getheilte Verbindungs-Stück mit dem Rahmen. ee. Schrauben zur Befestigung der untern Zapfen des Rahmens. ad B) ff. die Säulen. g. das horizontale untere metallene

[1] Der von Seigmundy l. c. erwähnte Uebelstand: Kostspieligkeit in Anschaffung und Unterhaltung ist dadurch, dass man das theure Platina durch die billige

Verbindungsstück mit eingelegter isolirender Elfenbein-Platte. hh. die Capitäle mit den Seitenzapfen zur eventuellen Verbindung mit den Leitungsschnüren. l. das die Capitäle verbindende, mit eingelegtem Elfenbein versehene bei kk. für die Leitungsdrähte durchbohrte Mittelstück. m. die für die Leitungsdrähte durchbohrte Schnürwelle. n. der Sperrkegel. o. das Sperrrad. pp. die durch Umwicklung mit Seidenband isolirten biegsamen Leitungsröhren. ad α. q. das die Röhren an ihrem untern Ende isolirende Elfenbeinstück. r. die Schlinge.

anpassen lassen. [1] Die Vorzüge, welche dasselbe bietet, bestehen im Wesentlichen in folgendem: Nachdem man die Schlinge um die zu entfernende Partie gelegt und sie mit Hilfe der an dem Instrumente vorfindigen Schnürwelle fest zusammengeschnürt, den Platinadraht also auf diese Weise von den Gehörgangswänden entfernt hat, stellt man mit Hilfe der Wechselscheibe die Leitung her, vorausgesetzt, dass der die Continuität des Stromes vermittelnde, an der Seite des entsprechenden Heftes vorhandene Schieber bereits vorgeschoben war. Sowie dies geschehen, schneidet man mit Hilfe der bereits genannten Vorrichtung langsam zuschnürend die betreffende Partie ab, wobei selbstredend der glühende Platinadraht von den demselben benachbarten Gewebs-Partieen gedeckt, gleichmässig mit der fortschreitenden Operation in die Leitungs-Röhren zurückgeschraubt wird und nach Beendigung jener als Schlinge wenigstens nicht mehr vorhanden sich an das Ende der Leitungsröhren fest anschmiegt. — Unmittelbar nach der für das Tastgefühl sich deutlich markirenden Vollendung der Durchtrennung unterbricht man die Leitung und entfernt mit der abgeschnittenen Partie des Polypen zugleich das Instrument aus dem Gehörgange.

Aus der obigen, absichtlich genau den Vorgang veranschaulichenden Beschreibung ist leicht ersichtlich, dass bei dem fraglichen Verfahren die beiläufige Verbrennung der Gehörgangswände fast unmöglich ist. Obzwar man sich, wie M. selbst ursprünglich gethan hat,

---

Kohle ersetzt hat, fortgefallen. Die ferner monirte Umständlichkeit der Handhabung ist bei zweielementigen Batterien jedenfalls ebensowenig in Anschlag zu bringen wie die Nothwendigkeit der Assistenz im Vergleich zur ausgezeichneten Wirkung der Methode von unerheblichem Gewichte.

Instrumentenmacher Püschel zu Breslau, Weiden Str. 6 liefert eine zweielementige Batterie, eine vollständige Schneideschlinge (vd. Abbildung), einen Stricturenbrenner und zwei Galvanokauteren für 28 Thlr. 22 sgr. 6 pfg.

[1] Im Interesse der Leser ist die Schneideschlinge für diese Arbeit besonders abgezeichnet worden, zumal sie sich durch die seitliche Lage des Schiebers und auch sonst von der M.'schen unterscheidet, und verweise ich auf die zu der Zeichnung gegebene Erklärung.

anstatt des speciell bezeichneten Instrumentes auch derjenigen Form
bedienen kann, bei welcher die Schlinge einfach mittelst Zuges z. B.
durch einen Knebel (vd. *M.*'s Galvanokaustik Tab. III Fig. 2) oder
mittelst Hebels, wie in dem von *Schwartze* angegebenen (dies Archiv
IV. 1) in Bewegung gesetzt wird, so dürfte doch gerade im Hinblick
auf die oben genau beschriebene Wirkung das mittelst Schnurwelle
wirkende, wenigstens für sehr schwierige Verhältnisse wohl den Vorzug
verdienen. Denn die für die Operation beiläufig angenehme, hämostatische
Wirkung lässt sich, obzwar von namhaften Blutungen fast nie die
Rede ist, ebenso wie die Vermeidung von Nebenverletzungen jedenfalls mit diesem am sichersten erreichen. Für den gewiss höchst seltenen Fall, in dem man es mit der Entfernung einer zu reichlicher
Blutung geneigten Neubildung zu thun hätte, übersehe man nicht die
speciell von *Srigmondy* (l. c.) hervorgehobenen Bedingungen: sehr
langsames Operiren, einen möglichst starken Draht, und die richtige
Combination um ein lichtes Rothglühen desselben zu bewirken. Unter
den entgegengesetzten tritt nämlich vielmehr die schneidende als die
hämostatische Wirkung hervor, und man kommt leicht in den Fall,
den Draht durchzuschmelzen. Für otiatrische Zwecke werden allerdings die soeben detaillirten Momente sehr selten im ganzen Umfange
in Betracht kommen; indess einiger Berücksichtigung sind sie aus
naheliegenden Gründen immerhin nicht unwerth.

Was die andern, sonst noch beiläufig in Gebrauch gezogenen
Instrumente anbetrifft, so ist deren Form nicht ausgezeichnet genug,
um sie einer besondern Beschreibung zu würdigen, und findet man
analoge, obzwar meist in grösseren Durchmessern und ohne Rücksicht auf otiatrische Zwecke hergestellte auf den zu *M.*'s Monographie
gehörigen Abbildungen zur Genüge dargestellt und erläutert.

Was schliesslich die anscheinend lange Dauer der Behandlung
anbetrifft, so war eine Abkürzung derselben, so gern ich sie durch
Benutzung der Chloroform-Narcose herbeigeführt hätte, wegen
eines bis in die Carotis hörbaren systolischen Geräusches, und einer
unzweifelhaften Verbreiterung der Herzdämpfung im vorliegenden Falle
leider unmöglich. Ein dringender Grund zur Beschleunigung des
operativen Verfahrens lag überdies glücklicherweise nicht vor, nachdem man die Patientin von ihren subjectiven Beschwerden befreit,
einen augenscheinlich günstigen Verlauf der secundären Periostitis
durch die sonstige Behandlung eingeleitet, und eine Communication
mit dem hinter der Neubildung befindlichen, mit gekästem Eiter erfüllten Raume hergestellt hatte. — Wegen der gegebenen örtlichen

Verhältnisse hätte man das Chloroform, um in einer Sitzung möglichst
viel von dem Operations-Objecte zu entfernen, hier vielleicht mit
Erfolg anwenden können. Ich sage absichtlich: vielleicht. Denn die
weitere Unmöglichkeit der Benutzung des Messers vorausgesetzt, wie
sie nach dem ersten Versuche wenigstens angenommen werden durfte,
ist die Anwendung der Schneideschlinge doch zunächst immer davon
abhängig, ob man dieselbe so zu appliciren im Stande ist, dass sie
nicht abgleitet. Bei den Galvanokauteren aber wird selbstredend
durch die Bildung der Brandschorfe die weitere Benutzung der Glühhitze unmöglich gemacht. Und wo man dem Periost beim Operiren
schon nahe sich befindet, ist eine durch die warnende Stimme des
Schmerzes nicht beschränkte Anwendung der galvanokaustischen Glühhitze, wie man aus der sub III mitgetheilten Operationsgeschichte
ersehen wird, keineswegs gleichgiltig. Es war, um es nochmals her-
vorzuheben, vorzüglich die enorme Consistenz und die Disposition zu
Recidiven, die die ungewöhnlich häufige Wiederholung des operativen
Verfahrens, die ausserordentlich lange Dauer der Behandlung ver-
schuldeten. Einen weitern Beweis für die Richtigkeit dieser Behauptung wird der folgende Fall liefern, in dem man unter entgegengesetzten Bedingungen einen sehr schnellen Verlauf zu beobachten
Gelegenheit hat. —

II.

Weicher Polyp der hintern zwei Drittheile des Gehörganges, in drei
galvanokaustischen Sitzungen einschliesslich einmaliger Benutzung der
Wilde'schen Schlinge sammt der begleitenden Otorrhoe dauernd geheilt

Herr Stelzer, Maler aus Striegau, 38 Jahre alt, stellt sich zum ersten Mal
vor 5/8. 1866 und berichtet: er höre seit seiner Kindheit schlecht linkerseits, be-
wusstermassen ungefähr seit dem 10. Lebensjahre; eine specielle Entstehungs-Ur-
sache sei ihm nicht mehr erinnerlich. Seit zwei Jahren bestehe ein in schmerz-
loser Weise hinzugetretener eitriger, zu Zeiten überriechender Ausfluss. Einigemale
bildeten sich in dem zuletzt erwähnten Zeitraume ziemlich schnell und leicht wieder
behobene entzündliche Anschwellungen des linken Gehörganges hinzugesellt.
Subjective Geräusche oder Schmerzen seien für gewöhnlich nicht vorhanden.

Die objective Untersuchung des Status präsens ergiebt folgendes: der l. Gehörgang ist mit Ausnahme des vordern Drittheils fast vollständig von einer rothen, him-
beerartig an der Oberfläche unebenen, mit der Sonde sich weich anfühlenden, zum
Theil eitrig beschlagenen Masse erfüllt, neben welcher sich eine mässige Quantität
eitriger Flüssigkeit befindet. Nach sorgfältiger Reinigung hört der Kranke
links nur sehr laut gesprochene Zahlen zugewandt kaum einen Fuss vom
Ohre entfernt;

rechts leise Flüsterzahlen auf 10' und mehr;

Uhr links absolut nicht;

Uhr rechts ungefähr 2'.

Knochenleitung für die Uhr rechts wie links vorhanden, sowohl in der Temporal-Gegend wie am Proc. mast.

Stimmgabel hört er nur rechts.

Der allgemeine Gesundheits- und Kräftezustand ist normal; irgend welche Cerebral-Symptome nicht vorhanden.

Nach sorgfältiger Abtupfung der im Gehörgange noch vorhandenen Flüssigkeits-Reste wurde mit Hilfe eines grossen Galvanokausters die oberflächliche Schicht des Polypen gründlich zerstört. *Ordination:* vorsichtiges Verhalten für die nächsten Tage bezüglich Vermeidung erhitzender Diät, purificirende Injectionen und Sorge für geregelte Defäcation.

14/8. Der Brandschorf hat sich bereits abgestossen. Von dem noch vorhandenen Polypenrest wird mittelst der *Wilde'schen* Schlinge soviel wie möglich abgetragen und die Wundfläche nach vollständiger Blutstillung mit Hilfe eines grossen Galvanokausters in einen grauen Brandschorf verwandelt. Bei dieser Gelegenheit äussert der Kranke, dass die Wirkung der Schlinge für die Empfindung unangenehmer sei, als das Brennen.

1/9. Der Brandschorf ist abgestossen; die Polypen-Reste sind bis auf einen kleinen centralen und seitlichen Heerd verschwunden, die heute mit einem grössern und kleinern Canter vollständig zerstört werden. Die angestellte Hörprüfung ergiebt fast noch dasselbe Resultat wie früher, d. h. trotz prompter linkseitiger Knochenleitung für die Uhr nur sehr laut gesprochene Zahlen auf einen Fuss Entfernung.

23/9. Der Kranke zeigt brieflich an, dass die Eiterabsonderung seit acht Tagen bereits vollkommen verschwunden ist.

27/9. Die objective Untersuchung ergiebt: gänzlichen Mangel flüssiger Absonderung innerhalb des Gehörganges. Nach sorgfältiger Reinigung desselben sieht man an der Stelle des Trommelfells eine am ehesten noch zerknittertem dünnem Pergament gleichende, an mehreren Stellen aus ihrer Insertion losgelöste und im vordern wie hintern Segmente eingerissene Membran.

Der Kranke hört heute die früher *links* absolut nicht percipirte Uhr circa 1/2" und weniger laut als früher intonirte Zahlen auf etwa 10' Entfernung.

Das bezeichnete Resultat d. h. der absolute Mangel jeglicher Eiterabsonderung und die angegebene Hörverbesserung sind nachträglich noch durch ein Paar Untersuchungen, zuletzt am 16/1. 69. als unverändert festgestellt worden. Weder durch *Politzer's* Verfahren, noch durch Katheterismus und Luft-Douche mittelst Compressions-Pumpe, noch durch künstliches Trommelfell war eine weitere Hörverbesserung zu erzielen. — Nach einer mir am 27/4 zugekommenen brieflichen Mittheilung besteht das Heilungsresultat unverändert fort.

Bemerkenswerth erscheint im vorliegenden Falle:

1) der der Weichheit und Zugänglichkeit sowie mangelnden Disposition zu Recidiven entsprechend schnelle Verlauf des Heilungs-Vorganges;

2) das absolute und dauernde Verschwinden der purulenten Secretion ohne Zuhilfenahme irgend eines Medicaments;

2*

3) die, wenn auch immerhin nur sehr bescheidene Functions-Besserung, welche dem im Verkehre nach der linken Seite hin schon äusserst genirten Kranken ein nicht geringer Gewinn war;

4) das linkerseits mehrfach constatirte Verhalten der Knochenleitung mit positivem Resultate für die Uhr und negativem für die Stimmgabel.

III.

Chronischer eitriger Trommelhöhlen-Katarrh mit Perforation und polypöser Degeneration des Trommelfells. Sieben galvanokaustische Sitzungen. Dauernde Heilung.

Frau Kaufmann *Koehler* aus Striegau, 46 Jahre alt, meldet sich 27/5. 1868 und referirt: dass sie seit etwa acht Jahren an einer linkseitigen, mehr weniger fötiden Otorrhoe leidet, die von einer früher überstandenen acuten Mittelohrentzündung zurückgeblieben sei; auch rechterseits periodisch ziemlich intensive subjective Geräusche habe und zu mancher Zeit mässig schwerhörig, im Übrigen aber ziemlich gesund sei, insbesondere regelmässig, nur bisweilen etwas profus menstruirt. Die objective Untersuchung ergiebt, abgesehen von einem rechtseitigen chronischen Tuben-Katarrh, links folgendes: sie hört nur ziemlich laut gesprochene Zahlen auf etwa 10'; Uhr nur beim Anlegen; nach Entfernung eines, wahrscheinlich schon längere Zeit im m. a. verweilenden mit Eiter imprägnirten Baumwollenpfropfs ungefähr 1/4'' vom Ohre. — Stimmgabel rechts stärker als links. — Knochenleitung für die Uhr ist auf beiden Seiten normal.

Die Besichtigung des linken Gehörgangs mittelst Reflectors ergab nach vorangeschicktem *Politzer*'schem Verfahren, wobei sich subjectiv Perforations-Geräusch bemerkbar machte, und purificirenden Injectionen, dass das Trommelfell an seinem peripherischen Theile in eine flächenhaft verdickte, rothe, sammtartig aussehende Membran, im Centrum in eine conisch in den Gehörgang etwa 3—4''' prominirende polypöse Masse verwandelt und an seinem vordern Abschnitte perforirt war. Durch Valsalva drang für die Inspection deutlich sichtbar ein kleiner Eitertropfen durch die Perforations-Oeffnung.

Das so degenerirte Trommelfell wurde am 4/6, 17/6, 21/7, 5/8, 24/8, 29/8 ohne Chloroform-Narcose mittelst des Cauters mehr weniger intensiv gebrannt. Von einer namhaften Reaction war nie die Rede; die dadurch hervorgerufenen Schmerzen gingen stets in ganz kurzer Zeit, spätestens 1/2—1 Stunde, mehr weniger vollständig vorüber. Nur einmal hat die Kranke nach ihrer Angabe in Folge einer manifesten Erkältung, in der Zwischenzeit zwischen einer Cauterisation und der andern eine in wenigen Tagen günstig verlaufende Dermatitis des äussern Gehörganges gehabt. In der Zwischenzeit zwischen je zwei Cauterisations-Terminen wurde ausser *Politzer*'s Verfahren und purificirenden Injectionen zu Zeiten wo die Kranke sich in Breslau aufhielt (wiederholt zu 14 Tage) Touchiren mit Lapis, in ihrer Heimat mehr weniger caustische Argentum-Lösungen angewandt. Hierdurch wurde zwar functionell und bezüglich der materiellen Gewebs-Veränderungen eine nicht unerhebliche Besserung

Abonnements-Einladung.

Im Verlage der Unterzeichneten ist soeben erschienen und durch alle Buch-
handlungen zu beziehen:

ARCHIV

FÜR

OHRENHEILKUNDE.

Herausgegeben von

Prof. v. Tröltsch in Würzburg, Dr. Politzer in Wien,
Prof. Schwartze in Halle.

V. Band 1. u. 2. Heft.

(Jährlich ein Band von 3—4 Heften.)

Preis des Bandes Thlr. 4. — oder fl. 7. —

Die grosse Verbreitung, welche dieses junge Unternehmen unter
den Männern der Wissenschaft, insbesondere unter den praktischen Aerzten im In- und Auslande gefunden, gibt ein lautes
Zeugniss für den Werth desselben. Die Verlagshandlung erlaubt sich nun neuerdings zur zahlreichen
Betheiligung an diesem „Archiv" einzuladen und fügt hinzu, dass sie
neueintretenden Abonnenten den Vortheil gewährt, die bisher erschienenen Bände um die Hälfte des Ladenpreises beziehen zu können. Zur
Beurtheilung der Reichhaltigkeit des Inhaltes des „Archivs für Ohrenheilkunde" folgt umstehend ein Inhalts-Verzeichniss der bereits
complet erschienenen 4 ersten Bände, sowie der bereits erschienenen
2 ersten Hefte des fünften Bandes, dasselbe gefälliger Beachtung
bestens empfehlend.

Würzburg, im August 1869.

Stahel'sche Buch- & Kunsthandlung.

Inhalts-Verzeichniss.

Heilung einer völligen Taubheit durch künstlichen Blutegel. — Tröltsch, Beiträge zur vergleichenden Anatomie der Ohrtrompete (mit 4 Holzschnitten). — Zaufal, Exostotische Verlegung beider Fenestrae rotundae (mit Holzschnitt). Primäre Tuberculose des Felsenbeins.

Besprechungen: Leriche, Levinstein, Politzer, Triquet.

Wissenschaftliche Rundschau. Phillippeaux, Gruber, Triquet, Künstliche Perforation des Trommelfells. Voltolini, Sectionen, Rhinoskopie. Beck, Thrombose der Jugularis mit Nervencompression. Gruber, Caries des Schläfenbeins, Abscesse in der Umgebung des Ohres, Krankenbericht, Mittheilungen, Anwendung von Heilmitteln aufs Ohr, Behandlung des chron. Ohrkatarrhs. Pagenstecher, Böke, Otiatr. Mittheilungen. Schreiber, Heilung der Perforationen. Pritchard, Laminaria digitata. Thompson, Pilcher, Fremdkörper. Siegle, Pneumatischer Ohrtrichter, Behandlung des Ohrenflusses. Hinton, Balggeschwulst in der Paukenhöhle. St. Vel, Fibroide im Ohrläppchen. Bonnafont, Ohrpolypen. Epting, Roger, Otitis mit Meningitis. Schulz, Bougard, Elektrotherapie bei Ohrenleiden. Moos, Zur Helmholtz'schen Theorie. Grossmann, Ohrenkrankheiten bei Scharlach. Meissner, Knuchhnston, Trousseau, Ohrenschwindel. Triquet, Statistisches, Gesichtslähmung, Trepanation des Warzenfortsatzes. Hermann, Hoppe, Katheterismus. Wreden, Petersburger Ohrenkranken-Bericht. Verga, Ligamentum mallei anterius. Fischer, Perlgeschwulst. Varrentrapp, Aneurysma der Art. basilaris. Burkhardt-Merian, Otologische Beiträge. Lucae, Zur Pathologie der Halbzirkelkanäle, Schwerhörigkeit bei grauer Rückenmarks-Degeneration, Gehörstörungen beim Gebrauch des Apparat zur Luftdouche. Alter, Loch im Warzenfortsatz. Dardel, Befund bei einem Taubstummen. Politzer, Subjective Hörempfindungen, Wahl der Adstringentien. Opitz, Künstliche Ohrenflüsse beim Militär. Chimani, Prakt. Beiträge. C. Frank, Luftdouche. Oeckel und Olama, Erklärung.

III. Band: (334 Seiten mit 2 Tafeln und 8 Holzschnitten im Texte.)
(Ausgegeben von August bis December 1867.)

Kessel, Zur Anatomie des Mittelohres. — Lucae, Zur Function der Tuba. Neue Methode zur Untersuchung des Gehörgangs zu physiologischen und diagnostischen Zwecken mit Hülfe des Interferenz-Otoskopes (mit 5 Holzschnitten). — Prussak, Zur Anatomie des menschlichen Trommelfells (mit Tafel). — Schwartze, Statistischer Bericht. Studien und Beobachtungen über die künstliche Perforation des Trommelfells, IV. (mit 1 Holzschnitt). — Tröltsch, Joseph Toynbee, ein Nekrolog. Vorläufige Mittheilung. — Wendt, Mittheilungen über die in meiner Ohren-Poliklinik beobachteten Krankheitsfälle. — Wreden, Sechs Fälle von Myringomykosis (Aspergillus glaucus) (mit 1 Tafel).

Besprechungen: Hinton, Ludwig Mayer, Rüdinger, Tröltsch.

Wissenschaftliche Rundschau. Rose, Missbildung. Lucae, Rose, Aragonitkrystalle im Trommelfell. Gruber, Nachtrag. Joseph, Zur Osteologie des Schläfenbeins. Rüdinger, Menschliches Labyrinth. Malinin, Zur Physiologie der Bogengänge. Bochdalek, Anatomische Beiträge. Zaufal, Pathologisch-anatomische Untersuchung des Ohres. Garrigou-Désarènes, Stimmgabel-Untersuchung. Pravaz, Comprimirte Luft bei Ohrkatarrh. Coutagne, Syphilis-Uebertragung durch Katheter. van Hoek, Otiatrische Mittheilungen. Moos, Polypen-Operation. Zwei Sectionen. Politzer, Seröse Flüssigkeit in der Paukenhöhle. Hagen, Praktische Beiträge. Schwartze, Ohrensausen. Köppe, Gehörstörungen und Psychosen.

———

herbeigeführt, ein vollständiges Verschwinden der eitrigen Absonderung aber gelang ebensowenig wie eine Reduction des Trommelfells in seinem peripherischen Theil zu einer dem normalen Durchmesser gleichkommenden Membran. Die conische Polypenbildung war durch das bisherige Verfahren bereits verschwunden.

Dieser eigenthümliche Verlauf war vorzugsweise bedingt durch den deteriorirenden Einfluss, den regelmässig die Menstruation auf das Trommelfellgewebe und die purulente Absonderung ausübte. Jedesmal fand um die bezeichnete Zeit eine mehrfach objectiv constatirte stärkere Schwellung, intensivere Röthung des degenerirten Trommelfells und reichlichere purulente Secretion statt; ganz analog dem bisweilen beobachteten Verhalten von Unterschenkel-Geschwüren, von denen einzelne bekanntermassen um die Zeit der Menstruation regelmässig bluten.

Um endlich in den beiden angedeuteten Richtungen ein befriedigendes Resultat zu erreichen, wurde das degenerirte Trommelfell, während sich die Kranke in Chloroform-Narcose befand, intensiv circa 5—6 Secunden, vom Erglühen des Platina-Stücks ab gerechnet, mittelst eines entsprechend grossen Canters am 3/10 gebrannt. Nach dem Erwachen aus der Narcose hatte die Kranke circa zwei Stunden intensive, durch laue Ohrbäder nur wenig gemilderte Schmerzen, die, wenn auch mässiger den ganzen Abend (die Operation hatte Nachmittags zwischen 3 und 4 Uhr stattgefunden) anhielten.

In der Nacht vom 3/10 zum 4/10 hat sie angeblich ruhig geschlafen, befindet sich den 4/10 Morgens schmerzfrei und hat keine intensiven subjectiven Geräusche oder sonstige verdächtige Symptome. Die früher intensiv rothe Trommelfellfläche zeigt sich bei der Untersuchung vollständig in einen grauweissen Brandschorf verwandelt. Uhr hört sie am 4/10 drei Zoll vom Ohre und Flüsterzahlen, obzwar nicht besonders leise gesprochen, auf etwa 8—10' Entfernung. Mit Rücksicht auf den bezeichneten Thatbestand nahm ich nicht Anstand, der Kranken die Heimreise (ungefähr zwei Stunden per Eisenbahn) unter angemessenen Bedingungen zu gestatten und empfahl neben Ruhe, vollständiger reizloser Diät und Regulirung der Defäcationen nur vorsichtige purificirende Injectionen, beziehentlich Ohrbäder.

Nach ihrer mir am 7/10 Nachmittags, wo ich das erste Mal in eiligster Form aufgefordert wurde, sie zu besuchen, gemachten Mittheilung hatte sie schon am Abend des 4ten in der Tiefe des Ohres mehr weniger heftige Stiche empfunden, die periodisch und allmälig an Intensität zunahmen und sich mit Schmerzen hinter dem Ohre und im Hinterkopfe verbanden. Die letzten beiden Nächte war der Schlaf in Folge dessen ein vielfach gestörter. Bei meinem Besuche fand ich sie ausser Bett, ohne fieberhafte Haut-Temperatur, mit einem Pulse von 90 Schlägen, die sich, nachdem sie sich zu Bett gelegt und ihr acht Blutegel theils auf, theils vor dem auf Druck mässig schmerzhaften Proc. mast. gesetzt waren, auf 75 ermässigten. — Die selbstredend ohne Trichter angestellte Untersuchung mittelst Reflectors ergab übrigens ausser dem oben eben bezeichneten Bilde nichts neues, insbesondere keine entzündliche Anschwellung des hintern Gehörgangs-Abschnittes. —

Ausser streng antiphlog. Regime und Diät wurde Kalomel und Jalape als Purgans, demnächst tägraige Kalomel-Pulver und Ung. einereum zur Einreibung des Nackens, für die Nacht eventuell Morfium empfohlen. — Nachdem wenige Kalomel-Pulver verbraucht waren und nur einige Gramm graue Salbe verrieben, war zwar das wesentlichste zur Herbeiführung eines günstigern Zustandes geschehen, indess bedurfte es doch einer durch ungefähr 14 Tage fortgesetzten mehr weniger antiphlogistischen Behandlung, um die Patientin von der höchst wahrscheinlich, unter gleichzeitiger Vermittlung der etwas zu mässig eingetretenen Menstruation durch den zu intensiven galvanokaustischen Eingriff geschaffenen circumscripten Periostitis zu befreien und einer weiteren Woche zur Wiederherstellung der Kräfte.

Unter täglich 2mal wiederholten purificirenden Injectionen und der Anwendung einer schwachen Bleilösung (10 Tropfen Liquor plumbi hydrico-acetici auf 30,0 Gramm Wasser) hatte sich bis zum 1/11 die purulente Absonderung bereits erheblich ermässigt. Ein klares Bild über den Zustand des Trommelfells und der Trommelhöhle liess sich indess noch nicht gewinnen, da durch die anhaltende Anwendung des Blei's sich unweigentlich weisse Niederschläge gebildet hatten. Nachdem man sich mit Rücksicht hierauf für die nächsten 14 Tage auf ein rein purificirendes Verfahren beschränkt hatte, wurde vom 15/11. ab täglich einmal von Solutio Argenti nitrici (2,5—30,0) Gebrauch gemacht und dies bis 8/12 fortgesetzt. Bei dem Besuche am letztgenannten Tage ergab die Spiegeluntersuchung an der Stelle des früher degenerirten Trommelfells eine milchig-weisse Membran mit ziemlich grosser vorderer Perforation; die Labyrinthwand, soweit sie durch dieselbe sichtbar war, absolut frei von Granulationen, auf dem Trommelfell und zwar unmittelbar an der hintern Grenze der Perforation noch eine ziemlich dicke, roth granulirte mit etwas Eiter beschlagene Stelle, die behufs ihrer Beseitigung, resp. der damit in Verbindung stehenden geringfügigen Eiterung intensiv mit Lapis touchirt wurde. Patientin hört heute Uhr 4—5" und Flüsterzahlen, obzwar nicht ganz sicher, auf 12' Entfernung. —

Am 50/12 war auch der letzterwähnte Rest von Granulation spurlos verschwunden, an der untern Hälfte des restituirten Trommelfells zeichnete sich durch Concavität und Dünnheit des Gewebes eine 1—2''' im Durchmesser haltende Stelle aus; es blieb aber unentschieden, ob man es mit einer Narbe oder einer atrophischen Stelle zu thun habe.

Nach den mir ein paar Monate später beiläufig zugekommenen Mittheilungen hat sich die Energie und der absolute Mangel purulenter Secretion erhalten. Am 24/4, wo mich die Kranke zufällig aus einem andern Grunde consultirte, hatte ich Gelegenheit, das unveränderte Fortbestehen des Heilungs-Resultats zu constatiren.

Epikrise.

Die alleinige Entartung des Trommelfells in eine polypöse Masse bei gänzlichem Freibleiben der Pauke von analogen Bildungen dürfte den soeben geschilderten Fall ebenso interessant erscheinen lassen in pathologisch-anatomischer Beziehung, wie bemerkenswerth durch den der Methode verdankten therapeutischen Erfolg.

Besonders belehrend aber ist derselbe durch die als unangenehmes Ereigniss beobachtete Periostitis. Man ersieht hieraus, dass man, so wünschenswerth und nothwendig unter Umständen zur Erzielung einer radicalen und schnellen Heilung die Benutzung der Chloroform-Narcose auch ist, doch mit dem Grade und der Dauer der angewandten galvanischen Glühhitze möglichst vorsichtig zu verfahren hat. Dies gilt insbesondere da, wo man in der Nähe eines nicht durch Jahre lange Auflagerungen geschützten, mehr weniger unempfindlichen Periosts operirt. Damit man aber andererseits nicht geneigt ist, der Methode etwas zuzuschreiben, was im vorliegenden Falle mehr durch einen Nebenumstand veranlasst wurde, kann ich nicht umhin hinzuzufügen, dass insofern bei der Operation eine Regelwidrigkeit obgewaltet hat, als ich schon innerhalb des die Gehörgangswände vollständig schützenden, fast bis zum Trommelfell reichenden Elfenbein-Trichters den Cauter ausnahmsweise erglühen liess. Die Erfahrung, dass man sechsmal ohne radicalen Erfolg schon theilweise auf derselben Fläche operirt hatte, insbesondere aber der zufällige Umstand, dass die Batterie in Folge schon häufiger Benützung der Säuren an dem Operationstage schwächer wirkte als gewöhnlich, dürfte namentlich, weil ich genau nach der Secunden-Uhr verfuhr, als Entschuldigung dienen. Im Allgemeinen aber wird man besser thun, auch in der Chloroform-Narcose von der General-Regel der Schliessung der Kette erst nach vollständiger Application des Instruments nicht abzuweichen. —

So wahrscheinlich es ist, dass die Benützung der Chloroform-Narcose gleich bei der ersten galvanokaustischen Operation die Heilungsdauer erheblich abgekürzt haben würde, so animirten mich doch die damaligen individuellen Verhältnisse der Kranken (resp. ein gewisser Grad von Anämie, der mich zu ziemlich lange fortgesetzter Verabreichung des Eisens veranlasste) zur Anwendung derselben nicht; und diese allein sind unter Umständen das die Frage vorzugsweise entscheidende Moment. Da wo man stark entwickelte Granulationen bei einer relativ normalen Umgebung z. B. an einem noch oder schon wieder ziemlich unverschrten Trommelfelle galvanokaustisch beseitigt, wird man zur Vermeidung einer, wenn auch immerhin gefahrlosen, entzündlichen Reaction gut thun, nach der Operation möglichst vollständige Ruhe und eine reizlose Diät beobachten zu lassen, vorausgesetzt, dass auch die individuellen Verhältnisse einem solchen Verhalten das Wort reden. Zum Beweise hierfür erlaube ich mir schliesslich einen entsprechenden Fall in Kürze anzuführen.

IV.

Polypöse Granulation des Trommelfells durch einmalige galvanokau-
stische Behandlung dauernd beseitigt.

Clara Haber, 8 Jahre alt, von zarter Constitution, aber ohne besonders entwickelte Krankheits-Anlage, und sehr lebhaften Temperaments, consultirt mich zuerst
am 23/12. 1867 und erzählt, dass sie in Folge von vor vier Jahren überstandenen
Masern auf beiden Seiten eitrigen Ohrenfluss zurückbehalten habe, der periodisch
zu mehr weniger schmerzhaften Vorgängen in der Tiefe des Ohres und allmälig, besonders aber in schneller Progression innerhalb der letzten Monate, zu der sofort
zu erwähnenden hochgradigen Abnahme der Energie Veranlassung wurde.

Am Tage der ersten Vorstellung hört sie die Uhr beiderseits nur bei directem
Anlegen und zwar rechts „Tik", links „Tik-Tak"; nur sehr laut gesprochene Zahlen
zugewandt unvollständig, meist nur die Einer, 1—2' vom Ohre; die Knochenleitung
für die Uhr war beiderseits normal; die Tuba rechts wie links nach Maassgabe des
durch *Politzer's* Verfahren veranlassten Perforations-Geräusches durchgängig. — Die
Untersuchung mittelst reflectirten Lichts ergab Links fast vollständigen Defect des
Trommelfells; nur ein schmaler halbmondförmiger Rand desselben ist stehen geblieben, innerhalb dessen man die mässig roth gefärbte, augenscheinlich verdickte,
aber von Granulationen oder Polypenbildung absolut freie Labyrinthwandschleim-
haut sicht. — Rechts ist das Trommelfell zum grossen Theil in seinem obern, vordern und hintern Abschnitt erhalten; nur nach vorn und unten existirt eine ziemlich grosse von stark entwickelten Granulationen umgrenzte Perforation.

Mit Hilfe des caustischen Verfahrens, fleissigen Touchirens der jungtsen Granulationen mit Lapis, Anwendung entsprechender Argentum-Solutionen und Benutzung
der *Theodor Weber'schen* Nasen-Douche gegen einen chronischen Nasenrachen-Ka-
tarrh, gelang es in circa 3 Monaten unter vorübergehender Zahilzunahme künstlicher Trommelfelle die Perceptionsfähigkeit so weit zu heben, dass sie Anfangs
Mai 1868 die Uhr R wie L 2—3" und Flüsterzahlen auf 15—20' Entfernung vernahm. —

Die an sich schon ausserordentliche Zunahme der Energie stieg noch erheblich
durch einen fast achtwöchentlichen Aufenthalt, beziehentlich die Benutzung einer
Brunnen- und Badekur in Cudowa unter gleichzeitiger namhafter Verbesserung ihrer
allgemeinen Gesundheits-Verhältnisse. Die purulente Secretion links war schon seit
einer Reihe von Wochen erloschen, die rechtzeitige Perforation war allmälig vernarbt und die Granulationen zum grossen Theil verschwunden.

Da aber die kleine Patientin zu regelmässigen intensiven Touchirungen mittelst
Lapis nur noch schwer zu bringen war, so hatte sich bis zum 1/10. ein Rest jener
Granulationen wieder an einem Durchmesser von 1—2''' entwickelt und von neuem
zu eitriger Absonderung Veranlassung gegeben. Um jene mit einem Schlage zu
vernichten und diesem den Boden abzuschneiden, schritt ich zur Zerstörung derselben
auf galvanokaustischem Wege.

Am 6/10. Vormittags fand in Chloroform-Narkose die intensive Cauterisation
der polypösen Granulation mit Hilfe eines entsprechenden Canter's statt und empfahl ich der Mutter des ungewöhnlich lebhaften Kindes für strenge Ruhe, reizlose
Diät, purificirende Injectionen und Regulirung der Defäcation Sorge zu tragen.

7/10. Die Operirte befand sich nach Ablauf der Narcose örtlich und im Allgemeinen so wohl und behaglich wie gewöhnlich. Deswegen wurde die mit Bedacht

gegebene strenge ärztliche Verordnung ausser Acht gelassen. Das an sich zu sehr lebhaften Bewegungen geneigte Kind war den ganzen 7/10. auf den Beinen und hatte sich im Allgemeinen ganz wie zu andern Zeiten benommen. Hauptsächlich wohl in Folge dieses Umstandes klagte sie am 8/10. beim Morgenbesuch schon über lebhafte Schmerzen im rechten Ohre. Dem entsprechend wurde zunächst ein streng antiphlogistisches Regime und Diät und öftere Benutzung von lauen Ohrbädern empfohlen. Abends hatten trotzdem die Schmerzen zugenommen. Der Schlaf in der folgenden Nacht war durch Träume und öfteres Erwachen mehr als sonst wohl seit Monaten gestört; am 9/10. Vormittags hatten sich ziemlich intensive continuirliche, bisweilen mit Irradiationen in die Stirngegend gepaarte Schmerzen, Eingenommenheit des Kopfes, fieberhafte Puls-Beschleunigung und Temperatur-Erhöhung hinzugesellt.

In Berücksichtigung dieses Thatbestandes wurden fünf Blutegel hinter das Ohr applicirt; eine abführende Mixtur, dann zweistündlich 2 Gran Kalomel verabreicht und Ung. cinereum in den Nacken 2—3 Mal des Tages einzureiben empfohlen.

Schon beim späten Abendbesuch haben sich die Schmerzen in der Tiefe, die irradlirten, die Eingenommenheit des Kopfes verloren, aber Fieber und reichliche Eiterung aus dem Ohre bestehen noch fort. — Innerhalb der nächstfolgenden zwei bis drei Tage schwand unter Ermässigung der antiphlogistischen Behandlung jede Spur von Schmerz und Fieber. Im Laufe von acht Tagen erholte sich die Kranke von dem acuten Access mehr weniger vollständig, verlor unter angemessener Behandlung mittelst caustischer Methode, nachdem jede Spur von Granulation verschwunden war, innerhalb der folgenden 14 Tage vollständigst die seit Jahren vorhandene periodisch fötide, unzweideutig mit chronischen Meningeal-Hyperämien gepaart gewesene Eiterung und hat mittelbar durch die Heilung ihres Ohrenleidens bezüglich ihrer Gemüthsstimmung und der Möglichkeit einer, den Verhältnissen angemessenen, selbst musikalischen Unterricht umfassenden, Erziehung eine äusserst günstige Umwandlung erfahren.

Eine am 26/4. angestellte Untersuchung ergab in anatomischer Beziehung dasselbe Resultat wie im November v. J., d. h. ein mit einer grossen Narbe versehenes Trommelfell. Die Function hatte sich so verbessert, dass die frühere Kranke meine Uhr in einer Entfernung von etwas mehr denn einem Fuss hörte!

Kleinere Mittheilungen aus der Praxis.

Von

Dr. G. Brunner

in Zürich.

— · —

I.

Beidseitiges Othaematom bei einem geistig und körperlich vollkommen gesunden jungen Mann ohne traumatische Veranlassung.

Herr B., 32 Jahr alt, Kaufmann, consultirte mich im Jahr 1863 wegen einer Geschwulst der linken Ohrmuschel. Dieselbe war vor 2 Wochen ohne bekannte Ursache schmerzlos entstanden, machte auch jetzt mit Ausnahme der Missstaltung dem Patienten keinerlei Unbequemlichkeiten und füllte in der bekannten Weise den obern Theil der fossa scaphoidea und die fossa triangularis aus, sich bis in die concha hinein erstreckend. Sie war von ziemlich normaler Hautfarbe, fühlte sich nicht wärmer an als die Umgebung und zeigte deutliche Fluktuation. Ein Einstich mit der Lancette entleerte mehr als einen Esslöffel voll vollkommen klarer, weingelber Flüssigkeit. Damit war die Sache abgethan, die Flüssigkeit sammelte sich nicht wieder, ohne dass irgend eine weitere Behandlung nothwendig wurde, nur der Ohrknorpel blieb verdickt.

Ich erfuhr nun von dem Patienten, dass eine ebensolche Geschwulst sich vor etlichen Jahren auf dem rechten Ohre gezeigt habe, ohne irgend ihm bekannte Veranlassung und dass dieselbe im Laufe einiger Wochen von selbst wieder verschwunden sei, ohne dass er einen Arzt berathen oder sonst etwas dagegen gethan hatte. Man fühlte und sah in der That auch jetzt noch auf dem rechten Ohre die charakteristische Verdickung des Ohrknorpels.

Patient erfreute sich, wie ich als Hausarzt bezeugen kann, stets einer vollkommenen Gesundheit. Eine traumatische Ursache stellte er

des Bestimmtesten in Abrede, sie müsste denn so geringfügiger Natur
gewesen sein, dass er sie gar nicht beachtet hätte.

Es ist wohl unzweifelhaft, dass es sich in diesem Falle um eine
beidseitige Erkrankung des Ohrknorpels aus innerer Ursache handelte,
welche dann, nachdem der Prozess weit genug gediehen war, mit
oder ohne äussere Veranlassung zur Gefässruptur und damit zum
Othaematom führte. Es ist dies ja, wie man jetzt allgemein annimmt,
die gewöhnliche Entstehungsart der Ohrblutgeschwulst (vgl. dieses
Archiv Bd, IV pag. 149); auffallend ist nur das jugendliche Alter
und die im Uebrigen vollkommene Gesundheit des Patienten, denn
nach den bisherigen Erfahrungen kommt die dem Othaematom zu
Grunde liegende Knorpelerweichung fast ausschliesslich nur bei bejahr-
ten und kachektischen, namentlich aber bei geisteskranken Individuen vor.

Was die Therapie anlangt, so beweist auch mein Fall, dass das
Othaematom (wie z. B. das Kephalhaematom) ohne alle Behandlung
leicht heilt, und ich glaube, dass es dabei überhaupt besser ist, zu
wenig als zu viel zu thun. Man darf gewiss die Krankheit ganz ge-
trost sich selbst überlassen, jedenfalls würde ich vor einer reizenden
Behandlung warnen, da dieselbe möglicherweise den Uebergang in
Eiterung bewirken könnte. In dieser Ansicht bestärkt mich der folgende Fall:

Othaematom durch Einwirkung von Kälte auf das Ohr entstanden,
mit Ausgang in Eiterung, bei einem gesunden Individuum.

Ich bekam den Fall erst im Stadium suppurationis zu sehen. Der
Patient, ein körperlich und geistig gesunder Mann von guter Constitution, nicht viel über 40 Jahre alt, erzählte mir, dass er vor einigen
Wochen zur Winterszeit auf der Eisenbahn die ganze Nacht durch
fahren musste und dabei im Schlafe das Ohr an das Wagenfenster
drückte. Beim Erwachen habe die Ohrmuschel etwas am Fenster
geklebt und beim Losreissen sowie nachher etwas geschmerzt. Es
sei dann in den nächsten Tagen an dem betreffenden Ohre eine Geschwulst entstanden mit etwas geröẗheter Haut, die nur wenig schmerzte.
Nachdem zertheilende Salben und hierauf wiederholtes Bepinseln mit
Jodtinctur nichts gefruchtet hatten, wurde eine Incision gemacht und
es entleerte sich eine klare, gelbliche Flüssigkeit. Hierauf wurde wieder mit Jod bepinselt und als sich neuerdings Fluktuation einstellte,
wurde ich nicht irre, kataplasmirt. Die zweite Incision entleerte nun
Etwas später, als die Oeffnung sich wieder geschlossen hatte,

und das Ohr in Folge des zurückgehaltenen Eiters sehr unförmlich
und schmerzhaft geworden war, wurde ich, da der Patient anfing
sich zu ängstigen, consultirt. Der obere Theil der Ohrmuschel war
cystenartig ausgedehnt, zeigte deutliche Fluktuation. Das ganze Ohr,
sowie seine Umgebung, besonders die Gegend hinter demselben war
geröthet und geschwollen. Ich verordnete eine ergiebige Incision und
Fortsetzung der Kataplasmen. Die Sache dauerte dann noch etwa
10 Tage. Zwei Monate später, als ich den Patienten wieder sah,
war nur noch die in Folge der Verdickung des Knorpels zurückgebliebene Verunstaltung des Ohres zu bemerken.

II.

Epithelialcarcinom des Ohres.   Tod innerhalb Jahresfrist.

Im Februar 1867 wurde ich zu Frau M. gerufen, welche über
Schmerzen im rechten Ohr mit Ausfluss klagte. Patientin ist eine
wohlgenährte, nicht kachektisch aussehende Frau von 56½ Jahren.
Sie hatte sich stets einer guten Gesundheit erfreut, auch in den kli-
makterischen Jahren. Im Herbst 1866 scheint zuerst im rechten
Ohr ein geringer Grad von Ohrenfluss sich gezeigt zu haben, so
gering, dass Patientin sich nicht weiter darum bekümmerte. Schmerzen hatte sie keine und von einer Abnahme des Gehörs zu dieser
Zeit will sie nichts wissen. Hingegen litt sie schon ein paar Jahre
hie und da an heftigem Jucken im rechten Ohr, so dass sie häufig
mit einer Haarnadel darin kratzte und sie ist geneigt, das jetzige
Uebel als eine Folge dieses Kratzens anzusehen. Dieses lästige Jucken
ist das einzige Symptom, dessen sie sich erinnert, bis dann, wie
bemerkt, im Herbst ein leichter Grad von Ohrenfluss sich einstellte.
Um nun das Ohr recht zu erwärmen, besuchte sie im Nov. 1866
auf Anrathen einer Freundin die Schwefelthermen von Baden bei
Zürich und liess dort etwa 14 Tage lang beim Baden das warme
Wasser in ihr krankes Ohr fliessen. Am Tage ihrer Rückkehr
— es war kalte Witterung eingetreten und die Wohnung noch
nicht geheizt — trat in der Nacht der erste heftige Schmerz-
anfall im Ohre auf, der sich aber, wenn auch nicht vollständig,
wieder verlor, bis um Neujahr 66/67, nachdem einige Zeit lang
ein Gefühl von Spannung und Zucken in der rechten Gesichtshälfte
vorausgegangen war, plötzlich über Nacht eine rechtseitige complete
Facialis-Lähmung auftrat, welche von dem erst jetzt gerufenen Hausarzt als Schlaganfall bezeichnet wurde. Derselbe machte später einen
Versuch, die im Gehörgang erscheinende Granulationsmasse mit der

Zange auszureissen und da eine beträchtliche Blutung folgte, wurde dieselbe durch Einbringen von in Liq. ferri sesquichlor. getauchter Charpie gestillt. Starke entzündliche Reaction mit bedeutender Anschwellung des ganzen Ohres und heftigen Schmerzen war die Folge.

Nun wurde ich gerufen und fand, nachdem sich die Anschwellung etwas gelegt hatte, den rechten Gehörgang bis nahe der äusseren Oeffnung durch eine ziemlich weiche, schwammige Masse ganz ausgefüllt, die auf den ersten Blick ganz aussah wie eine polypöse Granulation; nur war sie von etwas blasserer (schwach rothgelblicher) Farbe, als Granulationen gewöhnlich zu sein pflegen, aber von derselben Consistenz, d. h. ebenfalls brücklich, zerreisslich, und bei Berührung leicht blutend. Wiederholte Besichtigung und namentlich Untersuchung mit einer vorn je nach Bedürfniss hacken- oder spiralförmig gebogenen Sonde zeigte mir, dass die polypöse Masse (siehe die Abbildung, welche die Ansicht durch den Ohrtrichter darstellt),

durch eine von oben nach unten laufende Furche in 2 Theile (a u. b) getrennt war, von denen sich der hintere (a) nach der Tiefe zu eine ziemliche Strecke weit frei umgreifen liess, während sich b, das von a etwas überwuchert wurde, als eine warzenförmig von der vorderen Gehörgangswand ausgehende Geschwulst erwies. Wie gesagt, füllte die Masse den Gehörgang vollständig aus und vom Trommelfell, wenn von demselben überhaupt noch etwas existirte, war nichts zu sehen. Der Ohrenfluss war nicht sehr copiös und auch nicht besonders übelriechend, mehr schleimig als eitrig. Die Ohrmuschel und die Umgebung des Ohrs zeigte nichts Besonderes, ausser dass die Gegend vor dem Tragus etwas geschwollen und auf Druck empfindlich war, doch von normaler Farbe. Das Gehör der betreffenden Seite war für Uhren ganz aufgehoben, das linke Ohr dagegen erwies sich normal. Ausserdem bestand complete rechtseitige Facialislähmung. Von Schmerzen im kranken Ohr und seiner Umgebung war Patientin nie frei, doch plagten sie sie besonders des Nachts mit grosser Heftigkeit und raubten ihr den Schlaf. Das Allgemeinbefinden war im Ganzen noch gut und verrieth durchaus nicht ein schweres Leiden. Patientin war fast den ganzen Tag ausser Bett und besorgte zum Theil die Hausgeschäfte.

Ich entfernte ein kleines Stück der Wucherung mit der Wilde'schen Schlinge und Prof. Eberth, der die Güte hatte, einen Theil davon zu untersuchen, erklärte das Uebel für suspect, wahrscheinlich krebsiger Natur, zu einer erschöpfenden histologischen Untersuchung war das Stück zu klein. Daraufhin schlug ich der Kranken bei der

Wichtigkeit der Sache Prof. *Billroth* zur Consultation vor, der bei seinem ersten Besuche nach dem äusseren Ansehen des Polypen es für wahrscheinlich hielt, dass es sich um aus der Paukenhöhle kommendes Granulationsgewebe, um eine Caries fungosa des Felsenbeins handle. Indessen behielt er sich die microscopische Untersuchung vor, die ihn belehrte, dass es ganz unzweifelhaft ein Epithelialkrebs sei. Von einer Operation konnte, da das Uebel ohne Zweifel schon die Labyrinthwand der Paukenhöhle ergriffen hatte, keine Rede sein. Die Behandlung beschränkte sich auf Reinigung des Ohres durch Ausspritzen, Anwendung schwach adstringirender Ohrwasser und möglichste Linderung der Schmerzen. In der Hauptsache aber blieb nichts übrig, als die Patientin ihrem schweren Schicksale zu überlassen. Dieses erfüllte sich denn auch in trauriger Weise. Die Kranke erlag ihrem Leiden im Sept. 1867, also nicht ganz ein Jahr nach dem ersten Auftreten des Ohrenflusses. Als Augenzeuge kann ich nur bis zum April berichten, da nachher die Kranke in ihrer Noth noch bei andern Aerzten Hülfe suchte. Die Schmerzen wurden immer heftiger, am stärksten waren sie des Nachts und liessen sich weder durch Opium noch Tinct. Cannabis indica auf die Dauer beschwichtigen. Der Ohrenfluss blieb, so lange ich die Patientin sah, derselbe, auch die Masse im Gehörgang wuchs nicht viel weiter nach aussen, hingegen wurde die Gegend vor dem Ohr mehr geschwollen; die Haut, glänzend gespannt, fing stellenweise an sich bläulichroth zu färben. Später sollen sich nach Aussage der Tochter an mehreren Stellen Substanzverluste gebildet haben, welche das Ohr gleichsam lospräparirten, bis endlich die Kräfte der Kranken erschöpft waren. Die Sektion wurde von dem zuletzt behandelnden Arzte nicht gemacht.

Es ist wohl anzunehmen, dass in diesem Falle der Epithelialkrebs primär im Ohr entstanden sei, denn er hätte sich doch, wäre er anderswo entstanden, durch irgend welche Symptome verrathen müssen. Ob er von der Paukenhöhle nach aussen zu oder in umgekehrter Richtung gewachsen sei, will ich nicht entscheiden; bekanntlich kommt Epithelialkrebs mit Vorliebe an den Uebergangsstellen von Cutis in Schleimhaut vor. Was das klinische Bild der Krankheit anlangt, so hat dasselbe auffallende Aehnlichkeit mit den von *Louis Mayer* beschriebenen Fällen von Cancroid der äusseren Genitalien (*Virchow's* Archiv Bd. 35 pag. 598). Dort wie hier war der Anfang ganz latent, nur durch geringfügige Symptome bezeichnet. Pruritus vulvae war dort „das einzige Symptom, das dem Uebel oft lange Zeit vorherging und das einzige bleibt, wenn die ersten Keime wachsen". Ganz so bildete hier das starke Jucken lange Zeit die erste und einzige Er-

scheinung, war übrigens nicht heftiger als es bei manchen Formen
von chronischem Eccem im Gehörgange vorkommt. Dann stellte sich
etwas Ohrenfluss ein (als Zeichen der beginnenden Ulceration), aber
noch ohne Schmerzen. Dieselben scheinen erst aufgetreten zu sein,
als die Neubildung anfing den Knochen zu zerstören; später waren
sie allerdings das hervorragendste und für den Kranken quälendste
Symptom und traten besonders des Nachts auf. Die Abnahme des
Gehörs wurde — wohl weil das andere Ohr gesund war — von der
Patientin nicht genügend beachtet, über subjective Geräusche machte
sie keine besonderen Angaben. Man sieht, es ist dies nichts weniger
als ein charakteristisches Krankheitsbild. Dazu kommt, dass das Allgemeinbefinden zu einer Zeit, wo die Neubildung schon in Ulceration
übergegangen war, noch ganz gut war. Selbst das Aussehen der den
Gehörgang ausfüllenden Masse war so wenig charakteristisch, dass ein
so erfahrener Beobachter wie Prof. *Billroth* erst durch das Mikroskop
die Natur des Leidens erkannte, um so eher als man bei polypösen
Wucherungen im Ohr, die ja so häufig sind, nicht zuerst an Epithe-
lialcarcinom denkt. Die mikroskopische Untersuchung wird daher das
einzige sichere Kriterium bleiben. Auffallend war immerhin, dass ein
Theil der Wucherung, wie oben beschrieben, mit breiter Basis an der
vorderen Gehörgangswand aufsass, wie etwa eine halbe Erbse. Es
machte mir den Eindruck, als ob hier die Cutis des Gehörgangs durchbrochen sei und Granulationen aus derselben hervorkommen und ich
konnte dies mit der Annahme von Otitis interna nicht recht zusam-
menreimen, denn wenn auch Knochenfisteln, um deren Oeffnung üp-
pige Granulationen aufschiessen, an dieser Stelle nichts Unerhörtes
sind, so sprach dagegen der Umstand, dass man an der Basis der
Granulationen nirgends in die Tiefe eindringen konnte.

Ueber erbliche Anlage oder sonstige muthmaassliche Ursachen
waren keine plausibeln Anhaltspunkte zu finden. Die Dauer des Leidens, vom Auftreten der ersten bemerkenswerthen Erscheinungen an,
betrug nicht völlig ein Jahr, in den Fällen von *Meyer* war der läng-
ste Termin vom Beginn der Ulceration an zwei Jahre.

III.

Sturz auf die linke Schläfengegend, gefolgt von vorübergehender, voll-
kommener Aphasie und Agraphie, sowie von Lähmung des Geschmacks
auf der linken Seite (wahrscheinlich durch Verletzung der Chorda
tympani).

Herr G..., ein gesunder Mann von 36 Jahren, that im März
1868 beim Nachhausegehen des Abends in der finsteren Hausflur einen
Fehltritt und stürzte in aufrechter oder nach hintenüber gebogener
Stellung die ersten acht Stufen der Kellertreppe hinunter. Auf dem
Treppenabsatz blieb er halb bewusstlos liegen, machte dann, wie er
sich noch dunkel erinnert, einen Versuch sich aufzurichten, und fiel
abermals, diesmal kopfüber mit der linken Seite voran über die folgenden Stufen hinunter. Wenigstens wurde er in dieser Stellung, den
Kopf voran, die Beine auf dem obern Treppenabsatze liegend, gefunden. Er blutete aus der Nase und dem linken Ohre. Von dem zweiten
Falle an lag er völlig bewusstlos bis zum folgenden Morgen 8 Uhr,
wo er im Bette erwachte.

Von dem, was mit ihm vorgegangen war, hatte er keine Ahnung,
und als er fragen wollte, was das Blut an seinem Hemde bedeute,
konnte er keine articulirten Laute hervorbringen — es bestand Aphasie
und Agraphie; er war nicht im Stande ein Wort zu schreiben oder
die einfachste Zeichnung zu machen, was sein Beruf (Tapezierer) sonst
täglich erforderte. Das articulirte Hören und Lesen (nämlich das
stille Lesen) war nicht gestört, hingegen das Denkvermögen getrübt;
erst nach 4—5 Tagen gelangte er dazu, sich den Hergang klar zu
machen. (Ich muss hier bemerken, dass ich den Patienten erst viel
später zu Gesicht bekam und einstweilen nach den Angaben des sehr
verständigen Kranken und seiner Umgebung berichte.) Eine Lähmung, motorische oder sensible, war nicht vorhanden, speciell keine
Facialislähmung. Ein irgendwie beträchtlicher Ausfluss aus dem Ohre
— weder blutiger noch seröser — fand nicht statt; etwa acht Tage
lang wurde die Charpie im Ohre etwas gelb gefärbt. In den folgenden Tagen zeigte die Ohrgegend das bekannte Farbenspiel der
Quetschungen.

So blieb es acht Tage lang, in welcher Zeit Patient sich meist
im Bette aufhielt, da er sich sehr schwach fühlte, indessen war er im
Stande allein aufzustehen. Das Bewusstsein wurde nicht stärker getrübt, sondern allmählig etwas besser. Er las im Bett das Tagblatt,
musste sich aber zwei- und dreimal auf das Gelesene besinnen, über-

haupt kommt ihm jetzt nach Monaten diese ganze Zeit vor wie ein
Traum, den man Mühe hat, zu fixiren. Am meisten ist ihm in Erinnerung geblieben, dass ihn häufig Kopfweh oder vielmehr ein von
der linken Schläfe ausgehendes Stechen, wie mit Messern, plagte. Im
Liegen litt er häufig an Schwindel und besonders an Schlaflosigkeit.
Der Appetit war nicht ganz gestört, Erbrochen hatte er nur einmal
in der ersten Nacht. *Das auffallendste Symptom in dieser Zeit war
die völlige Aphasie und Agraphie.* Die Behandlung bestand in einer
Eisblase, zweimal 6 Blutegeln vor und hinter dem linken Ohre und
salinischen Abführmitteln.

Nach siebenmal 24 Stunden, wiederum in der Nacht, wurden die
Stiche von der linken Schläfe aus so heftig, dass Patient darüber das
Bewusstsein verlor. In diesem Zustande knirschte er mit den Zähnen,
machte langgezogene, schrille Inspirationen, oft stockte das Athmen
eine Zeit lang. Dabei richtete er sich im Bett auf, sank wieder zurück und verdrehte die Augen. Als der schnell herbeigerufene Arzt
an das Bett trat und eine sehr bedenkliche Miene machte, dämmerte
das Bewusstsein seiner Lage allmählig in dem Kranken auf, er wollte
sprechen und konnte nicht. Nach Verlauf von circa einer Stunde verlor sich der Anfall, hinterliess aber eine grosse Schwäche und Schmerzhaftigkeit in allen Gliedern bei der geringsten Bewegung. Von jetzt
ab besserte sich der Zustand zusehends. Das Stechen in der Schläfe
nahm ab und auch die Aphasie verlor sich allmählig. Am Tage nach
dem Anfall war er noch nicht im Stande, seiner Frau den Namen
eines Bekannten, dessen Besuch er wünschte, zu nennen oder aufzu-
schreiben, er wusste sich aber so zu helfen, dass er sich ein Buch
geben liess, in welchem, wie er sich erinnerte, jener Name geschrieben stand, und ihr durch Mimik bedeutete, was er wolle. Schon am
dritten Tage nach dem convulsiven Anfalle konnte er Wörter, wie
eins, zwei, mit Mühe nachsprechen und zwei Tage später war er im
Stande, den Arzt mit „guten Tag" zu begrüssen. In der dritten
Woche konnte er wieder ordentlich sprechen und noch besser schreiben und zeichnen. Eine gewisse Schwierigkeit, ungewohnte Wörter
auszusprechen, blieb indessen noch längere Zeit. Die Agraphie verlor
sich schneller als die Aphasie. Auch der übrige Zustand besserte sich
allmählig. Schwindel und Schlaflosigkeit blieben noch längere Zeit,
ebenso die Schwäche des Denkvermögens, er musste sich, wie er
sagte, über die ganze Zeit ermannen, um seinen Verstand beisammen
zu halten, sonst wäre er in Stumpfsinn verfallen. Der Appetit, die
Kräfte nahmen zu, im Kopfe fühlte er sich leichter, doch blieb noch
lange Zeit eine grosse psychische Reizbarkeit, Neigung zum Jähzorn,

Unfähigkeit zu anhaltender geistiger Beschäftigung zurück, auch ist
Patient nicht mehr so schwindelfrei wie früher. Als eine auch dem
behandelnden Arzte auffällige Erscheinung ist zu notiren, *dass die
linke Zungenhälfte, nachdem die rechte sich bereits gereinigt hatte, noch
2 bis 3 Wochen lang stark belegt blieb.*

Ich sah den Patienten durch die Freundlichkeit des behandelnden
Collegen zum ersten Mal vier Monate nach dem Unfall, um den Zustand des linken Ohres zu untersuchen, auf welchem Patient seither
sehr wenig hörte.

Ich fand rechts eine normale Hörweite, d. h. 150 Centimeter für
meine Taschenuhr, links dagegen nur 2 Cm.

Vor dem Falle hatte Patient nie an den Ohren gelitten und sich
stets eines feinen Gehörs erfreut, es zeigte sich auch das rechte Ohr
ganz normal. *Links* fand ich den Gehörgang trocken, an der obern
vordern Hälfte des Trommelfells sassen einige schwärzliche Krusten,
nach deren Entfernung sich zwar keine Continuitätstrennung, nicht
einmal eine deutliche Narbe zeigte; indessen fanden sich in der vorderen oberen Partie des Trommelfells und dem angrenzenden Theil
des Gehörgangs eine Reihe von Veränderungen, welche eine Verletzung in dieser Gegend sehr wahrscheinlich machen und in Verbindung mit der gleich zu erwähnenden halbseitigen Geschmacklähmung
ein besonderes Interesse verdienen. Im Ganzen war das Trommelfell
von normalem Glanz, wenig getrübt, am meisten in den oberen Partieen, Hammergriff deutlich sichtbar, ohne Spuren von einer geheilten
Fraktur. Vom pr. brevis zog sich eine starke Falte nach oben und
vorn, In dieser Gegend war auch die stärkste Trübung und stellenweise leichte Injection. Die membrana flaccida sah gefaltet, wie zer-
knittert aus. *Der Knochenrand am obern Umfange des Trommelfells
war an einer Stelle über dem pr. brevis durch einen zackigen Vor-
sprung unterbrochen,* wie von einer Fractur, während seine Begrenzungslinie auf dem andern Ohr durchaus keine Unterbrechung zeigte.
Beim Valsalva'schen Versuche sah man links keine Bewegung am
Trommelfell, Patient giebt an, dass dabei die Luft nicht oder nur unvollkommen ins linke Ohr trete; vom Katheter wollte er wegen seiner
Neigung zu Schwindel nichts wissen.

Die Knochenleitung ist links besser als rechts. Meine Ankeruhr
wird von der Mitte des Scheitels aus links besser gehört, auch auf
der rechten Seite wird die Empfindung in die Gegend des linken
Tuber parietale verlegt. Die Stimmgabel wird von der ganzen rechten
Seite, selbst vom rechten pr. mast. aus nur links gehört. Zuhalten
des linken Ohres verstärkt sowohl für die Uhr als die Stimmgabel

den Ton nicht merklich. Von subjectiven Symptomen sind zu erwähnen ein mässig starkes Geräusch, wie von siedendem Wasser und ein Gefühl von Völle im linken Ohr.

Meine muthmassliche Diagnose lautete dahin, dass eine Laesion des Trommelfells in seiner obern vordern Partie *mit wahrscheinlichem Einriss des obern knöchernen Randes und Verletzung der hier passirenden Chorda tympani* stattgefunden habe. Die Schwerhörigkeit erkläre ich mir hauptsächlich aus einem in Folge der Verletzung zurückgebliebenen chronisch entzündlichen Zustande des Mittelohrs mit erschwerter Durchgängigkeit der Tuba. Eine erhebliche traumatische Laesion des Labyrinths (z. B. durch Fractur des Felsenbeins) glaubte ich wegen verstärkter Knochenleitung, mangelnder Facialislähmung etc. ausschliessen zu können.

Ein genaues Krankenexamen ergab ferner die interessante Thatsache, dass in der ersten Zeit nach dem Unfall der Geschmack sehr geschwächt war. Es war dies besonders mit trockenen Speisen der Fall, bei flüssigen weniger. Patient erinnert sich noch deutlich, dass z. B. eine feine Torte ihm wie Stroh vorkam. Um wenigstens einigermassen zu schmecken, musste er den Bissen auf die rechte Seite nehmen, doch waren ihm hier die cariosen Zähne hinderlich und aus diesem Grunde hatte er sich schon lange gewöhnt, nur links zu kauen.

Dieser Geschmacksmangel verlor sich allmählig und jetzt zur Zeit meiner Untersuchung (4 Monate nach dem Sturze) war er nach Aussage des Patienten gegen früher sehr unbedeutend. Eine genaue Prüfung indessen, die ich mit neutraler Chinin-, mit Zucker- und Kochsalzlösung in der Weise anstellte, dass ich ein kleines an ein Stäbchen gebundenes Schwammstückchen an den vier dem Geschmack dienenden Stellen der Zunge und des Gaumens rieb — natürlich mit der nöthigen Vorsicht, vgl. *A. Fick* Anat. u. Phys. der Sinnesorgane pag. 84 — ergab folgendes Resultat:

Am deutlichsten war der Unterschied zwischen rechts und links bei der Chininlösung, und hier trat er hinwiederum am stärksten hervor an dem Seitenrande der Zunge (d. h. dem schmalen Streifen von 2—4''' Breite rings um den Zungenrand, die Spitze inbegriffen). Während links gar keine oder nur eine sehr schwache Empfindung auftrat, wurde rechts der bittere Geschmack sehr intensiv wahrgenommen. Viel weniger deutlich war der Unterschied an der Zungenwurzel, an dem Querstreif des weichen Gaumens und dem arcus glossopalatini. Bei der Zuckerlösung zeigte sich der Unterschied ebenfalls am Zungenrande am besten (doch war er nicht so auffallend wie

B*

beim Chinin); wenig an den übrigen schmeckenden Stellen. Aehnlich wie mit dem Zucker verhielt es sich mit Kochsalzlösung. Die Prüfung des Gefühls auf der linken und rechten Seite der Zunge liess mich keinen Unterschied wahrnehmen.

Es sind mir — Irrthum vorbehalten — bis jetzt 3 Fälle in der Literatur bekannt, in denen Geschmacklähmung in Verbindung mit einer Laesion der Chorda tympani beobachtet wurde, nämlich zwei Fälle von *Neumann* (referirt im Centralblatt für medic. Wissenschaften 1865 pag. 322) und ein dritter von *Klatsch* (*Romberg's* Nervenkrankheiten. 2. Aufl. pag. 277). In allen drei Fällen handelte es sich um Otitis media purulenta mit defectem Trommelfell und theilweisem Mangel der Gehörknöchelchen; der anatomische Nachweis von Zerstörung der Chorda konnte übrigens, so viel ich sehe, nicht geleistet werden.

In allen drei Fällen war der Geschmack an dem entsprechenden Zungenrande von der Spitze bis zum hintern Theil aufgehoben oder geschwächt; die Sensibilität war in zwei Fällen nicht alterirt, im dritten wurden Nadelstiche auf der genannten Stelle weniger empfunden. *Klatsch* beobachtete ferner ein lästiges Gefühl von Kälte im vorderen Theil der gelähmten Zungenhälfte und in dem einen Falle von *Neumann* entstand beim Einführen einer Sonde in das kranke Ohr ein prickelndes Gefühl am Zungenrande, ganz wie in der Beobachtung von *v. Tröltsch* (Anatomie des Ohres pag. 76), wo Berührung der durch Ulceration des Trommelfells freiliegenden Chorda ein eigenthümliches Stechen in der Zungenspitze (ohne Geschmacksempfindung) hervorbrachte.

An diese Fälle reiht sich meine Beobachtung an. Denn obwohl ich den anatomischen Nachweis nicht beibringen kann, wird man doch am natürlichsten die Geschmackslähmung von einer Verletzung der Chorda tympani herleiten, gestützt auf die oben beschriebenen Veränderungen in der Nähe des proc. brevis sowohl am Trommelfell, als dem umgebenden Knochensaum, welche eine Verletzung der an dieser Stelle verlaufenden Chorda sehr wahrscheinlich machen, viel wahrscheinlicher als eine solche des Glossopharyngeus oder lingualis, die allenfalls concurriren könnten. Streng genommen, könnte man übrigens nur an den Letztern denken, da der glossopharyngeus, dessen Eigenschaft als Geschmacksnerv allerdings nicht bestritten wird, sich in der Gegend der Papillae circumvallatae und dem hinter ihnen liegenden Theil der Zunge verbreitet, während der Lingualis und die in seiner Scheide verlaufende Chorda die Seitenränder und die Spitze der Zunge — also den in unserem Falle gelähmten Bezirk — versorgt. *Neumann* ist übrigens, gestützt auf seine Beobachtungen, ge-

neigt, der Chorda den wesentlichen, dem Lingualis nur einen unter-
geordneten Antheil an der Geschmacksfunktion zuzuschreiben. Die
physiologische Bedeutung der Chorda tympani ist bekanntlich noch
nicht ganz festgestellt, man nimmt an, dass der zum ganglion linguale
gehende Zweig der Speichelabsonderung in der gland. sublingualis
diene, während der andere mit dem Lingualis verlaufende Ast (Geschmacksnerv sei. Dahin hat man sich nach *Luschka*[1]) geeinigt, dass
die Chorda, obwohl vom anatomischen Standpunkt aus ein Abkömm-
ling des Facialis, doch nicht motorischer Natur sei, und da bei con-
traler Facialislähmung keine Störung des Geschmacks beobachtet
worden ist, so ist man geneigt anzunehmen, dass es nicht Facialis-,
sondern rückläufig durch das For. stylomastoideum eintretende Trigo-
minusfasern seien, welche die Chorda zu einem Geschmacksnerven
der Zunge machen.

Interessant ist auch der halbseitige Zungenbeleg. Ich bin zwar
nicht im Stande eine genügende Erklärung zu geben, es scheint mir
aber am natürlichsten, ihn auf irgend eine Weise mit der Verletzung
der Chorda tympani in Zusammenhang zu bringen.

Man könnte fragen, warum Geschmacksalterationen, herrührend
von Laesion der Chorda tympani so selten beobachtet worden seien,
während doch die Fälle von Zerstörung des Trommelfells und Fehlen
der Knöchelchen mit langjähriger Eiterung in der Paukenhöhle nichts
weniger als selten sind. Da sich aber im vorliegenden Falle, obwohl
der intelligente Patient von seinem früheren Geschmacksmangel geheilt zu sein glaubte, doch eine so deutliche Schwächung des Geschmacks linkerseits ergab, so ist die Vermuthung nicht ganz unge-
rechtfertigt, man möchte bei methodischer Untersuchung halbseitige
Lähmung oder wenigstens Schwächung des Geschmackes häufiger als
bisher finden.

Auf das Interesse, das der Fall auch als vorübergehende traumatische Aphasie hat — mit Bezug z. B. auf die Behauptung einiger
französischer Aerzte, dass der Sitz der Sprache und also der Aphasie
in die dritte Stirnwindung linkerseits zu verlegen sei, will ich hier
nicht näher eingeben.

[1]) v. *Luschka*. Der Kopf. pag. 552.

Ueber das Vorkommen seröser Flüssigkeit in der Paukenhöhle (Otitis media serosa).

Von

Dr. Emanuel Zaufal

in Prag.

Die Auskleidungsmembran der Paukenhöhlenwandungen wird allgemein als Schleimhaut bezeichnet. Sie bildet eine dünne, zarte, durchsichtige Membran, die gleichsam eine Ausstülpung der Nasenschleimhaut ist, mit der sie durch die Schleimhaut der Tuba Eustachii in Verbindung gesetzt wird. Sie ist mit dem Periost der knöchernen Paukenhöhlenwandung innig verschmolzen, von einem dichten Gefäss- und Nervennetz durchzogen und mit Ausnahme des Bodens der Paukenhöhle, wo das Flimmerepithel vorherrscht, allenthalben mit einfachem Pflasterepithel bedeckt.

Sie ist glatt und nur dort, wo sie auf den Rand des Trommelfells übergeht, finden sich darmzottenähnliche Gebilde, die als einfache Gefässpapillen gedeutet werden.

Obwohl mit dem Namen „Schleimhaut" belegt, ist der Charakter der Paukenhöhlenauskleidung als Schleimhaut sehr problematisch, worauf schon hie und da die Autoren hinweisen und ihre Aehnlichkeit mit einer serösen Membran hervorheben. *v. Tröltsch* sagt von ihr*): „Die Schleimhaut der Paukenhöhle ist glatt, weisslich, sehr dünn und zart und *gleicht beim Erwachsenen in mancher Beziehung mehr einer Serosa.*"

Eine ähnliche Aeusserung finden wir schon bei *Toynbee***): „Die

---

*) Lehrbuch der Ohrenheilkunde. 4. Aufl. pag. 146.
**) Krankheiten des Gehörorgans. Deutsch von *Moos*. pag. 225.

Membran selbst (Paukenhöhlenschleimhaut) ist aus äusserst feinen und zarten Fasern zusammengesetzt und sie zeigt *eine starke Analogie mit den serösen Häuten*: erstens in Betreff ihrer ausserordentlichen Dünnheit und bedeutenden Glätte, zweitens in Betreff der Häufigkeit, mit welcher membranöse Bänder verschiedene Theile der Trommelhöhle mit einander verbinden.“ Am entschiedensten spricht *Voltolini* der Paukenhöhlenauskleidung den Charakter einer Schleimhaut ab, worauf wir später noch zurückkommen werden.

Bekanntlich gehört es nicht zu den Eigenthümlichkeiten einer Schleimhaut, gekröseartige Bänder und Falten zu bilden, eine Eigenthümlichkeit, wie sie vorwiegend den serösen Häuten zukömmt.

Solche Bänder- und Faltenbildungen der Paukenhöhlenauskleidung finden wir nun nicht nur unter pathologischen Verhältnissen, sondern sie bilden in der Paukenhöhle einen ganz normalen Befund. So hat die Sehne des Tensor tympani, die Chorda tympani, die Sehne des Musc. stapedius, der Stapes, der horizontale Schenkel des Ambos sein eigenes Gekröse, bestehend aus einer Duplikatur der Paukenhöhlenmembran. Schon das konstante Vorkommen dieser Gebilde beweist, dass die Auskleidungsmembran der Paukenhöhle wesentlich von den Eigenthümlichkeiten einer Schleimhaut abweicht und sich mehr zu den Eigenthümlichkeiten der serösen Membranen hinneigt. Wenn gesagt wird, dass die Paukenhöhlenauskleidung eine Ausstülpung der Nasenschleimhaut ist, so ist dieses wohl nur insoferne richtig, als die Paukenhöhlenauskleidung durch die Schleimhaut der Tuba Eustachii mit der Nasenhöhlenschleimhaut in Verbindung steht, die letztere aber während ihres ganzen Verlaufes durch die Tuba Eustachii mit Einschluss des Ostium tympanicum den vollen Charakter einer Schleimhaut beibehält, bei ihrem Uebergange auf die Paukenhöhlenwandung jedoch alle wesentlichen Merkmale einer Schleimhaut einbüsst und mehr den Charakter einer Serosa annimmt. Dieses Verhältniss, d. i. der Uebergang einer Schleimhaut in eine Serosa, steht nicht ohne Analogie in der Anatomie; so finden wir ein ähnliches Vorkommen bei der Schleimhaut des Uterus, die während ihres Verlaufes durch die Tuba Fallopiae ihre Eigenthümlichkeit als Schleimhaut beibehält, dann aber am Ostium abdominale tubae in das seröse Bauchfell übergeht. —

Normal produziren die Schleimhäute Schleim; die Paukenhöhlenauskleidung als Schleimhaut sollte also ein ähnliches Produkt liefern, und konstant sollten wir in der Paukenhöhle Schleim vorfinden. In der That war man lange Zeit der Ansicht, dass dem so sei. Allein neuere Untersuchungen haben den Nachweis geliefert, dass unter nor-

malen Verhältnissen keine Flüssigkeit in der Paukenhöhle sich vorfindet, sondern nebst der Kette der Gehörknöchelchen und ihren Ad-
nexis nur das durch die Tuba Eustachii zugeführte Quantum atmosphärischer Luft. Dieser Inhalt entspricht den akustischen Gesetzen für
die Fortleitung des Schalles durch die Kette der Gehörknöchelchen,
deren freie Schwingbarkeit durch nichts Anderes beschränkt werden
darf, als durch die eigenthümliche Construktion der Gelenke mit ihrem
Band- und Muskelapparat.   Würde wirklich unter normalen Verhältnissen von der Paukenhöhlenauskleidung eine Flüssigkeit (Schleim)
abgesondert, so wäre schon nach dem anatomischen Baue der Paukenhöhle die Ansammlung einer grösseren Flüssigkeitsmenge nicht zu
vermeiden, da trotz des Vorhandenseins der Tuba für einen geregel-
ten Abfluss nicht gesorgt ist. Die Einmündung der Tuba in das
Cavum tympani liegt nicht am Boden der Paukenhöhle, sondern oben
und vorn, was man am deutlichsten an einem Abguss der Trommelhöhle und des knöchernen Theils der Tuba sieht, wie mir ein solcher

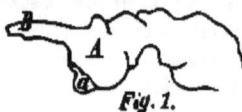

Fig. 1.

vorliegt, und wovon die beigezeichnete
Figur einen Abriss darstellt.   Früher
müsste sich die ganze Paukenhöhle A
beinahe bis zum Tegmen tympani mit
Flüssigkeit erfüllen, bevor ein Theil der-
selben bei aufrechter Stellung des Kopfes durch die Tuba B abfliessen
könnte, und selbst bei der Neigung des Kopfes nach vorne und etwas
seitlich würde noch nicht die ganze Flüssigkeit abfliessen, sondern ein
Theil a zurückbleiben, da ein vollkommenes Ueberstürzen der Paukenhöhle nicht möglich ist.   Aber selbst angenommen, die Flüssigkeit
hätte durch die Tuba freien Abfluss, so müsste sie dennoch in der
Paukenhöhle stagniren und zwar gerade an jenen Stellen, wo sie der
freien Schwingbarkeit zarter Gebilde am meisten Eintrag thun würde, z. B.
um die Steigbügelplatte, das Tympanum secundarium und um das
Trommelfell.   Die Trommelhöhle ist keine Cavität mit vollkommen
glatten Wandungen, sondern bildet eine Reihe von Fächern, Processus,
kurzen und engen Kanälen, die zum runden und ovalen Fenster führen; dass Flüssigkeitsansammlungen in den Tröltsch'schen Taschen und
in dem fächerigen Raum um das Hammer-Amboşgelenk für die freie
Schwingbarkeit des Tympanum secundarium, des Steigbügels, des Trommelfells und des Hammerambosgelenks nicht gleichgültig sein können,
ist einleuchtend.

Die Auskleidungsmembran der Paukenhöhle bildet im normalen
Zustande eine äusserst zarte und dünne, vollkommen durchsichtige
Haut, so dass alle Contouren der unter ihr liegenden oder von ihr

eingehüllten Gebilde ganz scharf durchtreten. Sie zeigt bloss einen
leichten feuchten Glanz, ohne dass irgend wo auch nur eine ganz
dünne Schichte von Flüssigkeit angesammelt wäre. Der normale Flüs-
sigkeitsgehalt der Auskleidungsmembran der Paukenhöhle beschränkt
sich auf das in den Gefässen cirkulirende und auf das in ihrem Gewebe zur Erhaltung der normalen Lebensthätigkeit erforderliche trans-
sudirte Quantum. Auf die Oberfläche wird normal keine Flüssigkeit
abgeschieden.

Diesen Befund treffen wir bei normalen Gehörorganen sogar an
der Leiche selbst zwei bis drei Tage nach Eintritt des Todes. Gerade auf den Leichenbefund glaube ich hier um so mehr Werth legen
zu dürfen, weil, wenn Flüssigkeit schon während des Lebens in dem
Paukenhöhlenraum vorhanden wäre, ihr Verschwinden nach dem Tode
nicht leicht erklärt werden könnte. Mit dem Aufhören der Schling-
und Athembewegungen nach dem Tode bleibt die Tuba geschlossen,
der Paukenhöhlenraum ist somit nach allen Seiten hin abgesperrt, und
ein Verdunsten oder Abfliessen der etwa in der Paukenhöhle vorhandenen Flüssigkeit unmöglich gemacht. Selbst die geringe Menge
Flüssigkeit, die in den Gefässen und in dem Gewebe der Paukenhöhlenmembran ist, verdunstet nicht nach dem Tode; Beweis dessen
ist ihre Klarheit und Durchsichtigkeit, was namentlich an ihren bereits oben erwähnten normalen Duplicaturen auffallend ist, ganz im
Gegensatze z. B. zur Cornea, die bei geöffneten Lidern schon bald
nach Eintritt des Todes ihre Pellucidität verliert.

In den Membranen, die wir als Schleimhäute zu bezeichnen gewohnt sind, finden sich nur mit wenigen Ausnahmen drüsige Gebilde
eingebettet, die wir mit dem Namen Schleimdrüsen bezeichnen,
und die das eigenthümliche Schleim benannte Secret liefern sollen.
Bisher gelang es nicht derartige Drüsen in der Auskleidungsmembran
der Paukenhöhle mit Sicherheit nachzuweisen.

Meines Wissens liegt in dieser Beziehung eine einzige vollkomm-
men sicher gestellte Beobachtung v. Tröltsch's vor, der „mehrmal eine
traubenförmige Drüse von ziemlich beträchtlicher Grösse dicht am
Trommelfell, da wo Tuba und Paukenhöhle in einander übergehen",
bei seinen anatomischen Untersuchungen fand.[*]) Doch gelang es ihm
nie in den übrigen Theilen der Paukenhöhle drüsige Elemente nachzuweisen.

_____

[*]) l. c. pag. 144.

Ueber den Charakter der Paukenhöhlenauskleidung als Schleimhaut und über das Sekret, das sie unter normalen Verhältnissen liefern soll, spricht sich am ausführlichsten *Voltolini* in Breslau aus*), indem er sagt: „Von diesen beiden Zwecken der Tuba (Ausführung von Paukenhöhlenschleim durch ‘die Wimperbewegung des Flimmerepithels und Herstellung des Gleichgewichts der Luft in der Paukenhöhle mit der äusseren Luft) ist aber der erste, nämlich, dass durch die Tuba Schleim abgeführt werde, nicht richtig und zwar einmal aus dem Grunde, weil die Paukenhöhle keinen Schleim enthält, also auch keiner abgeführt werden kann. Ich habe bei zahlreichen Sektionen gesunder (und für das Kranke ist doch das Normale nicht geschaffen, sowohl von Menschen als von höheren Thieren [Rind, Schaf] **) noch niemals Schleim in der Paukenhöhle gefunden. Die sogenannte Schleimhaut der Paukenhöhle hat ganz das Aussehen einer serösen Membran und man findet in der Paukenhöhle nur eine seröse Feuchtigkeit, gleichsam nur einen serösen Dunst; dieser aber bedarf ebensowenig eines Abzugskanals, als der in Pericardio und dem Peritoneo. Nun sind allerdings zur Erzeugung von Schleim auf einer Membran nicht gerade Schleimdrüsen nöthig, wie die Schleimhaut der Gallenblase, Stirnhöhlen u. s. w. beweist; aber es sprechen auch noch andere Momente dagegen, die Auskleidung der Paukenhöhle für eine Schleimhaut zu halten. Sie besitzt ein flimmerndes einfaches Pflasterepithel, ein solches hat aber keine einzige Schleimhaut des menschlichen Körpers, sondern entweder ein flimmerndes einfaches Cylinderepithel oder ein geschichtetes Flimmerepithelium und nur die Hirnhöhlen namentlich der vierte Ventrikel besitzen ein Epithel wie die Paukenhöhle, sondern aber keinen Schleim ab. Bei krankhaften Prozessen walten freilich andere Umstände, obgleich ich wenigstens selbst in Kranken bei unversehrtem Trommelfelle keinen Schleim, öfter aber eine bedeutende Menge klarer seröser Flüssigkeit gefunden habe. Bei einem tauben Mädchen fand ich im Leben das Trommelfell blasenartig hervorgewölbt; ich vermuthete Flüssigkeit in der Paukenhöhle, spaltete das Trommelfell, wobei sich eine bedeutende Menge klarer, glasiger dicker Flüssigkeit entleerte, gerade eine solche, wie man sie bei der Ranula beobachtet."

---

*) Untersuchung des Gehörorgans an der Leiche etc. Habilitationsschrift. Breslau 1862.

**) Auch ich fand bei meinen anatomischen Untersuchungen weder beim Fuchse, Eichhörnchen und der Katze, noch bei den Vögeln (Gans, Huhn, Taube) Schleim in der Paukenhöhle, obwohl in der Nasenhöhle und im Cavum pharyngonasale grosse Massen zähen glasartigen Schleimes angesammelt waren.

Die Produktion von Schleim unter pathologischen Verhältnissen von der Paukenhöhlenauskleidung aus spricht nicht gegen die Stellung, die wir der Paukenhöhlenmembran unter den serösen Häuten einräumen, da ja bekanntlich zur Produktion von Schleimkörperchen nicht das Vorhandensein eigener Schleimdrüsen, sondern die Gegenwart der sogenannten Bindegewebskörperchen und der jüngsten Zellen der tiefsten Epithelschichte erforderlich ist. Die massenhafte Zellenproduktion in dem Stroma der Paukenhöhlenauskleidung sieht man sehr deutlich an Trommelfelldurchschnitten bei akutem und chronischem einfachen Catarrh der Paukenhöhle, wo selbst bei geringer Intensität des Processes, wenn es auch noch nicht zur Produktion von Eiter gekommen ist, die Intercellularsubstanz fast ganz von den hyperproducirten Zellen verdrängt und ein Theil dieser Zellen als sogenannte Schleimkörperchen von der Oberfläche abgestossen wird.

Nachdem wir in den vorhergehenden Zeilen die Eigenschaften der Paukenhöhlenauskleidung kennen gelernt und gesehen haben, dass weit mehr Gründe dafür sprechen, die Trommelhöhlenmembran unter die serösen, als Schleimhäute einzureiben, so hat es gewiss nichts Auffallendes, wenn wir unter gewissen krankhaften Verhältnissen seröse Flüssigkeit in der Trommelhöhle vorfinden, ja dass dies sogar häufiger der Fall ist, als man bisher geglaubt hat.

Schon *Toynbee* fand unter 1013 erkrankten Gehörorganen 10 Fälle bei der Sektion, wo Serum, 1 Fall, wo Serum und Lymphe und 6 Fälle, wo Lymphe in der Paukenhöhle war. Serös infiltrirt fand er die Schleimhaut einmal*). Wir werden später eine Reihe von Fällen anführen, wo wir seröse Flüssigkeit in der Paukenhöhle vorfanden, theils als pathologisch-anatomische Befunde, theils nach Beobachtungen am Lebenden.

Fragen wir um das Gebilde der Paukenhöhle, das diese seröse Flüssigkeit, die in manchen Fällen selbst synoviaartig ist, zu liefern im Stande ist, so führt nebst dem schon früher Gesagten noch folgende Erwägung zu dem Schlusse, dass es nur die Paukenhöhlenauskleidung selbst sein kann. Eine derartige Flüssigkeit könnte vielleicht aus dem Gelenksraume der Gehörknöchelchen, deren Knorpelüberzüge jedenfalls mit einer Gelenkschmiere, wie bei anderen Gelenken schlüpfrig erhalten werden, oder aus dem Schleimbeutel, der die Sehne des Tensor tympani am Rostrum cochleare umhüllt, herstammen. Aber abgesehen davon, dass es nicht leicht möglich erscheint, dass eine so beträchtliche Menge von Flüssigkeit, wie wir sie in den be-

---

*) l. c.

schriebenen Fällen in der Paukenhöhle finden, von den verhältnissmässig kleinen Gelenks- und Schleimbeutelkapseln geliefert werden
könnte, so spricht auch noch der Umstand dagegen, dass in derartigen Fällen die Gelenkskapseln und der Schleimbeutel des Tensor
tympani vollkommen unverletzt sind.

In der unmittelbaren Nachbarschaft der Paukenhöhle findet sich
seröse Flüssigkeit, und zwar in sehr beträchtlicher Menge aufgespei-
chert, nämlich in den Cavitäten des Labyrinthes. Unter gewissen
Verhältnissen kann diese Flüssigkeit aus ihrem alten Standort sich in
die Paukenhöhle ergiessen und daselbst ansammeln. Bekanntlich geschieht dies zumeist bei Schädelfracturen an der Basis, wenn die
Fissuren durch die innere Paukenhöhlenwand hindurchziehen. Aehn-
liches muss der Fall sein bei Rupturen der Fenstermembranen, wie
sie z. B. eintreten können bei übermässigem, jähem Druck auf die
Platte des Steigbügels, wodurch seine Ringmembran abgerissen, oder
wegen übermässiger Steigerung des intralabyrinthären Druckes das
Tympanum secundarium gesprengt werden könnte.

Bei Fissuren an der Schädelbasis muss aber bekanntlich nicht
immer die seröse Flüssigkeit gerade aus dem Labyrinthe stammen,
sondern sie kann auch, wie man in den meisten Fällen angenommen
hat, aus dem Arachnoidealsacke in die Paukenhöhle abfliessen. Diese
Fälle, wo die seröse Flüssigkeit direkt aus dem Labyrinthe oder aus
dem Arachnoidealsacke sich ergiesst, charakterisiren sich so auffallend
durch die einwirkende Ursache, durch die Symptome im Leben und
durch den pathologisch anatomischen Leichenbefund, als dass sie mit
den später zu beschreibenden verwechselt werden könnten. Wir wollen zunächst eine Reihe von Sektionsbefunden aus unserem Sektions-
protokolle vom Jahre 1865—66 hier mittheilen, wo wir uns das Vorkommen von seröser Flüssigkeit als einen interessanten Befund notir-
ten, ohne ihm jedoch damals schon eine besondere Bedeutung beizulegen.

I.

Fälle von seröser Flüssigkeit in der Paukenhöhle bei Personen
hohen Alters.

1. Fall.

W. v. B. 71 Jahre alt. Leiche aus dem Wiener Versorgungshaus.
Allgemeiner Sektionsbefund. Chronischer Hydrocephalus, Lungengangrän und
Pneumonie der linken Lunge und Pleuritis. Lungeninduration mit Verkreidung.
Abscess an der Lungenspitze. Adenom der Prostata, Hypertrophie der Blase und
Hautwassersucht.

Befund an den Gehörorganen.

Rechtes Gehörorgan.

Ohrschmalzpfropf im äusseren Hörgange. Trommelfell weisslich getrübt. Ober dem Hammertuberkel ein kleines birnkorngrosses Grübchen. Knöcherne Tuba nach hinten etwas ausgebuchtet.

Die Auskleidung der Paukenhöhle verdickt besonders in den unteren und hinteren Partien, sowie an der Vorhofswand; seröz infiltrirt. In der Paukenhöhle farblose durchsichtige, nicht fadenziehende Flüssigkeit.

In der grossen Uebergangszelle des Warzenfortsatzes stark ausgebildete Falten. Ligamenta spuria zwischen Hammergriff und Ambos und der hinteren Troeltsch'schen Falte.

Linkes Gehörorgan.

Im äusseren Hörgange ein bis an's Trommelfell reichender Ohrschmalzpfropf. Das Trommelfell in seiner unteren Hälfte gleichmässig getrübt; in der oberen Hälfte gelblichweiss von durchschimmerndem Sekret. Ober dem Hammertuberkel ein kleines Grübchen.

In der Fissura petroso-squamosa zwei bohnengrosse und ein hanfkorngrosses Grübchen mit glatten scharfen Rändern. Der Grund dieser Grübchen buchtet sich an anderen kleineren bis zu hanfkorngrossen Grübchen aus. Ihnen entsprechen Auswüchse an dem korrespondirenden Theile der dura mater.

Am Boden der Trommelhöhle eine durchsichtige nicht fadenziehende Flüssigkeit. Hie und da bes. in der grossen Uebergangszelle des Warzenfortsatzes vereinzelte gelbliche schleimigeitrige Flocken. Die Auskleidung der Paukenhöhle selbst verdickt, getrübt, leicht zerreisslich. In der Uebergangszelle des Warzenfortsatzes starkentwickelte Schleimhautfalten. Besonders die Umkleidung des Hammerambosgelenkes stark geschwellt und mit gelblichweissem Eiter infiltrirt. Der Raum zwischen diesem Gelenk und dem Paukenhöhlendach mit gelblich weissem Eiter erfüllt, desgleichen die Tröltsch'schen Taschen. Nach Wegnahme des Eiters erscheint das Trommelfell durchscheinend ohne Randverdickung, nur an der der vorderen Tasche entsprechenden Partie des Trommelfells findet sich eine ½''' lange scharfbegrenzte gelbliche Verdickung. Hammerambosgelenk beweglich, desgleichen der Steigbügel im ovalen Fenster.

2. Fall.

H. H. 50 Jahr alt, Pfründner aus dem Wiener Versorgungshaus.

Allgemeiner Sektionsbefund.

Lungenphthise, Lungenemphysem, Pleuritis rechterseits.

Patholog.-anatomischer Befund an den Gehörorganen.

Rechtes Gehörorgan: Aeusserer Gehörgang trocken, an der oberen Wand ein cylindrischer Cerumenpfropf, der mit dem einen Ende in eine Grube ober dem kurzen Fortsatz hineinragt. Diese Grube ist 1 Mm. breit und 3 Mm. lang, durch 2 konvergirend an dem kurzenFortsatz ziehende Falten begränzt. Die vordere Falte schneidig, zieht vom oberen Rande des Trommelfelles nach hinten unten, die hintere mehr abgerundet nach vorne unten zum kurzen Fortsatz des Hammers. Der Grund der Grube ist vollkommen glatt, gelblich grau gefärbt und matt glänzend. Das Trommelfell stark weisslich grau getrübt, besonders in den peripheren Partien. In seiner Substanz eine halbmondförmige etwa 3 Mm. in der grössten Breite habende nach oben und hinten sich etwas verschmälernde Kalkeinlagerung, die nicht bis zum annulus cartilagineus, sondern nur etwa bis auf 1 Mm. Entfernung von ihm sich erstreckt. —

Die Paukenhöhle angefüllt mit grünlichem dicken Eiter. Ihre Auskleidung verdickt, gelockert, leicht zerreisslich. Die oben beschriebene Einbuchtung der pars flaccida ist mit ihrem Grunde mit dem Hammerhalse verwachsen.

Linkes Gehörorgan.

Meatus audit. ext. normal. Trommelfell besonders peripherisch getrübt, in den übrigen Partieen durchscheinend, so dass der lange Amboschenkel durch dasselbe zu erkennen ist. Ober dem kurzen Fortsatz eine ähnliche Grube in der pars flaccida wie R.; nur etwas kleiner. Der Grund der Einbuchtung ist durch straffes faseriges Gewebe sowol mit dem Hammerhalse als auch mit dem Körper des Ambos verwachsen. *Von dem Hammergriff etwa 1½ Mm. unter dem Hammertuberkel beginnend gehen nach vorne und hinten oben zwei nach unten concave dunkle Linien mit lichtem Saum — Grünzlinien einer in den Tröltsch'schen Taschen angesammelten Flüssigkeit. Die Auskleidungsmembran der Paukenhöhle verdickt, mit farbloser durchsichtiger Flüssigkeit infiltrirt. Die Verdickung ist besonders auffallend um das Hammerambosgelenk. Was um dieses Gelenk an Raum frei bleibt, ist erfüllt von derselben Flüssigkeit, die namentlich in grösserer Menge in den Tröltsch'schen Taschen angesammelt ist.*

Der lange Amboschenkel durch ein festes Band mit der hinteren Tröltsch'schen Falte und dem Hammergriff, die hintere Tröltsch'sche Falte theilweise mit dem Trommelfell verwachsen. Die Schenkel des Steigbügels mit dem Promontorium u. dem Canalis Fallopiae durch straffe Bänder verbunden.

Die Zellen des Warzenfortsatzes sind ganz ausgefüllt mit ruhig verdickter Schleimhaut; nur ein Theil der grossen Uebergangszelle bleibt frei und ist mit seröser Flüssigkeit erfüllt. Der lange Amboschenkel ist durch ein festes Band mit der inneren Wand der Trommelhöhle verwachsen.

3. Fall.

Altes Individuum aus dem Wiener Versorgungshause. Allgemeiner pathologisch anatomischer Befund fehlt.

Im Cavum pharyngonasale grössere Mengen zähen Schleims. Aeusserer Hörgang beiderseits normal.

Rechtes Ohr: Trommelfell nicht getrübt; das Hammergriffende scheibenförmig verbreitert, gelblich gefärbt. Ober dem kurzen Fortsatz des Hammers ein 1 Mm. im Durchmesser haltendes Grübchen. Abnorme Adhaesionen der Gehörknöchelchen unter einander und mit den Wänden der Paukenhöhle. Falten in der grossen Uebergangszelle des Warzenfortsatzes. Schleimhaut dünn, zart, glänzend, keine Flüssigkeit im Paukenhöhlenraum angesammelt.

Linkes Gehörorgan. Das Trommelfell getrübt; Grübchen ober dem kurzen Fortsatz bedeutend grösser als rechts. Scheibenförmige Verbreiterung des Hammergriffendes. Verdünntes tegmen tympani.

Die Auskleidungsmembran der Paukenhöhle etwas verdickt, getrübt; abnorme Verbindungen zwischen langem Amboschenkel und Hammergriff. Glashelle dünne Flüssigkeit in der Paukenhöhle.

An die vorangehenden Fälle, zufällige Befunde an Gehörorganen, die ohne Auswahl zur Section kamen, reihe ich einen *vierten Fall,*

den ich während des Lebens zu beobachten Gelegenheit hatte und
der nachträglich zur Sektion kam.

Anton K. 63 Jahr alt, von St. Pölten, seit 1859 im Wiener Versorgungshaus
wegen Cataracta oculi dextri untergebracht. Sein Ohrenleiden datirt nach seiner
Angabe seit 1839, wo er unter öfter auftretenden Schwindelanfällen und Kopfschmerzen ein Singen zuerst im linken, dann im rechten Ohre verspürte. Dabei
nahm die Hörfähigkeit immer mehr ab, besonders auf dem rechten Ohre, dessen
Funktion seit 2 Jahren ganz erloschen sein soll. Das Singen wechselt mit anfalls-
weise auftretendem Sausen; es ist ihm dann, wie Patient sich ausdrückt, „wie wenn
eine Ratschen im Kopfe gedreht würde." In den letzten Tagen vor der Untersuchung, die den 7. Nov. 1866 vorgenommen wurde, soll das Sausen mit solcher
Intensität aufgetreten sein, dass es dem Patienten die Nachtruhe raubte. Ausfluss
aus dem Ohren war nie vorhanden.

Die am 7. vorgenommene Untersuchung ergab:

Das linke Trommelfell stark eingezogen, grau getrübt, nicht durchscheinend,
glanzlos. Kurzer Fortsatz und Hammergriff deutlich wahrnehmbar. Die an das
Ohr angelegte Taschenuhr (von einer normalen Hörweite von 5 Schuh) will Patient
nur „ganz leise" hören. Sowohl vom proc. mastoideus als von der Schläfe aus
wird die Uhr nicht percipirt. Einige Schuh vom Ohr entfernt muss man sehr laut
schreien, um vom Patienten nur einigermassen verstanden zu werden.

Auf dem rechten Ohr ist das Hörvermögen für Uhr und Sprache total aufgehoben. Im knöchernen Hörgange des rechten Ohres ein Ohrschmalzpropf, der
durch Injektionen von lauem Wasser entfernt wird. Gleichzeitig mit dem Ohr-
schmalzpropfe wird ein 3 Mm. langes und 1 Mm. dickes poröses Knochenstückchen entfernt. Das Trommelfell in seiner Totalität vorhanden. Die Gefässe der oberen
Wand des knöchernen Gehörganges und des Hammergriffes in Folge der Ausspritzung
injicirt; sonst ist der innere Hörgang vollkommen normal. Da das Trommelfell
intakt ist, auch nirgends eine Narbe an ihm und auch kein Substanzverlust in den
knöchernen Wänden des Hörganges nachgewiesen werden kann, auch nie Ohrenfluss
bestanden haben soll, so unterliegt es keinem Zweifel, dass das entfernte Knochenstückchen zufällig in den äusseren Hörgang gelangt sein muss und zur Akkumula-
tion von Ohrenschmalz Veranlassung gegeben hat.

*Bei dem Katheterismus der Tuben drang die Luft in vollem breiten Strom in
die Paukenhöhle und man vernahm dabei ein deutliches, mit wenig Rasseln untermischtes feuchtes Anschlagegeräusch.*

Nach der Applikation des Katheters erfolgte weder rechts noch links eine Besserung des Hörvermögens; allein Patient fühlte sich „leichter im Kopfe", das San-
sen und der Schwindel hatte nachgelassen, eine „Wohlthat", wie Patient erklärte,
der er sich schon lange nicht erfreute.

Des anderen Tages stellte sich Patient wieder vor. Das Sausen war wiedergekehrt, doch hatte Patient die Nacht ruhig geschlafen.

Nach öfterer Anwendung des Catheters überraschte mich der Patient eines
Tages mit der Nachricht, dass er bereits die Schwarzwälder Uhr in seinem Zimmer
schlagen und die Kirchthurmglocken läuten höre. Das Sausen besteht fort, sistirt
nur nach Anwendung des Katheters auf etwa 1 Stunde, um dann in gleicher Stärke
wiederzukehren.

*Am 15. bemerkte Patient ein stärkeres Verlegtsein des linken Ohres und vermehr-
tes Sausen. Die Inspektion des Trommelfells konstatirte eine erbsengrosse Blase an*

dem hintern oberen Segmente des Trommelfells von grünlich gelber Farbe, von weicher Konsistenz, bei Berührung mit der Sonde nicht schmerzhaft. Nach der Applikation des Katheters erscheint die Blase etwas straffer gespannt, das Sausen hörte wieder auf und das Gefühl von Verlegtsein des Ohres schwand. Anderen Tages traf ich die Blase wieder in ihrem früheren erschlafften Zustande. Geöffnet wurde sie nicht. Die Besserung des Hörvermögens blieb.

Die folgenden Tage wurde per inhas eine schwache Zinklösung jeden zweiten Tag eingespritzt. Gegen Ende Dezember erkrankte Patient an einer akuten Pharyngitis, die durch die rechte Tuba auf die Paukenhöhle sich fortpflanzte. Es entwickelte sich Otitis media purulenta acuta in der rechten Paukenhöhle mit Perforation des Trommelfelles im hinteren oberen Quadranten. Mit dem Eintritt der Perforation liess das Sausen auf dem rechten Ohre ganz nach, während es links fortbestand.

Ich bekam Patienten durch etwa 14 Tage nicht zu Gesichte, bis ich zufällig erfuhr, dass er an einer doppelseitigen Parotitis und Pneumonie erkrankt sei, welchem Leiden er auch erlag.

Die Obduktion ergab: Beiderseitige Parotitis mit Abscessbildung im Gewebe der Parotis; graue Hepatisation der ganzen rechten Lunge mit pleuritischen Gerinseln an der Lungenpleura. Die beiden antra Highmori gefüllt mit gelbem Eiter.

Die pathologisch-anatomische Untersuchung der Gehörorgane ergab:

Die Schleimhaut des cavum pharyngonasale geschwellt, livid missfärbig; Tubenschleimhaut besonders rechts geschwellt. Nirgends Erosionen oder Geschwüre. Der knorpelige Theil des äusseren Hörganges sowol rechts als links durch die angeschwollene Parotis derartig verengt, dass das Lumen gänzlich getilgt ist.

Rechtes Gehörorgan: Der knorpelige Theil des äusseren Hörganges ganz geschlossen; im knöchernen gelber dünner Eiter, womit auch die äussere Fläche des Trommelfells gedeckt ist. Im hinteren oberen Quadranten des Trommelfells eine linsengrosse Perforationsöffnung mit scharfen, glatten Rändern. Trommelfell fleischig verdickt; Hammertheile nicht sichtbar. In der Trommelhöhle gelber Eiter. Die Auskleidung derselben verdickt, sukkulent und nur wenig injizirt. Die Verdickung der Paukenhöhlenauskleidung ist namentlich um das Hammerambosgelenk und um den Steigbügel sehr stark entwickelt, so dass das Hammerambosgelenk fast ganz unbeweglich ist und nur bei verhältnismässig sehr hohem Druck eine minimale Bewegung des langen Ambosschenkels bemerkt werden kann. Der lange Ambosschenkel mit dem Hammergriff und der hinteren Tröltsch'schen Falte durch feste ligamenta spuria verwachsen.

Der Steigbügel eingehüllt in verdickte Schleimhaut und gleichfalls sehr schwer beweglich. Das Labyrinth wurde nicht untersucht.

Linkes Gehörorgan: Im äusseren Hörgange keine Flüssigkeit.

Die hintere obere Partie des Trommelfells ist in Form und Grösse einer erbsengrossen Blase hervorgewölbt. Zieht man die Cutisschichte schon von der Wand des äusseren Hörganges aus über der Blase ab, so fliesst eine weingelbe, durchsichtige, etwas zähe, seröse Flüssigkeit ab, die durch eine freie Oeffnung in der membrana propria und in der sogenannten Schleimhautschichte des Trommelfelles mit einer Ansammlung ähnlicher Flüssigkeit u. s. in dem Raum der hinteren Tröltsch'schen Tasche in Verbindung steht.

Die Auskleidung der Paukenhöhle sehr stark verdickt, besonders um das Hammerambosgelenk und um den Steigbügel. Die Gehörknöchelchen in ihren Gelenken sehr schwer beweglich. Am Boden der Trommelhöhle und in den Zellen des Warzenfortsatzes ähnliche Flüssigkeit, wie in der Trommelfellblase.

Abnorme Verwachsungen des langen Ambosschenkels mit dem Hammergriff und der hinteren Tröltsch'schen Falte. In der Höhe des Randes der letzteren Falte nahe am Rande des Trommelfells eine feine Oeffnung, die in die beschriebene Blase führte. Die Schleimhautplatte des Trommelfells zwar ziemlich stark getrübt, doch nicht auffallend verdickt.

Die Zellen des Warzenfortsatzes fast ganz ausgefüllt durch die verdickte und serös infiltrirte Schleimhaut; die freigebliebenen Räume mit derselben serösen Flüssigkeit erfüllt. Tuba durchgängig.

Unter sieben Sektionen von alten Individuen, die in unserem Protokolle verzeichnet sind und deren Alter zwischen 60 und 71 Jahren lag, finden sich vier Fälle, bei denen eine seröse Flüssigkeit in der Paukenhöhle in mehr weniger grösserer Menge vorgefunden wurde, darunter dreimal auf dem linken, einmal auf dem rechten Ohre.

Einmal auf dem linken Ohre gleichzeitig mit gelblichen, schleimigeitrigen Flocken, die in der Flüssigkeit suspendirt waren. Einmal war auf dem andern Ohre (Fall 8) die Paukenhöhlenauskleidung mit Ausnahme von abnormen Ligamentbildungen in ihrer Struktur vollkommen normal, in zwei Fällen (Fall 2 und 4) befand sich das andere Ohr im Zustande eitriger Mittelohrentzündung und einmal im Zustande des einfachen Paukenhöhlencatarrhs.

Einmal fand sich im äusseren Hörgange ein Ohrschmalzpfropf, dreimal war der äussere Hörgang vollkommen normal.

Das Trommelfell zeigte in keinem der beschriebenen Fälle normale Beschaffenheit: es war getrübt, dreimal total, einmal war blos Randtrübung vorhanden.

In drei Fällen war die pars flaccida *Shrapnelli* grübchenartig ober dem kurzen Fortsatz des Hammers eingesunken; einmal war das Trommelfell in seiner hinteren oberen Partie (aber erst nach öfter vorausgegangenem Catheterismus der tuba) blasenförmig vorgewölbt. Einmal konnte man den Meniscus der in den *Tröltsch'schen* Taschen angesammelten Flüssigkeit durchschimmern sehen.

Die in der Paukenhöhle vorfindliche Flüssigkeit konnte ihren makroskopischen Eigenschaften nach nur als eine „seröse" bezeichnet werden. Sie war entweder farblos oder gelblich (weingelb) gefärbt, vollkommen klar und durchsichtig, theils dünn, theils dicklich, fadenziehend.

Die Paukenhöhlenauskleidung war in allen Fällen verdickt, mehr weniger serös infiltrirt, niemals hyperaemisch. Die Verdickung war namentlich immer stark ausgesprochen um das Hammerambosgelenk und um den Steigbügel; ferner war sie am deutlichsten in den Zellen des Warzenfortsatzes, die hiedurch fast ganz verstopft wurden. Ueber die Tuben war mit Ausnahme eines Falles, wo der knöcherne Theil nach hinten etwas ausgebuchtet war, nichts auffallend Pathologisches verzeichnet.

Fassen wir den pathologisch-anatomischen Befund der vorher beschriebenen Fälle zusammen und versuchen wir ihn in eine der bisher bereits aufgestellten Krankheitsformen einzureihen, so passt er zunächst in die Form des sogenannten einfachen chronischen Catarrhs der Paukenhöhle. v. Tröltsch unterscheidet bekanntlich zwei Haupttypen dieser Krankheitsform: den sogenannten trockenen (?) Catarrh, und jenen Catarrh der Paukenhöhle, der unter Produktion von Secret (Schleim) in die Paukenhöhle bei gleichzeitiger Hyperaemie und folgender Verdickung der Paukenhöhlenauskleidung einhergeht. Es werden also die von uns beschriebenen Fälle in die letztere Categorie zu zählen sein. Doch ergeben sich bei genauer Betrachtung einige wesentliche Unterschiede. Zuerst ist es die Beschaffenheit des Secrets, das bei unseren Fällen geliefert wurde; es trägt weder den Charakter des Schleims, noch den des Eiters an sich, es ist rein serös und hat die grösste Aehnlichkeit mit dem von serösen Membranen gelieferten Secret. Ferner fand sich in keinem der beschriebenen Fälle eine Hyperaemie oder auch nur eine bemerkbare Injection der Trommelfellgefässe noch der Gefässe der übrigen Paukenhöhlenauskleidung, auch nicht in dem Falle, der während des Lebens beobachtet wurde.

Die Gegenwart von Secret und seine Beschaffenheit lässt also die beschriebenen Fälle weder in die eine noch in die andere Categorie der Tröltsch'schen Eintheilung gut unterbringen. Obwohl v. Tröltsch selbst darauf aufmerksam macht, dass weder die sclerotische Form noch der eigentliche Paukenhöhlenkatarrh immer, sondern im Gegentheil äusserst selten rein und allein vorkommen, dass sie sich vielmehr meistens, wenn auch in verschiedenem Grade vergesellschaftet und in einander übergehend vorfinden, so glaube ich doch, dass die von mir beschriebenen Fälle Eigenthümliches genug an sich tragen, um von den übrigen Formen des chron. Catarrhs schärfer hervorgehoben werden zu dürfen.

Wenn wir die Tröltsch'sche Eintheilung der Paukenhöhlenerkrankungen näher betrachten, so finden wir als Eintheilungsprinzip die Beschaffenheit des gelieferten Entzündungsproductes aufgestellt. Der einfache Catarrh liefert Schleim, der eitrige Catarrh Eiter; der einfache chron. Catarrh liefert entweder kein Secret — sclerotische Form — oder Schleim — eigentlicher oder feuchter chron. Catarrh.

Nun mehren sich in neuerer Zeit die Beobachtungen immer mehr, wo in der Paukenhöhle seröse Flüssigkeit in mehr weniger grösserer Menge vorgefunden wird u. z. unter ganz eigenthümlichen Erscheinungen. Es dürfte sich der Mühe lohnen, sich über ihre Stellung in der Reihe der Paukenhöhlenerkrankungen klar zu werden. Ich bin weit davon entfernt, den genannten Fällen eine ganz selbstständige Stellung in der Reihe der Paukenhöhlenerkrankungen vindiziren zu wollen, weit davon entfernt, einen selbstständigen Prozess, der seiner Wesenheit nach verschieden ist von den bisher bei den Paukenhöhlenerkrankungen angenommenen Prozessen, aufstellen zu wollen. Meiner Ansicht nach gehören die beschriebenen Fälle ebenso zu den Entzündungen der Paukenhöhle, wie der einfache schleimige Catarrh, nur ist das Produkt der Entzündung ein anderes.

Es ist eine chronische schleichende Entzündung der Paukenhöhlenauskleidung, die ohne konkomitirender Hyperaemie und ohne Hinzutritt von Schmerzen während des Lebens allmählig zur Verdickung und Verdichtung der Paukenhöhlenauskleidung, besonders um das Hammerambosgelenk und um den Steigbügel führt und die statt Schleim oder Eiter einfaches seröses Exsudat liefert, wozu in unseren Fällen noch das Eigenthümliche hinzutritt, dass diese Entzündungsform häufig in hohem Alter vorkommt.

Die beschriebenen Fälle lehren uns aber auch noch, dass diese Entzündungsform unter besonderen Verhältnissen in die bereits bekannten Formen der Entzündung der Paukenhöhlenauskleidung übergehen kann. Wir sehen im Fall 2 in der linken Paukenhöhle das Secret gemischt; während in der rechten Paukenhöhle rein seröses Exsudat ist, findet sich dort seröses mit schleimigeitrigem gemengt, hier zeigt sich also der Uebergang der Entzündung, die blos seröses, in jene, die blos schleimigeitriges Secret liefert, ganz deutlich.

Im Falle 4 tritt uns wieder ein anderes Verhältniss entgegen. Hält man die Beobachtung am Lebenden mit dem Sektionsbefunde des linken Ohres zusammen, so ergibt sich unzweifelhaft, dass auch rechts vor dem Auftreten der Otitis media purulenta derselbe Prozess bestanden haben mochte, wie links; dass dann nach Hinzutritt einer stärkeren Noxe — in unserem Falle die Angina — der Prozess mit ursprünglich serösem Produkt sich zur Otitis media purulenta mit reichlicher Eiterbildung steigerte.

Also nicht ein in seiner Wesenheit von den bekannten Paukenhöhlenerkrankungen verschiedener Prozess tritt uns in den genannten Fällen entgegen, es bleibt derselbe Prozess, und der Unterschied ist eigentlich nur ein graduoller und liegt meiner Ansicht nach haupt-

4*

sichlich in einem verschiedenen Intensitätsgrad der Entzündung, der wieder abhängig ist von dem Intensitätsgrade der einwirkenden Noxe und vielleicht von gewissen individuellen Verschiedenheiten.

Wirkt auf die Paukenhöhlenauskleidung die Noxe mit einer be-, stimmten Intensität ein, so entwickelt sich zuerst ein, der Intensität der einwirkenden Noxe entsprechender Intensitätsgrad der Entzündung, der blos seröses Exsudat abzusetzen im Stande ist; steigert sich der Intensitätsgrad der einwirkenden Noxe, so kommt es neben der Bildung von serösem Exsudat auch zu Hyperproduktion zelliger Gebilde von der Paukenhöhlenauskleidung aus, welche mehr den Charakter der Schleimkörperchen an sich tragen — einfacher Catarrh der Paukenhöhle. — Eine noch stärkere Intensität der Noxe facht auch eine noch grössere Thätigkeit der zelligen Gebilde in der Paukenhöhlenauskleidung an, es kommt zur Bildung von Eiterkörperchen — eitriger Catarrh der Paukenhöhle nach v. *Tröltsch*—Otitis media purulenta. Alle die genannten Formen der Entzündung können rein und selbstständig vorkommen, was selten ist. Gewöhnlich mischen sich die einzelnen Formen mit einander oder es geht eine Form in die andere über.

Ebenso ist der Verlauf aller drei Formen entweder *acut* oder *chronisch.* Somit wäre das Schema für die Paukenhöhlenerkrankungen beiläufig in folgender Weise aufzustellen:

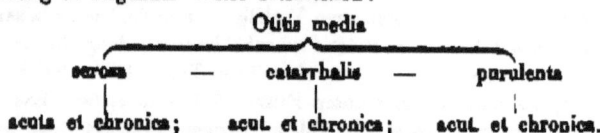

Otitis media

serösa — catarrhalis — purulenta

acuta et chronica; acut. et chronica; acut. et chronica.

Ueber die Stellung der von *Tröltsch* aufgestellten Form des sogenannten trockenen chronischen Catarrhs der Paukenhöhle war ich bisher nicht im Stande mir eine sichere Ansicht zu bilden, und es muss daher die Stellung dieser Erkrankungsform späteren Untersuchungen vorbehalten werden.

Inzwischen glaube ich, dass der von *Tröltsch* gewählte Ausdruck Sclerose der Paukenhöhlenauskleidung der zweckmässigste ist, wobei zugleich unentschieden bleibt, ob diese Erkrankungsform unter die Entzündungsformen einzureihen ist oder nicht und dennoch das Charakteristische des ganzen Prozesses am prägnantesten bezeichnet wird.

Nach dem im vorhergehenden Gesagten glaube ich die beschriebenen vier Fälle am zweckmässigsten zu der Categorie der Otitis media serosa und zwar der chronica rechnen zu dürfen. Indem ich mir die ausführlichere Besprechung der Otitis media serosa acuta in

Bezug auf ihr Vorkommen, ihre Symptome, ihren Verlauf, ihre Diagnose und Therapie für später vorbehalte, möchte ich mir hier noch erlauben auf gewisse pathologisch-anatomische Einzelnheiten näher einzugehen, die mir in den vorhergehenden Fällen noch bemerkenswerth erscheinen.

Zuerst ist es das Grübchen, welches mehr weniger stark ausgebildet ober dem kurzen Fortsatz des Hammers in der pars flaccida Shrapnelli bei drei Fällen, wo sich gleichzeitig seröse Flüssigkeit in der Trommelhöhle vorfand, notirt wurde. Ich bin nun durchaus nicht der Meinung, dass zwischen dem Vorkommen seröser Flüssigkeit in der Paukenhöhle und dem Vorkommen jenes Grübchens ein Causalnexus bestehe. Immerhin aber ist das gleichzeitige Vorkommen der beiden Erscheinungen dreimal unter vier Fällen von seröser Flüssigkeit in der Paukenhöhle nicht ohne Interesse. Nicht für das Vorhandensein von seröser Flüssigkeit in der Paukenhöhle ist das Grübchen charakteristisch, sondern für einen andern pathologisch-anatomischen Befund, der konstant mit der Anwesenheit von seröser Flüssigkeit coincidirte, nämlich für abnorme Adhäsionen um die Kette der Gehörknöchelchen. Der Grund der grübchenförmigen Einbuchtung in der pars flaccida war entweder mit straffem Bindegewebe mit dem Hammerhalse verwachsen, oder fest mit ihm verlöthet. Neben dieser abnormen Verbindung war konstant der lange Ambosschenkel mit dem Hammergriff und der hinteren Trölsch'schen Falte, manchmal auch der lange Ambosschenkel mit der inneren Trommelhöhlenwand durch straffe, falsche Ligamente verwachsen.

Ausser in den genannten Fällen traf ich das Grübchen noch öfter bei Sektionen und auch am Lebenden und ich irrte nie, wenn ich aus seinem Vorkommen auf jene abnorme Verbindung und daraus resultirende Ankylosis spuria des Hammerambossgelenkes schloss, so dass ich mich zu der Annahme berechtigt glaube, dass der Nachweis jenes Grübchens ober dem kurzen Fortsatz ein pathognomisches Symptom ist für die Ankylosis spuria des Hammerambossgelenkes, erzeugt durch straffe, abnorme Bänder um dieses Gelenk. Dieses Symptom ist um so werthvoller, als in derartigen Fällen das Trommelfell gewöhnlich getrübt, ein Durchschimmern dieser abnormen Bänder daher nicht möglich, bei gehöriger Beleuchtung des Trommelfell's aber das Grübchen leicht zu erkennen ist. Gewöhnlich bemerkt man im Grunde des Grübchens einen oder mehrere Lichtreflexe.

Auf einen anderen pathologisch-anatomischen Befund will ich hier noch näher eingehen. Bei dem Falle 4 sahen wir, dass im Verlaufe der Behandlung, die hauptsächlich in der täglichen Anwendung des Ca-

rbeters bestand, plötzlieb im hinteren oberen Trommelfellsegment eine
erbsengrosse grünlichgelbe schlaffe Blase sich bildete. Dieser Befund ist
nun wohl kein so seltener und wurde auch von Anderen schon beobachtet. Unser Fall ist aber besonders deswegen von Interesse, weil auch
die Untersuchung an der Leiche vorliegt. Eigenthümlich ist es, dass
solche Blasen am häufigsten an der hinteren Hälfte des Trommelfells
aufzutreten pflegen und zwar in der Weise, dass entweder die ganze
hintere Hälfte des Trommelfells blasenartig vorgewölbt ist, oder die
Blase nimmt nur einen Theil der hinteren Hälfte des Trommelfells,
gewöhnlich den oberen ein.

Im ersteren Falle baucht sich die hintere Trommelfellhälfte mit all'
ihren Schichten in den äusseren Hörgang heraus. Die Blase — eigentlich nur eine halbe Hohlkugel — mündet breit in das cavum der
Paukenhöhle; im letzteren Falle wird die Blase auch entweder von
allen Trommelfellschichten nach aussen begrenzt oder es baucht sich
bloss eine oder zwei Trommelfellschichten vor — in unserem Falle
nur die Cutisschichte — und es kann die Blase in letzterem Falle
durch eine feine Oeffnung in der membrana propria und mucosa in
das cavum tympani münden. In anderen Fällen steht die an der
hinteren Hälfte des Trommelfells befindliche Blase durchaus nicht in
Communication mit der Paukenhöhle und baucht sich sowohl gegen
den äusseren Hörgang, als auch gegen die Trommelhöhle hinein vor,
was *Boeck* bei seinen Trommelfellabscessen anzunehmen scheint*).
In unserem Falle war die Blase bloss von der Cutisschichte bedeckt,
und ich denke mir ihr Entstehen in der Weise, dass durch das häufige Catheterisiren — täglich einmal — ein kleiner Einriss in der sogenannten Schleimhautschichte des Trommelfells und zwar an der
hinteren oberen Partie erzeugt, und dass durch diesen Riss die in
der Paukenhöhle angesammelte Flüssigkeit durch die Maschen der
Fasern der membrana propria hindurch unter die nur locker mit der
membrana propria verbundene Cutisschichte getrieben, und letztere
blasenartig aufgebläht wurde. Gerade diese Partie der Schleimhautschichte ist beim öfteren forzirten Catheterisiren solchen Einrissen vor
allen anderen ausgesetzt, da sie in den meisten Fällen direkt in der
Richtung der Tubenaxe gelegen ist, daher von dem anprallendem
Luftstrom am stärksten getroffen wird, der in der hinteren Tröltsch'schen
Tasche einen förmlichen Wirbel bildet und bei der herabgesetzten
Elastizität und grösseren Zerreisslichkeit der mucosa, wenn überdies
noch das Trommelfell stark vorgebaucht wird, die Schleimhautschichte

---

*) Archiv f. Ohrenheilkunde II, 2.

einzureissen vermag und so den Austritt von Flüssigkeit oder nur von Luft unter die übrigen Trommelfellschichten ermöglichen kann.

Ob dieses nicht auch in anderen Fällen vorkommen mag, wo solche Blasen plötzlich nach forcirtem Catheterismus oder Anwendung des Politzer'schen Verfahrens an der hinteren oberen Partie des Trommelfells auftreten? Wenigstens wäre diese Annahme gerechtfertigt, wenn sich bei der Paracentese der Blase rein seröse Flüssigkeit entleeren sollte.*)

Diese Blasen pflegen aber in der Regel keine weiteren schädlichen Folgen mit sich zu führen, weswegen wir auch in unserem Falle Anstand nahmen, die Blase zu eröffnen. Wäre dieses geschehen, so hätten wir schon während des Lebens die Diagnose von der Gegenwart seröser Flüssigkeit in der Paukenhöhle machen können.

II.

Ich schreite nun zu jenen Fällen, wo die seröse Flüssigkeit in mehr akuter Weise aufgetreten, und beginne zuerst mit einem Falle, wo der pathologisch-anatomische Befund vorliegt und lasse dann jene Fälle folgen, die während des Lebens beobachtet wurden.

Fall 5.

Variola haemorrhagica. Tod nach zehntägiger Krankheit. Massenhafte seröse Flüssigkeit in beiden Paukenhöhlen.

28 jähriger Soldat. Bei der Aufnahme am 8. Februar 1868 wurden die bei Variola gewöhnlich vorkommenden allgemeinen und lokalen Symptome konstatirt. Doch schon nach zwei Tagen zeigten sich Blutaustretungen in die Pusteln und in das Unterhautzellgewebe, besonders aber in das submucöse Gewebe der Conjunctiva und in das Unterhautzellgewebe der Extremitäten. Blut im Harne; in den letzten Tagen blutige Sputa, massenhaftes Albumen im Harn, Somnolenz, Tod.

Ueber abnorme Sensationen im Gehörorgan wurde nicht geklagt.

Die pathologisch-anatomische Untersuchung der Gehörorgane ergab: Dichtgedrängte Variolapusteln, theils mit Eiter, theils mit missfärbigem Blute gefüllt in der Concavität der Ohrmuschel bis in den Uebergangstheil des knorpeligen in den knöchernen Theil des Hörganges. Weder in dem knöchernen Theil noch am Trommelfelle selbst auch nur Spuren von einer Variolaeruption. Dieser Befund ist auf beiden Seiten gleich.

Die Trommelfelle sind beiderseits normal durchscheinend. Keine Injection der Gefässe. Kurzer Fortsatz und Hammergriff vollkommen deutlich sichtbar.

---

*) Soeben beobachtete ich einen Fall bei einem 28 jährigen Soldaten, wo nach der Politzer'schen Dusche am rechten normalen Trommelfelle im oberen hinteren Quadranten eine erbsengrosse, bloss mit Luft gefüllte Blase auftrat. Die Blase hatte in ihrer Form, Grösse, Farbe und in ihrem Glanze ganz das Ansehen wie die bei gewissen Formen des Lungenemphysem unter der Lungenpleura auftretenden Bläschen.

Am rechten Trommelfelle bemerkt man eine haarscharfe Linie, welche quer am Trommelfells etwas von hinten oben nach vorn und unten etwa die Mitte des Hammergriffes schneidend verläuft. Die unter der schwarzen Linie gelegene Partie des Trommelfells hat einen schwachen Stich in's gelbliche, während die obere Partie normal gefärbt ist.

Am linken Trommelfelle ein ähnlicher Befund wie rechts; nur ist die unter der schwarzen Linie gelegene Partie mehr dunkelroth, während die obere Partie gleichfalls normal gefärbt ist. Die beiden Schläfebeine waren in der Weise aus dem Schädel herausgenommen, dass durch zwei parallele Sägeschnitte das ganze mittlere Schädelsegment mit einem Theile des clivus und der sella turcica entfernt wurde. Hiedurch wurde es möglich gemacht, dem Präparate auf dem Tische eine derartige Position zu geben, wie sie der Schädel bei aufrechter Körperstellung mit gerade nach vorne schauendem Gesichte einnimmt. Bezeichnen wir diese Stellung als Normalposition, so ergaben sich bei verschiedenen Lageveränderungen des Präparates folgende Erscheinungen am Trommelfell:

a) Bei der Normalposition verlief die oben bezeichnete schwarze Linie fast ganz horizontal.

b) Wurde das Präparat aus seiner Normallage um einige Grade nach rückwärts oder vorwärts geneigt, so änderte die schwarze Linie ihre Lage am Trommelfelle in der Weise, dass das vordere Ende der Linie im ersten Falle nach rückwärts und unten, das hintere Ende nach aufwärts und hinten und im letzteren Falle umgekehrt zurückwich.

c) Wurde das Präparat um 90 Grad aus seiner Normalposition nach rückwärts geneigt, so dass es auf der Durchschnittsfläche der beiden proc. mastoidei auflag, so sammelte sich die Flüssigkeit in der hinteren Partie der Trommelhöhle an, die schwarze Linie änderte ihre Lage gleichfalls um 90 Grad, so dass sie beiläufig in der Richtung des Hammergriffes und seiner Verlängerung lag. Wenn das Präparat auf längere Zeit in dieser Lage belassen wurde, so wurde doch keine weitere Lageveränderung, kein weiteres Zurückweichen der Linie bemerkbar.

d) Wurde das Präparat um ebenso viel nach vorne geneigt, so stellte sich die schwarze Linie nicht in die Richtung des Hammergriffes und seiner Verlängerung, sondern rückte bei längerem Einhalten dieser Position gegen die vordere Peripherie des Trommelfells, ein kleines Segment des letzteren abschneidend, während gleichzeitig ein Tropfen Flüssigkeit durch die Tuba abfloss.

e) Wurde die Epidermischichte des Trommelfells durch Bepinselung mit Wasser aufgelockert, so wurde die schwarze Linie immer undeutlicher in dem Grade, als das Trommelfell undurchsichtiger wurde. Bei Bepinselung mit Glycerin hellte sich das Trommelfell wieder auf und mit der Aufhellung des Trommelfells trat auch die schwarze Linie wieder schärfer hervor.

f) Gab man dem Präparate die Stellung, wie sie der Kopf gewöhnlich bei der Untersuchung am Lebenden einnimmt, wenn der zu Untersuchende auf einem Sessel sitzt, den Kopf stark nach der gesunden Seite neigt und ihn gleichzeitig so um seine senkrechte Axe dreht, dass das Gesicht nach aufwärts und gegen die zu untersuchende Seite sieht, eine Kopfstellung, wie sie vorwiegend durch die einseitige Wirksamkeit des musculus sterno-cleido-mastoideus hervorgebracht wird, so verlief die schwarze Linie schräg von hinten oben nach vorne und unten.

g) Brachte man den Schnabel des Catheters in das Ostium pharyngeum tubae, jedoch so, dass er dieses nicht luftdicht schloss, presste mit einem Ballon Luft durch den Catheter in die Paukenhöhle, so entwich ein Theil der in der Paukenhöhle angesammelten Flüssigkeit per tubam unter deutlich bemerkbarem Gurren.

Die zurückgebliebene Flüssigkeit bildete nun keine gerade Linie mehr, sondern eine Linie ähnlich dem Saume einer Semilunarklappe der Aorta, indem zu beiden Seiten des Hammergriffes und des vorderen und hinteren Randes des Trommelfells ein nach oben concaver Meniscus sich bildete. (Fig. 3.)

Fig. 3.

h) In dem Versuche 3) war es auffallend, dass der Flüssigkeitsspiegel sich nicht gegen den hinteren Rand des Trommelfells zurückzog, was man doch annehmen konnte, wenn man bedenkt, dass die Flüssigkeit sich nach und nach in die Zellen des Warzenfortsatzes verlieren sollte. Um sich von der Ursache des Nichteintretens dieser Erscheinung zu überzeugen, wurde das Dach der Paukenhöhle herausgemeisselt, um sich einen Einblick in letztere zu verschaffen.

Die Uebergangsöffnung der grossen Mastoidzelle in die Paukencavität war klein und schlitzförmig. Es wurde nun an Stelle des tegmen tympani ein Glasblättchen eingekittet, das Präparat auf die Durchschnittsfläche der proc. mastoidei aufgestellt und längere Zeit in dieser Stellung belassen.

Die Flüssigkeit floss nur bis zur Eingangsöffnung der Uebergangszelle und staute sich dort, gehalten einerseits durch die grosse Adhäsionskraft zwischen Flüssigkeit und Umrandung der Uebergangsöffnung, andererseits durch den Gegendruck der in der Uebergangszelle befindlichen etwas komprimirten Luft, der zu gross war, um dem Drucke der kleinen Flüssigkeitssäule nachgeben zu können.

Die Auskleidung der Paukenhöhle war leicht geschwollen, gelockert, getrübt, nur hie und da ein injicirtes Gefäss. Cavum pharyngo-nasale und Pharyngealtheil der Tuba befanden sich im Zustande des acuten Catarrhs.

Fall 6.

Ansammlung von seröser Flüssigkeit in der rechten Paukenhöhle. Entfernung derselben durch Anwendung des Politzer'schen Verfahrens.

Ende November 1848 wurde ich zu Herrn R. Domkapitular gerufen. Vor Jahren hatte er ohne wesentliche Störungen in dem Gehörorgane die Blattern überstanden. Vor 3 Jahren feuerte er in einem akustisch gebauten Saale eine Doppelpistole zum Fenster hinaus ab. Statt eines Laufes entluden sich beide Läufe der Pistole. Patient, der gerade im Focus des akustisch gebauten Saales stand, empfand ein donnerähnliches Getöse im rechten Ohre, dessen Hörfähigkeit darnach momentan vollkommen vernichtet gewesen sein soll. Nach und nach besserte es sich wieder und Patient hörte endlich auf diesem Ohre wieder ganz gut. Im Oktober machte Patient eine Reise nach Karlsbad, bestieg einen der umliegenden Berge, wobei er sich verkühlt haben will. Unter Schmerzen und Abnahme der Hörschärfe soll sich eine Geschwulst (?) im äusseren Hörgang gebildet haben und unter der eingeschlagenen Therapie — Einträufeln von lauem Wasser und Oel — wieder geschwunden sein. Seit dieser Zeit aber blieb eine eigenthümliche Gruppe subjektiver Symptome zurück. Patient hörte auf dem rechten Ohre bedeutend schwerer als vordem, hat ganz deutlich das Gefühl als ob sich etwas vor das Ohr lege und als ob etwas sich im Ohre bewege. Das Gefühl wird als äusserst unangenehm und besonders beim Predigen störend geschildert. Bei jeder Bewegung des Kopfes mache sich auch eine Bewegung im Ohre fühlbar, während bei ruhiger Haltung des Kopfes zwar das Gefühl von Verlegtsein des Ohres und die Schwerhörigkeit fortdauert, ebenso das unangenehme Gefühl der Bewegung im Ohre aufhört, sich aber sogleich bei schnellem Vor- oder Rückwärtschleudern des Kopfes wieder einstellt. Nur in einer Lage fühlt sich Patient im Ohre „ganz frei"; nämlich während der Nacht im Bette. Bei längerer Horizontallage des Körpers verschwindet das Gefühl von Verlegtsein und die Schwerhörigkeit. „Der Kopf wird freier". Dieses Gefühl des Wohlseins dauert bis zum Morgen, wenn Patient sich aus dem Bette erhebt und ankleidet.

Auf eine andere Erscheinung machte mich Patient aufmerksam, deren befriedigende Erklärung mir bisher nicht gelang. Wenn er mit Zeigefinger und Daumen den tragus fasste und nach unten aussen und vorne zog, so wurde, wie er sich ausdrückte, das Ohr etwas freier. Eine während dieser Prozedur vorgenommene Inspizirung des Trommelfells ergab keine sichtbaren Veränderungen am Trommelfelle.

Nebstdem erzählte Patient, dass, wenn er mit dem Finger auf den Schädel klopfe oder den Unterkiefer auf die Zähne des Oberkiefers schlage, er die auf diese Weise hervorgebrachten Geräusche besser auf dem rechten als auf dem linken Ohre höre. Das Gefühl der Bewegung eines Fremdkörpers im Ohre wird vom Patient ganz deutlich als die Bewegung einer Flüssigkeit, als ein „Uebergiessen" von Flüssigkeit bei den raschen Bewegungen des Kopfes nach vor- oder rückwärts geschildert. Mit dem Gefühle des Uebergiessens hört Patient gleichzeitig ein eigenthümliches Geräusch, „einen Glucker" oder z. B. beim Schnaeuzen ein „Gurlen".

Die vorgenommene Untersuchung ergab einen kräftigen, 59 jährigen korpulenten Mann, mit zahlreichen Blatternarben im Gesichte. Patient ist ein leidenschaftlicher Tabakschnupfer.

Der äussere Hörgang weit, seine Wandungen normal. Kein Ohrenschmalz. Das Trommelfell in seiner ganzen Ausdehnung sichtbar, gelblich-grau getrübt, mit zerstreuten Lichtreflexen. Hammergriff und kurzer Fortsatz undeutlich. Die Trübung der Oberfläche des Trommelfells rührt von der Auflockerung und Schwellung der Epidermisschichte her, als Folge der kurz vor der Untersuchung vorgenommenen Einträufelung von warmem Wasser und Oel. Die normal auf fünf Schuh hörbare Taschenuhr wird vom Patienten rechts nur auf eine Entfernung von drei Zoll, von proc. mastoideus und den Schläfen aus gut gehört; sehr laute Stimme über die Länge des Zimmers etwa 2 Klafter.

Stimmgabel auf die Höhe des Scheitels aufgesetzt hört Patient ganz deutlich rechts.

Kein Schmerz, kein Sausen. Subjektive Empfindungen sind die bereits oben angeführten. Nasen- und Rachenhöhle normal. Um eine Aufhellung des Trommelfells zu erzielen, wird Patient angewiesen, die folgenden zwei Tage keine Flüssigkeiten in den äusseren Hörgang einzuträufeln. Die darauf vorgenommene Untersuchung ergab:

Trommelfell bis auf eine um das Ende des Hammergriffs befindliche, scheibenförmige, gelbliche Trübung aufgehellt; kurzer Fortsatz und Hammergriff deutlich sichtbar.

Ausserdem bemerkt man eine von hinten oben nach vorne unten etwa das untere Drittel des Hammergriffes abschneidende, über das Trommelfell verlaufende gerade, schwarze, scharf begrenzte Linie, die das Ansehen bot, als ob das Trommelfell im Verlaufe dieser Linie einen Riss hätte, oder als ob ein Haar über das Trommel-

foll gelegt wäre. Diese Linie setzte sich an ihren beiden Enden scharf
am Rande des Trommelfells ab und liess sich nicht weiter über den Rand des
Trommelfells hinaus auf die Wandung des äusseren Hörganges verfolgen. Liess
man den Patienten den Kopf stark nach rückwärts neigen und längere Zeit in dieser Lage verweilen, so sah man, wie diese Linie allmählich nach rückwärts rückte
und dann sie, je näher der Peripherie des Trommelfells, um so kürzer wurde.

Bei wieder etwas nach vorn geneigtem Kopfe erscheint auch die Linie wieder in ihrer ursprünglichen Lage und Länge und bewegt sich bei starker Vorwärtsneigung des Kopfes in ähnlicher Weise nach vorwärts, wie früher bei der
Rückwärtsneigung nach rückwärts, indem sie, je weiter sie gegen die vordere Periferie rückt, immer kürzer wird.

Wurde mittelst des positiven Valsalva'schen Versuches Luft in die Paukenhöhle eingepresst, so konnte man deutlich bemerken, wie der hintere Theil der
schwarzen Linie sich kräuselte und mehr die Wellenform annahm.

Bei allen diesen bei guter Beleuchtung sichtbaren Lage-, Formen- und Grös-
senveränderungen der schwarzen Linie hatte Patient, ohne erst darauf aufmerksam
gemacht zu werden, ganz deutlich das Gefühl der Bewegung einer Flüssigkeit in der Tiefe
des Ohres. Das linke Ohr war vollkommen normal. Gleich nach der ersten Anwendung des Politzer'schen Verfahrens verspürte Patient eine wesentliche Erleichterung.
Nach 14 Tage fortgesetztem Gebrauche liessen die subjectiven Erscheinungen ganz
nach, die schwarze Linie am Trommelfelle, die sich Anfangs immer tiefer und tiefer stellte, verschwand endlich ganz, das Hörvermögen für die Uhr stieg auf 10 Zoll; Flüsterstimme wurde über die Länge des Zimmers sehr deutlich gehört. Die Stimmgabel
wurde aber noch immer vom Scheitel aus besser rechts als links percipirt. Jetzt,
beiläufig 1 Jahr, befindet Patient sich ganz wohl. Eine Recidive ist nicht aufgetreten.

In diesem Falle hatten wir es also unzweifelhaft mit der Ansammlung einer beweglichen dünnen, serösen Flüssigkeit in der Paukenhöhle zu thun, deren Entstehen man, obwohl zur Zeit der
Untersuchung keine Symptome einer Entzündung mehr vorhanden
waren, nach der Anamnese einem entzündlichen Processe zuschreiben
musste. Anfangs zwar, eingedenk der Resultate meiner pathologisch-
anatomischen Untersuchungen und des häufigen Vorkommens von seröser Flüssigkeit bei alten Individuen, glaubte ich es auch hier mit
einer chronischen Entzündung der Paukenhöhlenauskleidung zu thun
zu haben, die eine solche seröse Flüssigkeit produzirte; da aber seit
Jahresfrist die Ansammlung sich nicht erneuert, so ist diese Annahme
wohl nicht mehr stichhaltig.

Durch die blosse Anwendung des Politzer'schen Verfahrens gelang es die Flüssigkeit und mit ihr die bedeutende Schwerhörigkeit
und die unangenehmen subjectiven Erscheinungen zu entfernen. Doch
kehrte die Hörfähigkeit, wenigstens für die Uhr, nicht ganz zur
Norm zurück. Ob abnorme Adhäsionen, die vielleicht im Laufe der
Entzündung entstanden sind, die Ursache sind, oder ob vielleicht nach

dem Schusse die Hörfähigkeit doch nicht ganz normal wurde, das lässt
sich natürlich jetzt nicht mehr mit Sicherheit entscheiden.

Dieser Fall hat die grösste Aehnlichkeit mit dem von *Dr. Adam
Politzer**) veröffentlichten Falle.

In beiden Fällen traten die Erscheinungen plötzlich auf, in
beiden Fällen wurde Verkühlung als Entstehungsursache angegeben,
in beiden Fällen markirte sich der Spiegel der Flüssigkeit durch eine
scharf begrünzte schwarze Linie am Trommelfelle, die mit den Lageveränderungen des Kopfes gleichfalls ihre Lage änderte, in beiden
Fällen reichte das *Politzer*'sche Verfahren aus, um die Flüssigkeit aus
der Paukenhöhle zu entfernen.

Bemerkenswerth in unserem Falle sind die subjectiven Erscheinungen, wie sie von dem Patienten ohne Befragen angegeben wurden;
er hatte ganz deutlich das Gefühl, als ob sich eine Flüssigkeit in der
Tiefe des Ohres bewege, und auffallend war das Schwinden aller Erscheinungen in der Bettlage. Letztere Erscheinung lässt sich nur dadurch erklären, dass die Flüssigkeit bei der Rückenlage nach und
nach sich in die weniger empfindlichen Zellen des Warzenfortsatzes
ergoss. Bei aufrechter Stellung floss sie wieder in die eigentliche
Paukenhöhle ab, wo sie mit dem mehr empfindlichen Trommelfelle in
in Berührung kam, dort das Gefühl von Verlegtsein des Ohres und
durch Behinderung der Schwingungen des Trommelfelles Schwerhörigkeit erzeugte.

Ebenso charakteristisch war das Gefühl des Uebergiessens einer
Flüssigkeit bei energischen Bewegungen des Kopfes.

Ein Verschluss der Tuba Eustachii konnte in unserem Falle nicht
konstatirt werden, da sowohl die Erscheinungen des Nasenrachen-
katarrhs fehlten, als auch der positive *Valsalva*'sche Versuch ohne
Anstrengung gelang. Ebenso fehlte sowohl beim *Valsalva*'schen Versuch, als beim *Politzer*'schen Verfahren das Auftreten von Luftblasen
an der inneren Fläche des Trommelfelles; der Flüssigkeitsspiegel änderte wohl seine Form, zur Bildung von Blasen aber kam es nicht.

Ausserdem unterscheidet sich unser Fall von dem *Politzer*'schen
noch dadurch, dass bei letzterem der Flüssigkeitsspiegel sich als Con-
cavlinie, bei unserem aber mehr als eine gerade Linie am Trommelfelle sichtbar machte; ferner, dass er in unserem Falle schief von
hinten oben nach vorne unten verlief. Zur Erklärung der letzteren
Erscheinung verweisen wir auf Fall 5, Versuch f. Dass in dem einen

---

*) Diagnose und Therapie der Ansammlung seröser Flüssigkeiten in der Trom-
melhöhle. Mediz. Wochenschrift 1867 Nr. 16.

Falle die Linie mehr concav, in dem anderen Falle mehr gerade ist, hängt wohl lediglich mit von der Consistenz der Flüssigkeit, von der grösseren oder geringeren Adhäsion, die zwischen der Flüssigkeit und den Wänden der Paukenhöhle besteht, ab; hienach richtet sich ja bekanntlich die Form des Meniscus.

Sowohl der von *Politzer*, als der von uns beschriebene Fall kam erst lange Zeit nach dem Entstehen des Leidens zur Beobachtung. In keinem dieser Fälle konnte weder Hyperaemie, noch irgend eine andere entzündliche Erscheinung nachgewiesen werden.

Es gibt aber Fälle, wo der seröse Erguss unter hochgradig entzündlichen Erscheinungen auftritt. *Schwartze* nennt diese Fälle *entzündlichen Hydrops der Paukenhöhle*[*]).

Wir führen zuerst einen von uns beobachteten Fall an und lassen dann die von *Schwartze* beobachteten folgen.

Fall 7.

Akuter Erguss von seröser Flüssigkeit in die linke Paukenhöhle. Paracentese des Trommelfelles.

L. W. 34 Jahre alt, Oberlieutenant des k. k. Feldjäger-Bataillons, steht schon seit längerer Zeit wegen Emphysema pulmonum und dadurch bedingten asthmatischen Anfällen in ärztlicher Behandlung. Das linke Ohr soll früher vor Jahren vollkommen gesund gewesen, aus dem rechten aber nach einem Sturze vom Pferde Blut und Eiter herausgeflossen und seit dieser Zeit die Hörfähigkeit auch etwas geringer sein.

Den 1. März 1868 wurde Patient von einem heftigen Schnupfen befallen, gegen den er früh ein warmes Wannenbad nahm. Nachmittag um 3 Uhr bemerkte er plötzlich nach einer energischen Schneuzbewegung, dass er auf dem linken Ohre ganz taub sei, mit dem gleichzeitigen Gefühl von Verlegtsein dieses Ohres. In der Nacht stellten sich heftige reissende und stechende Schmerzen in der Tiefe des Ohres ein, die bis zum Morgen andauerten, wo die Schmerzen etwas nachliessen und Patient bloss von heftigem pulsirenden Klopfen im Ohre gequält wurde.

Die am 2. März vorgenommene Untersuchung ergab:

Linkes Ohr: Aeusserer Gehörgang weit, normal, an seiner inneren oberen Partie etwas geröthet. Die hintere und obere Partie des Trommelfelles wird von einer bläulich rothen, mehr als bohnengrossen schlaffen, bei Berührung mit der Sonde nicht schmerzhaften Geschwulst eingenommen, so dass von dem eigentlichen Trommelfell nur ein vorderer unterer halbmondförmiger Saum sichtbar bleibt, der gelblich weiss getrübt und von feinen radiär verlaufenden Gefässreiserchen durchzogen ist.

Die auf 5 Schuh normal hörbare Cylinderuhr will Patient nur in unmittelbarer Berührung mit der Ohrmuschel, doch weder in Berührung mit der Schläfe

---

[*]) Die Paracentese des Trommelfells. Halle a/S. 1868 pag. 5.

und mit dem processus mastoideus hören. Sehr laute Sprache nur auf 50 Entfernung hörbar. Eine auf den Scheitel aufgesetzte Stimmgabel wird rechts gehört.

Rechtes Ohr: Hörweite für die Uhr 2 Schuh. Vom processus mastoideus und von der Schläfe aus die Uhr gut hörbar. Flüsterstimme 4°.

Rechtes Trommelfell leicht getrübt, etwas mehr eingezogen, sonst nichts Abnormes bemerkbar. Starker Nasenkatarrh, Röthung des Rachens. Forcirtes positives Experimentum *Valsalvae* presst Luft unter Geräusch in die linke Paukenhöhle. *Politzer's* Verfahren gelingt leicht und bläht sich dabei die Blase am Trommelfell mehr auf.

Die blasenartige Vorwölbung des Trommelfells wird mit der Staarnadel der Länge nach gespalten, wobei sich eine ziemliche Menge einer dünnen, röthlich tingirten serösen Flüssigkeit entleert.

Bei der Anwendung des *Politzer'schen* Verfahrens pfeift Luft durch die gemachte Perforationsöffnung. Patient fühlt sich bedeutend erleichtert. Die Hörfähigkeit hat sich nicht wesentlich gebessert.

3. März. Nacht ziemlich ruhig, nur durch eine Viertelstunde etwas heftigere Schmerzen. Anhaltendes Hämmern und Sausen. Die Schnittöffnung geschlossen. Geschwulst, wie gestern, schwappt deutlich bei Berührung mit der Sonde.

Die Paracentese wird wiederholt; es entleert sich gelbliches mit Blut untermischtes Serum. Beim *Valsalva'schen* Versuch und *Politzer'schen* Verfahren pfeift Luft und Flüssigkeit durch die gemachte Oeffnung. Keine Hörverbesserung.

5. März. Nach der *Politzer'schen* Dusche wird die hintere Partie des Trommelfelles stark aufgeblasen, fällt aber dann wieder zusammen. Patient hat beim Schneuzen das Gefühl, wie wenn eine Klappe im Ohre auf- und zugehen würde. Beim *Politzer'schen* Verfahren entleerte sich etwas seröse Flüssigkeit. Während der Nacht floss eine reichliche Menge wässeriger Flüssigkeit aus dem Ohren, so dass der Polster ganz durchnässt war.

6. März. Die hintere Partie des Trommelfells gefaltet, mit silberweissen Epidermislamellen belegt. Zerstreute Lichtreflexe am Trommelfell. Hammergriff in einer Furche des Trommelfells liegend undeutlich sichtbar und mit der Sonde zu tasten. Anhaltendes Sausen. Beim *Politzer'schen* Verfahren pfeift Luft und seröse Flüssigkeit durch die Oeffnung; wässeriger Ausfluss aus dem Ohre dauert fort.

8. März. Kurzer Fortsatz und Hammergriff schon mehr sichtbar. Hintere Trommelfellpartie schon mehr gespannt. Das übrige Trommelfell geröthet. In der Tiefe des äusseren Gehörganges wässerige Flüssigkeit angesammelt. Sausen noch immer sehr stark. *Politzer'sche* Dusche.

9. März. Trommelfelloberfläche hat einen dünnen eiterigen Beleg.

10. März. Eiter eingetrocknet.

11. März. Stärkerer Eiterausfluss. In der Nacht starke Schmerzen; grosse Empfindlichkeit der Ohrmuschel und des Tragus, Röthung und leichte Schwellung der Auskleidung des äusseren Gehörganges. Otitis externa diffusa, die bis

16. März vollkommen abgelaufen. Hammergriff und kurzer Fortsatz deutlich sichtbar. Ebenso ist bereits auch die Wölbung des Trommelfells zu erkennen. Ganz geringe Menge gelblich gefärbten Sekretes am unteren Rande des Trommelfelles angesammelt. Hörweite für die Uhr 1″. Knochenleitung fehlt noch immer.

20. März. Das Sausen ist geringer, die untere Hälfte des Trommelfells grauweiss getrübt; radiäre Streifung dieser Partie deutlich wahrnehmbar. Hammergriff noch hyperämisch. Hörweite für die Uhr 2″. Knochenleitung gut. Keine Sekretion mehr. Es wird täglich einmal die Luftdusche vorgenommen.

16. April. Untere Hälfte des Trommelfells weisslich grau getrübt. Radiärstreifung verschwunden. Die obere Partie des Trommelfells ober und um den kurzen Fortsatz gelblich grau, noch verdickt; kurzer Fortsatz nur angedeutet durch eine flache Erhöhung. Uhr auf 5″ hörbar. Keine Knochenleitung. Leise Sprache wird auf 1° gut verstanden. Sausen geringer.

28. April. Vorderer, unterer Quadrant des Trommelfells normal; Andeutung des Lichtkegels; kurzer Fortsatz tritt schärfer hervor. Hammergriff noch hyperämisch. An der hinteren Partie des Trommelfells gelbliche radiäre Streifung sichtbar. Obere Partie des Trommelfells gelblich grau, erscheint noch etwas verdickt, Hörweite für die Uhr 8″. Flüsterstimme wird auf 4° verstanden. Nach 4 Monaten bekam ich Patienten wieder zur Untersuchung. Das Trommelfell war normal gefärbt und gewölbt. Hammertheile ganz deutlich sichtbar. Von den Schlitzöffnungen war keine Spur einer Narbe zurückgeblieben.

Die Prüfung der Hörfähigkeit ergab:

Die Uhr wird vom linken Ohre auf 1½ Schech deutlich, vom processus mastoideus nicht, von der Schläfe aus gut gehört. Flüsterstimme auf 4°. Stimmgabel auf den Scheitel aufgesetzt wird auf beiden Ohren gleich laut gehört.

Der gegebene Fall bot nur in einer Hinsicht eine grössere Schwierigkeit, nämlich bezüglich der Differentialdiagnose zwischen Myringitis acuta, wofür ich die Krankheit auch Anfangs hielt, und zwischen Otitis media. Demnach handelte es sich vornehmlich darum, zu entscheiden: Wird die in den äusseren Hörgang vorgewölbte Blase von allen Trommelfellschichten bedeckt, haben wir es also blos mit einer blasigen Hervorbauchung des Trommelfells zu thun, oder hat sich die Flüssigkeit zwischen die Lamellen des Trommelfells ergossen, speziell zwischen die Cutisschichte und die Membrana propria? Für den Fall, als die Flüssigkeit zwischen die Trommelfelllamellen sich ergossen, war die Annahme, dass sie zwischen Cutisschichte und Propria lagerte, die allerwahrscheinlichste, da die Blase sich gerade in den äusseren Hörgang so stark vorbauchte, während sie, falls die Ansammlung zwischen Propria und Schleimhautschichte stattgefunden hätte, mehr gegen die Trommelhöhle sich hätte vorbauchen müssen. Schon die anatomischen Verbindungsverhältnisse der Trommelfellschichten unter einander sprechen eher für die höhere Wahrscheinlichkeit einer Flüssigkeitsansammlung zwischen Cutisschichte und Propria, da bekanntlich diese beiden Schichten nur locker, besonders an der hintern Hälfte des Trommelfells mit einander verbunden sind, während die Verbindung der Propria mit der Schleimhautschichte eine so innige ist, dass selbst an der Leiche die Schleimhautschichte nur in Verbindung mit einem Theile der membrana propria abgezogen

werden kann"). Die Entscheidung war also nach dem Resultate der
Paracentese nicht mehr schwer. Hätte die Flüssigkeitsansammlung
zwischen Cutisschichte und membrana propria stattgefunden, so wäre
die Cavität der Blase von der der Paukenhöhle noch durch zwei
Trommelfellschichten — Membrana propria und mucosa — geschieden gewesen. Beim *Valsalva*'schen Versuch und *Politzer*'schen Verfahren hätte also nach der Paracentese die Luft nicht in den äusseren
Gehörgang aus der Paukenhöhle dringen können. Da dies nun aber
wirklich geschah, so müssen wir annehmen, dass Blase und Trommelhöhle wirklich mit einander kommunizirten, dass das in der Blase
befindliche Serum aus der Paukenhöhle stammte, wohin es durch den
vorhandenen Entzündungsprozess abgeschieden wurde. Somit hatten
wir es also mit einer Entzündung der Paukenhöhlenauskleidung zu thun,
die weder Schleim noch Eiter produzirte, sondern seröse Flüssigkeit
— Otitis media serosa acuta. — Eine Verwechselung mit einer Otitis
media catarrhalis und suppurativa war wegen der Beschaffenheit des
Sekretes, das während des ganzen Verlaufes der Krankheit ein seröses blieb, nicht leicht möglich.

Durch 8 Tage finden wir in unserem Falle die Absonderung eines
wässerigen serösen Sekretes, das theils durch die wiederholt vorgenommene Paracentese entleert wurde, theils sich nach vorgenommener Operation spontan entleerte. Erst am 9. Tage wird eine dünne
Eiterschichte am Trommelfelle nachgewiesen, die aber schon am 10.
Tage eintrocknet. Dass diese geringe Menge Eiters mit der Paukenhöhlenaffection in keinem näheren Zusammenhange steht, ist um so
einleuchtender, wenn man sich erinnert, welche Massen Eiters eine
Otitis media suppurativa liefert. Diese geringe Eiterung rührt unserer Ansicht nach blos von einer leichten Entzündung um die Gegend
der Schnittöffnungen her. Die spätere Eiterung verdankt ihren Ursprung einer zufällig hinzugetretenen Otitis externa diffusa. Die Pau-
kenhöhlenentzündung ist in unserem Falle im Verlaufe eines intensiven Schnupfens plötzlich aufgetreten. Die Knochenleitung war dabei
total aufgehoben, die Uhr wurde weder von der Schläfe, noch vom
processus mastoideus aus perzipirt. Es scheint also gleichzeitig mit
der Paukenhöhlenaffection eine hochgradige Affection des Labyrinthes
vorhanden gewesen zu sein, die analog dem Vorgange in der Paukenhöhle in einer hochgradigen Hyperämie und serösen Ausschwit-
ung in die Cavitäten des Labyrinthes bestehen dürfte. Unerklärlich
bleibt, dass die Knochenleitung vom processus mastoideus aus selbst

---

*) cf. v. Tröltsch's Lehrbuch der Ohrenheilkunde. 4. Auflage pag. 41.

nach fast vollkommenem Verschwinden aller krankhaften Erscheinungen noch immer aufgehoben blieb.

Das eben geschilderte Krankheitsbild steht übrigens nicht vereinzelt in der Literatur. Am instruktivsten nach der Richtung hin, in welcher wir die Krankheit auffassen, ist eine von Prof. *Schwartze* in diesem Archiv B. III. S. 282 veröffentlichte Krankheitsgeschichte*), welche zeigt, dass schon *Schwartze* diese Form der Entzündung genau gekannt und beschrieben hat. Dieser gewiss seltene Fall *Schwartze's*, den wir sammt den Bemerkungen noch einmal zu lesen bitten, bietet am besten Gelegenheit, die Art und den Verlauf der serösen Entzündung der Paukenhöhle im Vergleiche zur eitrigen Entzündung zu studiren. Obwohl man annehmen muss, dass auf beide Gehörorgano dieselbe Schädlichkeit (Verkühlung während der Eisenbahnfahrt) einwirkte, so sehen wir doch, dass es in der einen Paukenhöhle zur Produktion von Eiter, in der linken Paukenhöhle aber zur Bildung von seröser Flüssigkeit kam. Zur Erklärung dieser Verschiedenheit dürfte vielleicht der Zustand der linken Tuba, die bis zum eilften Tage der Krankheit undurchgängig war, dienen.

Fall VII. *Schwartze***). Bei einer 40jährigen Frau trat gleichfalls während des Verlaufes eines Schnupfens in der rechten und linken Paukenhöhle ein akuter seröser Erguss auf, wo die „seröse gelblich röthliche" Flüssigkeit links durch eine während der Luftdusche entstandene Ruptur des Trommelfells austrat, rechts aber nach vorgenommener Paracentese entleert wurde.

Die vorwiegendsten Symptome waren „Schwere in beiden Ohren, Schwerhörigkeit, Knochenleitung vorhanden, weder Schmerzen noch Sausen, Trommelfelle gelblich röthlich, stark eingesunken."

Schwartze, der am häufigsten die Paracentese des Trommelfelles geübt, war deswegen auch am öftesten in der Lage, über die Beschaffenheit des Paukenhöhlensekretes Aufschluss zu geben und das Vorkommen von seröser Flüssigkeit des öfteren zu konstatiren. Von seinen Fällen führten wir nur die an, wo er selbst ausdrücklich die aus der Paukenhöhle abgezogene Flüssigkeit als eine seröse bezeichnete.

Uebrigens scheint es mir, dass auch *Toynbee****), wenn auch nicht das ausschliessliche Vorkommen von Serum als Entzündungsprodukt der Otitis media, doch dessen prävalirendes Vorhandensein gekannt hat, wenn er sagt: „Die Art des Ausganges dieser Entzündung (akuter Entzündung der Schleimhaut der Trommelhöhle) ist die Bild-

---

*) Vgl. auch die „Paracentese des Trommelfelles". Halle a/S. 1868, Fall V p. 16

**) Dieser Archiv B. III S. 285.

***) l. c. pag. 285.

ung von Lymphe, der Erguss von Serum in die Trommelhöhle, das durch die Eustachische Röhre in die Rachenböhle entweicht."

Dies sind die mir bekannten Fälle des Vorkommens seröser Flüssigkeit in der Paukenhöhle und Ich will hier nur noch das Vorkommen von seröser Durchfeuchtung der Paukenböhlenauskleidung und von ganz geringer Menge seröser Flüssigkeit in der Trommelhöhle bei Hydrops universalis erwähnen.

Ueber die Fälle der I. Categorie glaube ich dem bereits Gesagten nichts mehr hinzufügen zu dürfen, da die Beobachtungen noch zu spärlich sind, die Beobachtung während des Lebens mit Ausnahme eines Falles (Fall 4) fast gänzlich fehlt, um die Aufbauung eines vollkommeneren Krankheitsbildes zu ermöglichen.

Dagegen glauben wir von der zweiten Kategorie, wo die seröse Flüssigkeit akut auftrat, Fälle in etwas grösserer Anzahl zu besitzen, um theils nach fremden, theils nach eigenen Erfahrungen ein einigermassen anschauliches Bild konstruiren zu können.

Otitis media serosa acuta — entzündlicher Hydrops der Paukenhöhle (Schwartze); Hydrotympanum. —

Vorkommen. Diese Erkrankungsform wurde unseres Wissens beobachtet und ausführlicher beschrieben fünfmal während des Lebens und einmal als pathologisch-anatomischer Befund. Dreimal befiel das Leiden beide Ohren desselben Individuums, dreimal nur ein Ohr und zwar war 2 mal das linke, einmal das rechte ergriffen.

Das befallene Individuum zählte einmal 23, einmal 24, einmal 84, einmal 52 und einmal 40 Jahre, einmal ist das Alter nicht verzeichnet (*Politzer's* Fall).

Die Krankheit wurde also beobachtet an Individuen zwischen dem 28. und 52. Lebensjahre. Bezüglich des Geschlechtes zweimal bei Frauen und viermal bei Männern.

Nach der Beschäftigung.

Zweimal bei Soldaten (1 Offizier und 1 Infanterist),
einmal hei einem Geistlichen,
einmal bei einer Wäscherin,
einmal bei einem Schriftsetzer,
einmal unbestimmt.

Ursachen. Fünfmal wurde Verkühlung als Ursache der Erkrankung beschuldigt. Einmal trat der seröse Erguss im Verlaufe von Variola haemorrhagica auf, einmal bei einem Individuum, das bereits die Blattern überstanden hatte. Neben der serösen Entzündung in der Paukenhöhle bestand gleichzeitig: Entzündung des Respirationstraktes dreimal, und fünfmal waren gleichzeitig Erscheinungen von Tubencatarrh zugegen, die einmal fehlten.

Dr. Politzer war der erste, der mit gewohnter Schärfe das gleichzeitige Vorhandensein von seröser Flüssigkeit in der Paukenhöhle und von Tubencatarrh in ursächlichen Zusammenhang brachte und zwar durch die Annahme, dass neben der durch den Tubenkatarrh bedingten Unwegsamkeit der Tuba eine gleichzeitige Hyperaemie in der Paukenhöhle bestehe, welche die Ausscheidung einer grössern Quantität von Serum veranlasse. Es ist diese Annahme gewiss sehr plausibel. Jedoch machte Politzer selbst darauf aufmerksam, dass man viele Tubenkatarrhe beobachte, die mit einer Unwegsamkeit der Tuba einhergehen, ohne dass man aber dabei auch das Vorhandensein von seröser Flüssigkeit in der Paukenhöhle nachweisen kann. Er supponirt also noch in seinem Falle eine mit dem Tubenabschluss gleichzeitig vorhandene Hyperaemie in der Paukenhöhle, ohne dass er aber trotz der grossen Durchsichtigkeit des Trommelfells in seinem Falle im Stande war, eine Hyperaemie auch nur der innern Paukenhöhlenwand nachzuweisen. Andererseits aber beobachtet man viele Fälle von Tubenkatarrh, wo man neben dem Verschluss der Tuba durch das stark eingezogene und durchsichtige Trommelfell zwar eine Hyperaemie der Paukenhöhlenauskleidung, nicht aber die Gegenwart von seröser Flüssigkeit nachweisen kann. Es scheinen also doch noch andere Faktoren für die Absonderung von seröser Flüssigkeit von Einfluss zu sein. Uebrigens bekam Politzer seinen Fall erst 4 Wochen nach Beginn der Krankheit zur Beobachtung, zu einer Zeit also, wo die Entzündungserscheinungen schon abgelaufen sein konnten, ähnlich wie in unserem Fall 6.

Für gewisse Fälle mag Politzer's Erklärung richtig sein, nur möchten wir uns das Zustandekommen der die seröse Ausschwitzung bedingenden Hyperaemie in folgender Weise erklären. Gesetzt es tritt bei sonst normaler Paukenhöhle im Verlaufe eines Tubenkatarrhs ein plötzlicher, langanhaltender Verschluss der Tuba ein, so wird das von der äussern Luft in der Paukenhöhle und in den Zellen des Warzenfortsatzes abgesperrte Luftquantum resorbirt werden. Das von dem äussern Luftdruck gegen das Lumen der Paukenhöhle hineingedrängte Trommelfell ist ausser Stande, selbst wenn es auch die innere Paukenhöhlenwand berührt, das ganze Paukenhöhlenlumen zu tilgen, es wird also in der Paukenhöhle eine Art Vacuum entstehen, die Paukenhöhlengefässe werden in Folge des verminderten intratym-

5*

panalen Druckes durch das Uebergewicht des Blutdruckes ausgedehnt, „injicirt", und es kann dabei also leicht zur serösen Ausschwitzung, zum Hydrops tympani ex vacuo kommen.

Pathologisch-anatomische Veränderungen.

Zur pathologisch-anatomischen Untersuchung kam nur ein Fall. Die Trommelfelle waren normal; keine Injektion der Hammergriffgefässe. An jedem Trommelfelle eine scharfgezeichnete, dunkle Linie, die den Flüssigkeitsspiegel und seine Lokomotionen markirte. Die in der Paukenhöhle angesammelte Flüssigkeit war in der einen Cavität hellgelb, in der andern röthlich gefärbt, beidemale dünnflüssig. Die Auskleidung der Paukenhöhle etwas geschwellt, gelockert, nur wenig injicirte Gefässe in ihr verlaufend. Catarrhalische Entzündung der Tuben und Rachenschleimhaut.

Die *Menge* der in der Paukenhöhle angesammelten Flüssigkeit ist verschieden, immer aber so bedeutend, dass sie einen grösseren Theil der Cavität einnimmt. Zu einer vollkommenen Füllung der Pauke scheint es jedoch seltener zu kommen, wenigstens ist dies in den beobachteten Fällen nur im Fall V *Schwartze's* mit grosser Wahrscheinlichkeit annehmbar, da hier eine ziemlich lang andauernde Unwegsamkeit der Tuba den Abfluss überschüssiger Flüssigkeit durch die Tuba verhindern konnte.

Obwol in den meisten Fällen die Erscheinungen des Tubenkatarrhs vorhanden waren, so scheint doch keine so hochgradige Verschliessung der Tuba damit einhergegangen zu sein, dass ihr Lumen nicht durch heftigere Exspirationsbewegungen z. B. bei Niess- und Schneuzbewegungen hätte erweitert und das über das Niveau des ostium tympanicum möglicherweise angesammelte Flüssigkeitsquantum per tubam aus der Pauke herausgetrieben werden können. Die beobachtete Vorbauchung des Trommelfells an einer Stelle, die schon normal die grösste Excursionsfähigkeit besitzt, wird höchst wahrscheinlich nicht so sehr durch den Druck der in der Trommelhöhle angesammelten Flüssigkeit als vielmehr durch die per tubam bei den oben bezeichneten energischen Respirationsbewegungen eingetriebene Luft bewirkt, was um so leichter möglich ist, als das Trommelfell häufig mit in den Entzündungsprozess hineingezogen bedeutend an Elasticität verliert. Nur in den Fällen, wo die Tuba festgeschlossen ist, könnte die sackförmige Vorbauchung nur allein der andrängenden Flüssigkeit zugeschrieben werden.

Die *Farbe* der Flüssigkeit ist gleichfalls verschieden, entweder blassgelb oder mehr röthlich. Letztere Farbe charakterisirt namentlich die frischen Fälle, die wenige Tage nach dem Entstehen der Krankheit zur Beobachtung kommen.

Die *Consistenz* der Flüssigkeit ist entweder die des Wassers oder sie ist mehr dicklich, selbst fadenziehend bei längerm Bestande der Krankheit. Der verschiedene Consistenzgrad der Flüssigkeit beeinflusst wesentlich den Grad der Beweglichkeit der Flüssigkeit und den Gang der Therapie. Was den Grad der Schwellung der Paukenhöhlenauskleidung betrifft, so scheint die Anschwellung nie so hochgradig zu sein, wie bei andern Entzündungsprozessen; es scheint dadurch nie zu einer erheblichen Verengerung des Paukenhöhlenlumens zu kommen.

Subjective Symptome.

Von den subjektiven Symptomen, die bei der Ansammlung einer grösseren Menge seröser Flüssigkeit in der Paukenhöhle vorkommen, lässt sich eines mit ziemlicher Sicherheit diagnostisch verwerthen, nämlich die Empfindung, die veranlasst wird durch die Locomotion der Flüssigkeit in der Paukenhöhle. Neben einer leicht beweglichen Flüssigkeit befindet sich aber gleichzeitig Luft in der Trommelhöhle. Es existiren hier also etwa ähnliche Verhältnisse wie bei einer Flasche, die eine gewisse Menge von Flüssigkeit enthält, ja man könnte den Vergleich noch weiter führen, indem wir die Paukenhöhle als den Körper, die Tuba Eustachii als den Hals der Flasche bezeichnen. Befindet sich also in der Paukenhöhle eine leicht bewegliche Flüssigkeit, ohne den Paukenhöhlenraum vollkommen auszufüllen, so werden bei raschen Bewegungen des Kopfes in der Paukenhöhle ähnliche Geräusche erzeugt werden, wie in der oben bezeichneten Flasche, es wird also eine Art schwappenden, plätschernden Geräusches entstehen mit dem gleichzeitigen Gefühl der Bewegung einer Flüssigkeit in der Tiefe des Ohres, die von einem aufmerksamen Patienten ganz deutlich empfunden wird. Bläst man mit einem Röhrchen Luft in eine dünne Flüssigkeit, so entsteht das Geräusch des „Gurlens". Unter ähnlichen Verhältnissen befindet sich eine dünne Flüssigkeit in der Paukenhöhle, wenn die Luft durch die Tuba Eustachii eingepresst, also z. B. der positive *Valsalva*'sche Versuch ausgeführt wird.

Diese subjektiven Empfindungen wurden uns auch von unserem Patienten in Fall VI., der eben durch einen hohen Grad von Intelligenz und scharfer Selbstbeobachtung sich auszeichnete, ohne erst darum ausgeforscht zu werden, ganz genau angegeben. Ebenso charakteristisch ist das Gefühl des „Uebergiessens" bei seröser Flüssigkeitsansammlung in der Paukenhöhle, besonders dann wenn durch starke Rückwärtsbeugung des Kopfes oder bei der Rückenlage die Flüssigkeit sich in der Uebergangszelle ansammelt und bei rascher Vorwärtsbeugung des Kopfes in die eigentliche Paukenhöhle sich wieder ergiesst.

Werden die erwähnten subjektiven Symptome von einem Patienten angegeben, so glaube ich, dass man mit hoher Wahrscheinlichkeit auf das Vorhandensein von seröser Flüssigkeit in der Paukenhöhle schliessen kann. Das allgemeine Gefühl von der Bewegung eines Fremdkörpers in der Tiefe des Ohres ist nicht massgebend. So erinnere ich mich eines 50jährigen Hauptmannes, der deutlich das Gefühl der Bewegung eines Fremdkörpers in der Tiefe des Ohres bei energischer Bewegung des Kopfes hatte. Bei der Untersuchung fand ich ein Stückchen sehr harten Ohrenschmalzes in der Tiefe des knöchernen Gehörganges, das bei der Bewegung des Kopfes in der Nähe des Trommelfells herumschlotterte und wegen vorhandener schlitzförmiger Verengerung des knorpeligen Theils des Hörganges nicht nach aussen gelangen konnte.

Möglicher Weise könnte auch ein in der Trommelhöhle oder nahe am Trommelfelle befindlicher gestielter Polyp zu fühlbaren Bewegungen Veranlassung geben.

Neben diesen diagnostisch verwerthbaren subjektiven Symptomen klagen die Patienten fast konstant über das Gefühl von Eingenommensein des Kopfes, von Druck und Schwere im Kopfe und über das Gefühl des Verstopft- oder Verlegtsein des Ohres. Dazu gesellt sich starkes, meist kontinuirliches Sausen. Die Schmerzen, die als kneipend, stechend oder reissend geschildert werden, sind gewöhnlich bei Beginn des Leidens vorhanden und können einen solchen Grad von Heftigkeit entwickeln, dass sie dem Patienten die Nachtruhe rauben. In der Folge, auch wenn die Patienten sich selbst überlassen werden, verlieren sich die Schmerzen und es erhalten sich nur jene Symptome, die mit der Gegenwart der Flüssigkeit in der Trommelhöhle und mit dem Tubenkatarrh im Zusammenhange stehen.

Die Patienten hören ihre eigene Stimme unangenehm dröhnend, mit vermehrter Resonanz in dem erkrankten Ohre.

Fremde Stimmen und Geräusche erscheinen ihnen dumpf und wie aus der Ferne kommend. Die Schwerhörigkeit ist meist sehr bedeutend, sowohl für die Stimme als für die Uhr.

Die Knochenleitung ist entweder vorhanden und dann gewöhnlich auf dem erkrankten Ohre verstärkt oder sie ist ganz aufgehoben sowohl für die Uhr, als für die Stimmgabel. Die Ursache der verstärkten Knochenleitung ist in dem Fehlen jeder Mitleidenschaft des Labyrinths und in der Gegenwart der Flüssigkeit in der Paukenhöhle zu suchen. Die letztere setzt ein Hinderniss in dem schallzuleitenden Apparat, wodurch der Abfluss der vom Labyrinthe durch die Kette der Gehörknöchelchen und das Trommelfell gebundenen Schallstrahlen gehindert wird. Iu solchen Fällen wird auch die auf den Scheitel aufgesetzte schwingende Stimmgabel auf dem erkrankten Ohre besser percipirt.

Gänzliches Fehlen der Knochenleitung und anhaltende quälende Geräusche lassen immer auf eine Mitleidenschaft des Labyrinthes schliessen. Es lässt sich dann mit hoher Wahrscheinlichkeit annehmen, dass gleichzeitig mit der Hyperämie und der serösen Ausscheidung in der Trommelhöhle auch eine hochgradige Hyperämie des häutigen Labyrinths und ein seröser Erguss in die Labyrinthhöhlungen besteht, deren nächste Folge eine Steigerung des intralabyrinthären Druckes und Drucklähmung der Acusticusausbreitung ist (*Schwartze*).

Die Schwerhörigkeit ist zuweilen wechselnd, so dass sie an manchen Tagen grösser, an manchen Tagen, aber nur für kurze Zeit (*Politzer*), geringer ist. Diese Erscheinung lässt eine doppelte Erklärung zu. Einen Wechsel in der Hörfähigkeit finden wir bei Tubenkatarrh häufig und da, wie wir gesehen haben, der Tubenkatarrh ein fast konstanter Begleiter der beschriebenen Krankheitsform ist, so könnten wir auch den Wechsel in der Hörfähigkeit bei unserer Krankheit mit dem Wechsel der Veränderungen in der Tuba in Zusammenhang bringen. Andererseits ist aber auch die Möglichkeit nicht ausgeschlossen, dass ein Theil der Flüssigkeit bei forcirtem positiven Experimentum *Valsalsae* (beim Niesen oder Schneuzen) in ähnlicher Weise wie beim *Politzer*'schen Verfahren per tubam aus der Trommelhöhle geschleudert wird, und dass auf diese Weise das Trommelfell und die Kette der Gehörknöchelchen theilweise von dem auf ihnen lastenden Drucke befreit werden. Die letztere Reihe der subjektiven Symptome kann selbstverständlich keinen Anspruch darauf machen, charakteristisch für die akut auftretende Ansammlung seröser Flüssigkeit in der Trommelhöhle zu sein, da sie nicht bloss bei dieser Erkrankungsform, sondern auch bei der Otitis media catarrhalis und suppurativa acuta vorkommen können. Diagnostisch verwerthbar sind sie also nicht.

Objektive Symptome. Die Auskleidung des äussern Hörganges pflegt in der Regel nicht verändert zu sein. Nur in den Fällen, wo der seröse Erguss unter hochgradigen entzündlichen Erscheinungen auftritt und das Trommelfell selbst mit in den Entzündungsprozess hineinbezogen ist, findet man eine ʳmehr weniger deutlich ausgesprochene Hyperämie der dem Trommelfell zunächst gelegenen Partien des äusseren Hörganges.

Das Trommelfell ist in den letztgenannten Fällen violettroth oder dunkelroth entweder in seiner ganzen Ausdehnung oder bloss in seiner hintern mehr oder weniger in den äusseren Hörgang blasenartig vorgewölbten Partie, während die übrigen von der schlaff herabhängenden Blase nicht verdeckten Partien mehr röthlichgelb gefärbt sind und deutlich radiär verlaufende Gefässreisserchen erkennen lassen. Unter solchen Verhältnissen sind auch die Hammertheile nicht sichtbar. Man findet im akutentzündlichen Stadium das Trommelfell namentlich in seiner hinteren Hälfte blasenartig vorgebaucht oder im Gegentheil bei längerer Dauer des Prozesses sehr stark gegen die Trommelhöhle hineingedrängt.

Letztere Erscheinung wird wesentlich bedingt durch die Unwegsamkeit der Tuba Eustachii. Ueber die Entstehung der ersteren Veränderung haben wir uns bereits oben ausführlicher ausgesprochen.

Die Blase (zuweilen traten selbst mehrere auf) gewöhnlich schlaff — nachgiebig gegen den Druck der Sonde, schmerzlos bei Berührung, bläulichroth gefärbt, spannt sich bei jedem positiven *Valsalva*'schen Versuch oder beim *Politzer*'schen Verfahren straffer an. — Wird sie mit der Staarnadel gespalten, so entleeren sich mehrere Tropfen einer wässerigen röthlichen Flüssigkeit. Beim positiven *Valsalva*'schen Versuch oder beim *Politzer*'schen Verfahren entleert sich durch die Schnittöffnung blutig seröse Flüssigkeit und Luft mit pfeifendem Geräusch, das sicherste Zeichen, dass die Blase mit der Paukenhöhle kommunizirte und ihren Inhalt aus ihr bezog.

In anderen Fällen (nach längerem Bestande der Krankheit) finden wir das Trommelfell entweder normal durchscheinend oder fast ganz durchsichtig. Die Hammertheile sind in solchen Fällen vollkommen deutlich zu sehen, haben entweder ihre normale Lage oder es ist der kurze Fortsatz stark gegen den äusseren Hörgang vorspringend, der Griff stark nach einwärts gezogen, perspektivisch verkürzt und die Falten des kurzen Fortsatzes stark vorspringend. In jenen Fällen wo die Trommelmembran stark durchsichtig ist, unterliegt der Nachweis von seröser Flüssigkeit in der Paukenhöhle keiner Schwierigkeit. Durch die durchsichtige Membran ist der Flüssigkeitsspiegel ganz deutlich zu erkennen und es treten dann jene Erscheinungen auf wie sie *Politzer* in seinem Falle in klassischer Weise geschildert hat.

„Die Membran ist nicht getrübt, vielmehr sehr durchscheinend von gelbgrauer, mit einem leicht violetten Ton untermischter Farbe.

„Bei näherer Betrachtung sieht man jedoch, dass beiläufig die obere Hälfte der Membran lichter gefärbt erscheint, als die untere dunkelgraue Partie; die Gränze zwischen diesen 2 verschieden gefärbten Partien ist scharf abgesetzt und wird durch eine feine scharfe Linie markirt, welche von der hinteren Periferie des annulus tympanicus etwa in gleicher Höhe mit der Mitte des Hammergriffes beginnend in nach oben koncaver Richtung zur entgegengesetzten vorderen Periferie des Trommelfellringes hinzieht. Das Ansehen dieser Linie lässt sich mit einem an das Trommelfell angehefteten schwarzen Haare vergleichen.

„Da diese ungleichmässige scharf begränzte Färbung des Trommelfells die Ansammlung eines flüssigen Stoffes in den abschüssigen Theilen der Trommelhöhle vermuthen liess, so liessen wir die Kranke niederlegen und untersuchten das Trommelfell während der horizontalen Lage des Körpers. Man konnte nun deutlich sehen, wie nach Verlauf von einigen Minuten die schwarze Linie ihren Ort in der Art änderte, dass sie nun von der oberen Periferie des Trommelfellringes knapp hinter dem Hammergriff in nach oben konkaver Linie gegen die untere Periferie hinzog. — Dem entsprechend bot nun nicht wie früher der obere und untere Theil des Trommelfells, sondern die vordere und hintere Partie desselben die erwähnte Farbendifferenz dar. Bei der aufrechten Stellung der Kranken kam in kurzer Zeit der ursprüngliche Trommelfellbefund wieder zum Vorschein.

„. . . Es traten im Momente des Lufteintrittes in die Trommelhöhle (beim Politzer'schen Verfahren) folgende Veränderungen auf: die Seitentheile der Membran rückten rasch nach auswärts und anstatt der geschilderten scharf begränzten Farbenverschiedenheit des Trommelfells sah man fast über das ganze Sehfeld verbreitet eine Anzahl kleinerer und grösserer schwarz kontourirter Ringe.

Die Deutung war keine schwierige. Die in die Trommelhöhle einströmende Luft gab zur Bildung von Flüssigkeitsblasen im Serum, Veranlassung, welche im Sehfelde als scharf konturirte Ringe durch die Membran hindurch sichtbar waren."

Die schwarze, scharf begränzte Linie, welche den Spiegel der serösen Flüssigkeit am Trommelfelle markirt, ist entweder nach oben konkav oder sie ist gerade. Der Grund für die Verschiedenheit in der Gestalt dieser Linie dürfte theils in dem Consistenzgrad der Flüssigkeit, theils in der wechselnden Weite der Trommelhöhle zu suchen sein. Ist die Flüssigkeit mehr dünnflüssig, die Adhäsion zwischen

Flüssigkeit, Trommelfell und Trommelhöhlenwand gering, so bildet sie eine gerade Linie; ist sie aber mehr sähflüssig und zugleich die Paukenhöhle wie bei dem *Politzer'schen* Fall durch die starke Einwärtsziehung des Trommelfells verengt, so befindet sich die Flüssigkeit in der Trommelhöhle unter ähnlichen Verhältnissen wie eine zähe Flüssigkeit zwischen zwei nahe aneinander liegenden Glasplatten, sie wird also einen konkaven Meniscus bilden.

Ebenso wird der Consistenzgrad der Flüssigkeit die Bildung von Luftblasen beeinflussen; bei mehr zäher Flüssigkeit sind die Bedingungen zur Blasenbildung günstiger als bei einer dünnen Flüssigkeit wo bei forcirtem Lufteintreiben in die Paukenhöhle der Spiegel der Flüssigkeit einfach in Unordnung gerathen und eine mehr oder weniger unregelmässige krumme Linie bilden wird.

Die Flüssigkeit wird bei starkem Lufteinpressen nach allen Richtungen der Paukenhöhle zersprengt und fliesst dann nach dem Gesetze der Schwere allmählig wieder an den Wänden der Paukenhöhle herab, somit auch an beiden Seiten des Hammergriffs und an dem vorderen und hinteren Rand des Trommelfells. Während am Boden der Trommelhöhle sich schon eine grössere Menge Flüssigkeit angesammelt hat, fliesst ganz allmählig an den bezeichneten Stellen immer eine dünne Schichte neuer Flüssigkeit zu, wodurch der Flüssigkeitsspiegel, so lange noch Flüssigkeit herabfliesst, eine Linie bildet, die Aehnlichkeit mit dem freien Rande der Semilunarklappen der Aorta hat (Fig. 2).

In der horizontalen Rückenlage der Patienten kann die den Flüssigkeitsspiegel markirende schwarze Linie immer kürzer und kürzer werden und immer näher an den hinteren Rand des Trommelfelles rücken. Diese Erscheinung kann nur dann beobachtet werden, wenn die Uebergangszelle und die übrigen Zellen des Warzenfortsatzes geräumig, weder von Natur aus noch durch Verdickung der sie auskleidenden Membran verengt sind und die Flüssigkeit dünnflüssig ist; eine ähnliche Erscheinung müsste, wenn auch weniger auffallend, bei der Bauchlage oder bei starker Vorwärtsneigung des Kopfes auftreten, da bei senkrechter Stellung des Kopfes wegen der hohen Stellung der Tubenmündung die knöcherne Tuba frei von Flüssigkeit ist und sich bei der bezeichneten Stellung mit Flüssigkeit füllen kann. Neben diesen Erscheinungen finden wir konstant die Symptome des Nasen- und Rachenkatarrh mit gleichzeitiger Erkrankung der Tuba Eustachii, die mehr weniger für die Luft undurchgängig ist.

Verlauf. Während eines längere oder kürzere Zeit bestehenden Schnupfens treten plötzlich die Symptome von Schwerhörigkeit, Obrenmusen und das Gefühl von Völle und Verlegtsein des Ohres und das Gefühl von Druck und Schwere im Kopfe auf. Schmerzen fehlen entweder oder sind doch nur gering, während sie wieder in anderen Fällen sich zu einer bedeutenden Intensität steigern, kncipend, reissend und stechend sind, und sehr viel Aehnlichkeit mit den bei Myringitis acuta oder Otitis media acuta auftretenden Schmerzen haben. Zum spontanen Durchbruch des Trommelfells ist es in den bisher beobachteten Fällen nicht gekommen. Es scheint eben diese Erscheinung charakteristisch für die beschriebene Entzündungsform zu sein, zum Unterschiede von der akuten eitrigen Trommelhöhlenentzündung, die in der Regel zum Durchbruch des Trommelfells führt. Bleibt die Krankheit sich selbst überlassen, so verlieren sich allmählich die Schmerzen, während alle übrigen Symptome noch zurückbleiben.

Eine im entzündlichen Stadium vorgenommene Untersuchung ergibt: Das Trommelfell violett oder dunkelroth gefärbt, am hinteren Segment desselben eine grössere oder mehrere kleinere blasige Hervorwölbungen, die weich, schlaff und bei Berührung mit der Sonde nicht schmerzhaft sind. Entweder hat das ganze Trommelfell die violettrothe Färbung oder nur der blasig vorgewölbte Theil, während der übrige Theil der Membran gelblichgrau oder roth gefärbt ist und einzelne radiär verlaufende injicirte Gefässchen zeigt. Die Hammertheile sind nicht sichtbar.

In einem späteren Stadium der Krankheit finden wir im Gegentheil das Trommelfell stark eingesunken, die Hammertheile sichtbar, selbst den absteigenden Schenkel des Amboss. Wird durch die Tuba Luft, sei es nun durch das positive Experimentum Valsalvae oder Politzer'sche Verfahren oder durch den Catheter in die Paukenhöhle eingepresst, so spannt sich die früher vorhandene blasige Vorwölbung straffer an, oder es wird das früher stark eingesunkene Trommelfell derartig nach aussen getrieben, dass das hintere Segment jetzt erst eine blasenartige Hervorwölbung bildet.

In einer noch spätern Zeit, wo die Entzündungserscheinungen schon ganz geschwunden sind, das Trommelfell hell und durchsichtig oder wenigstens stark durchscheinend ist, kann man am Trommelfell eine von vor- nach rückwärts verlaufende entweder gerade oder aber eine nach oben concave schwarze scharf begränzte Linie nachweisen, die ihre Stellung mit den Bewegungen des Kopfes verändert, bei forcirtem Lufteinpressen in die Paukenhöhle in Unordnung geräth und unregelmässig wird oder durch schwarz konturirte am Trommelfelle verbreitete Ringe (Luftblasen) vertreten wird.

Während des Bestandes dieser Erscheinungen besteht auch meistens der Tubarkatarrh fort.

Wird während des entzündlichen Stadiums die Paracentese des Trommelfells vorgenommen, so entleeren sich mehrere Tropfen einer röthlichen serösen dünnen Flüssigkeit. Beim Lufteintreiben in die Paukenhöhle tritt noch mehr Flüssigkeit und Luft aus der Paukenhöhle durch die gemachte Einschnittsöffnung.

Nach der Paracentese verspüren die Patienten meist eine bedeutende Erleichterung, wenn auch die subjektiven Geräusche und die Schwerhörigkeit nicht wesentlich gebessert werden. In der Regel reicht man mit Einer Paracentese nicht aus, sie muss öfter ausgeführt werden und dann entleert sich jedesmal nur seröse Flüssigkeit.

Zuweilen geschieht es, dass bei forcirtem Lufteinprossen in die Paukenhöhle eine Ruptur des Trommelfells erfolgt und die seröse Flüssigkeit durch die Risstelle austritt. Solche Fälle scheinen im Verhältniss zu denen, wo die Paracentese vorgenommen wurde, ein günstigeres Heilresultat zu liefern (*Schwartze*).

Die funktionellen Störungen persistiren besonders dort, trotz der vorgenommenen Paracentese, wo ein schwer zu behandelnder Verschluss der Tuba besteht (*Schwartze*).

Nach öfter ausgeführter Paracentese verlieren sich allmählig die blasigen Hervorwölbungen des Trommelfells; letzteres kehrt unter gleichzeitigem Schwinden der Röthung und Schwellung zu seiner normalen Wölbung zurück und die Hammertheile werden nach und nach sichtbar. Aber selbst wenn alle übrigen Partien des Trommelfells schon normal gefärbt sind und selbst der Lichtkegel schon mehr weniger ausgebildet ist, bleibt in einzelnen Fällen noch durch längere Zeit Trübung und selbst eine leichte Hyperaemie um den Hammergriff zurück, bis endlich auch diese Erscheinungen verschwinden.

Zuweilen beobachtet man auch eine geringe eitrige Secretion an der Oberfläche des Trommelfells dort, wo die Paracentese öfter vorgenommen wurde, um die gemachten Einschnitte herum.

In der Regel tritt vollkommene Heilung ein, jedoch scheint dieselbe nicht spontan, sondern nur unter Mitwirkung der Kunsthülfe zu erfolgen, wenigstens soweit bis jetzt die Beobachtungen vorliegen.

Die *Prognose* ist also eine günstige. Die Heilungsdauer schwankt zwischen 3 Wochen und 3 Monaten.

1. *Diagnose.* Die zur Stellung der Diagnose erforderlichen Symptome, von denen wenigstens eines vorhanden sein muss, sind folgende:

1. Vorausgesetzt dass der äussere Hörgang frei von Flüssigkeit ist, das deutliche Gefühl des Patienten der Bewegung einer Flüssigkeit in der Tiefe des Ohres bei forcirten Bewegungen des Kopfes.

2) Der Nachweis einer schwarzen scharf konturirten Linie am Trommelfell, die bei Lageveränderungen des Kopfes gleichfalls ihre Stelle verändert.

3) Die Entleerung seröser Flüssigkeit aus der Trommelhöhle besonders dann, wenn die Paracentese des Trommelfells öfter vorgenommen wurde.

Um einer möglichen Täuschung zu entgehen, muss das erste Symptom vom Patienten ohne Befragen des Arztes angegeben werden. Ferner wird vorausgesetzt, dass im äusseren Hörgang keine Flüssigkeit vorhanden ist.

Es wäre immerhin möglich, dass ein in den äusseren Hörgang eingedrungener Flüssigkeitstropfen wie es z. B. zuweilen beim Baden geschieht, wenn er in den keilförmigen Raum zwischen Trommelfell und der untern Wand des knöchernen Hörganges sich lagert, das täuschende Gefühl der Bewegung von Flüssigkeit in der Tiefe des Ohres erzeugen könnte.

Abgesehen davon, dass eine vorgenommene Inspektion der Tiefe des Hörganges die Gegenwart der Flüssigkeit leicht nachzuweisen im Stande ist, so wird das Gefühl der Bewegung einer Flüssigkeit, da die letztere leicht aus dem Hörgange bei seitlicher Neigung des Kopfes abfliessen oder doch wenigstens bald verdunsten kann, nie lange andauern und bald vollkommen verschwinden.

Uebrigens unterliegt in einem solchen Falle die Veranlassung keinem Zweifel.

Bezüglich des zweiten Symptoms wäre es denkbar, dass ein wirklich über das Trommelfell gespanntes Haar, wie es zuweilen vorkommt, eine Täuschung veranlassen könnte. Doch reicht ein über das Trommelfell gelagertes Haar gewöhnlich mit dem einen oder anderen Ende über den Rand des Trommelfells hinaus auf die Wand des knöchernen Hörganges, es lässt sich also in einem solchen Falle die schwarze Linie am Trommelfell, die bei seröser Flüssigkeitsansammlung in der Trommelhöhle beiderseits am Rande des Trommelfells scharf endet, bis über den Rand des Trommelfells hinaus an die Wand des knöchernen Hörganges verfolgen.

Ferner wird bei Lageveränderungen des Kopfes das Haar, das am Trommelfell fixirt ist, sich nicht bewegen, wohl aber bei Einspritzungen in den äusseren Hörgang.

Die unter hochgradigen entzündlichen Erscheinungen auftretende Form der Otitis media serosa hat grosse Aehnlichkeit mit der Myringitis acuta und in der That ist auch die Differentialdiagnose bei Beginn der Krankheit eine äusserst schwierige.

Unterscheidende Merkmale zwischen beiden Erkrankungen wären: Die Schwerhörigkeit ist bei der Otitis media serosa eine bedeutendere als bei der Myringitis, besonders gilt diess von der Knochenleitung, die im ersteren Falle wegen der Betheiligung des Labyrinthes an demselben Processe fast ganz aufgehoben ist, während sie im letzteren Falle nicht nur nicht fehlt, sondern sogar verstärkt ist.

Ferner finden wir bei der Otitis media serosa, wenn sie mit hochgradigen Entzündungserscheinungen auftritt, die blasige Vorwölbung an der hinteren Partie des Trommelfells, aus der sich bei der Paracentese seröse Flüssigkeit und bei der Luftdusche seröse Flüssigkeit mit Luft entleert.

Doch müssen wir hier noch einer Möglichkeit gedenken, obwohl darüber noch keine Beobachtungen vorliegen. Bei heftiger Myringitis könnte immerhin die seröse Platte des Trommelfells und von ihr aus die weiteren Partieen der Trommelhöhlenauskleidung mitergriffen werden und zur Produktion von seröser Flüssigkeit in der Paukenhöhle führen. — *Otitis media serosa consecutiva.*

Die Differenzial-Diagnose zwischen Otitis media serosa acuta und Otitis media suppurativa acuta unterliegt keinen Schwierigkeiten und wir glauben nicht nöthig zu haben, uns weiter darüber auszusprechen zu müssen.

Die Therapie hat folgende Indicationen zu erfüllen:
1) Milderung der Entzündung und der sie begleitenden subjectiven Symptome, besonders des Schmerzes.
2) Entfernung der ergossenen Flüssigkeit aus der Paukenhöhle.
3) Verhinderung ihrer Wiederbildung und Behandlung der Complicationen.

Um der ersten Indikation zu genügen, lasse man Einträufelungen von lauem Wasser vornehmen, Blutegel um die äussere Hörgangsöffnung nach bekannten Grundsätzen und bei heftigen quälenden Geräuschen blutige Schröpfköpfe im Nacken (*Schwartze*) setzen. Am sichersten wird aber der Entzündung entgegen gearbeitet durch die Paracentese des Trommelfells und durch Anwendung der Luftdusche.

Zur Entfernung der in der Paukenhöhle angesammelten Flüssigkeit bedient man sich am besten des bereits vorhandenen Abzugskanals

der Trommelhöhle, nämlich der Tuba Eustachii, wenn sie überhaupt durchgängig ist.

Der Abfluss der serösen Flüssigkeit durch die Tuba kann ermöglicht werden:

1) Durch den positiven oder negativen *Valsalva*'schen Versuch.
2) Durch Anwendung des *Politzer*'schen Verfahrens.
3) Durch Anwendung des Katheters, und
4) durch Aussaugen der Flüssigkeit mit dem *Weber*'schen Paukenhöhlenkatheterchen.

Wenn die entzündlichen Erscheinungen mit Hinterlassung von
Flüssigkeit in der Paukenhöhle schon längst geschwunden sind, und
die oben bezeichneten Mittel zur Entfernung der Flüssigkeit nicht
zum Ziele führen, erst dann könnte man sich eine künstliche Abzugs-
öffnung durch die Paracentese des Trommelfells schaffen.

Selbst die Anwendung des positiven oder negativen *Valsalva*'-
schen Versuches könnte wenigstens zur theilweisen Entleerung der
Flüssigkeit führen, wenn man den Versuch etwas modifizirt und der
Verschluss der Tuba nicht zu hochgradig ist. Denken wir uns, dass
die Trommelhöhle zur Hälfte mit einer leicht beweglichen Flüssigkeit
erfüllt ist, so kann bei gerader Stellung des Kopfes wegen der Lage
des ostium tympanicum keine Flüssigkeit per tubam abfliessen. Wird
aber der Kopf stark nach vorne und etwas seitlich gegen die gesunde
Seite geneigt, so vermag sich die Flüssigkeit in dem knöchernen
Theile der Tuba anzusammeln und wird sich erst dort stauen, wo die
membranöse Wand der Tuba an der knorpeligen anliegt.

Wird nun die membranöse Wand plötzlich von der knorpeligen
weggerissen, wie es bei einer Schling- oder kräftigen Exspirationsbe-
wegung bei geschlossener Mund- und Nasenhöhle geschieht, so vermag der in dem knöchernen Theile der Tuba angesammelte Flüssig-
keitsantheil durch die Tuba abzufliessen.

Man kann sich vom Gelingen dieses Experimentes an der Leiche
überzeugen. Füllt man die Paukenhöhle zur Hälfte durch den Katheter mit Wasser oder Glycerin, neigt dann das Präparat so, dass
sich der knöcherne Theil der Tuba füllt, so fliesst so lange keine
Flüssigkeit durch die Tuba ab, bis nicht die membranöse Wand von
der knorpeligen abgezogen wird.

Es wird aber kaum gelingen, selbst wenn die Tuba, was gerade
bei wässeriger Krankheit selten der Fall ist, leicht durchgängig ist, alle
Flüssigkeit auf die bezeichnete Weise aus der Paukenhöhle zu ent-

fernen, da es unmöglich ist, am Lebenden durch einfaches Neigen des Kopfes alle Flüssigkeit in den knöchernen Theil der Tuba zu bringen, und da die durch den *Valsalva*'schen Versuch eingepresste Luft zu wenig Kraft besitzt, um alle Flüssigkeit aus der Paukenhöhle herauszupressen.

Vollständig wird dieses erst dann gelingen, wenn die Luft mit grosser Gewalt in die Paukenhöhle getrieben wird, wie es beim *Politzer*'schen Verfahren geschieht oder beim Katheterismus. Sowohl in *Politzer*'s Fall als in unserem Fall 6 reichte *Politzer*'s Verfahren vollkommen hin, um alle Flüssigkeit aus der Paukenhöhle zu entfernen und mit Recht gibt *Politzer* seinem Verfahren in solchen Fällen den Vorzug vor dem Katheter, der mit seinem Schnabel die Tubenschleimhaut einer erneuerten Reizung und Schwellung aussetzt.

In unserem Fall 6 versuchten wir zuerst bei der Scheu des Patienten vor jeder Enchierese mit dem *Valsalva*'schen Versuch auszukommen. Bei dem hohen Alter des Patienten stand ich aber aus bekannten Gründen von der konsequenten Durchführung des Verfahrens ab.

Ferner dachte ich mir, dass durch das konsequente Fortsetzen des positiven *Valsalva*'schen Versuches noch ein neuer Faktor zur Erzeugung von seröser Flüssigkeit eingeführt würde, nämlich die mit angestrengten Exspirationsbewegungen gleichzeitig auftretende Hyperämie in der Paukenhöhle.

Unzweifelhaft mag es gelingen, durch das *Weber*'sche Paukenhöhlenkatheterchen, wenn auch nicht alle, so doch den grössten Theil der Flüssigkeit zu entfernen.

Allein seine Anwendung trifft in noch höherem Masse der Vorwurf, den *Politzer* schon der einfachen Anwendung des Catheters gemacht hat. Somit muss für unseren Zweck das *Politzer*'sche Verfahren als das schonendste und sicherste Mittel anempfohlen werden.

Die Paracentese des Trommelfells halten wir am angezeigtesten im akuten entzündlichen Stadium, wenn das Trommelfell blasenartig vorgewölbt ist, weniger zum Zweck der Entleerung der serösen Flüssigkeit als zur Linderung des Schmerzes, zur Depletion der Gefässe und zur Herabsetzung der Intensität des Prozesses.

Nie wird man der Luftdusche, trotz der Anwendung der Paracentese, ganz entrathen können, da es ohne Luftdusche nicht gelingt, die ganze Flüssigkeit aus der Paukenhöhle zu entfernen. *Schwartze*'s Fall V. lehrt uns ja, dass trotz der Paracentese eine Besserung des

Leidens so lange nicht zu erwarten steht, als die Tuba für den Luftstrom undurchgängig ist.

In Fällen, wo das akute entzündliche Stadium schon vorüber ist,
halten wir die Paracentese nicht für angezeigt, hier wird man wohl
immer mit dem *Politzer*'schen Verfahren oder im Nothfalle dem Catheter auskommen.

Da die Krankheit am häufigsten mit Entzündung der Nasenra-
chenschleimhaut sich vergesellschaftet, wahrscheinlich sogar mit ihr
im ursächlichen Zusammenhange steht, so muss diese Entzündung
nach bekannten Grundsätzen behandelt werden.

Weitere Untersuchungen über die sogenannte Kopfknochenleitung und deren Bedeutung für die Diagnostik der Ohrenkrankheiten. *)

Von

Dr. August Lucae.

(Die Abbildungen hierzu siehe zum Theil auf Tafel 1 Fig. 5 und 6 im vierten Bande. **)

I.

Kritisches und Experimentelles.

Eine Reihe von Jahren ist bereits vergangen, seitdem ich es unternahm, das schwierige Thema der sogenannten „Knochenleitung" auch experimentell in Angriff zu nehmen und so unvollkommen die Resultate dieser Versuche auch sein mochten, so trugen sie doch wesentlich dazu bei, die ältere, freilich bequemere aber irrthümliche Lehre immer mehr zu verdrängen. Doch scheint es fast, als ob die Arbeiten von *Mach* und *Politzer* unsern Gegenstand so zum Abschluss gebracht hätten, dass eine Discussion über denselben gar nicht mehr nöthig. Wenigstens geht diese Anschauungsweise aus der neuesten ohrenärztlichen Literatur hervor, welche, ohne dass von irgend einer Seite bis-

---

*) Vgl. meine früheren Arbeiten über diesen Gegenstand in: Virchow's Archiv Bd. XXV, S. 389 (1862), Bd. XXIX, S. 33 (1864); Centralbl. f. d. med. Wissenschaft. 1863 Nr. 40 u. 41, 1865 Nr. 18; dieses Arch. Bd. I, S. 303.

**) Diese Abhandlung sollte eigentlich schon im vierten Bande erscheinen, weshalb dort bereits die dazu gehörigen Figuren gegeben worden. Durch einen unvorhersehenden Zufall verschob sich die Veröffentlichung und bitten wir diese Incongruenz zu entschuldigen.   Die Redaction.

her ein Widerspruch gegen die Mach'schen Sätze erhoben, dieselben allgemein acceptirt und in der Diagnostik bereits eingebürgert hat.

Demjenigen freilich, der sich der Mühe unterzieht, die einschlägigen Arbeiten dem Controllversuche zu unterwerfen und ihren fraglichen Werth für die Diagnostik durch unbefangene Beobachtung an zahlreichen Ohrenkranken zu prüfen, dem werden sich eine Menge schwer zu lösende Widersprüche entgegenstellen, welche eine weitere Discussion dieses Gegenstandes durchaus berechtigt erscheinen lassen.

Es ist zunächst die Aufgabe, die von Mach und Politzer zur Erklärung einer Erscheinung, welche den Kernpunkt der ganzen Frage bildet, aufgestellten Sätze einer Kritik zu unterziehen; zu prüfen, ob dieselben im Stande sind, die von mir früher aufgestellte Erklärung überflüssig zu machen und eine sichere Grundlage für die Beobachtungen an Kranken zu bilden.

Es handelt sich hier um den bekannten, in diesen Blättern [*] ausführlich von mir angeführten Versuch E. H. Webers: Setzt man den Griff einer schwingenden Stimmgabel auf einen beliebigen Punkt des Schädels fest auf und schliesst mit dem Finger das eine Ohr zu, so hört man den Ton auf dem verschlossenen Ohre weit stärker als auf dem offenen Ohre. Ohne auf die von Weber gegebene Erklärung dieses Versuches damals einzugehen, gab ich in meiner letzten Arbeit lediglich eine Schilderung meiner Versuche am lebenden sowie todten Gehörorgane. Das Resultat derselben war, dass ich keine an dem Gehörorgane objectiv zu beobachtende Erscheinung wahrnehmen konnte, welche jene bei Verschluss des Gehörganges eintretende Tonverstärkung zu erklären fähig war. Ich musste somit zu der Erklärung meine Zuflucht nehmen, dass in der beim Verschluss des Gehörganges stattfindenden Drucksumme im Labyrinthe die Ursache jener Tonverstärkung liegen möchte. Diese Annahme, zu welcher mich namentlich der Umstand berechtigte, dass nach meinen Beobachtungen sowohl durch die Contraction des Tensor Tympani als auch durch die Anwendung des künstlichen Trommelfells unter Erhöhung des Labyrinthdruckes eine Tonverstärkung hervorgerufen werden kann, schien mir in der That geeigneter, gewisse Erscheinungen an Gehwerhörigen zu erklären, als die von andern Autoren gegebenen Erklärungsweisen.

Seitdem haben sich meine Anschauungen vielfach geklärt und verändert und will ich gerne zugeben, dass hiezu die mir damals unbekannten Untersuchungen von Mach die nächste Veranlassung gegeben haben, obwohl ich mich genöthigt sehen werde, demselben in vielen Punkten entgegenzutreten.

[*] a. a. O. Bd. I. S. 205.

Zuvor scheint es mir jedoch vor allem an der Zeit, auf die *Weber*'schen Untersuchungen mit einigen Worten zurückzukommen, um so mehr als dieselben neuerdings durch *Helmholtz* eine weitere Bestätigung gefunden haben.

Weber macht nämlich darauf aufmerksam, dass jener Versuch namentlich dann sehr schön gelingt, wenn man sich nicht zu hoher Stimmgabeln bedient, und kommt schliesslich zu dem Resultat, dass es sich bei jener Tonverstärkung vielleicht um eine Resonanz der in dem Gehörgange und in der Trommelhöhle eingeschlossenen Luft handle. In der That gelingt jener Versuch am besten bei Anwendung von tiefen und tiefsten Stimmgabeln, und sind es nach *Helmholtz* [*]) einige von demselben als Resonanztöne des Ohres bezeichnete Töne, nämlich b, b' und fis', welche besonders verstärkt werden.

Mach [**]), dem diese Thatsache völlig entging, bemerkt hingegen, dass alle Töne von noch so sehr verschiedener Höhe gleichmässig (?) verstärkt würden; er kann daher die schon früher von *Rinne* gegebene Erklärung, nach welcher jene Tonverstärkung auf Resonanz zurückzuführen wäre, nicht acceptiren und erklärt sich die fragliche Erscheinung durch „Hemmung des Schallabflusses". *Mach* geht dabei von folgender Voraussetzung aus: Wenn der Schall aus der Luft mittelst des schallleitenden Apparates zum Labyrinth dringt, so muss er auch umgekehrt aus dem Labyrinthe durch den schallleitenden Apparat nach aussen strömen. Die durch die Kopfknochen zum Labyrinthe fortgeleiteten Schwingungen müssen demnach stärker empfunden werden, wenn ihr Abfluss durch den schallleitenden Apparat nach aussen durch irgend ein Hinderniss in dem letzteren gestört wird. Ein solches Hinderniss ist aber z. B. das Zudrücken des Gehörganges, und wird die bei diesem zu beobachtende Tonverstärkung auch dann wahrgenommen, wenn der Gehörgang nicht luftdicht verschlossen, sondern durch ein eingelegtes Gummiröhrchen nur verengert oder, ohne die in ihm enthaltene Luftsäule zu comprimiren, mit dem Finger leicht zugehalten wird.

Mach [***]) stützt sich hierbei zunächst auf folgenden Versuch:

„Ich stelle mich in einem Zimmer auf, ein Beobachter in einem andern. Durch die geschlossene Thüre geht eine Kautschuckröhre. Das eine Ende halte ich in der Hand, das andere steckt im Gehör-

---

[*]) „Ueber die Mechanik der Gehörknöchelchen," Verhandl. d. naturhist. med. Vereins zu Heidelberg. Heidelberger Jahrbücher d. Literatur 1867, S. 896.
[**]) Moleschott's Untersuchungen zur Naturlehre etc. Bd. IX, S. 604.
[***]) a. a. O. und Sitzungsberichte der Wien. Academie 1863.

gang des Beobachters. Wenn ich nun einen vollkommen constanten Ton so leise singe, dass mich der Beobachter nur durch die Kautschuckröhre hört, so vermag er doch sogleich anzugeben, ob ich das Ende der Röhre meiner Stirne oder meinem Gehörgange nähere. Im letztern Falle vernimmt er den Ton stärker."

Bei Wiederholung dieses Versuches wurde es mir sofort klar, dass die menschliche Stimme sich zur Anstellung desselben nicht gut eignet, und erhielt ich trotz sorgfältiger wiederholter Prüfung durchaus nicht das von *Mach* beschriebene Resultat. Da die eigene Stimme sowohl durch die Kopfknochen zum Gehörorgane des Singenden gelangt, als auch aus dessen Munde in die Luft entweicht, und somit auch direkt in das von der Versuchsperson in der Hand gehaltene Gummirohr eindringen kann, so ist der Versuch in hohem Masse unrein. Ausserdem ist es ungemein schwer für die betreffende Versuchsperson, einen vollkommen constanten Ton andauernd leise zu singen. Doch bemühte ich mich dieses so viel wie möglich zu bewerkstelligen. Der im andern Zimmer auscultirende Beobachter behauptete in der Mehrzahl der Fälle den Ton dann am stärksten zu hören, wenn ich das Ende der Röhre vor die Stirn hielt.

Weit sicherer schien es mir, die Versuche mit starken tiefen Stimmgabeln vorzunehmen, da dieselben bekanntlich ihre Schwingungen der Luft äusserst schwer mittheilen und uns somit in den Stand setzen, die durch die Kopfknochen zum Gehörorgane fortgeleiteten Schwingungen resp. den fraglichen Schallausfluss aus dem Ohre einer reinen Untersuchung zu unterwerfen.

Ich bediente mich bei diesen Versuchen der Stimmgabeln c und c'. Setzte ich die Gabeln auf den Scheitel oder nahm ihren Griff zwischen die Zähne, so konnte der im andern Zimmer Beobachtende selbst dann keinen Ton wahrnehmen, wenn ich das Ende der Röhre in die unmittelbare Nähe der Ohröffnung brachte. Verband ich das Rohrende mit einem entsprechend abgestimmten kugelförmigen Resonator, so glaubte der Auscultirende nur zuweilen den Ton wahrzunehmen, sobald ich mein Ohr der Resonatoröffnung näherte. Hiezu ist freilich zu bemerken, dass selbst bei nächtlicher Stille die atmosphärische Luft nicht absolut ruhig ist und daher durch die blosse Verbindung des Resonators mit der Röhre der Eigenton desselben von dem Auscultirenden vernommen wird. Führte ich jedoch das Rohrende in meinen Gehörgang direct ein, so gab der Beobachter constant an, den Ton selbst bei einer Rohrlänge von circa 16 Fuss deutlich zu vernehmen.

Diese Versuche wurden auch dahin von mir abgeändert, dass ich den Griff der elektro-magnetischen Stimmgabel (c und c') mit einem circa 20 Fuss langen Messingdraht in Verbindung brachte und ihn durch die verschlossene Thür in ein anderes Zimmer leitete, so zwar, dass ich den Ton der Stimmgabel nur dann deutlich hören konnte, wenn ich das mit einem hölzernen Mundstück versehene, Drahtende mit den Zähnen fasste. Der Beobachter befand sich in diesem Falle mit mir in demselben Zimmer. Die Resultate waren ganz dieselben wie in dem vorigen Versuche und ergaben demnach, dass nur bei Einführung des Auscultationsschlauches in meinen Gehörgang die zu meinen Kopfknochen geleiteten Schwingungen der Stimmgabel von dem Auscultirenden sicher vernommen wurden.

Wenn somit diese Versuche den von *Mach* beschriebenen Beobachtungen nicht entsprechen und dessen Schallausströmungstheorie nicht zu bestätigen schienen, so lag es mir doch ob, diese Frage noch von einem andern Gesichtspunkte aus der Prüfung zu unterziehen. Ich ging hierbei von folgender Betrachtung aus: Leitet man einen Ton gleichzeitig in den äussern Gehörgang und in die Tuba Eustachii, so werden die auf diesen beiden Wegen fortgeleiteten Schwingungen sich am Trommelfelle begegnen und mit einander interferiren. Von dem Einfluss dieser Interferenz kann man sich durch folgenden Versuch überzeugen: Von einem die Schwingungen der electro-magnetischen c-Gabel *) aufnehmenden Resonator führt ein sich gabelnder Gummischlauch zu einem frischen menschlichen Ohrpräparate; der eine Rohr-Schenkel ist mit dem äussern Gehörgange, der andere mit der Tuba luftdicht verbunden. Mit einem Bohrer ist in die vordere Wand des knöchernen Gehörganges hart am Trommelfell eine Oeffnung gemacht und in dieselbe ein Glasröhrchen eingekittet, welches den zu meinem Ohr führenden Auscultationsschlauch trägt. Sind beide Schenkel offen, so hört man den Ton der Stimmgabel ziemlich stark. Drückt man nun den zum äusseren Gehörgang führenden Schlauch mit dem Finger zu, so dass der Ton allein noch durch die Tuba Zugang hat, so hört man den Ton weit schwächer und etwas höher. Drückt man hingegen das zur Tuba gehende Schlauchende zu, so dass der Ton allein durch den Gehörgang Zugang hat, so hört man den Ton weit stärker, als es der Fall ist bei gleichzeitiger Ton-Zuleitung durch die Tuba.

Aus diesen Versuchen, welche mit demselben Resultate an einem ähnlich hergerichteten Glasmodell mit einer das Trommelfell repräsen-

---

*) Auch die einfachen auf c', c'' und c''' abgestimmten Gabeln wurden zu diesen Versuche benützt und ergaben dieselben Resultate.

tirenden Gummimembran wiederholt werden, geht also hervor, dass die schwachen von der Tuba aus bewirkten Schallbewegungen des Trommelfelles, weil in entgegengesetzter Phase befindlich, auf die weit stärkeren, vom äussern Gehörgange aus auf die Membran einwirkenden Schallschwingungen einen dämpfenden Einfluss auszuüben vermögen.

Wenn demnach, wie *Mach* annimmt, die durch die Knopfknochen zum Labyrinthe fortgepflanzten Schwingungen wirklich durch das Trommelfell nach aussen abgeleitet werden, so müsste man eine Schwächung des Tones eintreten hören, wenn man denselben Ton gleichzeitig durch die Kopfknochen und durch die Luft des Gehörganges dem Ohre zuleitet.

Eine derartige doppelte Zuleitung des Tones kann man sehr einfach auf folgende Weise an sich selbst bewirken: An einem Stative ist eine Stimmgabel, dessen Zinken in verticaler Ebene schwingen, horizontal angebracht. Mit dem Griff der Gabel steht ein hölzerner Stab in Verbindung und zwar von einer solchen Länge, dass er von dem Untersucher bequem zwischen die Zähne genommen werden kann, ohne das Stativ zu erschüttern. Ein anderes Stativ trägt ein mit dem Auscultationsschlauche verbundenes Glasröhrchen, dessen freies Ende zwischen die Zinken der Gabel hineinragt. Nehme ich, nachdem die Gabel angeschlagen, den Holzstab zwischen die Zähne, so höre ich einen starken Ton. Vertausche ich den Holzstab mit dem Auscultationsschlauch und füge das Ende desselben in das Ohr ein, so wird der Ton bedeutend stärker. Fasse ich darauf, ohne den Schlauch aus meinem Ohre zu entfernen, den Holzstab wieder mit den Zähnen, *so höre ich den Ton am stärksten*, während man nach der *Mach*'schen Schallausströmungstheorie im Gegentheil eine Tondämpfung erwarten sollte. Ich bemerke, dass ich dieselben Resultate erhielt, wenn ich den tonzuführenden Holzstab, statt ihn zwischen die Zähne zu nehmen, an den Scheitel oder mitten auf das Hinterhaupt fest andrückte.

Aus diesem Versuche geht hervor, dass die Annahme eines Schallausflusses aus dem Labyrinthe nicht haltbar ist und dass daher der *Mach*'schen Theorie, so physikalisch richtig sie auch gedacht ist, die Prämisse fehlt.

Doch lassen wir noch einen andern Versuch reden, den *Mach* [*)] ebenfalls zu Gunsten seiner Ansicht beschreibt: „Wenn ich meine beiden Gehörgänge, während ich singe, nicht mit dem Finger, sondern mit einer 1 Fuss langen Gummiröhre schliesse, welche von einem Gehörgang in den andern läuft, so vernehme ich keine Verstärkung, sondern im Gegentheile eine Schwächung des Tones. Die Verstärkung tritt aber alsogleich ein, wenn ich die Röhre an irgend einem Punkte mit dem Finger zudrücke. Die Erklärung ist einfach. Beide Trommelfelle liegen symmetrisch zu den Stimmbändern und schwingen daher in gleichen, entgegengesetzten Phasen. Die von beiden Gehörgängen ausgehenden Schallströme heben sich durch Interferenz auf."

In einer spätern Arbeit erklärt *Mach* *) freilich, dass er bei einer Wiederholung dieses Versuches nicht dasselbe Resultat erzielt habe und führt dafür einen zweiten Versuch an, ohne jedoch eine Erklärung für denselben geben zu können: „Fasst man eine gewöhnliche a-Gabel mit den Zähnen und führt aus einem Gehörgang in den andern eine Röhre von 13" Länge und 0,25" Durchmesser, so erhält man eine Verstärkung; eine Schwächung aber, fast bis zum Verlöschen des Tones, wenn man die Röhre in der Mitte zudrückt." *Mach* glaubt, dass es sich vielleicht hierbei um Interferenzen handle.

Ich werde den Beweis zu führen suchen, dass diese Erscheinungen sich allerdings durch Interferenz erklären lassen, jedoch nicht im Sinne der von *Mach* gegebenen obigen Erklärung; und werde mich zu zeigen bemühen, dass dieselben keineswegs mit der *Weber*'schen Annahme einer Resonanz der lufthaltigen Räume des Ohres im Widerspruch stehen.

Bei dem complicirten Vorgange der Schallleitung durch die Kopfknochen scheint es mir zweckmässig, bei meiner Auseinandersetzung von den verständlicheren Principien der einfachen Luftschallleitung auszugehen: Figur V zeigt ein T-Rohr, welches bei T mit einem tonzuleitenden Gummischlauche, bei O mit einem In das Ohr zu nehmenden Auscultationsschlauche versehen wird. Das Seitenrohr R S betrage 1 Par. Zoll. Wenn man einen beliebigen nicht allzu hohen Ton dem T-Rohre zuleitet, so beobachtet man beim Zudrücken des Seitenschenkels bei R eine Tonverstärkung, welche bei Anwendung von tiefen Tönen besonders auffallend ist. Es erklärt sich diese Verstärkung des Tones dadurch, dass die in dem Seitenschenkel abgeleiteten und bei dem verschlossenen Rohrende R reflectirten Schallwellen in Folge des geringen Umwegs mit den direct in das Ohr gelangenden Schallwellen nahe zusammen fallen. Benutzt man z. B.

den Ton c", dessen Wellenlänge 24 Par. Zoll beträgt, so sind die indirecten Wellen, da ihr Hin- und Hergang in dem Seitenrohre R S 2 Zoll beträgt, gegen die directen um den zwölften Theil der ganzen Wellenlänge verzögert.

Wie durch Interferenz beider Wellenzüge bei S eine Tonverstärkung zu Stande kommt, lässt sich auch auf graphischem Wege zeigen. In Figur VI bedeutet die Curve aa eine auf dom Wege T O direct in das Ohr gelangende Schallwelle, bb eine durch den Seitencanal reflectirte Schallwelle des Tons c". Addirt man beide Curven, so erhält man als Summe die Curve cc, mithin eine bedeutende Zunahme der Amplitude. Es ist leicht verständlich, dass bei gleicher Länge des Seitenröhres R S und der Anwendung tieferer Töne beide Wellenzüge noch näher zusammen fallen müssen, da die Länge des Hin- und Herganges in dem Seitenrohr in diesem Falle einen noch kleinern Theil der ganzen Wellenlänge ausmacht. Je höher jedoch die angewendeten Töne, je kürzer demnach die Wellenlängen, desto weiter werden sich beide Wellenzüge von einander entfernen müssen; um so geringer also die Verstärkung. Nimmt endlich die Wellenlänge in der Art ab, dass R S den vierten Theil derselben beträgt, so tritt, wie *Georg Quinke* [*]) gezeigt, durch die Interferenz beider Wellenzüge im Gegentheil eine Dämpfung des Tones ein. Es ist dies der Fall bei Anwendung von g", dessen Wellenlänge 4 Par. Zoll beträgt.

Das Experiment lehrt in der That, dass, wenn man die Töne C, c, c', c", c''', c'' und g'' nach einander der Untersuchung unterwirft, C enorm, sehr deutlich auch c, c', c'' verstärkt werden; bei c''' ist die Verstärkung schon weniger deutlich; c'' wird fast gar nicht verändert; g'' verschwindet bis zum Erlöschen des Tones, sobald das Seitenrohr angeschlossen wird.

Man kann diese Versuche nun zunächst der Art auf das Gehörorgan übertragen, dass man, wie dies schon in einem von mir oben beschriebenen Versuche geschehen, an einem menschlichen Ohrpräparate in die vordere Wand des äussern knöchernen Gehörganges eine Oeffnung bohrt und durch dieselbe mittelst eines Gummischlauches die genannten Töne zuleitet, während der Auscultationsschlauch mit der Tuba verbunden wird. Drückt man die äussere Ohröffnung mit dem Finger zu, so erhält man auch hier die beschriebenen Tonveränderungen je nach der Höhe der benutzten Töne.

So einfach sich dieser Versuch erklärt, so schwierig ist es auf den ersten Blick, dasselbe Princip auch auf die Schallleitung durch die Kopfknochen auszudehnen, da wir es hier mit einer doppelten Schall-leitung, einerseits mit Schwingungen des Knochens, andererseits mit einer Resonanz der lufthaltigen Räume des Ohrs und einer Mitschwingung des Trommelfells und der Gehörknöchelchen zu thun haben.

„Die Schwierigkeit verringert sich indessen, wenn man sich daran erinnert, dass auch bei der Knochenleitung die Schallleitung durch die äusseren und mittleren Ohrtheile die wesentliche Rolle spielt, — eine Thatsache, welche neuerdings von mir zuerst betont und sowohl experimentell als durch die Beobachtung und die nachträgliche Section von Schwerhörigen ausser Frage gestellt worden ist. Auch *Helm-holtz* hat in seiner Arbeit über die Mechanik der Gehörknöchelchen *) diese Frage berührt, und geht nach seiner Ansicht, die „Kopfknochen-leitung" wesentlich durch den knorpligen Theil des Gehörganges und von diesem auf die Luft im Gehörgange und auf das Trommel-fell über: „Wenn man mit der Hand oder einer das Ohr umgrei-fenden Kapsel einen Luftraum vor dem Ohre abschliesst, hört man die eigene Stimme oder eine an die Zähne gesetzte Stimmgabel gut, so lange die Wurzel des Ohrknorpels nicht gedrückt wird; sowie Letzteres geschieht, verschwindet der Ton bis auf einen verhältniss-mässig kleinen Rest." — Dieser Versuch lässt sich noch einfacher anstellen, wenn man das Ohr durch eine nur einen halben Zoll lange, an ihrem äusseren Ende geschlossene Gummiröhre luftdicht abschliesst. Man hört in diesem Falle die auf dem Kopf aufgesetzte Stimmgabel (C, c c¹) sehr stark auf dem verstopften Ohre; drückt man jedoch die Wurzel des Ohrknorpels mit den Fingern, so wird der Ton be-deutend schwächer. Er verschwindet jedoch nicht ganz, weil noch diejenigen Schwingungen übrig bleiben, welche in der Substanz des Knochens zum Labyrinthe sich fortpflanzen, ferner diejenigen, welche von den Wandungen des knöchernen Gehörganges und der Trommel-höhle direct auf das Trommelfell und die Gehörknöchelchen über-tragen worden.

Dass die Schwingungen des Schädelgewölbes sich in der That auf die Luft des äusseren Gehörganges fortpflanzen, beweist ferner folgender Versuch: Eine dünne Metallröhre (Ohrkatheter) wird an einem Stativ horizontal befestigt, so zwar, dass ihr eines Ende in den Gehörgang einer Versuchsperson einen halben Zoll tief eingeführt

---

*) a. a. O.

werden kann, ohne die Gehörgangswände irgend wo zu berühren. Das andere Ende der Röhre steht durch einen Gummischlauch mit meinem Ohre in Verbindung. Setze ich die stark angeschlagene C-Gabel auf den Scheitel der Versuchsperson, so höre ich den Ton der Gabel durch die Röhre deutlich in mein Ohr dringen. Ich bemerke jedoch, dass ich — wie zu erwarten — den Ton weit stärker höre, wenn ich den Auscultationsschlauch direct und luftdicht mit dem äusseren Gehörgang der Versuchsperson in Verbindung bringe.

Man kann sich den weitern Vorgang dieser Schallleitung auch so vorstellen, dass ein Theil der von der Luft des Gehörganges auf das Trommelfell übertragenen Schallwellen von diesem nach innen fortgeleitet, ein anderer Theil — wie meine Versuche mit dem Interferenzotoscop ergeben haben —, von dem Trommelfell zurückgeworfen wird. Wird der Gehörgang nun geschlossen, so werden die von dem Trommelfell reflectirten Wellen jetzt zum zweiten Male reflectirt, auf dasselbe zurückgelangen und somit eine ähnliche Tonverstärkung zur Folge haben können, als es der Fall war in dem oben beschriebenen mit dem T-Rohre angestellten Versuch.

Zur weitern Begründung dieser Vorstellung komme ich auf die bereits oben erwähnte Beobachtung E. H. Weber's zurück, dass durch das Zustopfen des Gehörganges besonders nicht allzu hoch gelegene Töne verstärkt werden. Man kann sich von dieser Thatsache schon einfach dadurch überzeugen, dass man sich eine Spieluhr auf den Scheitel setzt und das eine Ohr ausschliesst. Man beobachtet hierbei, dass die tiefen Töne des Basses vornehmlich auf dem verschlossenen Ohre gehört werden, während dies bei den hoch gelegenen Tönen der Melodie nicht der Fall ist. Stellt man die Untersuchung mit Stimmgabeln an, so werden ähnlich wie in den früher angelegten Versuchen die tiefsten und tiefern Töne am meisten verstärkt; c^{iii} verändert sich sehr wenig, noch weniger e^{iii}, g^{iii} wird durch das Zudrücken des Gehörganges vollständig ausgelöscht. Ich muss allerdings hierbei bemerken, dass ich mich zum Hervorbringen der beiden letztgenannten Töne sehr kleiner und kurzer Gabeln bediente, welche ich mir durch Absägen und Abfeilen gewöhnlicher a-Gabeln angefertigt hatte. Dergleichen kurze Gabeln verklingen äusserst schnell und pflanzen andererseits ihren abscheidenden Ton auch auf die Luft sehr gut fort, so dass die Untersuchung der Schallleitung durch die Knochen keine sehr reine ist. Um durch das Aufsetzen dieser Gabeln die an sich nur kurze Zeit anhaltenden Schwingungen nicht zu stören, hing ich die Gabeln an einem Faden auf und nahm letzteren zwischen die Zähne.

Dass die Länge des Gehörganges eine sehr wesentliche Rolle hierbei spielt, ergiebt sich ferner aus dem Umstande, dass durch Verlängerung des Gehörganges durch verschieden lange Gummiröhren ganz andere Wirkungen hervorgebracht werden können. Führt man z. B. einen etwa 12 Par. Zoll langen Gummischlauch in das eine Ohr luftdicht ein und setzt die Stimmgabel c' auf den Scheitel, so wird der Ton beim Zudrücken des Schlauchendes im Gegentheil gedämpft, da die indirecten an dem Schlauchende reflectirten Wellen um eine halbe Welle verzögert sind, wie bei dem *Quincke'schen* Interferenz-Versuche. Eine Verstärkung von c' erhält man durch einen 24 Zoll langen Schlauch, da der Weg der reflectirten Wellen jetzt eine ganze Wellenlänge beträgt. Verbindet man beide Gehörgänge durch einen 24 Par. Zoll langen Schlauch, so vernimmt man die auf den Scheitel gesetzte Gabel stark tönen, weil beide Ohren sich in diesem Falle gegenseitig verstärken. Drückt man in der Mitte zu, so tritt natürlich eine Dämpfung des Tones ein, da jetzt jedes Ohr mit einem eine viertel Welle langen, an seinem Ende verschlossenen Interferenzschenkel versehen ist. So erklärt sich denn auch derselbe von *Mach* mit der a'-Gabel und einer beide Gehörgänge verbindenden 18 Zoll langen Röhre angestellte Versuch, da diese Rohrlänge der halben Wellenlänge von a' sehr nahe liegt.

Wenn ich nach diesen Ausführungen es für erwiesen erachte, dass bei jener durch den Abschluss des Ohres herbeigeführten Tonverstärkung die Resonanz der in dem äussern Ohrgange eingeschlossenen Luftsäule eine wesentliche Rolle spielt, so bleibt doch noch übrig die mit dieser Annahme im Widerspruch stehenden Resultate zu erklären, welche sich bei meinen und *Politzer's* [*]) Versuchen am todten menschlichen Gehörorgane früher herausgestellt hatten. Die Beobachtungen, welche sowohl von mir als von *Politzer* mittelst eines mit der Trommelhöhle, resp. Tuba verbundenen Auscultationsrohres ausgeführt wurden, ergaben nämlich keine deutliche Verstärkung der auf dem Felsenbein aufgesetzten Gabel (c'), und konnte ich beim luftdichten Verschlusse des äussern Gehörganges keine Verstärkung, im Gegentheil nur eine Dämpfung des Tones beobachten, welche ich aus der stärkern Anspannung des Trommelfells erklärte. Der Grund dieser negativen Resultate ist meines Erachtens zum Theil darin zu suchen, dass bei diesen Versuchen das Felsenbein aus dem Schädel entfernt und vor Allem von der Ohrmuschel getrennt wurde, welche, wie oben auseinander gesetzt,

*) Dieses Arch. Bd. 1, S. 312.

nach *Helmholtz* auch für die Schallleitung durch die Kopfknochen von Bedeutung ist.

Ich habe ferner darauf hingewiesen [*]), dass es mir auch nicht gelang, durch Auscultation des lebenden Gehörorganes vermittelst des Stethoscopes eine Erklärung für das in Rede stehende Phänomen zu finden. Da die betreffende, so eben citirte Stelle meiner Abhandlung wegen ihrer kurzen Abfassung vielleicht nicht verständlich genug ist, so bemerke ich, dass ich das Stethoscop auf den Warzenfortsatz der Versuchsperson aufsetzte, während die Stimmgabel c' mit dem Scheitel oder den Zähnen in Verbindung gebracht wurde. Drückte ich den äusseren Gehörgang der Versuchsperson mit dem Finger zu, so konnte ich damals in der Regel keine Veränderung, nur zuweilen eine Abschwächung des Tones wahrnehmen. — Ich habe nun diese Versuche in neuester Zeit wiederholt und zwar mit einer sehr starken und grossen C-Gabel und beim losen Verschluss des Ohrs zuweilen eine geringe Tonverstärkung beobachtet. *Dieselbe ist jedoch so gering, dass sie mit der von der Versuchsperson wahrgenommenen intensiven Tonverstärkung in keinem Verhältniss steht.* Zuweilen kam es mir vor, als ob der Ton durch den Verschluss des Ohres meinem Ohre nur näher gerückt würde — eine Beobachtung, die auch von *Politzer* bei seinen Versuchen am todten Gehörorgane gemacht wurde.

Diese Auscultation des Warzenfortsatzes hat eben das Missliche, dass hiebei hauptsächlich die Schwingungen des Knochens dem Ohre zugeleitet werden und in zweiter Linie die Resonanz der lufthaltigen Räume des Mittelohres der Beobachtung zugänglich wird, während es doch darauf ankäme, die im äussern Gehörgange abgeschlossene Luftsäule der directen Untersuchung zu unterziehen.

Letzteres ist mir nun mit Hülfe einer sehr einfachen Vorrichtung gelungen, die sich Jeder leicht anfertigen kann:

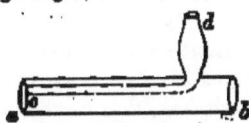

In nebenstehender Figur ist a b eine kurze Gummiröhre, durch deren Wand in der Nähe der einen Oeffnung b eine gebogene, pfeifenartige Glasröhre c d so hineingeschoben ist, dass der feine, längere, in der Figur durch Punkte angedeutete Schenkel derselben im Innern der Gummiröhre verläuft und in der Nähe von a frei endigt, während der dickere, kürzere Schenkel sich ausserhalb der Gummiröhre befindet und mit Hülfe des bei d angebrachten Auscultationsschlauches mit dem Ohre des Beobachters in Verbindung gebracht wird.

---

*) Dieses Archiv Bd. I, S. 815.

Führt man die Gummiröhre bei a möglichst tief in den Gehörgang eines Andern ein, so hören Beide, der Beobachter, wie der Beobachtete die auf den Schädel des Letztern aufgesetzte c'-Gabel gleich stark tönen. Wird die Oeffnung bei b verschlossen, so tritt eine, ebenfalls für Beide gleich stark vernehmbare, sehr deutliche Verstärkung des Tones ein. Wird jedoch die Gummiröhre durch eine bei b mittels eines Glasröhrchens angesetzte längere Röhre auf 12 Par. Zoll verlängert, so tritt — wieder für beide Beobachter in gleichem Grade vernehmbar — beim Verschlusse der äussern Oeffnung der so verlängerten Röhre eine so auffallende Dämpfung des Tones d durch Interferenz ein, dass der Grundton fast verschwindet, während die Octave deutlicher hervortritt.

Durch diesen von Jedem sehr leicht zu wiederholenden Versuch wird die Richtigkeit meiner Auseinandersetzungen über die Resonanz der in dem Gehörgange eingeschlossenen Luftsäule ausser Zweifel gestellt.

Zur Unterstützung der Mach'schen Schallausströmungstheorie macht Politzer den Umstand geltend, dass bei Auscultation der Trommelhöhle (an Präparaten von Menschen und Hunden) eine Verstärkung des Stimmgabeltones eintritt, sobald der Gehörgang mit Wasser gefüllt, oder die äussere Fläche des Trommelfells mit einer Flüssigkeitsschichte bedeckt wird. Ich bemerke dagegen, dass Politzer hiebei zwei in Betracht kommende Momente nicht berücksichtigt hat. Einmal hat Politzer selbst meine frühern Versuche, welche die Uebertragung der Kopfknochen-Schwingungen auf das Trommelfell und die Gehörknöchelchen ausser Zweifel stellten, durch weitere Versuche bestätigt. Ist nun der Gehörgang frei, so geschieht die directe Uebertragung seiner Schwingungen auf das Trommelfell natürlich nur an der Peripherie des Letzteren. Füllt man den Gehörgang jedoch mit Wasser an, so werden jetzt die Schwingungen des knöchernen Gehörganges durch das dem Knochen weit verwandtere Medium des Wassers weit leichter auf die ganze Oberfläche der Membran übertragen, als es der Fall ist, wenn die im Gehörgange befindliche Luft diese Vermittler-Rolle übernimmt. — Ferner ist zu bedenken, dass durch die Anfeuchtung des Trommelfells dasselbe erschlafft und zur Uebertragung tieferer Töne, wie des von Politzer benutzten Tones c', geeigneter werden dürfte.

Wie sich unten weiter ergeben wird, erklärt sich so auch in pathologischen Fällen die durch andere fremde Körper im Gehörgange und in der Trommelhöhle bedingte Verstärkung des Tones.

Es erübrigt nun endlich die von Mach und Politzer gegen meine Drucktheorie erhobenen Einwände näher zu beleuchten. Mach hat den Einfluss des veränderten Labyrinthdruckes dadurch zu prüfen gesucht, dass er von einer Handluftpumpe aus eine mit dem Quecksilber-Manometer versehene, in zwei Zweige getheilte Gummiröhre luftdicht in beide Gehörgänge führte, und den Druck allmählich bis auf zwei Zoll Quecksilber steigerte. Er beobachtete hiebei, dass der Ton verschieden hoher zwischen die Zähne genommener Stimmgabeln schwächer und etwas höher wurde und endlich ganz erlosch, bevor noch der Druck von zwei Zoll erreicht war. Mach schreibt diese Erscheinung lediglich der verminderten Schwingungsfähigkeit des Trommelfelles zu und lässt es unentschieden, welche Rolle hierbei die Druckveränderung im Labyrinthe für sich spielt, da dieselbe, wie er ganz richtig bemerkt, ohne eine gleichzeitige Spannungsänderung des Trommelfells eben nicht zu ermöglichen ist.

Dieser Versuch spricht daher weder für noch wider meine Drucktheorie und bestätigt nur die von mir durch eine Reihe von Versuchen früher festgestellte Thatsache, dass durch vermehrte Anspannung des Trommelfells die Schallleitung durch die Kopfknochen zum innern Ohre gehemmt wird. Andererseits ist dieser Versuch jedoch ein neuer Beweis gegen die Mach'sche Schallausströmungstheorie; denn nach dieser müsste ja bei verminderter Schwingungsfähigkeit des Trommelfells eine Verstärkung des Tones eintreten, während in Wirklichkeit das Gegentheil der Fall ist.

Uebrigens bemerke ich, dass bei diesem Versuche der mit den Ohren verbundene Gummischlauch die Reinheit der Beobachtung wesentlich stören muss, da wie wir oben gesehen haben dergleichen beide Ohren mit einander verbindende Röhren die Resonanz im Gehörgänge durch Interferenz beträchtlich verändern.

Ferner erinnere ich an die vor Jahren von mir gemachte Beobachtung, dass, wenn man den Gehörgang mit dem Finger abschliesst und den Druck auf die Luftsäule des Gehörganges vorsichtig steigert, der Ton einer mit den Kopfknochen in Verbindung stehenden, mittelst Electromagnetismus constant schwingenden Stimmgabel (c, a') ebenfalls allmählich an Stärke zunimmt; dass dieselbe bei einer gewissen Druckhöhe dann wieder nachlässt, aber auf dem verschlossenen Ohr immer noch bedeutender ist, als auf dem offenen anderen.

Was den von Politzer gegen mich erhobenen Einwand betrifft, so hat derselbe geltend gemacht *), dass, wenn die Vermehrung des Labyrinthdruckes die Ursache der Tonverstärkung wäre, dieselbe beim

---

*) a. a. O. S. 325.

Valsalva'schen Versuche in viel höherem Grade eintreten müsste, als
beim Verschluss der äusseren Ohröffnung, da nach seinen Versuchen
„die Druckschwankung im Labyrinth bei Compression der Luft im
äussern Gehörgange nur den dritten Theil desjenigen Druckes beträgt,
den der Inhalt bei Verdichtung der Luft in der Trommelhöhle von
der Tuba aus erführt." Hiergegen bemerke ich, dass, wie meine
neuesten Beobachtungen [*]) ergeben haben, die durch Compression der
Luft im äussern Gehörgange hervorgerufene Labyrinthdruckschwankung
qualitativ verschieden von derjenigen ist, welche bei Verdichtung der
Luft in der Trommelhöhle beobachtet wird, und dass bei einem Druck
auf die äussere Fläche des Trommelfells eine *positive* Schwankung
d. h. eine Bewegung der Labyrinthflüssigkeit vom ovalen zum runden
Fenster, bei einem Drucke auf die *innere* Fläche des Trommelfells
dagegen eine *negative* Schwankung, d. h. eine Bewegung der Flüssigkeit vom runden zum ovalen Fenster im innern Ohre ausgelöst wird.

Bei unsern noch immer mangelhaften Kenntnissen über die Lage
welche die Endorgane des Gehörnerven im innern Ohre einnehmen,
ist vorläufig gar nicht abzusehen, welcherlei Veränderungen dieselben bei den Schwankungen der Labyrinthflüssigkeit erfahren. Es
lässt sich z. B. gar nicht bestimmen, in welcher Weise sich die Spannung der Corti'schen Fasern ändert, sobald die Lamina spiralis
membranacea durch positiven Druck nach der scala tympani, oder
durch negativen Druck nach der scala vestibuli angespannt wird.
Aber wie dem auch sein mag, so kann doch als gewiss angenommen
werden, dass bei einer verschiedenartigen Druckschwankung im Labyrinthe auch eine verschiedenartige Spannungsveränderung der Corti-
schen Bögen erfolgen, demnach auch der eventuelle akustische Effekt
ein verschiedener sein wird.

Wir dürfen uns daher nicht wundern, wenn beim *Valsalva'schen*
Versuche keine Tonverstärkung eintritt, während dieselbe beim Verschluss der Ohröffnung von Jedermann sofort wahrgenommen wird.
Politzer selbst hat beobachtet, dass manche Individuen beim *Valsalva'*-
schen Versuch überhaupt gar keine Tonveränderung wahrnehmen und
hiermit wiederum einen Beweis gegen die von ihm vertretene *Mack*-
sche Schallausströmungstheorie gegeben. Was meine Untersuchung
über diesen Punkt anbelangt, so habe ich angegeben, dass im Gegentheil im Allgemeinen beim *Valsalva'schen* Versuche eine Dämpfung
des Tones und nur im Beginn des Versuches zuweilen eine geringe

---

[*]) Ueber die Druckverhältnisse des Innern Ohres. Dies. Arch. Bd. IV, S. 30.

schnell vorübergehende Tonverstärkung beobachtet wird. Im Anschluss an die von *Politzer* über denselben Punkt bei der Luftleitung
gemachten Beobachtungen erkläre ich mir diese beim Beginn des
Valsalva'schen Versuches mit *Fick* dadurch, dass durch die Luftverdichtung in der Trommelhöhle, wenn dieselbe allmählich gesteigert wird,
zunächst eine Erschlaffung des Trommelfells und erst später bei zunehmender Verdichtung eine Anspannung desselben hervorgebracht
wird.

Um den Einfluss der verschiedenartigen Druckschwankungen im
Labyrinthe auf die Tonveränderung festzustellen, erscheint es übrigens
sehr unzweckmässig, die positive Druckschwankung durch luftdichten
Verschluss des Gehörganges, die negative durch den *Valsalva*'schen
Versuch hervorzubringen, da in dem ersten Falle durch die überwiegende Resonanz des Gehörganges der Versuch unrein ausfällt.
Weit zweckmässiger ist es bei stets offenbleibendem Gehörgange die
positive Labyrinthdruckschwankung durch den negativen *Valsalva*'schen Versuch (Inspiration), die negative Labyrinthdruckschwankung durch den positiven *Valsalva*'schen Versuch (Expiration) hervorzubringen. Auch diese Versuche werden etwas getrübt durch den
Umstand, dass wie oben auseinandergesetzt beim positiven *Valsalva*'-
schen Versuch durch die zunächst eintretende Erschlaffung des Trommelfells eine Tonverstärkung eintreten kann, während durch den negativen
Valsalva'schen Versuch das Trommelfell immer noch mehr nach innen
angespannt wird und eine Erschlaffung desselben dabei nicht möglich
ist. Dieser störende Einfluss lässt sich jedoch dadurch einigermassen
beseitigen, dass man beim positiven *Valsalva*'schen Versuche das Trommelfell nicht allmählich, sondern sofort stark nach aussen anspannt.

Ich bediente mich bei diesen Beobachtungen der Stimmgabeln
C, c c^1 c^u und c^m, welche sowohl auf den Scheitel gesetzt als auch
zwischen die Zähne genommen wurden. Es zeigt sich nun hierbei,
dass die Töne C, c und c^1 beim positiven *Valsalva*'schen Versuch
merklich gedämpft erklingen, während ihre Obertöne deutlicher her-
vortreten, durch den negativen *Valsalva*'schen Versuch mehr oder
weniger verstärkt werden. Sehr deutlich erscheint die Differenz zwischen dem negativen und positiven *Valsalva*'schen Versuche, wenn
man beide schnell auf einander folgen lässt; mache ich zunächst den
negativen Versuch, so höre ich deutlich den Grundton der genannten
tieferen Gabeln, lasse ich darauf den positiven schnell folgen, so
klingt der Grundton gedämpft und die Obertöne werden deutlicher.
Die Töne c^u und c^m erschienen beim positiven *Valsalva*'schen Ver-

suche ebenfalls etwas gedämpft, c'' ausserdem etwas tiefer (?), beim
negativen Versuche konnte ich eine Veränderung dieser Töne nicht
mit Sicherheit wahrnehmen, doch schien bei demselben, wenn er dem
positiven Versuche unmittelbar nachfolgte, ebenfalls eine Verstärkung
einzutreten.

Ich muss dabei bemerken, dass bei sehr starkem Inspirationsdrucke, demnach erheblich gesteigertem positiven Labyrinthdrucke bei
sämmtlichen Tönen nach der anfänglichen Tonverstärkung wiederum
eine Tondämpfung zu beobachten ist. Ob dieselbe auf die grössere
Anspannung des Trommelfells oder des Labyrinthinhaltes zurückzuführen ist, bleibe dahingestellt.

Wenn demnach auch diese Versuche wegen der gleichzeitigen
Spannungsveränderungen im schallauleitenden Apparate keinen Anspruch auf Reinheit machen können, so ergeben dieselben doch immerhin das sichere Resultat, dass durch vermehrte Anspannung des Trommelfelles die Schallfortpflanzung zum innern Ohre gehemmt wird, während andererseits die Möglichkeit nicht ausgeschlossen ist, dass bei
geringer Anspannung des Trommelfells, welche eine ebenfalls *geringe*
positive Drucksteigerung im Labyrinthe auslöst, letzteres zur Perception tieferer Töne geeigneter gemacht wird. —

Die Hauptergebnisse dieser Untersuchungen fasse ich schliesslich
in folgenden Sätzen zusammen:

1) Bei der Schallfortpflanzung durch die Kopfknochen kommen
neben den im Knochen direct zum Labyrinthe fortschreitenden Verdichtungswellen vorzugsweise diejenigen Schallwellen in Betracht,
welche von den Kopfknochen — besonders durch die Vermittelung
der Luft im äusseren Gehörgange — dem Trommelfell und den Gehörknöchelchen und von diesem dem Labyrinthe zugeführt werden.

2) Wie bei der Schallleitung durch die Luft verhalten sich demnach
das Trommelfell und die Gehörknöchelchen als *schallauleitende* Organe.
Die Annahme, dass durch die letzteren die durch den Knochen zum
Labyrinthe kommenden Schallwellen nach Aussen gelangen sollen, ist
unhaltbar. Redet man von einem „Schallausflusse aus dem Ohre", so
kann man hierunter nur diejenigen Schallwellen verstehen, welche
von den Wandungen des äusseren Gehörganges und vom Trommelfell auf die Luft des Gehörganges übergeleitet werden.

3) Durch vermehrte Anspannung des Trommelfelles wird die Schallzuleitung zum Labyrinthe herabgesetzt. Doch kann, wenn gleichzeitig dabei eine geringe positive Druckschwankung im Labyrinthe
hervorgerufen wird, die Perception für tiefere Töne erhöht werden.

4) Die beim Verschluss des äussern Ohrganges eintretende Tonverstärkung betrifft vorzugsweise tiefere Töne und erklärt sich in erster Linie durch die Resonanz der kurzen im äussern Gehörgange eingeschlossenen Luftsäule. Wird der Gehörgang luftdicht zugedrückt, so steht der Annahme nichts entgegen, dass die hierbei eintretende positive Druckschwankung im Labyrinthe ebenfalls zu jener Tonverstärkung beiträgt.

5) Diejenige Tonverstärkung, welche durch Einbringen von flüssigen und festen Körpern in den Gehörgang, so zwar, dass dieselben das Trommelfell berühren, hervorgebracht wird, erklärt sich dadurch, dass durch die fremden Körper die Schwingungen des Knochens auf das Trommelfell leichter übertragen werden und hiedurch der *Schallzufluss zum Labyrinthe* gefördert wird.

II.

Beobachtungen an Ohrenkranken.

Als Hauptmittel zur Prüfung der Kopfknochenleitung bei Schwerhörigen galt und gilt auch heute noch insgemein eine einfache Taschenuhr. Viele Praktiker, ja selbst Ohrenärzte bedienen sich derselben ausschliesslich und halten an der alten und so bequemen Anschauung fest, dass die für die Perception des Uhrgeräusches verringerte oder geschwundene Kopfknochenleitung mit Sicherheit auf ein Leiden des inneren Ohres schliessen lasse. Wie irrthümlich diese Vorstellung ist, zeigt die sehr häufig zu machende Beobachtung, dass durch einen im Gehörgang befindlichen Ohrenschmalzpfropf oder durch einen catarrhalischen Verschluss der Tuba Eustachii die Perception der an den Warzenfortsatz angelegten Uhr vernichtet, und nach Hebung jener pathologischen Veränderungen wieder hergestellt werden kann. Bereits vor mehreren Jahren habe ich mich in einer Reihe von klinischen Beobachtungen *) mit nachfolgenden Sectionen zu zeigen bemüht, dass Erkrankungen des äusseren und mittlern Ohres, welche die Hörweite für die Uhr herabsetzen, auch die Knochenleitung für die Uhr beeinträchtigen können, und dass hierbei sowohl die Schwingungsfähigkeit von Trommelfell und Gehörknöchelchen als auch das Vorhandensein respective der jeweilige Zustand der reso-

---

*) Anatomisch-physiologische Beiträge zur Ohrenheilkunde, Virchow's Archiv Bd. XXIX.

naaasfähigen Hohlräume des äusseren und mittleren Ohres in Betracht
kommen.

Es ist in neuerer Zeit vielfach darauf hingewiesen worden, dass
die Taschenuhr auch für Prüfung der Hörweite als unzweckmässig
erscheinen muss, weil bei Schwerhörigen die Perception des Uhrgeräusches durchaus nicht immer in gleichem Verhältniss mit der Perception der Sprache steht. Die Ursache dieser Erscheinung liegt
meiner Ansicht nach hauptsächlich darin, dass die Sprache ein äusserst
complicirtes System von Tönen und Geräuschen der verschiedensten
Tonhöhen darstellt, während „das Geräusch" einer Taschenuhr sich bei
einer genauen Untersuchung aus einer Reihe von sehr hohen Tönen
zusammengesetzt zeigt. So nehme ich z. B. an meiner Taschen- (Anker-)
Uhr neben dem Tik-Tak-Geräusch einen schleifenden Klang wahr, der
nahezu mit dem Ton c^{III} übereinstimmt.

Ferner ist zu berücksichtigen, dass bei den verschiedenen Taschen-
uhren das Uhrgeräusch ein verschiedenartig zusammengesetztes ist.

Alle diese Uebelstände, welche die Unzweckmässigkeit der Taschenuhr zur Prüfung der Hörweite in ein helles Licht setzen, kommen zunächst nun auch bei der Prüfung der „Kopfknochenleitung"
in Betracht.

Ferner unterscheidet sich dieselbe von der Prüfung der „Luftleitung" wesentlich dadurch, dass uns letztere in Kenntniss setzt, in
welcher Entfernung ein Normalhörender die Uhr hört, und dass wir
somit in der Abnahme der Hörweite einen Maasstab für die Abnahme
der Perception haben, während bei Prüfung der Knochenleitung die
Schallquelle sich stets in derselben Entfernung von den Endausbreitungen
des Gehörnerven befindet. Hört demnach ein Schwerhöriger noch
die an den Warzenfortsatz angedrückte Taschenuhr, so ist damit noch
gar nicht gesagt, ob er dieselbe so laut schlagen hört, wie sie ein
Normalhörender durch den Knochen percipiren muss. Wir dürfen
daher hieraus wohl den Schluss machen, dass der Gehörnerve noch
perceptionsfähig ist, keineswegs jedoch, dass er „integer" ist. Hört
ein Schwerhöriger jedoch die Uhr von dieser Stelle aus nicht, so kann
die Ursache in peripherischen oder innern Störungen oder in beiden
zugleich liegen, und bleibt die Frage durchaus nicht ausgeschlossen,
ob nicht eine stärker schlagende Uhr von demselben Individuum und
von derselben Stelle des Schädels aus gehört würde. Eine derartige
mit stärkern Schlagwerken weiter vorgenommene Untersuchung hat
einmal wegen der damit Hand in Hand gehenden *Veränderung der Tonhöhe* etwas Misslisches und ist aus den oben angeführten Gründen von

eben so geringem *diagnostischen* Interesse als die Entfernung in welcher
Jemand diese oder jene Schallintensität wahrnimmt.

Endlich verdient die Thatsache volle Berücksichtigung, dass die
Perception der Taschenuhr von den verschiedenen Punkten des Schädels aus eine verschiedene ist, dass es z. B. Fälle gibt, in welchen
die Uhr nicht von dem Warzenfortsatze, dagegen von der Schläfenschuppe aus gehört, während in anderen Fällen das Umgekehrte beobachtet wird.

Welche Umstände hier vorzüglich einwirken, lässt sich nur vermuthen.
Die jeweilige Entfernung des Labyrinthes von den verschiedenen
Punkten des Schädels, an welche die Uhr angesetzt wird, kann hie-
bei keinen wesentlichen Einfluss haben, da die Geschwindigkeit des
Schalls im Knochen eine zu beträchtliche ist. *)

Neben der Resonanz der lufthaltigen Räume des Ohres spielt
sehr wahrscheinlich auch die Richtung der Schallwellen hierbei eine
wichtige Rolle; doch lässt sich bei der Unzweckmässigkeit der Uhr
als Schallquelle auch über diesen Punkt nichts Sicheres sagen.

Weit geeigneter zur Prüfung der „Knochenleitung" sind Stimmgabeln, da wir es bei deren Gebrauche mit bestimmten, nahezu reinen
Tönen zu thun haben. Um starke Tonquellen zu erzielen, müssen
grosse, starke Gabeln benutzt werden. Was die Form der Gabel
betrifft, so ziehe ich die in der Physik gebräuchlichen prismatischen
und aus einem Stück angefertigten Gabeln wegen der stärkeren und
länger andauernden Schwingungen den cylindrischen, von *Politzer*
empfohlenen Gabeln vor. Letztere hält *Politzer* für geeigneter, weil
sie ihre Obertöne nicht so stark hören lassen. Doch kann man dies
auch bei den prismatischen Gabeln vermeiden, wenn man sie an den
Zinkenenden mit dem Bogen anstreicht, oder noch einfacher mit einem
Percussionshammer anschlägt. Geschieht Letzteres jedoch mit einem
Stück weichen Holzes, wie dies von *Politzer* geübt wird, so treten
die Obertöne sehr laut hervor — eine bekannte Thatsache, auf welche
Helmholtz neuerdings wieder die Aufmerksamkeit gelenkt hat.

---

*) Dieselbe ist, nach *Chladni's* Methode von mir untersucht, etwa 8½ mal
grösser als in der Luft. Ich benutzte hierzu einen cylindrischen, 4 Fuss langen
und ½ Zoll dicken Stab aus trocknem Rinderknochen, welcher aus einzelnen fest
in einander geschraubten kleinen Stücken angefertigt war. Hielt ich denselben in
der Mitte fest und strich an dem einen Ende mit einem behaarten Tuche, so ent-
lockte ich ihm den Grundton d''. Eine mit diesem Tone verglichene 4 Fuss lange
offene Röhre gibt den Grundton c. Der Quotient beider Töne ist ungefähr 8¾.
(Vgl. die Methode in *Müller-Pouillet's* Lehrbuch der Physik Bd. I, 1869, S. 454.)

Neben den Tönen C, c, c″, o‴ ist namentlich o′, welches auch
meinen früheren physiologischen Beobachtungen zu Grunde lag, als
der zur Untersuchung Schwerhöriger geeignetste Ton von mir in Anwendung gezogen worden. Auch *Politzer* hat sich vorzugsweise dieser Töne bedient und lege ich auf diesen Umstand ein grosses Gewicht, da somit die zum Theil verschiedenen Resultate, welche meine
und seine Untersuchungen ergeben haben, nicht etwa in der Benützung verschieden hoher Töne begründet sein können.

Nach den im ersten Theile dieses Aufsatzes gegebenen physiologischen Erörterungen sollte man erwarten, dass bei peripherischen
Erkrankungen des Gehörorganes, welche die Perception der durch
die Luft zum Ohr gelangenden Schwingungen der Gabel herabsetzen,
auch die Perception durch die Kopfknochen verringert würde. Dies
ist nun auch in Wirklichkeit der Fall, indem in einer grossen Anzahl von Fällen die mit dem Schädel in Verbindung gebrachte Stimmgabel vornehmlich auf dem guten oder weniger betroffenen Ohre gehört wird. Nicht selten wird jedoch derselbe Ton, welcher durch die
Luft auf dem schwerhörigen Ohre schlechter gehört wird, durch die
Kopfknochen auf dem schwer hörenden Ohre stärker vernommen. *)
Die Bedingungen, unter welchen einmal der erste, das andere Mal
der letztere Fall eintritt, liegen einerseits in der Art und Weise der
Erkrankungen der peripherischen Ohrtheile, andererseits jedoch in der
Richtung, welche die Schwingungen der Gabel beim Fortschreiten zum
Gehörorgan einnehmen.

Diese Verschiedenheit der Richtung der Schallwellen ist aber
abhängig von der Verschiedenheit der Schädelstellen, an welchen die
Stimmgabel angesetzt wird. Nimmt dieselbe eine verticale Stellung
auf der Mitte des Scheitels ein, so pflanzen sich die im Griff der
Gabel erregten longitudinalen Schwingungen ebenfalls in verticaler
Richtung von oben nach unten im Schädel fort und treffen in derselben Richtung sämmtliche Theile des Gehörorgans. Wird der Stiel
der Gabel jedoch bei horizontaler Lage der letzteren mit den Schneidezähnen in Berührung gebracht, so schreiten auch die Schwingungen
der Schädelknochen horizontal von vorn nach hinten fort und treffen
demnach in horizontaler Richtung das Gehörorgan. In der Richtung
von hinten nach vorne gelangen sie ferner zu diesem, wenn die horizontal gehaltene Gabel auf die Mitte des Hinterhauptes aufgesetzt wird.

*) Der Erste, welcher diese pathologische Tonverstärkung beobachtete und —
freilich in sehr unwissenschaftlicher Weise — diagnostisch zu verwerthen trachtete,
ist *Schmalz*. Vgl. u. A. dessen „Ueber Untersuchung und Behandlung der Krankheiten des Ohres und Gehöres“. Dresden 1851, S. 9.

Alle diese Stellungen der Gabel bringen es zugleich mit sich, dass gleiche Schallquantitäten gleichzeitig zu beiden Ohren zuströmen, daher sich jene Stellen auch am besten zur Beurtheilung der Intensitätsdifferenzen zwischen beiden Ohren eignen. Weniger passend zu diesem Zwecke ist es, die Gabel in diagonaler Stellung zur Medialebene des Schädels abwechselnd an die rechte und linke Schläfenschuppe anzusetzen, da einmal bei Benutzung der gewöhlichen Gabel niemals eine gleiche Tonintensität auf beide Ohren einwirkt, und abgesehen von dem verschiedenen Druck, unter welchem die Gabel aufgesetzt wird, auch die Stellung der letzteren auf beiden Seiten nicht immer eine adaequate sein wird. Doch kann man, wie sich unten ergeben wird, auch von dieser Stellung der Gabel in gewissen Fällen mit Vortheil Gebrauch machen. —

An einem andern Orte hatte ich mitgetheilt, dass jene beim Verschluss des Gehörganges im Normalen zu beobachtende Tonverstärkung in der bei weitem grössern Zahl der Fälle von peripherischen Ohrerkrankungen vermisst, und nicht selten eine Schwächung, ja zuweilen ein vollständiges Schwinden des Tones beobachtet wird. In einer spätern Mittheilung bemerkte ich, dass in diesen Fällen bei offenen Gehörgängen die Stimmgabel nicht selten auf demjenigen Ohre stärker percipirt wird, welches denselben Ton per Luft schwächer wahrnimmt. *Diese Angaben bezogen sich sämmtlich auf die c'-Gabel, welche in horizontaler Lage mit dem Schneidezähnen in Verbindung gebracht wurde.*

Eine ausführliche Auseinandersetzung dieser Fälle, in welchen die Gabel bei offenen Gehörgängen vorwiegend auf dem schwerer hörenden Ohre vernommen wird, verdanken wir *Politzer*, nach dessen — die meinigen im Wesentlichen bestätigenden — Beobachtungen diese pathologische Tonverstärkung in der Regel bei Ceruminalpfröpfen im äussern Gehörgange, bei Tubarcatarrhen, beim acuten und chronischen Trommelhöhlencatarrh und bei Perforationen (eitrigem Ohrcatarrh) stattfindet. Die Erklärung dieser Tonverstärkung hatte *Politzer* — Anfangs für sämmtliche Fälle — unter Adoption der *Mach*'schen Schallausströmungstheorie darin gesucht, dass durch jene in schallzuleitenden Apparate gesetzten Hindernisse der Schallausfluss aus dem Labyrinthe gehemmt sei — eine Erklärung, welche nach den oben gegebenen physiologischen Erörterungen nicht stichhaltig ist. In neuester Zeit hat *Politzer* *) seine Ansicht in Bezug auf die Perforationen des Trommelfells dahin modificirt, dass die bei

---

*) Neue Untersuchungen über die Anwendung von Stimmgabeln zu diagnostischen Zwecken bei den Krankheiten des Gehörorgans. Wien. med. Wochenschrift Nr. 42, 43, 44.

diesen zu beobachtende pathologische Tonverstärkung ausser in dem
verminderten Schallausfluss auch in der Resonanz der durch die
Trommelfellperforation mit einander vereinigten Räume des äussern
und mittlern Ohres bedingt sei. Dieser letzteren Erklärungsweise
trete ich, als einer physikalisch durchaus gerechtfertigten, vollkommen
bei, werde jedoch weiter unten zeigen, dass noch andere Momente
hierbei in's Gewicht fallen. In seiner ersten Arbeit hatte *Politzer*
die Ansicht vertreten, dass in denjenigen Fällen, in welchen die Stimmgabel auf dem kränkeren Ohre vorwiegend percipirt wird, mit Wahrscheinlichkeit ein Labyrinthleiden anzuschliessen sei, später jedoch diese
Ansicht nur bedingt aufgestellt, hält jedoch noch jetzt daran fest,
dass in den Fällen, in welchen die Gabel auf dem erkrankten oder
schwerer hörenden Ohre schwächer gehört, in letzterem eine Laby-
rintherkrankung anzunehmen sei; *die von ihm benutzte c'-Gabel wurde
seinen Angaben nach gewöhlich auf den Scheitel gesetzt.*

Was mir beim Lesen des soeben citirten Aufsatzes von *Politzer*
zunächst auffiel, war der Umstand, dass jene pathologische Tonverstärkung von demselben weit häufiger beobachtet wurde, als es nach
meinen Untersuchungen der Fall war. Da wir uns bei unseren Untersuchungen desselben Tones bedient hatten, so vermuthete ich die
alleinige Ursache dieser Differenz darin, dass wir uns bei Anwendung
der Stimmgabel verschiedener Ansatzstellen bedienten. Diese Voraussetzung habe ich durch eine grosse Zahl im Verlaufe von fast 4 Jahren
angestellter Parallelversuche, in denen ich bei einem und demselben
Schwerhörigen die Stimmgabel sowohl auf den Scheitel, als an die
Schneidezähne des Oberkiefers, in einer Reihe von Fällen auch gleichzeitig auf das Hinterhaupt aufsetzte, vollständig bestätigt gefunden.

Ehe ich die Resultate meiner Beobachtungen mittheile, muss ich
daran erinnern, dass es zum Hervorbringen jener Tonverstärkung,
welche im Normalen beim Verschluss des Ohres eintritt, durchaus
gleichgiltig ist, auf welchem Punkte des Kopfes die Stimmgabel aufgesetzt wird, ja dass, wie *E. H. Weber* bereits gezeigt hat, die Tonverstärkung auf dem verschlossenen Ohr selbst dann eintritt, wenn
sich die Gabel in der unmittelbaren Nähe des anderen offenen Ohres befindet.

Ebenso wird nun in einer gewissen Reihe von einseitigen Affectionen des Gehörorgans die Stimmgabel von allen Stellen des Schädels aus auf dem kranken Ohre stärker vernommen.

Nach meinen bisherigen Erfahrungen ist dies der Fall:

1) Bei Obturation des äussern Gehörganges durch Furunkel,
Ceruminalpfröpfe, Polypen, fremde Körper (Speck, Knoblauch, Zwie-
bel, Kirschsteine, Erbsen etc.).

2) Bei Anfüllung der Trommelhöhle resp. des Gehörganges, mit flüssigen (Eiter, Schleim) oder festen (Cholesteatommassen, Polypen) Körpern mit oder ohne Perforation des Trommelfells.

6) Bei grossen Substanzverlusten des Trommelfells mit oder ohne noch bestehendem eitrigen Catarrhe.

In allen diesen, mit grösserer Regelmässigkeit jedoch in denjenigen Fällen, in welchen die Behandlung eine Wiederherstellung oder wesentliche Besserung des Hörvermögens bewirkte, wurden die Gabeln C, c, c' von allen Punkten des Schädels aus nur auf dem kranken Ohre vernommen.

Die Ursache dieser Tonverstärkung kann nur für diejenigen Fälle in einer Resonanz der im Gehörgang abgeschlossenen Luftsäule gesucht werden, in welchen, wie in dem physiologischen Versuche, zwischen dem obturirenden Körper und dem Trommelfell sich eine Luftschicht befindet. Bei weitem schwieriger zu erklären sind die weit häufigeren Fälle, in welchen ein Ohrenschmalzpfropf oder andere fremden Körper das Trommelfell berührend den Gehörgang ausfüllen. Wir haben oben gesehen, dass durch vermehrte Anspannung des Trommelfelles die durch die Kopfknochen zum schallleitenden Apparat übertragenen Schwingungen in ihrer Fortleitung zum Labyrinthe behindert werden können. Man sollte demnach annehmen, dass da, wo durch Anliegen von festen Körpern Trommelfell und Gehörknöchelchen abnorm fixirt sind, die Perception von dem Kopfknochen aus ganz bedeutend herabgesetzt sein müsste. Jedoch kommt in diesen Fällen, ähnlich wie es beim Anfüllen des Gehörgangs mit Wasser der Fall ist, der Umstand in Betracht, dass vermittelst der flüssigen resp. festen Körper die Schwingungen des knöchernen Gehörganges auf eine grössere Fläche des Trommelfells leichter übertragen werden. Wenn demnach die Gehörknöchelchen durch die fremden Körper mehr oder weniger fixirt und behindert sind, als ganze Massen zu schwingen, so werden ihnen dafür in reicherem Masse die Longitudinalschwingungen des Knochens zugeführt, als dies im Normalen der Fall ist. Dieselbe Erklärung lässt sich auch für jene Fälle aufstellen, in denen die Paukenhöhle durch flüssige oder feste Körper angefüllt ist, auch hier werden die fremden Massen die Schwingungen der angrenzenden Knochenwände leichter auf das Trommelfell, respective auf die Gehörknöchelchen übertragen müssen. In diesem Sinne könnte man von einer Resonanz der in dem Gehörgange und in der Trommelhöhle befindlichen flüssigen und festen Körpern reden.

Dieselben Verhältnisse kommen demnach auch zum Theil in Betracht in den Fällen von eitrigem Catarrh des Mittelohrs, in denen

nach erfolgtem Durchbruch des Trommelfelles Trommelhöhle und
äusserer Gehörgang andauernd mit Secret angefüllt sind. Nimmt jedoch letzteres, sowie die Schwellung der Weichtheile ab, und werden
äusseres und mittleres Ohr durch eine hinreichend grosse Perforation
des Trommelfells in einen grossen lufthaltigen Raum verwandelt, so
tritt die hierdurch veränderte Resonanz der peripherischen Ohrräume
als tonverstärkendes Moment in den Vordergrund. Hiezu kommt in
gewissen Fällen drittens die in Folge des Trommelfelldefectes eintretende Retraction des Trommelfellspanners und die hierdurch bedingte
Steigerung des positiven Druckes im inneren Ohre.

Einen sehr instructiven Fall der letzteren Art, welcher zur Beurtheilung des fraglichen Zustandes des inneren Ohres von grossem
Interesse ist, theile ich in Nachstehendem mit.

Der an Phthisis pulmonum in der hiesigen Charité darniederliegende 50jährige
Bäcker Wolkert leidet seit drei Wochen an einer rechtseitigen eitrigen Entzündung
der Trommelhöhle mit Durchbruch des Trommelfelles; das linke Ohr verhält sich
in jeder Beziehung normal. Rechts wird die Uhr nicht einmal beim Andrücken an
die Ohrmuschel, die Sprache nur beim lauten Hineinsprechen in das Ohr vernommen.
Auch die vor das rechte Ohr gehaltene angeschlagene e'-Gabel hört Pat. nicht.
*Wird dieselbe jedoch auf irgend einem Punkte des Schädels aufgesetzt, so hört er
dieselbe seiner Angabe nach stets nur auf dem rechten Ohre.* Nach acht Tagen erfolgte der Tod.

Die *Section* des rechten Ohres ergibt: Die häutige Auskleidung des *Gehörganges*
in der Nähe des Trommelfelles stark geröthet mit mässig vielem Eiter bedeckt.
Trommelfell mit Ausnahme eines peripherischen schmalen Streifens und einer etwa
1 Mm. breiten Brücke, welche vertical vom kurzen Fortsatz nach dem unteren Pole
geht, vollständig fehlend. Der *Hammergriff* in seiner ganzen Länge vom Trommelfell getrennt und stark nach innen gezogen. Die Trommelhöhle enthält mässig viel
Eiter; ihre Schleimhaut verdickt und geröthet; die *Gehörknöchelchen* zeigten eine
relative Beweglichkeit, in den Zellen des *Warzenfortsatzes* derselbe Zustand wie in
der Trommelhöhle. Acusticus und Facialis vollständig normal. Die *Schnecke* zeigt
ebenfalls ein normales Aussehen, enthält wenig Pigment. Die Hanschke'schen Zähne
und die Corti'schen Fasern gut zu unterscheiden. In den makroscopisch ebenfalls
normal aussehenden *Säckchen*, *Ampullen* und *Canälen* finden sich, besonders in letzteren, ziemlich zahlreich jene an einem anderen Orte*) von mir besprochenen warzenförmigen Vorsprünge der inneren Wand. Otolithen zahlreich, auch in den Canälen vorhanden.

Das innere Ohr war demnach mit Ausnahme der in den häutigen
Kanälen angetroffenen, nach meinen Beobachtungen als pathologisch
aufzufassenden Bildungen im normalen Zustande, und berechtigt dieser Befund daher nur zu dem Schlusse, dass in ähnlichen Fällen ebenfalls keine *sehr wesentlichen* Veränderungen im innern Ohre vorhanden
sein werden. —

*) Ueber eigenthümliche in den häutigen halbzirkelförmigen Kanälen des
menschlichen Ohres vorkommenden Gebilde. *Virchow's* Archiv Bd. XXXV.

Von ganz besonderm Interesse sind sowohl für den Ohrenarzt als namentlich für den Praktiker diejenigen Fälle von
akutem eitrigen Catarrh des Mittelohres, welche mit drohenden Ge-
hirn- und Allgemeinerscheinungen auftreten und einen Uebergang der
Ohrentzündung auf die benachbarten wichtigen Organe und mit diesem einen lethalen Ausgang befürchten lassen.

In jedem dieser mit hochgradigen Fiebererscheinungen, intermit-
tirenden Frostanfällen, mit Schwindel und Erbrechen, mit vehementen
Schmerzen im Hinterhaupte, einhergehenden eitrigen Entzündungen
habe ich neben den übrigen Hilfsmitteln auch stets die Stimmgabel zu
Rathe gezogen *und bisher in keinem Falle, in welchem die c' - Gabel
von allen Punkten des Schädels aus vorwiegend auf dem erkrankten
Ohre vernommen wurde, einen durch die Ohraffection hervorgerufenen
lethalen Ausgang beobachtet.* Es kam vielmehr bei rechtzeitiger, energischer Antiphlogose und sorgsamer entsprechender Localbehandlung
in der Mehrzahl dieser Fälle zur vollständigen Heilung mit Vernarbung des Trommelfelles und Wiederherstellung des Gehörs. In einem
einzigen Falle, welcher dennoch mit dem Tode endigte, erwies sich
die Ohraffection als zufällige Complication und stand mit der Gehirn-
affection in keiner directen Verbindung:

Der 40jährige Maschinenheizer Boye wird mit eingenommenem Sensorium,
Schmerzen und Sausen im rechten Ohre auf die Delirantenstation der Charité gebracht. Aus dem rechten Ohre Ohrenfluss. Nur die laute Sprache wird auf dieser
Seite in unmittelbarer Nähe der Ohrmuschel vernommen, die c'-Gabel nicht. Auf
der linken Seite spricht Pat. die in etwa 4 Fuss Entfernung vorgesprochenen Flüsterzahlen deutlich nach und hört die vorgehaltene c'-Gabel gut. *Dieselbe Gabel
wird von allen Punkten des Schädels aus immer nur rechts vernommen.* Am 3. Tage
tritt der Tod ein. Die Section (Prof. Cohnheim) ergibt als wesentlichen Befund eine
submeningeale Blutung an der linken Seite des clivus Blumenbachii. Ein Zusammenhang mit dem rechtzeitigen Ohrenleiden ist nicht nachzuweisen.

Die *Section* der Ohren ergibt: *Links.* Aeusserer *Gehörgang* normal. *Trommelfell* hat im obern, hintern Quadranten eine kleine an den Rändern überbläuete Oeffnung, sonst normal. *Trommelhöhle* mit den Gehörknöchelchen zeigt mit Ausnahme
einer leichten Injection nichts Abnormes, *Acusticus* und *Facialis* normal. *Schnecke*
pigmentreich im knöchernen Theile der Spirallamelle. Die einzelnen Zonen
nicht gut zu sehen wegen Verdickung der Corti'schen Membran, und vieler runder
granulirter Zellen, die namentlich die Corti'schen Fasern umgeben. *Säckchen, Ampullen* und die Stelle, wo oberer und hinterer Bogengang zusammenstossen, sehr
reich an Pigmentklumpen; ganz besonders jedoch finden sich letztere an der pin-
selförmigen Ausstrahlung der Nerven. *Die häutigen Gänge* enthalten nur wenige
jener warzenförmigen Gebilde, sind wenig durchsichtig und sehr reich an kleinen
kornartigen Körperchen (Kerne der Epithelien?). Keine Otolithen zu finden.

Rechts: Aeusserer *Gehörgang* leicht geröthet und geschwollen, enthält wenig
Secret. Aus einer übermengrossen centralen Oeffnung des verdickten und gerö-
theten *Trommelfells* entleert sich Schleim und Eiter. Der Hammergriff ist am Pro-

montiorium festgelöthet. Die Schleimhaut der *Trommelhöhle* und der Warzenzellen stark geröthet und so geschwollen, dass nirgends ein lufthaltiger Raum vorhanden; die Knöchelchen sämmtlich in der geschwollenen Schleimhaut versteckt, die Tympanalmündung der Tuba verstopft. Der *Acusticus* selbst von normalem Aussehen, sein Neurilem jedoch bis zur *Schnecke* stark geröthet. Letztere zeigt im Wesentlichen dasselbe Aussehen wie links. Spindelförmige Pigmentzellen reichen hier bis in die membranöse Spirallamelle. Cortische Fasern zu erkennen. Das *häutige Labyrinth* im Allgemeinen wie das der linken Seite; jedoch finden sich an verschiedenen Stellen der Canäle Haufen von Otolithen und jene warzenartigen Gebilde in grösserer Anzahl, besonders an der Vereinigungsstelle des hintern und obern Bogenganges, wo sich auch viel Pigmentablagerungen finden, unter letzteren einige, *welche den Uebergang vom Blutroth zum Braun deutlich zeigen*, ferner massenhafte Otolithenansammlungen, die sich bis zum Sacculus communis erstrecken. Die Dura mater auf dem rechten Felsenbeine zeigt eine starke Röthe.

In practischer Beziehung vor Allem also wichtig ist der vorliegende Ohr-Befund, weil derselbe im inneren Ohre keine Veränderung erkennen lässt, welche auf einen directen Zusammenhang mit dem Hirnleiden schliessen lassen könnte. Der Zustand des innern Ohres zeigt jedoch, dass in diesem trotz der beobachteten Tonverstärkung bereits gröbere Störungen vorhanden sein können.

Ich bemerke hierzu, dass ich mich, wie in dem vorliegenden Falle, in meiner Praxis ausserhalb des Hauses einer kleinen englischen Stimmgabel gewöhnlich bediene, welche durch verschiebbare Gewichte auf verschiedene hohe Töne abzustimmen ist. Diese Einrichtung befähigt diese kleinen Gabeln daher auch zur Hervorbringung von tieferen Tönen (c'), bringt es jedoch auf der andern Seite mit sich, dass die Schwingungen nur schwach ausfallen. Dieser Umstand ist bemerkenswerth, da er uns zeigt, dass selbst bei Anwendung *schwacher* Töne jene pathologische Tonverstärkung beobachtet wird. —

Während in den bisher aufgezählten Fällen die pathologische Tonverstärkung von der Richtung der zum Gehörorgane fortschreitenden Schallwellen durchaus unabhängig zu sein scheint, so hängt es in einer anderen Reihe von Affectionen des Gehörorganes sehr wesentlich von der Schallrichtung ab, ob die Stimmgabel vorwiegend auf dem kranken oder gesunden Ohre, oder auf beiden Ohren gleichmässig gehört wird.

Nach meinen Beobachtungen ist dies der Fall:

1) Nach der Entfernung von fremden Körpern, welche das Trommelfell längere Zeit hindurch berührten.

Besonders häufig beobachtete ich nach der Entfernung von Ohrenschmalzpfröpfen und der Wiederherstellung des Gehörvermögens, dass die Stimmgabel, wenn vertical auf den Scheitel gesetzt, auf dem früher erkrankt gewesenen Ohr auch jetzt noch stärker vernommen wurde, während dieselbe Stimmgabel horizontal auf den Scheitel oder auf die Schneidezähne des Oberkiefers angesetzt, „im ganzen Kopfe" vernommen wurde, der Ton zwischen dem linken und rechten Ohr balancirte.

2) Nach Ablauf von eitrigen Entzündungen des Mittelohres mit Verschluss der Perforationsöffnung im Trommelfell, oder mit noch bestehender Verdickung des letzteren und noch nicht völlig wiederhergestelltem Gehörvermögen.

In zwei derartigen äusserst langwierigen und mit bedeutenden Fiebererscheinungen verlaufenden Fällen wurde die c'-Gabel, solange die Perforation und Secretion bestand, von allen Punkten des Schädels aus nur auf dem kranken Ohre, nach Heilung der Perforation und des Ohrenflusses vom Scheitel (vertical) auf beiden Ohren gleichmässig, vom Hinterhaupte und vom Oberkiefer aus (horizontal) auf dem erkrankten Ohre stärker gehört.

3) Bei Tubarcatarrhen. Bei diesen machte ich sehr häufig die Beobachtung, dass die c'-Gabel vom Scheitel aus (vertical) auf dem kranken Ohre stärker, vom Oberkiefer (horizontal) entweder auf dem gesunden stärker oder auf beiden Ohren gleichmässig gehört wurde.

4) Bei acuter Myringitis. In zwei genauer von mir beobachteten Fällen wurde die c'-Gabel vom Scheitel aus (vertical) stärker auf dem kranken Ohre, vom Oberkiefer (horizontal) auf beiden Seiten gleichmässig vernommen.

5) Bei sehr kleinen Perforationen ohne Secretion und vollständig freiem äusseren und mittleren Ohre.

In einem derartigen Falle, in welchem das rechte besser hörende Ohr Kalkablagerungen auf dem Trommelfell zeigte, wurde die c'-Gabel vom Scheitel aus (vertical) auf beiden Seiten gleichmässig, vom Oberkiefer aus (horizontal) auf dem rechten Ohre stärker gehört.

6) Bei chronischen Trommelhöhlen-Catarrhen ohne Secretion. Bei vermehrter Concavität und ausgesprochener peripherischer Trübung des Trommelfelles wurde in der grösseren Anzahl der Fälle die Stimmgabel (C, c, c') vom Scheitel aus (vertical) stärker auf dem kranken oder weniger gut hörenden Ohre, vom Oberkiefer aus (horizontal) entweder vorwiegend auf dem guten respective besseren Ohre oder im „ganzen Kopfe" vernommen. Das Umgekehrte war der seltenere Fall. Nur zuweilen wurde sowohl vom Scheitel als vom Oberkiefer und Hinterhaupte aus der Ton vorwiegend auf dem kranken Ohre vernommen. Noch seltener war dies der Fall, wenn die Gabel auf die Schläfenschuppe des besseren Ohres in schräger Richtung aufgesetzt wurde; in der Regel wurde vielmehr bei dieser Gabelstellung

der Ton nicht auf dem gegenüberliegenden, sondern dem entsprechenden Ohre stärker gehört.

Eine volle Erklärung aller dieser eigenthümlichen Beobachtungen zu geben scho ich mich ausser Stande, möchte jedoch für die Tubar- und Trommelhöhlencatarrhe annehmen, dass bei horizontaler Richtung der Schallwellen die Mitschwingung des schallleitenden Apparates, bei verticaler Richtung der Schallwellen anderweitige, noch nicht genau zu bezeichnende Momente in den Vordergrund treten. Ich halte es für sehr wahrscheinlich, dass unter den letzteren auch hier Druckveränderungen im inneren Ohre eine wesentliche Rolle spielen, gebe indessen zu, dass eine endgültige Antwort auf alle diese Fragen zur Zeit äusserst schwierig ist. Soviel scheint mir jedoch nach den obigen physiologischen Erörterungen gewiss, dass die abnorme Fixirung des schallleitenden Apparates an sich nur für eine Tondämpfung, aber nicht für eine Tonverstärkung verantwortlich gemacht werden darf. Dies schliesst jedoch keineswegs aus, dass die durch jene Spannungsveränderungen im schallleitenden Apparate hervorgerufenen Veränderungen im Labyrinthe bei einer gewissen Richtung der Schallwellen nicht allein den Einfluss der ersteren neutralisiren, sondern sogar die Ursache einer Tonverstärkung werden können. —

Wir haben oben gesehen, dass bei peripherischen Affectionen des Gehörorganes die Taschenuhr von den Kopfknochen aus sehr häufig schwächer gehört wird, während in denselben Fällen für die Stimmgabel im Gegentheil eine Tonverstärkung eintreten kann. Politzer erklärt sich diese Differenz durch die verschiedene Schallintensität der betreffenden Instrumente und stützt seine Ansicht auf die Beobachtung, dass ein auf dem Scheitel aufgesetztes metronomartiges Schlagwerk, welches ein stärkeres, aber dem Uhrgeräusche ähnliches Geräusch von sich gibt, ebenfalls auf dem peripherisch erkrankten Ohre vorwiegend gehört wird. Wiewohl ich gern zugeben will, dass die Schallintensität hier nicht ohne Einfluss ist, so muss ich nach den oben angeführten Beobachtungen die Schallrichtung jedoch für das wesentliche Moment halten. — Endlich ist auch die verschiedene Tonhöhe hierbei zu berücksichtigen. Wie Politzer bereits beobachtet, werden nämlich die Obertöne einer auf den Scheitel gesetzten tiefen Stimmgabel nicht selten auf dem gesunden resp. bessern, der Grundton der Gabel jedoch auf dem kranken Ohre vorwiegend vernommen. In einer Reihe von chronischen Trommelhöhlencatarrhen, welche ich in dieser Beziehung genauer untersucht, hörten die Kranken die Stimmgabeln C, c, c′ von dem Scheitel aus vorwiegend auf dem kranken, c′′′ jedoch auf dem gesunden stärker; c′′ wurde bald auf dem kranken, bald auf beiden Ohren gleichmässig, bald auf

dem gesunden Ohre stärker gehört. Nun ist ja, wie oben erörtert,
auch das Geräusch einer Taschenuhr aus hohen Tönen zusammengesetzt, während die stärker schlagenden Werke in der Regel tiefere
Geräusche geben. Es darf uns somit nicht wundern, dass das von
Politzer benutzte metronomartige Schlagwerk von den Kopfknochen
aus ebenfalls auf dem peripherisch erkrankten Ohre stärker gehört wird:
Nach meinen oben mitgetheilten Versuchen muss ich, so lange keine
begründetere Erklärung hierfür aufgestellt wird, diese Erscheinung
dahin erklären, dass in jenen Fällen durch die Spannungsveränderungen im schallleitenden Apparate sehr häufig eine positive Drucksteigerung im Labyrinthe hervorgerufen wird, welche der Perception
tieferer Töne günstig ist. —

Da, wie gezeigt worden ist, selbst in den Fällen, in denen tiefere Töne von beliebigen Punkten des Schädels aus vorwiegend auf
dem kranken Ohre gehört werden, bereits secundäre Veränderungen im
Labyrinthe vorgefunden werden können, so wird dies um so eher in
denjenigen Fällen anzunehmen sein, in denen jene pathologische Tonverstärkung nur bei einer gewissen Schallrichtung zu Stande kommt.

Auch in den schwierigen Fällen, in denen Ohrenspiegel und
Catheter durchaus nichts Abnormes zeigen, ergibt die Untersuchung
mit tieferen Stimmgabeln ebenfalls sehr häufig je nach den verschiedenen Ansatzstellen verschiedene Resultate und vermag daher das durch
andere sichere Hilfsmittel von uns gewonnene Krankheitsbild nur zu
verwischen, falls wir nicht des eigenthümlichen Vorganges bei der „Kopfknochenleitung" und ihres nur sehr relativen Werthes fortwährend eingedenk bleiben.

Diese Fälle sind es vorzüglich, welche demnach in mir den
Wunsch erregten, eine objective Controlle der Knochenleitung zu besitzen. Da die Mitschwingung des schallleitenden Apparates auch bei
dieser Art der Schallleitung von mir ausser Zweifel gestellt war, so
lag es nahe, die auf das Trommelfell übertragenen Schwingungen
nach Aussen zu projiciren, und gründete ich auf diese Betrachtung
die objective Prüfung der „Kopfknochenleitung" mit Hülfe des Dop-
pelotoscopes. Die anfänglich mit dieser Methode von mir erlangten
Resultate schienen für ihren diagnostischen Werth zu sprechen und
nahm ich in zahlreichen Fällen von sichtbaren Mittelohrcatarrhen —
sei es nun Zufall oder der Umstand, dass ich die Stimmgabel (c')
Anfangs stets mit dem Oberkiefer in Verbindung brachte — auf dem
betroffenen Ohre eine Tondämpfung mit dem Doppelotoscope wahr.
Jahrelang fortgesetzte Beobachtungen haben mich jedoch belehrt, dass
diese Methode diagnostisch unbrauchbar ist, und stimme ich hierin mit

Politzer — jedoch aus andern als aus den von demselben angegebenen Gründen — völlig überein. Sehr häufig fand ich nämlich in Uebereinstimmung mit *Politzer*, dass das Doppelotoscop bei Ohrenschmalzpfröpfen im knöcheren Abschnitte des äussern Gehörganges, bei Tubar- und Trommelhöhlencatarrhen auf dem erkrankten Ohre im Gegentheil eine bedeutende Tonverstärkung wahrnehmen liess. Es war natürlich, dass *Politzer* als Anhänger der Schallanströmungstheorie hiefür keine Erklärung finden konnte. Bei Berücksichtigung der obigen physiologischen Erörterungen lässt sich jedoch leicht einsehen, wie diese objectiv wahrzunehmende Tonverstärkung zu Stande kommen kann. Verbinden wir nämlich unser Ohr mit dem Gehörgang eines anderen Individuums durch eine in den letztern luftdicht eingeführte Röhre, so sind die auf unser Ohr übertragenen Schwingungen einer auf den Schädel der Versuchsperson aufgesetzten Stimmgabel sehr zusammengesetzter Art. Es treten nämlich in erster Linie die starken Schwingungen des knorpligen Gehörganges durch die Wandungen der Röhre und die in letzterer enthaltene Luft direct auf unser Ohr über. Hiezu kommen zweitens die auf die Luft des Gehörganges übertragenen und vom Trommelfell reflectirten Schallwellen; endlich diejenigen, welche direct vom knöchernen Gehörgang auf das Trommelfell und von diesem auf die Luft des Gehörgangs übergehen. Man sieht, dass sich hier wiederum die acustischen Verhältnisse eines T-Rohres geltend machen, indem der Gehörgang als kurzer durch das Trommelfell nach innen abgeschlossener Seitenkanal für den objectiven Beobachter denselben tonverstärkenden Einfluss auf tiefere Töne auszuüben vermag, welchen wir bei Besprechung der durch den Verschluss des Gehörganges hervorgerufenen subjectiven Tonverstärkung kennen gelernt haben. Man sollte demnach glauben, dass in den Fällen, in welchen der Zugang zum Trommelfell durch fremde Körper (Ohrenschmalzpfröpfe) verlegt oder dessen Reflectionsfähigkeit durch Verdickung oder vermehrte Anspannung erhöht ist, die objective Prüfung der Knochenleitung eher eine Verstärkung als Dämpfung des Tones ergeben müsste. In der That war dies der Fall in einer grossen Reihe von Beobachtungen, *in welchen ich mich mit Hülfe des Interferenzotoscopes*[*] *von einer auf dem erkrankten Ohre vermehrten Schallreflexion überzeugen konnte*, während allerdings auch nicht selten der Fall eintrat, dass das stärker reflectirende Ohr bei objectiver Prüfung der Knochenleitung eine Tondämpfung wahrnehmen liess. Der jedesmalige Einfluss des schalleitenden Apparates auf die objectiv zu be-

---

[*] Dieses Archiv Bd. III, S. 166 und 299.

obachtende Tonintensität lässt sich hierbei oben sehr schwer ermessen, weil derselbe durch andere, schwerer wiegende Momente in den Hintergrund gedrängt wird. Diese sind vor Allem zu suchen in der verschiedenen Intensität, mit welcher die Schwingungen beider Schädelhälften und somit auch die der beiderseitigen Gehörgangswände nicht selten erfolgen werden, ferner in der durch die verschiedene Räumlichkeit bedingten Resonanz des Gehörgangs, wie dies von *Politzer* bereits betont ist; auch muss die Ohrmuschel, je nachdem sie vermöge ihrer Elasticität in stärkere oder schwächere Mitschwingung versetzt wird, hierbei von entschiedenem Einfluss sein.

Endlich muss noch darauf aufmerksam gemacht werden, dass zu einer reinen, fehlerfreien Beobachtung das *luftdichte* Einsetzen des Doppel-Otoscopes in die Ohrgänge der Kranken unerlässlich ist. Wie ich in meiner Arbeit über das Interferenz-Otoscop gezeigt, überzeugt man sich von dem luftdichten Einsetzen des Apparates dadurch, dass man den Auskultationsschlauch — nach Entfernung des Ohrstückes desselben in den Mund nimmt und die Luft in diesem Schlauche abwechselnd verdichtet und verdünnt; der Kranke muss hierbei ein deutliches Gefühl der Anspannung der Trommelfelle angeben. Alle objectiven Beobachtungen, bei welchen diese Vorsichtsmassregel unterlassen wurde, sind vollständig werthlos. Diesem auch von mir früher nicht beachteten Umstande muss ich es zum grossen Theil zuschreiben, dass ich in neuerer Zeit in einer grossen Anzahl von Mittelohrcatarrhen auf dem stärker erkrankten Ohre eine Tonverstärkung beobachtete, während dies bei meinen ersten Untersuchungen nur selten der Fall war.

Nach diesen Auseinandersetzungen wird auch begreiflich, . dass die objective Prüfung der „Knochenleitung" mir über die Frage, in welcher Weise die Schallrichtung die subjective Wahrnehmung beeinflusst, keine Aufschlüsse geben konnte. So beobachtete ich z. B. bei einer grossen Anzahl von chronischen Trommelhöhlencatarrhen mit mehr oder weniger ausgesprochenen Trommelfellveränderungen, dass die Kranken c' vom Scheitel aus auf dem schwerer erkrankten Ohre, vom Oberkiefer aus auf dem besseren Ohre stärker hörten, während das Doppelotoscop das eine Mal eine Tondämpfung, das andere Mal eine Tonverstärkung auf dem schlechteren Ohre ergab, *gleichviel ob die Gabel auf den Scheitel oder auf den Oberkiefer aufgesetzt wurde.* In einer andern Reihe von Fällen wurden je nach dem verschiedenen Ansetzen der Gabel auch objectiv Veränderungen in der Tonintensität beobachtet, welche jedoch in keiner gesetzmässigen Beziehung zur subjectiven Wahrnehmung zu stehen schienen.

Gegenüber dieser Unzuverlässigkeit der objectiven Prüfung der „Knochenleitung" ergibt nun die Untersuchung der Schallreflexion mittelst des Interferenz-Otoscopes weit sicherere Resultate, da wir es hier lediglich mit Schwingungen der Luft und des schallauleitenden Apparates zu thun haben. Es ist daher von grösstem Interesse, die Angaben der Kranken über die Ton-Wahrnehmung durch die Kopfknochen mit Hülfe dieser Methode zu controliren, da dieselbe im Stande ist, ein reines Bild der jeweiligen Function des schallauleitenden Apparates zu geben.

Es würde zu weit führen, wenn ich sämmtliche Ergebnisse solcher an *einem und demselben* Kranken vorgenommenen Controllbeobachtungen darlegen wollte. Ich werde mich vielmehr begnügen, die Haupttypen kurz zusammenzufassen, wobei ich stets solche Fälle im Auge habe, in denen das Trommelfell in seiner Continuität erhalten ist, und die Auscultation (Catheterismus) ein freies, sonores Blasegeräusch zeigt.

. Was zunächst die chronische Trommelhöhlencatarrhe betrifft, so beobachtet man in einer Reihe von Fällen, wo die Kranken die c'-Gabel vom Scheitel aus auf dem schlechteren Ohre, vom Oberkiefer, resp. vom Hinterhaupte aus im ganzen Kopfe oder auf dem besseren Ohre wahrnehmen, auf dem schlechteren Ohre eine vermehrte Reflexion. In einer andern Reihe solcher Fälle ist jedoch die Reflexion auf beiden Seiten gleich. Nicht selten ist sie sogar auf dem schlechteren Ohre sogar bedeutend geringer als auf dem guten. — Umgekehrt wird zuweilen die c'-Gabel vom Scheitel aus auf dem guten Ohre oder im ganzen Kopfe, vom Oberkiefer oder Hinterhaupte aus auf dem schlechteren Ohre vernommen, während die Reflexion auf dem schlechteren Ohre vermehrt oder auch auf beiden Seiten gleich ist.

Ein ähnliches Verhalten zeigen im Allgemeinen auch diejenigen Fälle, in welchen am Trommelfell nichts Abnormes zu finden ist und uns die Anamnese über die Entstehung des Leidens vollständig im Dunkeln lässt. Nicht selten jedoch, und zwar meist da, wo nur das eine Ohr befallen und in seiner Function bedeutend herabgesetzt war, beobachtete ich, dass die c'-Gabel *von allen Punkten des Schädels* nur auf dem kranken Ohre gehört wurde, während das Interferenzotoscop eine *geringere* Reflexion auf der kranken Seite zeigte. Auch dann, wenn die Stimmgabel in schräger Stellung auf die Schläfenschuppe des gesunden Ohres aufgesetzt wurde, gaben die Kranken mit aller Entschiedenheit an, den Ton nur auf dem kranken Ohre zu hören — eine Beobachtung, die ich bei chronischen Catarrhen nur sehr ausnahmsweise gemacht habe. — Wie erklären sich nun diese schwierigen Fälle? Leitet (nach den Ergebnissen der Untersuchung mit Hülfe des Interferenz-Otoscopes) der schallzuleitende Apparat auf der kranken Seite besser wie auf der gesunden Seite, so muss nothwendig eine Erkrankung des inneren Ohres angenommen werden, welche die Perception von Luftschwingungen bedeutend herabsetzt. Wenn trotzdem per Kopfknochen der Ton von allen Punkten des Schädels vorwiegend auf dem kranken Ohre wahrgenommen, so muss der Grund hierfür darin gesucht werden, dass die Perception von den Kopfknochen aus einerseits — wie oben gesagt — trotz einer Labyrinthaffection nicht herabgesetzt zu werden braucht, andererseits jedoch durch die bessere Funktion des schallzuleitenden Apparates verstärkt wird.

Am belehrendsten sind diejenigen Fälle, in welchen sowohl die Anamnese als die Prüfung der Reflexion auf ein Leiden des innern Ohres hinweisen. Folgende Beispiele mögen zur Illustration dienen:

1) Der 21jährige Landwirth Joh. Hermann gibt an, vor etwa 6 Monaten in Folge eines Sturzes mit dem Pferde neun Tage in Bewusstlosigkeit zugebracht und darauf auf dem linken Ohre taub geworden zu sein. Ein Bluterguss soll aus dem Ohre nicht stattgefunden haben. Die objective Untersuchung des äusseren und mittleren Ohres ergibt beiderseits vollständig normalen Verhalten, das rechte Ohr hört völlig normal, das linke nur laut gesprochene Worte in unmittelbarer Nähe der Ohrmuschel. Die stark angeschlagene und vor das linke Ohr gehaltene c'-Gabel hört Pat. auf dieser Seite gar nicht, durch den entsprechenden Resonator verstärkt nur äusserst schwach. *Die Untersuchung mit dem Interferenz-Otoscop zeigt eine grössere Reflexion, demnach eine geringere Schallaufnahme auf dem gesunden, rechten Ohre. Die Schwingungen der auf den Scheitel gesetzten c'-Gabel vernimmt Pat. nur auf dem rechten Ohre; wird die Gabel jedoch an die Schneidezähne des Oberkiefers angedrückt, „im ganzen Kopfe".* [*)]

2) Der 26jährige Cand. med. D., schon früher öfters an Congestionen nach dem Kopfe leidend, kommt vor 3 Wochen nach reichlichem Biergenuss unsicheren Ganges Abends nach Hause. Am andern Morgen stellen sich Schwindel, Erbrechen und Ohnmacht ein. Diese beunruhigenden Erscheinungen gehen bald vorüber, lassen jedoch einen dumpfen Druck in der linken Kopfseite, fast vollständige Taubheit des linken, bis dahin völlig gesunden Ohres und einen bis jetzt noch anhaltenden, auffallend schwankenden Gang zurück. Die gleichzeitig in dem kranken Ohre auftretenden subjectiven Gehörsempfindungen schildert Pat. als eine fortwährende „Orchestermusik". Sonstige Lähmungserscheinungen sind nicht vorhanden. Sehr laut gesprochene Worte werden links gar nicht vernommen, die c'-Gabel kaum mit Hülfe des entsprechenden Resonators. *Die Schallreflexion ist beiderseits ziemlich gleich, links eher etwas geringer als rechts. Die c'-Gabel wird vom Scheitel aus immer auf dem gesunden Ohre, vom Hinterhaupte aus immer auf dem kranken Ohre*

---

*) Dieser Fall ist in meiner Arbeit: „Zur Erkennung der Simulation einseitiger Taubheit", Berlin. Klin. Wochenschr. 1869 Nr. 9 u. 10, bereits beschrieben worden.

vernommen. Das rechte Ohr ist in jeder Hinsicht normal. Links zeigt das Trommelfell mit Ausnahme einer leichten intermediären Trübung im hintern obern Quadranten nichts Abnormes; bei der Auscultation(Catheterismus) hört man Aufangs leichte, grossblasige ferne Rasselgeräusche. Nach der Luftdouche durch den Catheter tritt eine erhebliche Verminderung der subjectiven Hörempfindungen und eine geringe Hörverbesserung ein, so dass Pat. jetzt laut gesprochene Zahlen in der Nähe der Ohrmuschel vernimmt.

Zu diesem Falle, in welchem es sich augenscheinlich um ein morbus labyrinthi nach *Ménière* handelt, will ich noch kurz bemerken, dass nach wiederholter Application des Heurteloup'schen Blutegels auf den proc. mastoid. die subjectiven Gehörsempfindungen vollständig geschwunden sind; auch die Druckerscheinungen im Kopfe und Ohr haben bedeutend nachgelassen. Der freilich noch immer schwankende Gang ist bedeutend sicherer geworden. Das Gehör hat sich nur insoweit gehoben, dass Pat. jetzt auch die Flüstersprache in der unmittelbaren Nähe der Ohrmuschel versteht. Auch hat die öftere Wiederholung des Catherismus keinen weiteren Effect gehabt.

Zu diesen Fällen, welche eines weiteren Commentars nicht bedürfen, könnte ich noch andere hinzufügen, in denen *nach Aussage der Kranken* durch heftige Schalleinwirkung (Knall der Kanonen, Explosionen etc.) eine einseitige, bleibende Taubheit hervorgerufen wurde. Diese Fälle sind jedoch selten rein und die bestehende Taubheit sehr häufig — wie die objective Untersuchung mit Ohrenspiegel, Catheter und Interferenz - Otoscop ergibt — überhaupt nur oder wenigstens zum Theil auf ein peripherisches Leiden zurückzuführen. —

·In der vorliegenden Abhandlung habe ich mich durchweg auf die Vorführung solcher Fälle beschränkt, in denen nur ein Ohr leidend oder das eine Ohr erheblicher erkrankt ist als das andere. Wo beide Ohren in ziemlich gleichem Grade afficirt sind, bietet die Prüfung der „Knochenleitung" noch weniger sichere Anhaltspunkte; in der Regel wird in diesen Fällen die c'-Gabel von den Kopfknochen aus gleich stark in beiden Ohren vernommen, doch ist auch hier nicht selten je nach den verschiedenen Ansatzstellen der Gabel die Tonempfindung auf dem einen oder andern Ohre stärker. —

Endlich muss noch eines Punktes kurz gedacht werden, der meines Erachtens volle Berücksichtigung verdient. In der Regel wird bekanntlich auf dem Ohre, auf welchem das Sprachverständniss herabgesetzt ist, auch die c'-Gabel per Luft schwächer wahrgenommen. Zuweilen macht man jedoch die eigenthümliche Beobachtung, dass in solchen Fällen *die Stimmgabel per Luft auf beiden Seiten gleich stark, ja sogar auf dem sonst schwerer hörenden Ohre stärker gehört wird,* und dass vom *Oberkiefer, seltener vom Scheitel aus, die Tonempfindung ebenfalls auf dem kranken Ohre vorwiegt.* Ich behalte mir vor, auf diese merkwürdige Erscheinung, die ich besonders bei rheumatischer Facialislähmung beobachtet habe, an einem andern Orte näher einzugehen. —

Die Hauptresultate der vorliegenden Untersuchungen an Ohrenkranken lassen sich in folgenden Sätzen kurz zusammenfassen:

1) Die Prüfung der sogenannten „Knochenleitung" bietet für die Diagnostik der Ohrenkrankheiten im Allgemeinen sehr unsichere Anhaltspunkte, *weil bei verschiedenem Sitze des Ohrenleidens dieselben pathologischen Veränderungen der „Knochenleitung" beobachtet werden können.*

2) Werthvoller ist diese Untersuchungsmethode für den practischen Arzt bei einseitigen, akut und mit drohenden Symptomen auftretenden eitrigen Ohrcatarrhen; *solange in diesen Fällen die auf beliebige Punkte des Schädels aufgesetzte c'-Gabel constant auf dem leidenden Ohre stärker percipirt wird, ist eine ernstere Ohraffection und ein Uebergreifen derselben auf das Gehirn mit grosser Wahrscheinlichkeit auszuschliessen.*

Ein Fall von natürlicher Eröffnung des Antrum mastoideum

Dr. A. Magnus

in Königsberg in Preussen.

Ein junger Mann von 21 Jahren erinnert sich, während seiner Kindheit viel an dem linken Ohr gelitten zu haben. Die Angehörigen datiren seine Erkrankung von dem zweiten Lebensjahre. Eine Narbe auf dem linken Jochbogen, mit dem Knochen nicht verwachsen und sehr unscheinbar, ist ein Zeichen einer Erkrankung in der Gegend des gleichnamigen Auges, welches aber selbst keinen Schaden davon zurückbehalten. Die Ohrkrankheit zeigte sich in dem zweiten Lebensjahre mit Schmerzen, starkem anhaltendem Ausfluss und bald auch bildete sich eine Oeffnung hinter dem Ohre, die lange offen blieb und dann verheilte. Die Narbe ist wulstig und findet sich jetzt dicht an dem Proc. mast. in dem Winkel zwischen dem Ohrknorpel und dem Ansatz des Musc. sternocleidomastoideus. In späteren Zeiten und bis jetzt her hat sie sich in keiner Weise verändert. Der Ausfluss aus dem Gehörgang hat aber auch später noch angedauert mit zeitweiligen Schmerzen und zeitweiligen Unterbrechungen, bis sich in seinem achten Jahre, wiederum unter Schmerzen, eine Oeffnung höher hinauf im Pr. mast. gebildet hat, und nun auch von hier aus eine ununterbrochene Eiterung erfolgte. Die Schwerhörigkeit auf diesem Ohre war bedeutend, und häufig machten sich Exacerbationen der Entzündungserscheinungen bemerklich.

Man spritzte die Oeffnungen, so gut man es verstand, aus und, als sich die Oeffnung im Pr. mast. noch mehr vergrösserte, wurde

von einem Arzte ein Pflaster aufgeklebt und je nach dem Bedürfniss
der Reinlichkeit, welches aber nicht allzu bedeutend gewesen ist, ge-
wechselt. Dieser Zustand dauerte Jahre, bis die Oeffnung wieder
sich schloss, und begann dann wieder unter Schmerz im dreizehnten
Jahre sich zu bilden. Knochenabgang ist nie zu seiner Kenntniss
gekommen. Allmählig aber quoll nebst dem flüssigen Eiter aus der
immer grösser werdenden Oeffnung eine schwärzliche Masse, die an
der Luft allmählig trocknete und einmal in der Grösse einer Kirsche
abgebröckelt ist, sonst aber in allmählligem Wachsthum unverändert
bestand und einen penetranten Geruch verbreitete. Der Gehörgang
sonderte für beständig eine mässige Menge Feuchtigkeit von üblem
Geruch nebst Flocken und Fetzen ab. Die Behandlung bestand in
Abspritzen, hinter dem Ohr ein Pflaster, ab und zu eine Vertröstung
auf ein späteres Jahr, da die Pubertät doch schon überschritten war;
dabei war das Gehör schlecht und wurde nur wegen des guten anderen Ohres nicht in hohem Grade vermisst.

Als ich den Kranken zu Gesichte bekam, hatte er ein blasses
Aussehen, war aber sonst gesund und konnte sein Geschäft versehen.
Das Gehör auf der linken kranken Seite betrug $1/70$ der normalen
rechten Hörweite ungefähr. Die Ohrmuschel ist normal, die kranke
Stelle schmerzlos, das Ohr ohne subjective Hörempfindungen. Trotz
sorgfältiger Reinigung des Gehörganges konnte eine genaue Deutung des
Hintergrundes, resp. des Trommelfelles nicht stattfinden, weil der knöcherne Gehörgang von hinten nach vorne etwas komprimirt und die ganze
Bekleidung des äusseren Gehörganges einigermaassen angeschwollen
und unrein blieb. Hinter dem Ohre, etwa einen Zoll über dem An-
satze des Sternocleidomastoideus findet sich ein kreisrunder Defekt
der Cutis, von der Grösse eines Zweigroschenstückes, vielleicht noch
grösser. Die Grenze dieses Defektes ist geröthet, in seiner Textur
verdünnt und an die darunter liegende ebenfalls kreisrund ausgelochte
Knochentafel des Proc. mast. unbeweglich angelöthet. Innerhalb
dieser harten Grenze, einige Linien das Niveau des Warzenfortsatzes
überragend, findet sich eine schwärzliche, pilzförmige Wucherung,
deren blättriges Gefüge auf der Oberfläche an eine Kohlpflanze und
sofort an diejenigen Gebilde erinnert, in denen man Aspergillus-
Wucherung zu finden pflegt. Da die Einspritzung von Wasser in
den Gehörgang sowohl wie in diese Formbildung argen Schwindel
erregte, so versuchte ich mit einem Myrthenblatte dieses Gebilde zu
umkreisen und die Tiefe seines Ursprunges zu erkennen, war aber
nicht wenig erstaunt, als ich immer tiefer und tiefer eindringen konnte
und mit leichter Mühe endlich mittels einer Pincette einen länglich gestreck-

ten Pfropf von ein und einem halben Zoll Länge und der Dicke eines starken Fingers aus dem vorhin beschriebenen Loche entfernte und sodann einen Einblick in die einem solchen Inhalte entsprechende kraterförmige Höhle hatte, welche horizontal in der Richtung von aussen nach innen sich in den Schädel einsenkte. Nach genauerer Reinigung stellte es sich heraus, dass der Grund dieser Höhle durch eine nicht unbeträchtliche Oeffnung mit dem äusseren Gehörgang in Verbindung steht, so zwar, dass der hintere Umfang dieses Loches in der knöchernen Gehörgangswand sich da befindet, wo das Trommelfell eingefalzt ist. Die Wände des Kraters sind von einer sammetartigen, aber wenig zur Blutung neigenden Membran ausgekleidet, und in den mannigfachen Nischen derselben finden sich noch ziemlich beträchtliche Stücke und Fetzen von derselben Organisation, wie sie die fortgenommene Masse in ihren äusseren Schichten darstellt. Der Pfropf hat in seiner Totalität ein blättriges Gefüge in der Art, dass die äusserste Hülle gleich einem Handschuhfinger das Ganze umgibt und dass die nächste Schicht der älteren denselben Dienst erweist, nur mit der Abweichung, dass die Schichten nach innen zu mehr und mehr durch Druck und Zersetzung gelitten haben und nicht so vollkommen aufgewickelt werden können. Die vorderen Theile, die mit Pflaster und Luft in Berührung gewesen, sind trocken und brüchig, während die hinteren Theile sich leicht aufblättern lassen. Am vollkommensten sind die äusseren jüngsten Schichten, die sich durch eine reine weisse Farbe und entschiedenen Perlmutterglanz auszeichnen, während die älteren Schichten bräunlich-schwärzlich sind.

Unter dem Mikroskop findet sich die Membran von streifigem Ansehen, welches der Ausdruck einer feinen regelmässigen Faltenbildung ist. Zusammengesetzt ist dieselbe aus neben einander gelagerten Zellen, die rundlich sind und einen körnigen Inhalt haben. Ausserdem sieht man eine grosse Menge von Pilzsporen an jeder Stelle, eine nicht beträchtliche Anzahl von Pilzfäden, die theilweise gabelförmig gespalten sind (*Wreden* Fig. 25), nirgend aber konnte ich an denselben ein Sporangium (Fig. 6) noch weniger jene zierlichen Zeichnungen entdecken, welche die weiteren Reifungsstadien des fruchttragenden Capitulums gewähren. Ueberdies fand sich eine nicht unbedeutende Anzahl regelmässiger Cholestearin-Crystalle vor.

Das innere Ende des Gehörganges, zumal in der Umgebung des Kommunikationsloches, ist auch von dieser schleimhautähnlichen Membran bekleidet. Nach Entfernung jener Gebilde zeigt das Gehör eine unbeträchtliche Besserung, die aber ziemlich stark zunahm, als ich mittels des Katheters in die übrigens ganz freie Tuba Luft einblasen hatte, wobei es sich dann unzweifelhaft herausstellte, dass das Trommelfell nur in den äusseren Schichten verdickt und zum Theil granulirend, aber sonst intact sein musste. Der ganze Process ist also zur Zeit in denjenigen Knochentheilen lokalisirt, die ausserhalb des mittleren Ohres liegen und durch Vernarbungsprozess von diesem getrennt.

Um zunächst alle Reste zu beseitigen, verordnete ich den häufigen aber sehr gelinden Gebrauch der Spritze, weil eine ganz gewaltige Neigung zum Schwindel sich bemerklich machte, sobald ein etwas kräftiger Wasserstrahl in die Tiefe drang. Ferner habe ich bei solcherlei Bildungen, bei denen Pilzwucherungen sich gefunden haben, den Gebrauch von öligen Substanzen mehrmals von entschiedenem Erfolge begleitet gesehen, und glaube, dass durch die Erweichung der abgelagerten Membranen eine sichere, leichte und schnelle Entfernung desjenigen Substrates ermöglicht wird, in dem sich eben die Pilzsporen festsetzen können und wachsen, und zwar auch durch die Patienten selbst, wenn sie eine zweckmässige Spritze haben. Die wiederholte, scrupulöseste Reinlichkeit wenige Tage fortgesetzt beendigte die weitere Pilzwucherung und ein Zusatz von einigen Tropfen aq. creosot hatte den Zweck, den fatalen üblen Geruch zu beseitigen. Allerdings ist auch Creosot nicht eben wohlriechend, aber es bedarf auch nur geringer Menge, um den Zweck vollkommen zu erreichen. Nach etwa acht Tagen hatte die auskleidende Membran das granulöse Aussehen verloren und die Anwendung einer mässig starken Höllensteinsolution mittels eines Pinsels in alle Buchten des Kanales und des äusseren Gehörganges eingerieben, machte nach verhältnissmässig kurzer Zeit dieselbe zu einer dünnen, nicht mehr verschiebbaren Membran, derjenigen etwa vergleichbar, welche man in den Zellen des Pr. mastoideus und des Antrum mastoideum vorfindet. Ueberall stösst die Sonde auf harten Widerstand, was dem Kranken eine sehr unangenehme Empfindung verursacht, für das eigene Gefühl aber die Vorstellung erweckt, dass eine knorpelige Substanz die Wände des Kanales auskleidet. Auch für das Auge macht sich eine Neigung zu peripherer Verkleinerung des Kanales im Verlaufe von Wochen bemerklich. Allmählig gewinnt auch die äussere Fläche des Trommelfelles ein normaleres Aussehen, und das Gehör ist jetzt nahezu schon auf die Hälfte des anderen gesunden wiedergekehrt.

Wenn nun auch der frappante Anblick dieses bis zu einer Tiefe von 1½ Zoll horizontal in den Schädel eindringenden, dem blossen Auge in allen Dimensionen offen daliegenden, gleichsam ausgemeisselten Ganges, von der Dicke einer guten Flintenkugel, auch durch die genaueste Schilderung dem Leser dieser Zeilen nur unvollkommen vor die Seele geführt werden kann, so ist der Fall noch in mancher Hinsicht, wie mir scheint, nicht ohne alles wissenschaftliche Interesse.

Die Oeffnung des durch natürliche Prozesse entstandenen Ganges findet sich an der Stelle, wo in Krankheitsfällen die Anbohrungen des Proc. mast. nach allgemeiner Annahme gemacht werden sollen und wohl auch ausnahmslos bisher gemacht sind. Dieser Fall ist gewissermaassen eine von der Natur gegebene Bestätigung für das Verfahren und vergleicht man die von *Tröltsch* in diesem Archiv IV. Bd. 2. Heft gegebenen Sectionsergebnisse, so kann das Individuum wohl von Glück sagen, zu rechter Zeit eine so ergiebige Fistelöffnung acquirirt zu haben, durch welche der Inhalt jener Höhle sich völlig frei entleeren konnte. Bedenkt man aber, dass die Kommunikation mit dem äusseren Gehörgange von beiläufig der Grösse einer Erbse doch schon ganz oder mindestens zum Theil vor dem Entstehen der Fistelöffnung bestanden haben muss, da sie anders sich wohl gar nicht gebildet haben würde, so ist dieser Fall auch eine Illustration zu der Erinnerung, einen ergiebigen Einschnitt in die vorgewölbten Weichtheile des äusseren Gehörganges zu machen zu einer Zeit, wenn noch keine zwingende Indikation für die Anbohrung des Warzenfortsatzes da ist. In diesem Falle ist das zwar zu keiner Zeit geschehen, aber obwohl die hintere Wand des knöchernen Gehörganges unfehlbar schon eine Oeffnung in der Kindheit hatte, so sind die Verhältnisse der Weichtheile doch von der Art gewesen, dass die Oeffnung nicht genügenden Abfluss gewährte. Jedoch glaube ich, dass die Ausführung eine überaus schwierige ist, wenn man bedenkt, dass der Gehörgang meist in solchen Fällen während des acuten Stadiums eng verschwollen ist; und ferner ist der Nutzen eines solchen Einschnittes ein problematischer, weil seine versteckte Lage und der immerhin enge Zugang weder ein Urtheil über die Menge des abfliessenden Eiters zulässt, noch überhaupt irgend eine Sicherheit für ihre Beständigkeit gewährt. In jedem einzelnen Falle aber kommt es zunächst auf die Lage der Fistelöffnung im Verhältnisse zu der Höhlung des Antrum mast. an, ob durch dieselbe eine hinreichende Entleerung derselben ermöglicht wird oder nicht. Dieses ist von um so grösserer Bedeutung, da dieses Verhältniss in den verschiedenen Altersstufen wesentlich sich ändern muss, wie man an diesem Falle recht augenfällig sehen kann. Zu der Zeit, als die Fistelöffnung das erstemal hinter dem Ohre entstand, war der Patient ein und ein halbes Jahr alt, und bei der geringen Mächtigkeit des Proc. mast. in jenem Lebensalter war das Niveau der Höhle und der Ausflussöffnung im Gehörgange nahezu dasselbe.

Unter diesen Umständen verhielt die äussere Oeffnung und die innere blieb bestehen, und wir hinreichend, die Absonderungen der entzündeten Höhlenauskleidung zu entfernen. Dieses Verhältniss änderte sich mit den Jahren, als bei dem Stärkerwerden des Warzenfortsatzes die Höhlung weiter nach aussen rückte. Nur der Umstand, dass die frühere Fistelöffnung in der äusseren Knochentafel nicht so fest verheilt war, um dem Schmelzungsprozesse lange wiederstehen zu können, bewahrte den Kranken vor den äussersten Gefahren trotz Bestehens der nicht unbeträchtlichen Oeffnung im Gehörgange; der Schmelzungsprozess wurde um desto nothwendiger, weil die bestehende Oeffnung im knöchernen Gehörgange zu weit nach innen liegt, um dem Eiter aus der Höhlung des Antrum mast. einen leichten Abfluss zu gewähren. Daher kam es auch, dass die erste Oeffnung in der Cutis verheilt blieb, und eine zweite höher hinauf sich erst bilden musste, die der jetzt veränderten Gestalt des Warzenfortsatzes entsprach.

Ich meine es sind dies Fingerzeige, dass und wie die verschiedenen Altersstufen alle Berücksichtigung erheischen und dass namentlich, wie ja auch die Erfahrung lehrt, diese Prozesse im Kindesalter leichter und der Naturheilung bei Weitem zugänglicher sind, als bei dem Erwachsenen. Wenn man demnach bei Entzündungen, die sich durch Anschwellung und endliche Perforation der den Gehörgang auskleidenden Weichtheile charakterisiren, mit vieler Sicherheit auf eine Betheiligung der Knochenhöhlen schliessen kann, so wird bei eintretenden Hirnerscheinungen trotz der bestehenden Oeffnung im Gehörgange, sobald es Erwachsene betrifft, die direkte Oeffnung des Antrum mastoideum dennoch im Auge gehalten werden müssen. Freilich kann ich nicht umhin hinzuzufügen, dass die Bestimmung des Zeitpunktes ihre sehr grosse Bedenken haben und die Möglichkeit glücklicher Ausführung von einer grossen Zahl günstiger, zusammentreffender Umstände abhängen wird.

Ich schreibe dies unter dem quälenden Eindruck eines in Behandlung stehenden Falles, in welchem die Operation unterblieben ist in Rücksicht auf unüberwindliche äussere Verhältnisse, und der nach den allerpeinigendsten und schmerzvollsten Tagen und Nächten schliesslich doch noch zu einem ziemlich guten Ende gekommen ist. Immerhin giebt aber der oben beschriebene Fall wenigstens ein lebendes Beispiel, dass eine so gewaltige Eröffnung dieser betreffenden Schädelgegend ohne Nachtheil für den Organismus gemacht und ertragen werden kann, und wenn auch jetzt allerdings diese tiefe Grube nicht mehr mit dem mittleren Ohre in Verbindung steht, sondern

der Tiefe durch Knochennarbe gegen dasselbe abgeschlossen ist, so
ist das Verhältniss doch in frühern Zeiten unstreitig eben ein anderes
gewesen.

Hieran knüpft sich die Frage, woher es gekommen sein mag,
dass dieser Knochenkanal dennoch weiter bestanden und offenbar
grösser geworden ist im Verlaufe der Zeit, nachdem die Veranlassung
zu der Fistelbildung verheilt war. Diese Frage führt zu der nothwendigen Annahme eines äusseren Grundes für das Fortbestehen der
Knochenwunde und zu der Betrachtung, welche Rolle die Pilzwucherung in diesem Falle gespielt haben mag. Ich lege kein besonderes
Gewicht auf den Umstand, dass keine fruchttragenden Fäden sich vorfanden, und glaube auch nicht, dass es von so grossem Belange ist,
wie viele Fäden gefunden sind und mit wie grosser Mühe. Jedenfalls sind hier Aspergillus-Fäden und Sporen in genügender Anzahl
zugegen gewesen, um ihn den Fällen zuzuzählen, die man als Pilzwucherung anzusprechen gewohnt ist. Dass aber in diesem Falle die
Aussaat der Pilze nicht das Primäre der Erkrankung gewesen, dass
von einer Mycomyringitis oder Myringitis parasitica doch hier nicht
die Rede gewesen sein kann, ist unzweifelhaft. Wohl aber wäre die
Möglichkeit zu discutiren, ob durch die Entstehung und Weiterentwicke-
lung des Pilzes der Fistelgang offen erhalten, die auskleidende Membran allmählig in ihrer Textur verdickt, und der doch gewiss anfangs
engere Knochenkanal gleichwie durch einen Pressschwamm zu dieser monströsen Grösse gelangt sei. Bei der völligen Abwesenheit
irgend eines cariösen Prozesses und, da auch von aussen her nicht
etwa Charpie-Wicken eingeführt oder andere chirurgische Eingriffe
beschuldigt werden können, so scheint es mir mehr als plausibel, dass
man dem pflanzlichen Parasiten diese Schuld beimisst. Nach dem,
was ich von Aspergillus-Wucherungen sonst auch gesehen habe, glaube
ich, dass der Vorgang überall derselbe sein wird, und ich kann in
Bezug auf die ätiologischen Momente dieser Krankheitsform der Ansicht des Herrn Collegen *Wreden*, die er als Resumé seiner ganz
vortrefflichen Schilderung derselben in diesem Archiv gegeben hat, nicht
beipflichten. Gerade die Symptome, die derselbe für seine Behauptung
anführt, „das Prodromal-Stadium“ und „die achttägige Entwickelungs-
dauer“ scheinen dafür zu sprechen, dass die Pilze sich einer bestehenden Krankheit zufällig hinzugesellen und bei nicht profuser Eiterung,
durch die der Saame fortgespült werden würde, sich weiter entwickeln.
Die Injection an den Hammergefässen ist kein sicheres Zeichen für
die entzündliche Reizung des Trommelfelles, sondern häufig ohne
alle Bedeutung und stationär, zuweilen auch ein Zeichen von Rei-

ung und oberflächlicher Entzündung der oberen Wand des Gehörganges, die fast immer schwierig, zuweilen wegen der Form des Gehörganges in ihrer Totalität ganz und gar nicht der Ocularinspection zugänglich ist, wenn man eben nicht sich eines kleinen Spiegels bedient. An
sich ist also die Gefässinjection ebensowenig ein Zeichen von Erkrankung
des Trommelfells, wie die meist achttägige Ablösungsperiode der pilatra-
genden epidermoidalen Wucherungen etwas besonders unterscheiden-
des ist von denselben Bildungen ohne die genannte zufällige Beigabe. Diese Periode von acht Tagen ist eben hinreichend eine Schicht
zu bilden und sie wird dann bei krankhaft alterirtem Corium abgelöst
und durch eine von neuem sich bildende Schicht verdrängt.

Die Entscheidung dieser Frage, ob genuine Krankheit oder zufällige Beigabe, hat eine practische Bedeutung in Bezug auf die Behandlung. Reinlichkeit und jedes Adstringens, je nach der Auflockerung der erkrankten Membran verstärkt, wird hinreichen, die massenhafte Zellenbildung zu beschränken und Heilung herbeizuführen. Es
bedarf keiner besonderen pilztödtender Mittel, und die neuerdings von
Hagen sogar in einer besonderen Brochüre empfohlene Carbol-Säure,
die ja in chron. Eiterungsprozessen eine weite Verbreitung hat, aber,
wie mir scheint, mit gar zu sanguinistischer Erwartung angewendet
wird, hat auch bei diesem Ohrenleiden keine specifische Wirksamkeit,
sondern steht mit den übrigen Säuren je nach ihrer Mächtigkeit ganz
in der nämlichen Kategorie.

Nachdem seit vielen Wochen die ganze Höhle nunmehr, der Gehörgang und die Oberfläche des Trommelfells nichts mehr abgesondert haben und der Knochenkanal erheblich in seinem Lumen verkleinert ist, hat die Hörfähigkeit sich etwa bis zu zwei Drittel des
gesunden Ohres für die Uhr gehoben, wenn auch dieses Quantum
nicht immer gleich ist. Jedenfalls war das Ohr für kleinere Schallwellen empfänglich genug, um sich über die physiologische Bedeutung
des knorpligen Gehörganges einigen Aufschluss zu verschaffen. Bekanntlich ist von vielen Seiten behauptet, dass der äussere Gehörgang
und das Ohr nur für die Orientirung von Bedeutung seien, für den
Schall selbst aber nicht. Beispiele abgeschnittener Ohren sind vielfach angeführt, und die Verstümmelten haben noch gut gehört. Dagegen hat *Toynbee* einen Mann mit abgeschnittenen Ohren gesehen,
der an der Hörfähigkeit gelitten. Was den Gehörgang anlangt, so ist
mein Fall zur Entscheidung dieser Frage ganz besonders geeignet
und besser als der *Toynbee*'sche Fall, da der Gehörgang keine Narben hat, sondern völlig intakt und gut ist. Ich versuchte durch genauere Messungen festzustellen zu können, ob der Gehörgang an sich

von wesentlichem Einfluss für die Leitung des Schalles sich erweisen
würde, oder ob durch diese beiden jetzt bestehenden Zugänge zu dem
linken Trommelfelle die Schallwellen in ganz gleicher Stärke an das
mittlere Ohr übertragen werden, wiewohl doch der widernatürliche
zwar weiter an Dimensionen ist, aber nicht Knorpel und cutis besetzt,
kurz und gut nicht die anatomischen Eigenschaften des natürlichen
hat. Die Prüfung war zunächst und hauptsächlich mit der Schwierigkeit verbunden, einen passenden Schall und Schallgeber zu finden,
durch den man so unmittelbar das Trommelfell erreichen konnte.
Anatomisch sind beide Zugänge an demselben von ganz gleicher Beschaffenheit, insofern man durch beide ein gleiches Segment des Trommelfells übersehen und also auch den senkrechten Schallwellen entgegenstellen kann, und zwar die hintere und mehr obere Hälfte.

Die grosse Schwierigkeit aller Versuche, Sinneswahrnehmungen quan-
titativ zu bestimmen, ist bei dem Gehör noch bedeutender, als bei
dem Auge; denn die Möglichkeit, die Eindrücke des Untersuchten zu
kontrolliren, ist bei letzterem durch Farbe und Gestalt, (welche zusammen die Leseprobe geben) vielfach; bei dem Gehör nur immer
einfach, und deshalb ist das Verständniss der Flüstersprache nur ein
sehr schwaches Aequivalent für die Leseprobe. Und dennoch wird
sie practisch deshalb immer allen anderen Proben vorzuziehen sein, weil
es sich im grossen Ganzen bei unsern practischen Bestrebungen um
das Verständniss der Sprache handelt. Aber wir dürfen dabei nicht
den Umstand aus dem Auge verlieren, dass die Flüstersprache selbst
in ihrer Deutlichkeit sehr verschieden sein kann, dass sie sehr von
der Lokalität abhängig ist und dass es durchaus nicht eine so leichte
Aufgabe ist, die Accentuation seiner Sprache immer mit gleicher
Schärfe zu handhaben. Alle diese gerügten und nicht abzuläugnenden
Mittel machen diese Prüfungsmethode für irgend welche physiologische
Aufgabe gänzlich unbrauchbar und für den praktischen Zweck nur sehr
bedingungsweise ausreichend. Ganz unzureichend aber ist diese Prüfung ebenso, wie die Versuche mit dem Uhrticken, wenn es sich darum handelt, ein Maass aufzustellen, welches die Hörfähigkeit abstract
zu prüfen im Stande wäre, der Art, dass jeder Untersuchende dieselben Resultate haben müsste, ja selbst nicht einmal dazu, um nach
längerer Zeit denselben Kranken mit Sicherheit kontrolliren zu können. Diese Aufgabe zu lösen, gleich der Lese- und Lichtprobe der
Ophthalmologen, ist ein frommer Wunsch bis jetzt, aber doch ein
überaus dringendes Bedürfniss, und da bei jeder derartigen Messung
die Annahme einer Einheit etwas willkührliches, dem freien Ueberein-
kommen Anheimgestelltes sein muss, so wäre es zweckmässig diese

Frage dem nächsten ohrenärztlichen — mit venia verbi — Kongresse
zu unterbreiten.

Entschieden näher der Lösung dieser Aufgabe ist die Prüfung
durch eine Stimmgabel in der von *Conti*[*]) angegebenen Weise. Jedoch
in der Art, wie sie von *Conti* angegeben ist, ist der Anschlag doch
so ungleich, dass bei einigermaassen gutem Gehör die Prüfung sehr
unsichere Resultate giebt. Diese Fehlerquelle hat *Conti* selbst schon
gefunden und für physiologische Prüfung ist die Methode also nicht
brauchbar. Noch viel bedeutender sind aber die Schallunterschiede, je
nachdem die Stimmgabel genähert oder von ihm entfernt wird. Unterschiede von einer Linie geben ganz bedeutende Differenzen, wie es
ja auch natürlich ist, da die Schallstärke abnimmt nicht nach der
linearen Entfernung, sondern nach dem Quadrat derselben. Diese
Fehlerquelle ist aber bei der Handhabung aus freier Hand noch viel
weniger zu vermeiden und ich habe deshalb die Stimmgabel auf einen
kleinen Tisch befestigt und lasse eine kleine hölzerne Kugel, die an
einem pendelnden Stabe befestigt ist, gegen eine bestimmte Stelle der
entsprechenden Zinke anschlagen. Da ich den Winkel, um den ich
den Stab jedesmal aus der (senkrechten Lage) Gleichgewichtslage
bringe, an einer passend angebrachten Scheibe ablesen kann, so ist
es mir möglich genau die gleiche Fallhöhe des pendelnden Stabes
einzuhalten und die Stimmgabel also genau mit demselben Kraft jedesmal anzuschlagen. Der Stimmgabel gegenüber ist der Schallfänger
in der Art stellbar befestigt, dass auch von dieser Seite her eine

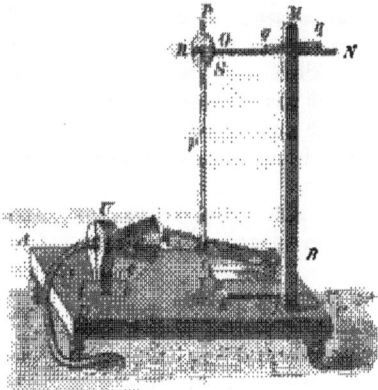

A B C D der Tisch,

e f g h Schlitz im Tisch, .

i k zwei Holzleisten,

L M Bänder,

N O Axenträger für

P das Pendel,

q r ein Keil, um *N O* zu fixiren,

R Schraube, die den Stab ge-
linde andrückt gegen

S die Scheibe,

T der Fuss der Stimmgabel zwischen den beiden Leisten *i* und *k*
verschieblich,

U eine Holzklammer, aus zwei
Stücken gefertigt, und so durchbohrt, dass der Schallfänger fest
steht,

V der Schallfänger.

---

*) Dieses Archiv Bd. I.

vollkommene Gleichmässigkeit zu erreichen ist. Ein passender Gummischlauch mit konischer Spitze führt dann die Schallschwingungen zu
dem Ohr des zu Untersuchenden.

Zunächst habe ich den Apparat für die Entscheidung der oben
angegebenen Frage mir konstruirt, und dazu hat sich derselbe auch
ganz brauchbar erwiesen, besonders wenn man die Vorsicht braucht,
den Ton zuweilen zu unterbrechen und durch den Gegensatz des
Hörens und des Nichthörens dem Untersuchenden das Urtheil über
das Ende der Wahrnehmung zu erleichtern. Die beiliegende Zeichnung wird die Beschreibung hinreichend verständlich machen. Der
kleine Apparat ist ohne alle Nägel und Federn gefertigt und äusserst
einfach. Die Stimmgabel ist die von *Lucae* (in diesem Archiv III.
S. 206) gebrauchte.

Unter solchen Kautelen kann man mit ziemlicher Sicherheit auf
ein zu verschiedenen Zeiten gleichbleibendes Resultat der Untersuchung rechnen, da die Erregung des Schalles durch die Schallge-
schwindigkeit, die natürlich keine Aenderung erleidet, hergestellt wird.

Wenn man den Apparat zu seiner eigenen Prüfung gebraucht
und dabei nicht selbst die Zeit kontrollirt, um die Aufmerksamkeit
nicht zu theilen, so sind die Resultate bis auf halbe Sekunden fast
dieselben geblieben. Aber schon aus diesen kleinen Schwankungen
und nothwendigen Vorsichtsmassregeln erkennt man, dass diese Methode
für den practischen Gebrauch nicht ohne Weiteres zu verwerthen,
denn wo bei uns Abstraction, da ist bei dem Patienten Befangenheit,
wo bei uns die Ruhe des Geübten, da ist bei dem Patienten die
Ueberraschung durch das Neue zu erwarten. In dem einzelnen Falle
also kann man sich so helfen, wie ich es für diesen speziellen Fall
gethan, in welchem ich nämlich durch eine grosse Anzahl immer
wiederholter Versuche, aus denen ich das arithmetische Mittel nehme,
der Wirklichkeit so nahe als möglich zu kommen mich bestrebt habe.

Bei meinem Kranken fanden sich nun folgende Resultate, wenn
ich alle Oeffnungen ungeschlossen liess.

1) Das gesunde Ohr hört bei einem Fallwinkel von 90°, wenn
man das Mittel von 40 Untersuchungen nimmt, 45 Sek.

2) Das schadhafte Ohr:

    A. Durch die natürliche Oeffnung 25 Sek.

    B. Durch die widernatürliche Oeffnung 20 Sek.

Diese Zahlen zeigen, dass die widernatürliche Oeffnung trotz der
grösseren Weite dennoch der Fortpflanzung der Schallwellen nicht
so förderlich ist, als der natürliche knorpelige Gehörgang, so dass
der Kranke durch Letzteren noch stets mehr als drei Sekunden bis

θ sogar, will sagen ⅕ länger den Schall des Tones abklingen hört, wenn die Perception durch ersteren schon aufgehört hat. Bei Verschluss der natürlichen Oeffnung wird das Gehör auf dem gesunden etwas geringer, etwa um 2 Sekunden, bei Verschluss der widernatürlichen noch etwas mehr; jedoch sind keine prägnanten Resultate dabei ersichtlich, wenn man den Schall durch das andere Ohr frei abfliessen lässt oder nicht. Wohl aber durch die Kopfknochenleitung macht es sich bemerklich, dass ein Verschluss der linken Ohröffnung grösseren Einfluss hat, als der Verschluss der widernatürlichen auf die Koncentrirung der Hörempfindung, so dass es genügt den Gehörgang leise zu schliessen, um gleich ein Ueberspringen des Tones auf das linke Ohr zu bewirken, während doch die andere Oeffnung dem Tone hinreichenden Abfluss gewähren könnte und ihrerseits auch geschlossen nicht denselben Effect hat.

Dieselben Phänomene erscheinen bei Fortleitung durch die Zähne. Bei Verschluss aller Oeffnungen ist der Ton meist auf beiden Seiten gleich hörbar, wenn er auch mit einer gewissen Vorliebe leicht auf das Beschädigte überspringt. Hieraus folgt, dass das erkrankte Ohr überhaupt den Schall nicht so gut ableitet, als das gesunde und dass nur eine ganz geringe Beinträchtigung des Abflusses genügt, um ihn ganz zu hindern. Das aber ist zweifellos aus diesen Thatsachen ersichtlich, dass Form und Bau des äusseren Gehörganges einen nicht zu übersehenden Einfluss auf die gute Schallleitung haben, und dass diejenigen im Irrthum sind, die den äusseren Gehörorganen nur die Bestimmung zuschreiben das Urtheil über die Schallrichtung zu erleichtern und zu präcisiren. Dass alle diese unkontrollirbaren Angaben subjectiver Empfindung nur einen empirischen, also bedingt wissenschaftlichen Werth haben, brauche ich den Lesern dieses Archivs vielleicht nicht hinzuzusetzen. Wenn ich es dennoch thue, so geschieht es, weil ich nicht gerne mich selbst in den Verdacht bringen will, dieselben zu hoch anzuschlagen. Mein Hauptzweck dabei ist aber die Frage nach einer praktisch verwerthbaren Hörmessung wiederum in Anregung gebracht zu haben.

Ueber Bildung von breiten Condylomen im äusseren Gehörgang.

Von

August Stöhr,

Assistenzarzt der medicin. Klinik in Würzburg.

~~~~~~

Beobachtungen über Condylombildung im äusseren Gehörgang sind, obgleich gewiss häufig genug gemacht, seither nur. ganz vereinzelt zur Veröffentlichung gekommen, wie das aus der jüngsten Zusammenstellung *Schwartze's* über Syphilis des Ohres *) ersichtlich ist. Abgesehen davon, dass der äussere Gehörgang Syphilitischer für gewöhnlich keiner eingehenden Inspection unterzogen wird und augenfällige subjective Beschwerden auch selten zu einer solchen auffordern, scheint man die Eruption von syphilitischen Plaques an genannter Stelle für eine zu unbedeutende Sache zu halten, um sie zum Gegenstande einer detaillirteren Besprechung zu machen. Seitdem ich nun vor fast drei Jahren zum ersten Male Gelegenheit hatte, in rascher Aufeinanderfolge mehrere Specimina dieser Erkrankung zu beobachten, bei denen die Ausbreitung und Grösse der Eruptionen zu den heftigsten Störungen führten, habe ich mich daran gewöhnt, in Fällen, in denen reichliche Eruption von Condylomen an den sonstigen Lieblingsstellen vorhanden war, genau das äussere Ohr zu besichtigen, und habe nun öfter Gelegenheit gehabt, die Gegenwart dieser Dermatitisform in Gehörgängen zu konstatiren. Eine

----

*) Dieses Archiv B. IV. H. 4 S. 263—271.

Reihe von vierzehn Beobachtungen, welche die verschiedensten Phasen der Erkrankung betreffen, setzt mich in den Stand, eine ziemlich vollständige klinische Skizze derselben zu liefern. Blos drei meiner Kranken gehörten dem männlichen Geschlechte an, und auch bei diesen waren nur leichte, gewissermassen rudimentäre Formen vorhanden. Mit Ausnahme von zweien zeigten diese sämmtlichen Individuen eine aussergewöhnlich starke Verbreitung des Condylomausschlags an den Genitalien, den Oberschenkeln, unter den Brüsten, in der Achselhöhle und den Zehenfurchen. Jeder Syphilidologe weiss, dass gewisse Individualitäten vorzugsweise zu dieser Reihe der Syphilisformen hinneigen, und dass diese Persönlichkeiten gewöhnlich solche sind, bei denen sehr fettreicher Panniculus vorhanden ist und die Secretion von Schweiss und Hauttalg in excessiver Weise stattfindet. Schmutz und Vernachlässigung jeglicher Toilette der Haut neben den eben erwähnten Momenten haben auch in den von mir beobachteten Fällen gewiss den nächsten Anstoss zur Condylomeruption an der ungewöhnlichen Stelle gegeben.

Den Umstand, dass vorzugsweise der Gehörgang von Weibern befallen wurde, erkläre ich mir durch das fortwährende Ueberdecktbleiben des Ohres bei gewissen Formen der Haarfrisur, wodurch die Reinigung des Meatus externus erschwert und zur Aufstauung von Cerumen Veranlassung gegeben wird. Noch einfacher erklärt sich die Genese der nässenden Plaques im Gehörgange in zwei Fällen, in denen schon vor der syphilitischen Invasion längere Zeit hindurch Otorrhoe vorhanden gewesen war und durch die anhaltende Maceration der Haut des Gehörganges das Zustandekommen der Syphilisform genügend vorbereitet war.

Auffällig ist mir geblieben, dass ich an der Ohrmuschel selbst nie eine Auflagerung von breiten Condylomen beobachtet habe; selbst das papulöse Syphilid, das in oft so reichlicher Eruption den behaarten Kopf befällt, gelangt hier nicht zur Entwicklung. Dieses Ausschliessungsverhältniss scheint seine Begründung in dem histologischen Bau der Cutis an dieser Stelle zu haben, die bekanntlich arm an drüsigen Apparaten ist. (So hat man die Existenz von Schweissdrüsen an dieser Hautpartie ganz geläugnet, bis *Schweigger-Seidel* ihr vereinzeltes Vorkommen nachwies.) Dagegen habe ich zweimal breite nässende Plaques unter dem Ohrläppchen und auf dasselbe übergreifend gesehen, unzweifelhaft unter dem Einflusse eines Reizes, der durch Ohrschmuck veranlasst war.

In weitaus der Mehrzahl der Fälle sah ich die condylomatösen Wucherungen in engen Gehörgängen entstehen. Der Beginn

Affection fiel mit wenigen Ausnahmen mit der ersten Syphiliserkrankung des Individuums zusammen, gleichzeitig war meistens noch maculöses und papulöses Syphilid, starke Angina und beträchtliche allgemeine Drüsenschwellung vorhanden. Subjective Erscheinungen fehlen im Anfang vollständig; die objective Untersuchung konstatirt häufig eine vermehrte Secretion von etwas verflüssigtem Cerumen, das in dichter leicht entfernbarer Schicht den Wandungen des Gehörgangs aufgelagert ist und oft das Lumen desselben in den engeren Partieen vollständig obstruirt. Die Spiegeluntersuchung ergibt nach geschehener Reinigung eine unbedeutende Schwellung der Gehörgangsauskleidung in den engeren Partieen, während das erste weitere Drittel sich noch vollständig intact verhält. Die Färbung ist eine schmutzig-blaurothe, deutlich fleckige, häufig findet eine vermehrte Desquamation von Epidermisschüppchen statt, die auch in reichlicher Menge bei der mikroskopischen Untersuchung der Cerumenkrusten aufgefunden werden. In dieser Periode zeigen sich am Trommelfell noch keine Veränderungen, höchstens ein leichter Anflug von Injectionsröthe. Im weiteren Verlaufe erfährt nun die Schwellung und Röthung eine beträchtliche Zunahme, die Secretion wird reichlich, kleine Wattetampons, die eingeschoben werden, imbibiren sich in zwei bis drei Stunden mit einer etwas übelriechenden Flüssigkeit, in der die Cerumenklümpchen bald vollständig fehlen und Eiterzellen in mässiger Menge nachgewiesen werden können; jene Flecke, an denen schon zu Anfang die Röthe am stärksten ausgesprochen war, zeigen sich immer deutlicher als flache Infiltrate, erheben sich ohne deutliche Abgrenzung über das Niveau der umgebenden Hautpartieen und beeinträchtigen dadurch das Lumen des Gehörganges. Einzelne meiner Kranken empfanden nun ein Gefühl von nicht besonders schmerzhaftem Ziehen und Spannen und reagirten lebhafter gegen die Einführung des Trichters, den man nun schon von schwächerem Kaliber wählen muss. Häufig erhält man eben nur noch ein Segment des Trommelfells zur Anschauung, die Grenze zwischen dem Rande des Trommelfells und der Gehörgangsendigung lässt sich nicht mehr genau bestimmen, das oberste Stratum des Trommelfells ist aufgelockert, mattroth, erscheint wie angehaucht, in drei Fällen unterschied ich deutlich schmutzig braunrothe, ziemlich genau begrenzte Flecke; sonst bietet der Spiegelbefund für das Trommelfell nichts besonders Charakteristisches; das Verhalten ist vollständig dasselbe wie bei anderen Arten der Otitis externa. Im Verlauf weniger Tage und bei immer stärker werdender Secretion, die dann eine wirkliche Otorrhoe darstellt, kommt endlich das volle Bild der Condylomerkrankung zur Entwicklung. Die tieferen Partieen des Gehörgangs und das Trommelfell sind nun ganz der Beobachtung entzogen, indem die von den Wandungen des Gehörgangs aus sich erhebenden Wucherungen auf einander treffen und so vollständig seinen Querschnitt verlegen. Der Eingang zum Meatus und selbst Theile der Muschel zeigen nun durch die fortwährende Benetzung mit dem korrosiven Secret starke Röthung, stellenweise Verlust der macerirten Epidermis. Nur in einem Fall sah ich die Condylome unmittelbar am Rand des Introitus aufsitzen; waren die Excrescenzen so weit vorgedrungen, so hatte mehr ein Herauswuchern derselben aus den engeren Parthieen stattgefunden. In Folge der Einengung der Neubildungen während ihres raschen Wachsthums durch den Widerstand der starren Gehörgangswandungen erlitten die Condylome Veränderungen in ihrer Gestalt, so dass sie bald die Form von kurzen Zapfen, bald von lappigen Bildungen darboten: keine auffallende Erscheinung für den Syphilidologen, der sonst oft Gelegenheit hat zu beobachten, wie das breite Condylom durch mechanische Bedingungen, die seiner topographischen Lage angehören, in seiner ursprünglichen Form verändert wird. Häufig kann man noch mit einer Sonde zwischen den aneinander liegenden Wucherungen eine kurze Strecke eindringen; diese Manipulation ist aber meistens von Blutungen und starkem Schmerzgefühl gefolgt.

Die freien Flächen der condylomatösen Auflagerungen zeigen ein verschiedenes Verhalten. Meistens befinden sie sich im Zustande der Exulceration und es war mir wirklich die Thatsache auffallend, dass dieser Gewebszerfall fast ausnahmslos ein sehr rascher war, wie er mit Ausnahme der Genitalgegend anderwärts bei derartigen Eruptionen selten beobachtet wird. Diese Geschwüre sind leicht muldenförmig excavirt, an der unteren Circumferenz des Gehörgangs habe ich sie mehrmals von Rinnenform, rhagadenähnlich gesehen; die Eiterung ist eine äusserst profuse, der Geschwürsboden unrein, mit einer visciden Eiterschicht bedeckt. In anderen Fällen, in denen das syphilitische Produkt mehr eine weniger umfangreiche aber derbe Papel darstellt, zeigt sich die Epidermisschicht über demselben verdickt, weisslich gefärbt, fein granulirt. Aber auch hier tritt bald stärkere Imbibition mit folgender Desquamation ein und es liegt nun das stark geröthete mit kleinen Höckern besetzte Corium leicht blutend bloss, oder die freie Fläche wird durch eine dünne gelbbraune Kruste überdeckt. Die Grösse der Condylome zeigt die verschiedensten Gradunterschiede; eng aneinander gelagert kleiden sie den Gehörgang vollständig aus und nur die facettirte Oberfläche solcher Lager lässt sie als durch Confluenz entstanden erkennen, die mehr vereinzelt stehenden sind von

Erbsengrösse und darüber und erheben sich bis zu 3 Millimeter. Haben sie eine solche beträchtlichere Grösse erreicht und stehen sie dicht gedrängt, so wird dadurch der knorplige Theil des Meatus nicht unbeträchtlich erweitert. Auf dieser Höhe der Erscheinungen kann sich nun die Affection, sofern keine Therapie einwirkt, Wochen hindurch erhalten; ich glaube aber, dass auch vollständig sich selbst überlassen, da das Condylom überhaupt ja einen wenig stationären Charakter hat, allmälig eine Involution oder im Anschluss an die Geschwürsbildung Vernarbung, wenn auch in sehr schleppender Weise, zu Stande kommt; es bestätigen mich In dieser Ansicht, dass diese Ohrcondylome nicht selten ohne alle Kunsthülfe heilen, die Ergebnisse der Untersuchung von Syphilitischen, bei denen ich im Gehörgange narbige Stellen fand (Verlust des Follicularkörpers, Fehlen der Gehörgangshaare) und deren Anamnese dann weiter ergab, „dass sie zu einer gewissen Zeit etwas schwerhörig gewesen seien, das Gefühl von Verstopftsein des äusseren Gehörganges gehabt hätten. Sie seien nun mit einem Ohrlöffel eingegangen, hätten denselben aber nicht mehr so weit wie früher vorführen können. Darnach habe das Ohr längere Zeit geeitert." Dies ist die gewöhnliche Beschreibung, die von derartigen Kranken geliefert wird und ohne Hineinexaminiren wird man sich, wenn man die Krankheitsgeschichte Syphilitischer nach dieser Richtung hin etwas genauer erforscht, die Ueberzeugung verschaffen, dass derartige Vorgänge ziemlich häufig sind.

In den von mir behandelten Fällen war häufig die Einleitung einer Allgemeinbehandlung durch Inunction und lokale Reinigung hinreichend, um rasch die Involution der Condylome herbeizuführen; waren ausgedehnte Ulcerationen vorhanden, so war der Verlauf ein ziemlich tardiver, die Granulationsbildung durch Hämorrhagien häufig unterbrochen. Nicht ulcerirte Plaques hinterliessen nach ihrem Schwinden nur einen lange Zeit sichtbaren Pigmentfleck; in jenen Fällen wo das Infiltrat zerfiel und die Ulceration tiefere Hautschichten ergriff, blieb eine wenig pigmentirte Narbe zurück, an der die Härchen fehlten und wahrscheinlich auch die Ohrschmalzdrüsen zu Verlust gegangen waren; in einem Falle wenigstens, in dem ich nach Monaten wieder eine Untersuchung vornahm, fand ich den Gehörgang überhaupt trocken, die narbigen Stellen aber von jeder Cerumenschicht vollständig frei.

Die subjectiven Störungen im Gefolge der beschriebenen Affection, sowohl was Schmerz, als was Functionsstörung anlangt, sind im Beginne unbedeutend und erreichen nur dann eine bedeutende Höhe, wenn die Eruption eine reichliche, das Volum der Condylome ein

beträchtliches ist. Der Schmerz, im Beginne ein leichtes Gefühl von
Spannen, steigert sich, sobald die Excrescenzen den Canal ausfüllen,
mit fortdauerndem Wachsthum die Wandungen dehnen und aus-
einanderdrängen, und kann einen Grad erreichen, wie er bei Furunkel-
und Abscessbildung beobachtet wird. In zwei Fällen, in denen allerdings die Affection am stärksten entwickelt war, dauerte der heftigste
pressende und bohrende Schmerz durch fünf Tage hindurch an; eine dieser
Kranken war vollständig schlaflos, jammerte laut und konnte nur durch
starke Morphiuminjectionen beruhigt werden. Kaubewegungen vermehrten die Intensität des Schmerzes beträchtlich, derselbe erstreckte
sich auf Kopf und Nacken. Die fortwährende Jactation führte zu
mässigen Fieberbewegungen (Puls 110, Temperatur 39,2), die mit
dem Schmerznachlass rasch schwanden. Trat die Affection einseitig
auf oder war nur ein Gehörgang, was meistens der Fall war, vorzugsweise befallen, so schien das Hörvermögen nicht besonders beein-
trächtigt zu werden; eine genauere Untersuchung ergab aber dennoch
immer für die eine oder andere Seite eine sehr beträchtliche Abnahme
der Hörweite, die sich in zwei Fällen, in denen beide Gehörgänge
fast vollständig verlegt waren, zu solcher Taubheit steigerte, dass ich
mich mit den Kranken nur schwer verständigen konnte. Einmal beobachtete ich Abschwächung des Gehörs in hohem Grade zu einer
Zeit, in der eben nur der erste Beginn der Affection sich nachweisen
liess, hier schien die Functionsstörung hauptsächlich durch stärkeres
Ergriffensein des Trommelfells bedingt zu sein, das stark geröthet
und mit einer Eiterlage bedeckt war. Immerhin bleibt bei der Beurtheilung der Hörweite noch ein anderer Punkt zu berücksichtigen,
der die Beurtheilung erschwert, es ist dies der gleichzeitig vorhandene
Rachenkatarrh, der häufig bei Syphilitischen durch Schwellung am
Ostium der Tube Schwerhörigkeit verschiedenen Grades hervorruft.
Mit der Involution der Condylome oder ihrer Vernarbung stellte sich
die normale Hörweite wieder ein.

Wenn es sich auch als Regel zeigte, dass mit dem Schwinden
der Plaques der ganze Symptomencomplex sein Ende erreichte, so
bestand doch in drei Fällen auch nach der Tilgung der Syphilis noch
lange Zeit eitriger Ausfluss, und die Auskleidung des Gehörgangs sowie das Trommelfell zeigten alle jene Veränderungen, wie sie durch
eine lang andauernde Dermatitis hervorgerufen werden. Von sonstigen
Folgezuständen der Condylombildung im äusseren Gehörgang erwähne
ich noch Verengerungen im knöchernen Theile. Der knorplige Theil
ist nie stärkeren Verengerungen ausgesetzt, öfter sogar wird er mechanisch, wie oben bemerkt, durch das Hineinwuchern der Condylome

erweitert, dagegen führt jene diffuse zellige Infiltration des Corium, wie sie in der Umgebung von breiten Condylomen überhaupt so häufig getroffen wird, im mittleren und letzten Drittel des Meatus leicht zu Stenosirungen, die anfänglich sogar einen höheren Grad haben, der von Einfluss auf die Functionirung sein muss, später allerdings eine beträchtliche Verringerung erfahren. Die ich gesehen habe waren alle gleichmässig ringförmig.

Recidiven der Condylombildung habe ich dreimal beobachtet. Im einen Falle bestand nach der ersten Attaque Otorrhoe fort und nach Verlauf von 2 Monaten kam es wiederholt zur Production von kleinen ziemlich consistenten Papeln, die nicht ulcerirten und unter örtlicher Behandlung schwanden. In den beiden anderen schien die Affection vollständig getilgt, bis nach Verlauf von 6 Wochen eine Syphilisrecidive sich durch Eruption eines squamösen Syphilids anzeigte und nun auch wieder Condylome im Gehörgange auftraten, die aber gleichfalls an Zahl und Masse der ersten Generation nicht gleichkamen.

Die Diagnose der vorliegenden Erkrankungsform ist leicht, sobald nur einigermassen sorgfältig untersucht wird. Am ehesten wäre noch eine Verwechslung mit Polypen oder üppig wuchernden Granulationen möglich. Die Anamnese ist deshalb in zweifelhaften Fällen immer sorgfältig aufzunehmen, und der Nachweis der Syphilis durch Untersuchung der Genitalien, Fauces etc. zu liefern. Die Entscheidung zwischen Granulationen und condylomatösen Wucherungen dürfte besonders in Fällen schwierig sein, in denen letztere zu lange andauernder Otorrhoe hinzutreten.

Was die Prognose anlangt, so ist dieselbe selbst für die ausgesprochensten Fälle eine verhältnissmässig günstige in Bezug auf die Erhaltung des Gehörs; zurückbleibende Otitis externa chronica und etwaige Verengerungen des Gehörganges verdienten jedoch entsprechende Berücksichtigung. Wird die Affection in ihrem Beginne erkannt, so ist kaum denkbar, dass bei entsprechender Therapie Formen aus ihr hervorgehen, wie ich sie nach wochenlanger Vernachlässigung beobachtet habe; wenn dagegen die histologischen Veränderungen einmal bis zu einem gewissen Grade gediehen sind, so ist der Verlauf immer ein sehr protrahirter, so dass Monate bis zur vollständigen restitutio in integrum vergehen.

Die Therapie erfordert vor allem eine antisyphilitische Behandlung. Der Einfluss einer solchen (in meinen Fällen kam theils die Inunction, theils die Behandlung mit subcutanen Sublimatinjectionen zur Anwendung) ist so bedeutend, dass in leichteren Fällen ausser

der nicht zu umgehenden Reinlichkeitspflege durch Irrigation und Ausspritzen jede weitere örtliche Behandlung umgangen werden kann.
Sind dagegen die Excrescenzen voluminös, der Schmerz und die Func-
tionsstörungen bedeutend, so ist dringend die Localtherapie indicirt.
In welcher Weise dieselbe zur Ausführung kommen sollte, hat mir
in einigen Fällen viel Stoff zum Nachdenken gegeben. Selbstverständlich kann die etwas heroische Medication, wie sie bei Eruption von
Condylomen an anderen Körperstellen gefahrlos in Anwendung gezogen wird, auf ein so irritables Organ, wie Gehörgang mit Trommelfell ist, nicht übertragen werden. Andererseits fordert wieder die
Schwere des Symptomencomplexes und die Massenhaftigkeit der Neubildung auf, etwas mehr zu thun, als die Reihe der Adstringentien
einzuspritzen, die gegen eine einfache Otitis recht gute Behelfe sein
mögen, aber histologische Veränderungen von solcher Schwere wie
die Ohrcondylome gewiss nicht zum Schwinden bringen werden.

Vor Allem muss die Frage beantwortet werden: soll man ätzen,
und womit? Da bei der Enge des Canals alle Manipulationen beträchtlich erschwert sind, ja die wuchernde Neubildung denselben oft vollständig obstruirt, ist die Application des Aetzmittels wegen der erschwerten
Begrenzung seiner gewebezerstörenden Wirkung mindestens bedenklich;
denn eine starke Sublimatlösung, Chromsäure, Silbernitrat und andere Cau-
stica, wie sie zur Zerstörung der Condylome meistens verwendet werden, in Contact mit dem Trommelfell könnten zur Perforation desselben, zu Mittelohrentzündung, überhaupt zu einer Reihe der schwersten Zufälle Veranlassung geben. Der auf die Aetzungen, sobald sie
in der Tiefe des Gehörganges vorgenommen werden, folgende Schmerz
erreicht ausserdem, wohl hauptsächlich in Folge der reactiven Entzündung in der Umgebung der Aetzstelle, eine so enorme Höhe, dass
er allein schon als Contraindication betrachtet werden kann.

Wenn die Condylome als lappige oder zapfenförmige Wucherungen aus den engeren Partieen des Gehörganges hervordringen, so
lassen sich manchmal wenigstens Bruchtheile derselben einfach durch
die Scheere entfernen; der noch festsitzende Rest geht dann häufig
eine rasche Involution ein. Ist dies wie in den meisten Fällen nicht
ausführbar, so muss man die allerdings ermüdende Aufgabe unternehmen, in sehr häufigen Sitzungen peu à peu durch vorsichtiges Touchiren mit dem Höllensteinstift Partikel um Partikel der Geschwulst
zur Mortification zu bringen und in dieser Weise das Lumen des Gehörganges wiederherzustellen. Nebenbei muss in der scrupulösesten
Weise das Ohr gereinigt werden; schwache Lösungen von essigsaurem
Zink und Kali hypermanganicum fand ich dazu am geeignetsten.

Der Schlundkopf des Menschen. Von Prof. v. *Luschka* in Tübingen. 121 Seiten mit 12 Tafeln in 4°. Tübingen 1868.

Besprochen von Prof. v. Tröltsch.

Luschka, der vor Kurzem bereits in *Max Schulze's* Archiv für mikroskopische Anatomie eingehende Untersuchungen über das Drüsengewebe der Pars nasalis des menschlichen Schlundkopfes veröffentlicht hat, liefert hier eine erschöpfende anatomische Monographie über diese Körpergegend, deren genaue Kenntniss, so wichtig sie im Allgemeinen für den Praktiker ist, für eine correcte Auffassung und Behandlung der Ohrenkrankheiten geradezu eine fundamentale Bedeutung besitzt.

Der Text zerfällt in 3 Abschnitte, von denen der erste (S. 4 — 9) die äusseren Formverhältnisse, die Grösse und Lage des Schlundkopfes, der zweite (S. 10 — 41) die innere Configuration seiner 3 Abtheilungen der Pars nasalis, der Pars oralis und der Pars laryngea, der dritte endlich (S. 42 — 121) die genauere Zusammensetzung des Gaumensegels sowohl wie des eigentlichen Schlundkopfes enthält und eingehend die Musculatur, die Schleimhaut, die Drüsen, die Gefässe und endlich die Nerven dieser Theile vorführt.

Aus dem nach allen Richtungen reichhaltigen Inhalte können wir hier natürlich nur hervorheben, was unmittelbar in's ohrenärztliche Gebiet eingreift.

Von vorwiegendem Interesse sind für den Ohrenarzt die Schilderungen der Pars nasalis des Schlundkopfes oder des Cavum pharyngo-nasale. S. 17, wo von der geringen Capazität dieses Raumes die Rede ist, wird erwähnt, dass seine Weite nicht unbeträchtlichen Schwankungen unterliege, welche völlig unabhängig von der Körpergrösse seien. Von dieser Thatsache kann man in praxi sich sehr oft überzeugen, namentlich beim Katheterisiren und beim Rhinoskopiren, und kommen hier in der That die verschiedenartigsten Formverhältnisse vor. Zu den selteneren aber um so merkwürdigeren Befunden gehört ein auffallend starkes Hereinragen des zweiten Halswirbels in die Schlundhöhle, so dass man beim ersten Anblick glaubt, eine in der Mittellinie gelegene Geschwulst oder einen Retropharyngeal-abscess vor sich zu haben. Bisher sah ich diese Anomalie, eine Art ganz beschränkter Kyphose, stets ohne alle krankhaften Zustände an der Wirbelsäule bei sonst ganz wohlgebildeten Menschen, deren Pharynx zufällig untersucht wurde. Es lässt sich übrigens mit Sicherheit annehmen, dass eine gewisse Enge des Nasenrachenraumes von Haus aus eine Prädisposition zu Störungen im Mittelohr bedingt, und mag die auffallende Häufigkeit von katarrhalischen Ohrenleiden in manchen Familien am meisten wohl abhängen von einer derartigen abnorm engen Beschaffenheit des Knochengerüstes in dieser Gegend.

S. 50 wird angegeben, dass das Ostium pharyngeum tubae „durchschnittlich 7 Mm." von dem hinteren Ende der unteren Muschel entfernt ist. Die angeblich individuellen Schwankungen und die ungemein häufigen pathologischen Zustände, welche hier vorkommen, hätten ihrer grossen praktischen Bedeutung wegen Erwähnung verdient; ragt doch gar nicht selten das hintere Muschelende bis an die Tubenmündung, ja manchmal selbst bis zu seiner hinteren Knorpellippe, so dass das Ostium tubae vollständig von jener verdeckt ist *). Unerwähnt blieb ferner die sehr interessante Verschiedenheit der Conformation und der Lage der Tubenmündung beim Kinde.

S. 43 bei Beschreibung des M. Spheno-salpingo-staphylinus wird der Name „Tensor veli palatini" noch als Hauptname vorgeführt, während Luschka selbst bestimmt anerkennt, dass die Wirkung dieses Muskels als „Spanner der fibrösen Verlängerung des knöchernen Gaumens" untergeordnet erscheint seiner Bedeutung als „Abductor s. Dilatator tubae" gegenüber. Warum adoptiren denn die Herren Anatomen nicht letztere Bezeichnung, die sie selbst als die richtigere anerkennen, zum Haupt- und Rufnamen dieses Muskels, der dadurch auch äusserlich in sein volles und noch dazu altes und legitimes Recht als Tubenmuskel eingesetzt würde? Hat doch Valsalva, sein Entdecker, ihn zuerst als „Novus Tubae Eustachianae musculus" beschrieben! Die bisher allerdings vorwiegend übliche Bezeichnung „Tensor palati" könnte ja immer noch als historisch gewordenes Synonymon neben „Circumflexus palati" erwähnt werden. —

Sehr eingehende und zum Theil neue Mittheilungen werden hierauf über den Ursprung und namentlich über die Endigung des Levator palati gegeben. S. 67 werden ausführlich die anatomischen Gründe erörtert, warum von einem Mitherauszichen und Verletzen der Carotis bei der Exstirpation der Mandeln durchaus keine Rede sein kann. S. 82 wird bei Vorführung jenes Abschnittes des oberen Schlundschnürers, welchen man als M. pterygo-pharyngeus bezeichnet, kurz gesagt, dass „eine Faserschicht wenn nicht regelmässig doch sehr häufig von einem Zipfel der Sehne des Tensor veli da abgeht, wo diese eben im Begriffe ist, sich um den Hamulus zu winden". Diese Beziehung der beiden Muskeln zu einander scheint indessen eine eingehendere Beachtung zu verdienen und hat Referent an verschiedenen Orten**) darauf hingewiesen, dass diese „Faserschichte", welche beim Pferde z. B. ganz besonders entwickelt vorkommt, für die Function des Abductor tubae die sehr wichtige Rolle eines Antagonisten und für seine Sehne die eines Fixators übernimmt. S. 97 wird ausführlich eingegangen auf den von den Autoren so verschieden aufgefassten M. salpingo-pharyngeus. Derselbe wird von Luschka zu der longitudinalen Musculatur des Pharynx gerechnet und entschieden in Abrede gestellt, dass derselbe einen erweiternden Einfluss auf den Tubenkanal ausüben könne. —

Die nun folgenden grossen 12 Tafeln müssen als im Ganzen sehr gut ausgeführt bezeichnet werden. Nur die erste Tafel beschäftigt sich ausschliesslich mit der mikroskopischen Anatomie der Schleimhaut des Schlundkopfes. Unter den übrigen Tafeln ist Nro. III. besonders instructiv wegen der deutlichen Darstellung einmal des

Raumes zwischen den zwei Gaumenbögen („Interstitium arcuarium"), dann der
Beziehung des Cavum pharyngo-laryngeum zum hinteren Gaumenbogen und endlich wegen ungewöhnlich genauer Vorführung des Verhältnisses der Drüsen des
Gaumensegels zu dessen beiden Flächen und zur Muskulatur. Das für den Ohrenarzt so wichtige Cavum pharyngo-nasale mit der eigenthümlichen Beschaffenheit
seiner Schleimhaut ist in ganz vorzüglicher Weise auf Taf. IV. und V. zur Anschauung gebracht; letztere Tafel lehrt uns zugleich auf welche Weise diese bisher,
viel zu selten der anatomischen Untersuchung unterworfenen Theile bei der Section
am besten frei gelegt werden. —

Gewiss wird jeder Arzt, der sich für die anatomischen Verhältnisse und für
die Krankheiten des Schlundkopfes interessirt, und somit namentlich jeder Ohrenarzt mannichfache Belehrung gewinnen aus dem Studium dieses trefflichen Buches
sowie seiner vorzüglichen Abbildungen und dem Verfasser aufrichtigen Dank sagen
für die Uebernahme und Ausführung dieser Arbeit.

Wissenschaftliche Rundschau.

Das adenoide Gewebe der Pars nasalis des menschlichen Schlundkopfes.
Von Prof. Laschka.

(M. Schultze's Archiv für mikroskopische Anatomie
IV. Bd. 1. H. 1868. Mit Tafel I.)

Zur Präparation wird längere Erhärtung der Theile in Weingeist oder in verdünnter Chromsäure empfohlen. An so vorbereiteten Objecten wird zunächst die scharfe Grenze bemerkbar, welche das hintere glatte Ende des Daches der Nasenhöhle vom Gewölbe des Schlundkopfes trennt und ist dieselbe durch eine deutliche Querfurche, einen Wall, welcher sich im Maximum auf 4½ Mm. belaufen kann, gekennzeichnet. In einer sich wesentlich gleich bleibenden Beschaffenheit erstreckt sich das Drüsengewebe der Pars nasalis des Schlundkopfes bis zum Rande des Foramen magn. occip., ja bis in die Gegend des Arcus atlantis antcus herab, wo das adenoide Gewebe in unregelmässig gebrochener Linie über das Niveau der Umgebung mehr oder weniger vorspringt, oder auch sich in vereinzelte Balgdrüsen auflösend unmerklich in dieselbe übergeht. Nach beiden Seiten breitet sich die Drüsensubstanz gegen die Mündung der Ohrtrompeten aus, mit deren hinterm wulstigem Umfange sie eine Spalte — Recessus pharyngis s. Fossa Rosenmülleri — bildet, welche nach oben in jenem Wall schmal ausläuft, nach unten aber in die Rinne sich fortsetzt, die aus dem Zusammenstosse der hinteren Wand des Schlundkopfes mit der seitlichen hervorgeht.

Die freie Oberfläche der Pars nasalis des Schlundkopfes bietet auch unter normalen Verhältnissen nicht immer die gleiche Beschaffenheit dar. In der Minderzahl der Leichen findet eine exquisite Zerklüftung in longitudinaler Richtung statt, wodurch von tiefen Spalten getrennte Blätter oder leistenartige Vorsprünge entstehen, die theilweise unter Bildung eines netzartigen Gefüges wieder unter einander zusammenfliessen. Häufiger aber macht sich eine flach-hügelige Oberfläche bemerkbar, die von kürzerem oft unregelmässig verzogenen Spalten durchbrochen ist. Immer aber springen unzählige, weissliche, kaum mohnsamengrosse Knötchen, die Follikel der adenoiden Substanz, hervor, welche ein feindrüsiges Aussehen bedingen. Ausserdem sieht man eine sehr bedeutende Menge rundlicher Poren, welche theils als Ausbuchtungen der Schleimhaut in vereinzelten Balgdrüsen, theils und zwar überwiegend als Mündungen eben so vieler solcher Drüsen erkennbar sind.

Folgt eine genaue Schilderung der Bursa pharyngea Mayeri, welchem Schlundkopfbeutel schon früher von Luschka eine genetische Beziehung zur Hypophysis cerebri zugesprochen wurde.

L. fand im Gegensatz zu *Hyrtl* „ohne Ausnahme" eine mächtige, in maximo 8 Mm. dicke conglobirte Drüsenmasse, welche sich zwischen den Mündungen der Ohrtrompeten vom hinteren Ende des Daches der Nasenhöhle in einer durchschnittlichen Länge von 3 Ctm. ausdehnt. Mit dem knorpelartig festen Gewebe, welches die Verbindung des Schlundkopfes mit dem Schädelgrunde vermittelt, hängt die schwammartig weiche Drüsensubstanz so innig zusammen, dass eine reinliche Trennung beider kaum ausführbar ist. Auch ihr Zusammenhang mit der Schleimhaut gestaltet keine Isolirung, indem das Gewebe der letzteren ohne Unterbrechung in die reticuläre Rindensubstanz übergeht und bis nahe an die Oberfläche von Zellen, die den Lymphkörperchen ähnlich sind, so sehr infiltrirt ist, dass sie als eine nur dünne, in kaum angedeuteten flachen Papillen erhobene, von langgestreckten Wimperzellen besetzte Grenzschichte erscheint.

Das Drüsengewebe ist entweder grösstentheils in Blätter gesondert, welche durch tiefe Spalten geschieden sind, oder es ist vorwiegend in rundlichen Bälgen angeordnet, deren durchschnittlich ½ Mm. dicke Wände von Flimmerepithelium ausgekleidete Höhlen umschliessen, in welche sich die Schleimhaut durch relativ enge Mündungen fortsetzt. Mag die eine oder die andere Anordnung stattfinden, die Grundlage ist immer ein aus zarten, netzförmig zusammenhängenden Strängen bestehendes Balkenwerk, in dessen Maschenräume den Lymphkörperchen ähnliche Elemente in so grosser Menge eingelagert sind, dass durch sie Alles Andere verdeckt wird.

In der so beschaffenen Substanz machen sich rundliche Knötchen bemerkbar, welche in jeder Beziehung mit den solitären Follikeln des Darms identisch sind. Die in wechselnder Menge vorkommenden, aber niemals ganz fehlenden Knötchen sind weicher als die übrige Substanz und zeichnen sich im frischen Zustande von ihr durch eine weissliche Farbe aus. Sie sind selten grösser als ein Mohnsamen. Wenn zahlreich, können sie der Oberfläche ein exquisit granulirtes Ansehen verleihen. An erhärteten Präparaten kann man sich von der Einlagerung dieser Knötchen in die Wände der Bälge überzeugen.

Das Reticulum der Follikel in den Wänden der Balgdrüsen des Schlundkopfes ist von Elementen infiltrirt, welche in Grösse, Form und Reaction den Körperchen der Lymphe vollständig gleichen. Durch ihre Wucherung können bei gleichzeitigem Untergange des Fasergerüstes Bälge von grösserem Umfange entstehen, deren Inhalt bald eine Bälge Consistenz und Farbe darbietet, bald aber auch eine colloide Degeneration erführt. Der Untergang der conglobirten Drüsensubstanz ist nicht selten mit Erosionen der Schleimhaut verknüpft. Wucherungen derselben geben zur Entwicklung einer besonderen Art von Rachenpolypen Anlass.

Tröltsch.

Ueber das Epithel der Schleimhaut und die Ausführungsgänge der Drüsen des weichen Gaumens und der Uvula des Menschen. Von **Emanuel Klein**.

Sitzungsber. der Wien. Akademie der Wissensch. 1868. S. 67. Januar.

Gegenüber der allgemeinen Annahme, dass die Schleimhaut des Cavum pharyngonasale allenthalben Flimmerepithel besitzt, fand Klein ein verschiedenes Verhalten am Gaumensegel bei Kindern und beim Erwachsenen. Im neugeborenen Kinde findet sich allerdings an der hintern Fläche des Gaumens und der Uvula Flimmer epithel, ganz so, wie es für die unteren Theile der Schleimhaut der Nasenhöhle und den oberen Abschnitt der Rachenhöhlen-Schleimhaut angegeben wird; im erwachsenen Menschen jedoch trifft man sowohl an der oberen Fläche des weichen Gaumens, als an der hinteren des Zäpfchens auf ein geschichtetes nicht flimmerndes Pflaster-Epithel. Auch am weichen Gaumen des Erwachsenen unterscheidet sich das Pflasterepithel der oberen Fläche nur wenig von dem der unteren. Beide verlaufen an der darunter liegenden Mucosa nicht geradlinig, sondern bilden mit ihren tieferen Schichten stellenweise Arcaden, die durch das papillenartige Vorgedrängtwerden derselben begründet sind. Die Ausbuchtungen der tiefen Epithelschichten sind an der Mundfläche im Allgemeinen zahlreicher als an der Rachenfläche.

Mehrmals fanden sich auffallender Weise „prächtige" cylindrische Flimmerzellen in den Ausführungsgängen der acinösen Drüsen im weichen Gaumen, während die Schleimhaut ringsumher geschichtetes Pflasterepithel trug, so dass also das Epithel der Drüsen sich gerade noch wie beim Kinde verhielt.

Tröltsch.

Carl Hasse, *De Cochlea Avium.* Kiel 1866.
Die Schnecke der Vögel. Beiträge zur Entwicklungsgeschichte der Gewebe der häutigen Vogelschnecke. Nachträge zur Anatomie der Vogelschnecke.
Der Bogenapparat der Vögel. (Zeitschr. für wissenschaftliche Zoologie Bd. XVII).
Die Histologie des Bogenapparates und Steinsacks der Frösche (Zeitschrift für wissenschaftl. Zoologie Bd. XVIII).
Das Gehörorgan der Frösche, Leipzig. Engelmann 1868.
Bemerkungen über das Gehörorgan der Fische. (Würzburger Zeitschrift 1868.)

In den obengenannten Abhandlungen hat sich Dr. Hasse, gegenwärtig Prosector der Anatomie zu Würzburg, mit der feineren Anatomie und der Entwicklungsgeschichte des häutigen Gehörorgans beschäftigt und er hat den Bau desselben bei den Vögeln und den Fröschen in allen Theilen verfolgt und auch dem Bogenapparat der Säuger, sammt den gröberen morphologischen Verhältnissen des Gehörapparates der Fische eine eingehendere Betrachtung gewidmet. Er hat es sich zur Aufgabe gemacht, durch vergleichend histologische Untersuchungen in sämmtlichen Wirbelthierklassen das Typische im Bau des Gehörorgans herauszufinden und namentlich der Art und Weise der Endigung des Nervus acusticus nachzuspüren, um dadurch eine feste Handhabe zur Untersuchung der complicirten Verhältnisse beim Menschen zu bieten, da nach seiner Ansicht vorauszunehmen, dass im Wesentlichen der Bau dieses Sinnesorgans beim Menschen mit dem der übrigen Wirbelthiere übereinstimmt, und es ihm wahrscheinlich, dass, wie man es in der Entwicklung sieht, eine allmählige Fortbildung des Apparates vorhanden, so dass die niedersten Wirbelthiere ein Gehörorgan besitzen, das in den wesentlichsten Beziehungen auf der Stufe der frühesten Stadien des Sinnesapparates der höheren Thiere stehen geblieben ist, während dann weitere Entwicklungsstadien in den folgenden höheren Klassen ihre blei-

benden Repräsentanten haben. Die ausgebildetste Form erscheint dann bei den
Menschen und den Säugern.

Seine Untersuchungen haben nach beiden Richtungen hin ein günstiges Resultat
und eine Bestätigung der vorher gefassten Ansichten gebracht, und da er nach vorläufigen Mittheilungen bei den Fischen dieselben Grundverhältnisse mit Bezug auf
die histologischen und grob anatomischen Details gefunden, so bleiben nur die Reptilien zu untersuchen übrig, um das, was er bisjang als das Gesetzmässige erkannt,
auch zu dem Range eines wirklichen Gesetzes zu erheben. Alle Abtheilungen des
Gehörorgans, die des Säugern und dem Menschen eigenthümlich sind, die drei Bogengänge, die entsprechenden Ampullen, der Utriculus, der Sacculus und die
Schnecke, sind bei sämmtlichen untersuchten Thieren nachgewiesen und zwar stehen
diese Theile im erwachsenen Zustande mit einander in offener Verbindung, oder
eine solche kann für einzelne Theile aufgehoben sein, ist aber zur Zeit der frühesten Entwicklung immer vorhanden. Die Ampullen und Bogengänge stehen immer
mit dem Utriculus in Verbindung. Sie sind eben nur als Erhebungen und Ausbuchtungen desselben anzusehen. Zwei von ihnen liegen immer neben einander, die
dritte Ampulle steht getrennt und sie liegen mit ihren Fortsetzungen, den Bogen-
gängen, überall in den drei Hauptebenen, der frontalen, sagittalen und horizontalen, jedoch nicht genau in denselben, sondern sie weichen bei allen untersuchten
Wirbelthieren wie auch beim Menschen in einem bei den verschiedenen etwas verschiedenem, doch niemals erheblichen Winkel von ihnen ab. Die Bogengänge der
verticalen Ampullen verbinden sich immer zuerst mit einander und nehmen dann
den horizontalen auf, um gemeinschaftlich in den Utriculus zu münden. Mit dem
Sacculus, der mit dem Utriculus durch eine weite oder enge Oeffnung communiciren kann, steht die Schnecke entweder in offener Verbindung, wie bei den Säugern, den Fröschen und Fischen, oder es verbindet sie nur ein dünner solider Strang,
wie es bei den Vögeln der Fall. Ob nun die Schnecke sich weit aus dem Sacculus
erhebt, sich spiralig krümmt oder nicht, immer ist die Lagerung so, dass der Anfang der Schnecke mit dem Theil des Säckchens in Verbindung steht, der in der
Nähe der isolirten Ampulle gelagert ist. Bei den meisten Fischen ist sie, wie im
ersten Stadium der Entwicklung, nur eine kleine Ausstülpung der Wandung des
Sacks ohne besondere Abtheilungen, die sich zuerst in einem späteren Entwick-
lungszustande bei den Fröschen finden, ohne dass dieselben sich wesentlich über
die Wandung des Sacculus erheben. Sie sind mehr als locale Verdickungen
derselben anzusehen. Bei den Reptilien bildet die Cochlea schon einen nicht
unbedeutenden Conus, während sie bei den Vögeln einen langen Cylinder, der
eine halbe Spiralwindung beschreibt, darstellt und bei den Säugern und dem
Menschen mehrfach sich windet. Der ganze häutige Gehörapparat ist bei den meisten Fischen nur zum geringsten Theil in einem festen Gehäuse eingebettet und von
der Schädelhöhle nur durch das Periost getrennt, bei einigen Fischen und den
Fröschen dagegen schon vollständig in ein Gehäuse eingeschlossen, wie ein solches
sich ja auch bei den höchsten Formen findet, bestehe es nun aus Knorpel oder
Knochen. Die Einlagerung des häutigen Organs in das feste Gehäuse findet aber
bei allen übereinstimmend so statt, dass dasselbe excentrisch an der der Schädelhöhle
zugekehrten Wand gelagert ist. Das Periost der Wandungen kann dabei mit dem
häutigen Labyrinth entweder ziemlich fest oder locker, oder auch gar nicht durch
Zellgewebsstränge verbunden sein. Der Nervus acusticus theilt sich bei allen Wirbelthieren in zwei Hauptäste, einen Nervus cochlearis, der ein Ganglion besitzt, und
den Nervus vestibuli, jedoch geht ersterer nicht ausschliesslich an die Schnecke, der

andere an die übrigen Theile des Labyrinths, sondern ersterer versorgt bei den Fröschen und Fischen gewöhnlich auch die alleinstehende Ampulle, unter dem Bacculus. Ueberall dort, wo Nerven an den Gehörapparat herantreten, verdickt sich die Wandung derselben, die mit Ausnahme der Bogengänge sonst nur aus einem ausserordentlich zarten Bindegewebe besteht, zu Knorpel mit spindelförmigen Zellen und reichlicher Intercellularsubstanz. So sehen wir es an den Ampullen, dem Theil des Sacks, des Utriculus und der Schnecke, an den Nerven herantreten. In den Ampullen springt eine in der Mitte allmählig höher werdende Knorpelleiste vor, die bei den Vögeln kreuzförmig gestaltet ist; eine Crista acustica, und in diese treten die Nerven einen reichen Plexus bildend hinein und verlaufen allmählig zu blassen Axencylindern werdend gegen den freien Rand, um diesen dann zu durchbohren. Im Sack und in dem Utriculus verdickt sich die Wandung einfach gegen die Mitte einer kreisförmigen Stelle, der Macula acustica, immer mehr. Wo die Schnecke eine einfache Hervorragung ist, wie bei den Fischen, da ist dieselbe überall knorplig und an der Stelle des Nerveneintritts erhöht sich häufig eine Crista acustica, wo dieselbe aber mehr differenzirt ist, wie bei den Fröschen, da spaltet sich dar der Schädelhöhlenwand anliegende Knorpel am Anfang der Schnecke in zwei Abtheilungen, von denen der eine vom Nerven durchbohrt wird, und beide werden dann durch eine elastische Membran, die Membrana basilaris, verbunden. Zwischen dieser und der inneren Schädelwand findet sich ein Raum, die Scala tympani. Das Ende der Schnecke, die Lagena, wird rings von Knorpel umgeben. Dehnt sich die Schnecke weiter aus, dann findet sich der Aussenwand zugekehrt noch eine feine die Schneckenkanalknorpel verbindende Membran die Tegmentum vasculosum, das Homologon der Membrana Reissneri, und durch diese wird dann der Raum des hohlen Schneckencylinders, die Scala media oder cochlearis von einem Raum, der zwischen dem Tegmentum und der äusseren Wand des knöchernen Gehäuses bleibt, der Scala vestibuli, abgeschlossen. Bei den Vögeln ist die Trennung in zwei Schneckenkanalknorpel, in die Membrana basilaris und Reissneri mehr ausgesprochen, und in letzterer findet sich im Schneckenanfang ein Loch, wodurch Scala media und vestibuli mit einander communiciren. Der Knorpel der Schnecke, der von dem Nerven durchbohrt wird, entspricht der Knorpelbekleidung der Lamina spiralis ossea dem Meerschein, der andere dem Ligamentum spirale.

Das Epithel des gesammten Gehörapparates der untersuchten Wirbelthiere ist bei den Fischen, den Amphibien und bei den Vögeln mit Ausnahme der Schnecke der letzteren Thierclasse, wo sich an den meisten Stellen Cylinderepithel findet, pflasterförmig, welches sich nur in der Nähe der Stellen der Wandung, an welche Nerven herantreten, allmählig in einen cylindrischen Zellenbeleg verwandelt. Diese Zellen haben manchmal verschiedene Durchmesser, sind mehr oder minder granulirt, jedoch finden sich keine wesentlichen Unterschiede. Dort aber, wo die Nerven den Knorpel durchbohren, um in das Innere des häutigen Gehörorgans hineinzutreten, da treten charakteristische Differenzen auf, und zwar zerfällt das Cylinderepithel bei allen Thieren und in allen Abtheilungen des Sinnesorgans in zwei Formen, in einfache Cylinderzellen (Zahnzellen) und von ihnen ringe umgeben Stützzellen, schwingende Härchen tragende Elemente, die mehr oder minder flaschenförmig gestaltet sind, die Ausbauchung der Flasche in der Gegend des Kerns. Corti'sche Zellen finden sich ausser bei den Säugethieren nirgends mehr. In diesen Epithelstratum begeben sich die blassen Nerven, ohne sich bei den Vögeln und Fröschen zu theilen, verlaufen oft längere Strecken zwischen den Zellen und begeben sich an das untere zugespitzte Ende der haartragenden Zellen, so dass je eine solche ein blasses, feines Fäserchen bekommt. Während des Verlaufs der Fasern im Epithel werden wieder Plexus gebildet, Anastomosen finden aber hier ebensowenig wie im Knorpel statt. Es ist ferner dem Verfasser wahrscheinlich geworden, dass eine Fortsetzung des Fädchens, welches sich an das untere Zellende begibt, central in der Protoplasmamasse der Zelle weiter verläuft und sich bis an die Basis des schwingenden Härchens, welches sich aus einem hellen, dünnen, cuticularen Verdickungssaum erhebt, begibt, ähnlich wie man es vom Ritter'schen Faden in den Stäbchen des Auges beobachtet. Die schwingenden Härchen, welche ihre Schwingungen also direct auf das Nervenende übertragen müssten, ragen nur in den Ampullen der bisher untersuchten Wirbelthiere frei in die Flüssigkeit des Gehörorgans, die Endolymphe, hinein und zeichnen sich hier durch eine beträchtliche Länge und Feinheit aus, dagegen sind sie in dem utriculus, im sacculus und dem Ende der Schnecke kürzer und dicker und erstrecken sich hier in eine mit Otolithen erfüllte, structurlose Membran. In dem Haupttheil der Schnecke der Frösche und Vögel ragen sie dagegen in eine einfache, structurlose mit blindgeschlossenen Kanülen versehene gefensterte Membran, eine Membrana Corti, wie wir sie bei den Säugern und dem Menschen auftreten sehen. An andern als die haartragenden Zellen begeben sich die Nerven nicht, und somit ist es dem Verfasser auch nicht wahrscheinlich, da die Nervenendigung in allen Theilen des Gehörapparates dieselbe ist, dass die Corti'schen Zellen des Menschen direkt mit dem Nerven etwas zu thun haben, ihre Schwingungen sind daher nach seiner Ansicht erst von secundärer Bedeutung, vielleicht dienen sie als eine Art Resonanzapparat. Der Nervenvorgang wird überall zuerst durch Schwingungen in der Endolymphe ausgelöst, und man können dieselben entweder direkt auf die schwingenden Härchen oder indirekt auf dieselben und dann auf die Nervenenden durch Mittheilung der Schwingungen an die Otolithenhaltige Membran oder die Membrana Corti übertragen werden. Die gewonnenen Resultate mit Bezug auf die Nervenendigung lassen sich dahin zusammenfassen, dass die einzelnen Nervenfäserchen in die Wand des häutigen Gehörapparates eingetreten, plexusartig sich verstricken, jedoch keine Anastomosen bilden; jede für sich dann den Knorpel durchbohren. In die Höhlung des Organs und in die Epithelbekleidung desselben hineintreten, abermals sich verflechten, und dann an das untere Ende der isolirten Stäbchenzellen sich begeben, vielleicht sich auch bis an die Basis der schwingenden Härchen begeben. Die übrige Zellbekleidung ist mit Bezug auf die Nerven indifferent, zeigt an verschiedenen Stellen verschiedene Formen, die man mit eigenen Namen belegen kann und belegt hat. Die Richtigkeit dieser Sätze soll nun noch durch Untersuchungen an Fischen und Reptilien erprobt werden, wie es der Verfasser für die nächste Zeit in Aussicht stellt.

Die entwicklungsgeschichtlichen Untersuchungen erstrecken sich hauptsächlich auf die Bildung der Membrana basilaris und der Membrana tectoria s. Corti bei den Vögeln, wobei jedoch die übrigen Gewebselemente ebenfalls berücksichtigt werden. Der ganze complicirte Gehörapparat geht aus zwei Theilen hervor; aus embryonalen Zellen, die ein Bläschen bilden und aus einer das Innere desselben auskleidenden, einfachen Epithelschicht. Erstere verwandeln sich in die Bindesubstanzen der Wandungen des häutigen Gehörapparates, letztere bilden den Nervenapparat und die übrigen Epithelelemente. Ueber die Entwickelung des Nerven und die Art, wie sich dieselben mit den Zellen verbinden, werden keine eingehenden Untersuchungen angestellt. Aus dem Bläschen entwickeln sich dann an bestimmten Stellen als Ausstülpungen mit einer Fortsetzung des Epithellagers im Innern die einzelnen Ampullen, die Bogengänge, die Schnecke und Utriculus und Sacculus scheiren sich gleichzeitig ab. Die Bindesubstanzzellen, anfänglich einfach embryonale Zellelemente sondern zuerst unter dem Epithellager einen Cuticularsaum ab und werden dann dort, wo die Wandung knorplig wird, spindelförmig und bilden zugleich eine beträchtliche Intercellularsubstanz. An den übrigen Stellen des Gehörapparates bilden sie eine einfache zarte Bindesubstanz, so in der Schnecke die Membrana Reissneri; zwischen den Knorpeln der inneren Schädelwand angekehrt treiben die Zellen unter dem Cuticularsaum starke, helle, elastische Fortsätze, die sich allmählig an Dicke und Länge zunehmend, zwischen den Knorpeln ausgespannt zu einer elastischen Membran, der Membrana basilaris zusammenlegen. Der Ursprung dieser Fasermasse aus Zellen ist später nicht mehr nachweisbar, die sie bildenden Elemente verschwinden, ein Bildungsvorgang, der ein eigenthümliches Licht auf die Entwicklung der elastischen Membranen überhaupt wirft. Der Epithelbeleg wächst namentlich dort, wo die Nerven herantreten, bedeutend. Ein Theil der einfach cylindrischen Elemente sondern einen Cuticularsaum ab, der ein allmälig wachsendes Härchen ausschickt, der Rest dagegen die mehr oder minder veränderten Cylinderzellen, der die Stützbohemellen isolirt, sondert mit denen aus der Umgebung des Nervendurchtritts durch den Knorpel ohne starke Cuticularmembran, eine Membrana Corti s. tectoria ab, in die sich die Haare blueinerstrecken, und die entweder, wie in dem grössten Theil der Schnecke homogen bleibt, oder wie in dem Ende der Cochlea, im Utriculus und Sacculus aus sich heraus Kalkcrystalle, Otolithen, crystallisiren lässt.

R.

Das Gehörorgan des Hirschkäfers (Lucanus cervus). Von **H. Landois.**
(Archiv für mikrosk. Anatomie Bd. IV.
H. 1. S. 88 mit Taf. VI.)

Die beiden Gruben in der Endlamelle der grössten Fühlerblättchen des Hirschkäfers müssen als Gehörgruben aufgefasst werden und sind die darin befindlichen Haare als Funktion des Hörens vorhanden. Die Gehörorgane des Hirschkäfers befinden sich somit an den Endlamellen der Antennen oder der Fühler.

Trölsch.

Ueber ein Verfahren zum Offenhalten künstlicher Perforationsöffnungen im Trommelfelle, von Dr. **A. Politzer.**
(Wien. med. Wochenschr. 1869.)

Zunächst ist über den weiteren Verlauf des früher von Politzer publicirten Falles (vgl. Archiv f. Ohrenh. Bd. IV p. 285) hinzugefügt, dass die Hörverbesserung in den 6 Monaten seit der Operation nicht nur constant geblieben ist, sondern sogar eine weitere Zunahme erfahren hat. Die in erster Zeit nach der Operation auf 9 Zoll gebesserte Hörweite für die Uhr beträgt jetzt 22 Zoll, für das Sprachverständniss 60 Fuss. Die subjectiven Geräusche im Ohre haben aufgehört, und die Kranke hat während der verflossenen 6 Monate weder den geringsten Schmerz noch die Empfindung eines fremden Körpers im Ohre gehabt.

Eine bemerkenswerthe Lageveränderung hat indess die Orea im Trommelfelle erlitten. Sie hat nämlich von der Stelle, wo sie ursprünglich angebracht wurde, ohne allmälige Wanderung in einer Ausdehnung von 1½ Linien nach hinten durchgemacht. Die Trommelfellnarbe erscheint ebenso ausgedehnt wie früher, nur flacher, und die Oese steckt fest in der nicht narbig veränderten hinteren Partie der Membran in einer Entfernung von 1½'" hinter der Narbe. Ein dunkelgrauer Streifen, welcher von der Narbe zur Stelle, wo die Oese gegenwärtig festsitzt, hinzieht, bezeichnet den Weg, den die Oese bei ihrer Vorschiebung im Trommelfelle nach hinten genommen hat. Eine Erklärung für die Verschiebung der Oese im Trommelfelle weiss P. vorläufig nicht. —

Bei einer Reihe von Fällen, die P. in den letzten Monaten nach demselben Methode operirt hat, und deren Mittheilung er für später in Aussicht stellt, sammelte er folgende Erfahrungen über das Operationsverfahren selbst. Die günstigste Stelle für Anlegung der Oeffnung ist, wenn der Gehörgang weit ist, die Gegend unter dem Hammergriff oder der hintere-untere Quadrant der Membran. Wenig geeignet scheint der hintere obere Quadrant (bequemer zugänglich bei engem Gehörgang und starker Einwärtswölbung der vordern und untern Gehörgangswand) zu sein, weil die Oese mit dem langen Ambosschenkel in Berührung kommen kann und durch diesen Reiz Entzündung entsteht.

Dem Einlegen der Laminariastäbchen folgt bei normalem oder etwas verdichtetem Trommelfelle zunächst eine leichte Schwellung und Absonderung in der Umgebung der Perforationsöffnung oder am ganzen Trommelfelle, welche die Fixirung der Oese verhindert. Die reactive Entzündung am Trommelfelle, selbst wenn sie bereits zur Eiterung geführt hatte, kann rückgängig werden und doch das nachträgliche Festhaften der Oese gestatten.

Am leichtesten gelingt die Einführung der Oese bei atrophisch verdünnten Trommelfellen und in Narben. Erweiterung des Schnittes durch Laminaria ist dabei ganz überflüssig.

Die Einführung der Oese in die künstliche Trommelfellöffnung gelang einigemale ziemlich leicht mit der Incisionsnadel, auf deren Spitze P. die Oese ansteckte und in die Oeffnung hineinschob. Sicherer dient zu demselben Zweck eine besondere Pincette, nach Politzer's Angabe von J. Leiter in Wien angefertigt.

In einer Reihe von Fällen ruft die Oese keine Reactionserscheinungen im Trommelfelle und in der Trommelhöhle hervor, in andern Fällen wird jedoch der Erfolg der Operation vereitelt durch die nach der Einführung der Oese eintretende Entzündung. Das Paukenhöhlenende der Oese muss vollkommen glatt sein, damit nicht durch etwaige scharfe Spitzen und Rauhigkeiten derselben die innere Trommelhöhlenwand gereizt und dadurch die entzündliche Reaction der Trommelhöhlenschleimhaut veranlasst werde.

Verstopft sich das Lumen der Oese durch eingetrocknetes Secret, so wurde dasselbe durch einen Tropfen Glycerin, welches man durch die Pravaz'sche Spritze einbrachte, angelöst und nachher mit einer steifen Borste entfernt. —

Die Indicationen für das Verfahren will P. demnächst ausführlich besprechen.

Schwartze.

Ueber bewegliche Exsudate in der Trommelhöhle von Dr. A. Politzer.
(Wien. med. Presse 1869.)

Der früher von *Politzer* beschriebene (vgl. Bd. III pag. 328) Trommelfellbefund bei serösem Exsudat in der Paukenhöhle ist nicht constant. Das Trommelfell ist vermehrt concav oder auch normal gewölbt; die Injection am Hammergriff kann fehlen. Die Begrenzungslinie, durch welche sich das Niveau der Flüssigkeit von dem lufthaltigen Raum in der Pauke trennt, und welche manchmal dunkelgrau, manchmal schimmernd weiss erscheint, verläuft entweder so wie früher (l. c.) beschrieben, in andern Fällen dagegen wird die Flüssigkeit durch 2 Linien begrenzt, welche am untern Ende des Hammergriffes beginnend, mit leichter Krümmung nach abwärts divergiren. Dieser Befund findet sich bei wenig Flüssigkeit und Adhärenz der centralen Parthie des Trommelfells am Promontorium. Ist das seröse Exsudat sehr reichlich, so fehlt jene Begränzungslinie und es entsteht ein eigenthümlicher gelblich-grauer Reflex hinter dem Trommelfell („dem centralen Grau des Trommelfells ist ein schwach bouteillengrüner Schimmer beigemischt"). Nach Einpressen von Luft durch die Tuba kann man zuweilen in solchen Fällen die Bildung von Luftblasen in der Trommelhöhle beobachten. Die in der Pauke ausgeschiedene Flüssigkeit ist nicht immer seröser Natur, sondern es wird entweder gleichzeitig mit dem Serum eine harnsteingelbe, gelatinöse Masse ausgeschieden, oder es tritt erst nach längerem Bestande der serösen Exsudation durch Eindickung der exsudirten Flüssigkeit eine Abscheidung zäher, schleimiger Theile ein. — Nur bei transparentem Trommelfell treten die geschilderten Trommelfellbefunde klar hervor. Oft fehlen dieselben bei kopiöser Ansammlung von flüssigem Exsudat sowohl bei getrübten, undurchsichtigen, als auch bei durchscheinender Membran. Hier lässt sich der sichere Nachweis des vorhandenen Exsudates nur durch die Paracentese des Trommelfelles liefern, obschon aus einigen Symptomen das Vorhandensein desselben wahrscheinlich wird. Zunächst kommt häufig ein abnorm eingezogenes Trommelfell wie bei Unwegsamkeit der Tuba zur Beobachtung; die Farbe des Trommelfells hat dabei ein düsteres, gesättigtes Grau. Auch Ref. hat sich wiederholt von diesem Befunde an der Leiche überzeugt (Arch. f. Ohrenheilk. Bd. IV p. 241). Die früher von Ref. als characteristisch für reichliche Flüssigkeitsansammlung in der Paukenhöhle angeführten Trommelbefunde (Paracentese des Trommelfells. Halle 1862 p. 5) sind von Politzer nicht ganz richtig citirt worden und muss ich deshalb mir folgende Bemerkung erlauben. Die bezügliche Stelle bei Politzer lautet: „Schwartze hat zuweilen einen gelblichen, dreieckigen Lichtreflex hinter dem Hammergriff beobachtet, ebenso eine partielle Vorwölbung des hintern-obern Quadranten der Membran. Die stärkere Hervorwölbung dieser Partie nach der Lufteintreibung, welche ich ebenfalls häufig gesehen habe, ist nicht characteristisch für die Ansammlung der Secrete u. s. w." Die bezüglichen Stellen aus meiner Schrift über Paracentese des Trommelfells (pag. 5) lauten: „Das Trommelfell zeigt gewöhnlich in der hintern Hälfte eine blasenartige oder halbkugelförmige, in höheren Graden sackförmige Ausstülpung von einer gelblicher Farbe (gelblich durch das durchscheinende Secret), die bei der Berührung mit der Sonde fluctuirt und nicht im Geringsten empfindlich ist. Die Cutisschicht des Trommelfells zeigt gleichzeitig häufig erweiterte, radiär verlaufende Blutgefässe. Am deutlichsten wird die Vorwölbung sichtbar unmittelbar nach dem Einpressen der Luft durch die Tuba" etc. Politzer spricht nur von einer Hervorwölbung am Trommelfell nach der Lufteintreibung, die er ebenso wie ich nicht für characteristisch hält bei Flüssigkeitsansammlung hinter demselben. Nach wie vor, muss ich natürlich convexe oder beutelförmige Ausstülpungen des Trommelfells ohne vorausgegangene Impression von Luft in die Tuba als eines der sichersten Zeichen für massenhafte Flüssigkeitsansammlung in der Pauke betrachten. Und dieser Befund ist bei mir, besonders im Kindesalter ein recht häufiger! — Etwas später fahre ich fort: „Nicht unerwähnt will ich lassen, dass auch ohne diese sackförmige Ausstülpung am Trommelfell reichliches Secret in der Paukenhöhle angesammelt sein kann. Es verräth sich dann durch einen gelblichen Reflex hinter dem Trommelfell, der an der unteren Peripherie desselben breiter ist, und nach oben sich zuspitzt. Auch für diese Fälle halte ich die Paracentese für zweckmäßig". Die sehr wesentliche Abweichung dieser Stelle von Politzer's Auffassung: „Schwartze hat meines einen gelblichen, dreieckigen Lichtreflex hinter dem Hammergriff beobachtet" liegt auf der Hand. Die dreieckigen gelben Reflexe, welche ich damals im Sinne hatte, betreffen Bilder, welche ziemlich genau dem entsprechen, was P. sehr instructiv in Fig. 2 seines Aufsatzes abgebildet hat. —

Die subjectiven Erscheinungen, welche die Ansammlung seröser Flüssigkeit in der Trommelhöhle begleiten, sind sehr verschieden. Bei geringer Ansammlung und durchgängiger Tuba ist häufig ein Gefühl von Verlegtsein im Ohre, welches viel geringer ist oder gänzlich fehlt bei reichlichem Exsudat und undurchgängiger Tuba. Bei Bewegungen des Kopfes das Gefühl eines im Ohre sich hin und her bewegenden Körpers. Ohrensausen nicht constant. Resonanz der eigenen Stimme auf dem afficirten Ohre beobachtete P. nur zweimal.

Die Hörstörung stand meist mit der Menge der angesammelten Flüssigkeit in keinem Verhältniss. Wo die Flüssigkeit nur der unteren Hälfte des Trommelfelles anliegt, können die Schallschwingungen wahrscheinlich ohne wesentliche Behinderung durch das Trommelfell und die Gehörknöchelchen gehen. Die durch die Lufteintreibung bewirkte Hörverbesserung kommt nicht in dem Maasse, wie man sich dies bisher vorgestellt, durch die Wegschaffung der angesammelten Secrete aus dem Mittelohre zu Stande, sodann zum grossen Theile durch das nach Auswärtsrücken des Trommelfelles, der Kette der Gehörknöchelchen, insbesondere des Steigbügels in die frühere normale Stellung und durch die theilweise Beseitigung der abnormen Spannungsverhältnisse der Gehörknöchelchen. Nur flüssiges Serum kann bei veränderter Stellung des Kopfes, wo das Ost. tymp. tubae gerade nach oben, das Ost. pharyngeum nach unten gerichtet ist, während der Luftdurchtreibung aus der Trommelhöhle abfliessen.

Die Dauer, während welcher die seröse Flüssigkeit in der Pauke verbleibt, ohne eine weitere Veränderung zu erleiden, ist sehr verschieden. Auf die Resorption der Flüssigkeit, selbst wenn die Schleimhaut zur Norm zurückgekehrt ist, wartet man oft vergebens. Durch den längeren Kontakt mit dem Exsudate erleidet das Gewebe der Schleimhaut nicht immer eine weitere krankhafte Veränderung. Doch ist ausser allem Zweifel, dass durch das Verbleiben des Secretes im Mittelohre nachtheilige Folgen für das Gehörorgan durch Entstehung bleibender pathologischer Veränderungen eintreten können. (Chronische Hyperämie, interstitielle Bindewebswucherung und Verdichtung der Trommelhöhlenschleimhaut, Beeinträchtigung der Beweglichkeit der Gehörknöchelchen.) Doch sah P. auch Fälle, wo die im Anfange der Erkrankung ausgeschiedenen Secrete entfernt wurden, und wo sich trotzdem späterhin eine stetig zunehmende Schwerhörigkeit entwickelte. „Es sind dies solche Fälle, wo von vornherein die Gewebsveränderung der Trommelhöhlenauskleidung mit der Ausscheidung der Secrete beginnen, und wo dieselbe unaufhaltsam die oben erwähnte Rigidität der Gehörknöchelchen herausbildete". ·

Die Entfernung seröser Exsudate aus der Paukenhöhle erzielte P. in den meisten Fällen durch Lufteintreibung nach dem von ihm angegebenen Verfahren. Um den Abfluss desselben nach dem Schlunde zu erleichtern, liess er während der Lufteintreibung den Kopf des Patienten in solche Stellung bringen, dass das Ost. tymp. tubae nach oben, das Ost. pharyng. nach unten gerichtet war. Führte dies nicht zum Ziele, so liess er den Kranken auf den Rücken legen, wobei der Kopf nach rückwärts geneigt, tiefer als die übrigen Theile des Körpers zu liegen kam, und trieb so die Luft in die Tuba. Dadurch erzielte er ein theilweises Abfliessen der Flüssigkeit aus der Pauke in die Warzenfortsatzzellen.

Zur Entfernung näher, findet sich hier oder Schleimmassen genügten indess öftere weder Lufteintreibungen noch Injectionen medicamentöser Flüssigkeiten durch den Catheter und es musste die Flüssigkeit durch die Paracentese des Trommelfelles entfernt werden.

Schwartze.

Gehirnabscess in Folge von chronischer Otitis von Dr. A. Clark in New-York.

(The Medical Record. 15. Dec. 1868 p. 472.)

Ein 26jähriger Matrose, bis auf eine schon sehr lange bestehende linkseitige Ohren-Eiterung vollständig gesund, bekam 14 Tage vor seiner Aufnahme in's Bellevue-Krankenhaus plötzlich einen Schwindelanfall mit ganz kurz dauernder Bewusstlosigkeit. Seitdem heftiger Kopfschmerz, der sich bei jeder Bewegung und namentlich beim Liegen auf dem Rücken vermehrt und einen furchtbaren Grad annimmt bei dem leisesten Schlag auf die Wirbelsäule. Keine Lähmung und kein Fieber, nur Mattigkeit und Schwerfälligkeit im Sprechen. Nach einigen Tagen trat Lähmung der rechten Körperseite, dann nach kurz dauernder Erregung Coma ein. Am 3ten Tag nach der Aufnahme starb er. — Die Section ergab alle Organe gesund, nur im Mittellappen der linken Hirnhemisphäre einen grossen Abscess, der etwa 2½ Unzen Eiter enthielt. Starke Congestion der Pia mater. Ausserdem Caries des Felsenbeins.

Tröltsch.

Drei Fälle von traumatischer Durchlöcherung des Trommelfells. Von Dr. Shaw in Boston.

The Boston medical and surgical Journal. Novembre 1868.

In allen 3 Fällen war der vordere untere Theil des Trommelfells verletzt, in zweien konnte die baldige Heilung der Anfangs umfangreichen Perforation beobachtet werden.

I. 26jähriger Mann, wurde am Ellenbogen gestossen, während er sich mit dem spitzen Ende eines Gummi-Federhalters im rechten Gehörgange juckte. Sehr heftiger Schmerz mehrere Stunden lang. Beim Gebrauche des Sacktuches zischte die Luft durch. Aeusserst heftiges Sausen mit hochgradiger Schwerhörigkeit. Bei der Untersuchung zwei Tage später zeigte sich vorn unten im Trommelfell ein c. 1½''' grosses Loch mit scharfen Rändern, das 6 Wochen später vollständig geheilt war unter Einpinseln von Jodtinctur auf den Warzenfortsatz, Gurgeln etc. ohne directe Behandlung des Ohres selbst. Auffallend lange hielt das Sausen an, das so heftig war, dass der Kr. fast 4 Wochen lang in seinen kaufmännischen Rechengeschäften vollständig gestört war.

II. 24jähr. Miss, stiess sich das Trommelfell mit einer Haarnadel ein, wobei heftiger Schwindel eintrat mit länger andauerndem Gefühl von Schwere und Völle im Kopfe; dabei mehrere Tage lang Sausen und heftiges Klopfen im Ohre. Untersuchung 8 Tage später, es fand sich unten vorn im Trommelfell eine fast runde Oeffnung im Trommelfell von c. 1''', die sich nach 8 Tagen bereits kleiner und nach 14 Tagen geheilt zeigte, so dass man kaum die Stelle noch unterscheiden konnte.

III. Ein Mann stiess sich bei einem Falle einen Zweig in's Ohr, es folgt sogleich etwas Blutung aus dem Ohre, nach einigen Tagen eiteriger Ausfluss. Untersuchung 10 Tage später. Vorn unten im Trommelfell steckt ein fremder Körper, der sich als ein Baumreiser von 1'' Länge und ½'' Dicke bei der Entfernung erwies. Der Kr. hatte geglaubt, dass nichts im Ohre stecken geblieben sei. Perforation ziemlich gross. Der Kranke entzog sich weiterer Beobachtung.

Tröltsch.

Die Ohrenheilkunde in den vereinigten Staaten von Nordamerika.

In Amerika, wie z. B. auch noch in Dublin, finden gewöhnlich Augen- und Ohrenkranke bei demselben Aerzten und in denselben Anstalten Hilfe und Behandlung. Wir entnehmen dem New-Yorker Medical Record über solche Anstalten, dass 1868 in Boston 901, in Chicago 50 und in New-York 1248 Ohrenkranke behandelt wurden. In New-York werden an dem College of Physicians et Surgeons "die Augen- und Ohrenkrankheiten" von Dr. Agnew, an dem "University medical College" von Prof. Dr. John Roosa vertreten und sind beide mit einander Aerzte im Augen- und Ohrenspital von Brooklyn.

Bei Gelegenheit der fünften Jahresversammlung "der amerikanischen ophthalmologischen Gesellschaft" in New-Port R. J. beschlossen am 23. Juli 1868 einige Mitglieder derselben eine eigene Gesellschaft zu bilden zur Förderung der Ohrenheilkunde. Dr. E. Williams aus Cincinnati wurde zum Präsidenten, Dr. C. E. Rider aus Rochefort zum Secretär ernannt und nahm die neugegründete Gesellschaft den Namen "American Otological Society" an. Die Namen einer Anzahl von Herren, welche ein besonderes Interesse für diese Disciplin gezeigt hatten, wurden zu Mitgliedern vorgeschlagen und ernannt. Dr. Roosa aus New-York wurde beauftragt, in der nächsten Sitzung über die Fortschritte der "aural medicine and surgery" Bericht zu erstatten. Für das lebhafte Interesse, welches in den Vereinigten Staaten für die Ohrenheilkunde sich kund gibt, spricht ferner, dass die von Roosa 1864 in New-York erschienene Uebersetzung der 2. Auflage des Lehrbuchs des Referenten bereits vergriffen ist und neuerdings die 4. Auflage dieses Buches mit vielen Zusätzen im Texte und in den Holzschnitten (40 statt 18) versehen von demselben Uebersetzer als 2. amerikanische Auflage herausgegeben wurde.

Tröltsch.

Casuistischer Beitrag

zur

Perforation des Warzenfortsatzes mittels des akidopeirastischen Bohrers

von

Dr. Jacoby

zu Breslau.

~~~~~

Die hohe therapeutische Bedeutung der Perforation des Warzenfortsatzes und die, soviel mir bekannt, bisher unverhältnismässig
spärlichen literarischen Mittheilungen über dieselbe ermuthigen mich
im Nachstehenden wiederum einen einschlägigen Fall zu veröffent-
lichen. Derselbe erschien mir zur Publication um deswillen besonders
geeignet, weil die bei der Ausführung der Operation gegebenen Bedingungen nicht grade gewöhnliche waren, die Ausführung selbst zu
einer nicht unwichtigen Modification des früher empfohlenen Verfahrens vielleicht Veranlassung bieten dürfte, und durch den beobachteten Verlauf der thatsächliche Beweis für die Gefahrlosigkeit,
resp. Zulässigkeit und Zweckmässigkeit des meinerseits (vd. dies
Archiv IV. p. 228 sub 2. 3. 4.) empfohlenen geliefert worden ist.
Allerdings wird der Skepticismus geneigt sein, die Unzulänglichkeit
einzelner Beobachtungen zu betonen; bis das Gegentheil bewiesen,
dürften dennoch die l. c. aufgestellten Indicationen dem Unbefangenen
nachgemäss erscheinen im Hinblick auf die derzeitige Unmöglichkeit,
den fraglichen Krankheitsvorgang und dessen erwiesene Gefahren
durch leichtere Mittel unschädlich zu machen.

Caecilie M., Tochter einer hiesigen gut situirten und gebildeten Familie, 20 Jahre
alt, die abgesehen von unerheblichen Uebeln im Allgemeinen bis dahin gesund
und regelmässig menstruirt, aber von zarter Constitution, während der Katamenien
leicht gekleidet am 21. März d. J. einer Hochzeit beigewohnt und bei dieser Ge-

legenheit mehr als in gewöhnlichen Zeiten von erhitzenden Getränken namentlich
Wein genossen hatte, klagte, nachdem plötzlich die Menses ein bis zwei Tage früher
als sonst hieher aufgehört hatten, am 4/3 zuerst über den ganzen Schädel einnehmende Kopfschmerzen, Schwindelgefühle und allgemeine Mattigkeit. Die genannten
Symptome hielten ein paar Tage allmälig abnehmend an, um für kurze Zeit einem
Besserbefinden Platz zu machen.

Am 10/3. stellte sich ein intensiv entwickelter fieberhafter Schnupfen mit ungewöhnlich reichlicher Schleimabsonderung ein, zu dem sich am 13/3 lebhafte Schmerzempfindungen in den Zähnen der rechtseitigen Ober- und Unterkiefers hinzugesellten, ohne dass dort cariöse Zähne vorhanden sind. Hiezu kamen juckende Empfindungen in der Tiefe des rechten Ohres, die allmälig in recht heftige Schmerzen
sich verwandelten. Gleichzeitig mit ihnen fanden sich ebendaselbst sehr intensive
subjective Geräusche ein, (von der Kranken mit denen einer Dampfmaschine verglichen) Schwerhörigkeitsgefühl, dann Hinterohr-, Hinterkopfschmerzen, endlich
selbst durch Morfium-Gebrauch nicht zu bewältigende Schlaflosigkeit. Nachdem die
genannten Erscheinungen bei anhaltendem Fieber und in allmäliger Steigerung
bis zum 21/3 gedauert hatten, kam es an diesem Tage zum Erguss eines geringen
Quantums einer schleimig-eitrigen Flüssigkeit in den Gehörgang und gleichzeitig
zu einer ob zwar nur unbedeutenden Ermässigung der genannten Symptome. Am
22/3., wo mir auf Instanz des in der chirurgischen Welt rühmlichst bekannten
Collegen J. Paul die Behandlung der Kranken übertragen wurde, ergab sich bei
der Untersuchung Abends als subjectiver Thatbestand zunächst Alles das, was als
den letztverflossenen Tagen angehörig soeben in der Anamnese erwähnt wurde,
objectiv aber Folgendes: Der im Vergleich mit dem linken durch Schwellung der
hintern knöchernen Wand unzweideutig verengte rechtseitige Gehörgang ist besonders an seinem hintern Abschnitt mit einer hellgelben schleimig-eitrigen Flüssigkeit beschlagen; das gelbweisse, durch Infiltration verdickte, abgeflachte, seiner
gewöhnlichen Attribute bezüglich Glanz, Lichtfleck u. s. w. absolut baare Trommelfell am obern Abschnitt mit einer, reichlich eine Linie in den verschiedenen
Durchmessern entsprechenden, mit einem pulsirenden Flüssigkeits-Tropfen erfüllten
Perforation versehen. Die Gegend des Proc. mast. war unzweideutig geschwellt,
die Haut daselbst, auf welcher vor wenigen Tagen eine noch nicht vollständig mit
Epidermis bekleidete Vesicator-Wunde bestanden hatte, mässig geröthet, auf Druck
empfindlich. Die von Feinhörenden auf 6' vernommene Taschenuhr hört die Kranke
selbst nicht einmal beim Anlegen und sehr laut, ein Paar Fuss von ihr abgewandt
gesprochene Zahlen sehr unsicher; links dagegen hört die Uhr mehrere Fuss weit und
leise Flüsterzahlen auf 20 — 30' Entfernung. Knochenleitung für die Uhr ist R.
und L. von der Temporal- und Mastoidal-Gegend vorhanden; eine kleine auf den
Scheitel gesetzte Stimmgabel hört die Kranke nur rechts. Durch vorsichtige Anwendung des Politzer'schen Verfahrens und purificirende Lau-Wasser-Injectionen
wurde weder functionell noch formell eine wesentliche Aenderung hervorgerufen. —
Abgesehen von der Ohrgegend war trotz des Fortbestandes der oben detaillirten Symptome der Kopf ziemlich frei und Fieber nur in mässigem Grade (P. 80 — 90, wenig
erhöhte Haut-Temperatur) vorhanden. Auf Grund dieses Thatbestandes verordnete
ich ausser streng antiphlogistischem Regime und Diät 5 Hir. an den Proc. mast.,
Kalomel und Jalape in purgirender Dosis und laue Ohrbäder nach Bedürfniss.

23/3. Die Nacht war schmerzfreier als die vorangegangene, aber der Schlaf
noch häufig unterbrochen; die Schmerzen hinter dem Ohre subjectiv etwas mässiger,
objectiv noch ziemlich unverändert, in der Tiefe des Ohres unbedeutend; bei

Katheterismus und Luftdouche ergab sich ein mit geringem Schleimrasseln verbundenes Blasegeräusch. Das Verhalten der Energie und des Fiebers war im Vergleich zu gestern unverändert. Ordination: Mit Rücksicht auf den Mangel der Pulverwirkung Wiederholung desselben und versuchsweise eine einmalige Instillation von Solutio Zinci sulfurici 0,12—30,0.

24/3. Subjective Geräusche und schmerzhafte Empfindungen hinter dem Ohre sind heute ermässigt, objectiv ist örtlich und im Allgemeinen sowie bezüglich der Energie nichts erhebliches verändert. Ordination: zweistündlich 2 gran Kalomel und ein Paar mal täglich Inunctionen des Nackens mit Ung. ein.

25/3. Der Tragus ist heute entzündlich geschwollen, im Uebrigen Status idem. Ordination: Jod-Tinktur in beschränktem Umfange hinter und unter dem Proc. mast. aufzupinseln.

26/3. Der Schlaf war in der letzten Nacht durch häufige Schmerzen in der Hinterohrgegend gestört, die purulente Absonderung in dem Gehörgang ist auch nach Anwendung von Politzer's Verfahren sehr gering; die Perception für die Uhr u. s. w. nicht geändert. Ord.: 8 Hir. hinter das Ohr; Elect. lenit. —

27/3. Schlaf der letzten Nacht häufig gestört, Puls einige und 90; subjective und objective Empfindlichkeit des Proc. mast. geringer, nur selten noch irradiirte Empfindungen, subjective Geräusche etwas vermehrt, Eiterabsonderung gering; Energie unverändert; die Purgans hat reichlich gewirkt. Ord.: Ung. ein. und Jod-Tinct. werden weiter angewandt; beim Abendbesuch fand sich fast alles in statu quo wie am Morgen. In der Nacht entwickelten sich ziemlich lebhafte Schmerzen in der Gegend des Tragus von secundär entzündlicher Schwollung dieser Gegend gleichzeitig mit solchen aus der Tiefe des Ohres, die selbst durch 2 Hir. und Kataplasmen nicht erheblich ermässigt wurden.

28/3. Puls Morgens circa 96. Schmerzen in der Tiefe und die irradiirten bestehen fort; purulentes Secret ist auch durch perificirende Injectionen wenig zum Vorschein gekommen. Ord.: 6 Hir., zweistündlich 2 Gran Kalomel und 1 mailge tägliche Einreibung mit Ung. ein. in den Nacken.

29/3. Nachts nach etwa ⅓ Gran Morium fast sieben Stunden mit geringen Unterbrechungen geschlafen, die Schmerzen an den verschiedenen Punction wesentlich geringer; Puls Morgens und Abends 85—90. Wegen beginnender Salivation werden Kalomel und Ung. ein. ausgesetzt.

30/3. Der subjective Befund örtlich und im Allgemeinen ziemlich unverändert, Proc. mast. auf Druck schmerzhaft und wie die hintere Wand des Gehörganges deutlich geschwellt. Der Schlaf der letzten Nacht war ziemlich häufig aber weniger durch Schmerzen unterbrochen.

31/3. Der Schlaf der letzten Nacht war sehr häufig gestört, obgleich lebhafte stechende Schmerzen im Hinterkopfe selten waren; Uhr kaum beim festen Andrücken undeutlich percipirt; nur sehr laute Zahlen abgewandt auf etwa 8′ Entfernung; purulente Secretion aus dem Gehörgang fehlt fast ganz.

1/4. Status idem. Ordinatio eadem.

2/4. Katheterismus und Luft-Douche bessert die Perception für Uhr und Sprache wenig. Ordination. Solutio Kali chlorici als Mundwasser und zum innern Gebrauch Elect. lenit.

3/4. Der Schlaf der letzten Nacht war grösstentheils ruhig; nach Katheterismus und Luft-Douche hört sie die Uhr ungefähr ⅙″ vom Ohre und weniger laut gesprochene Zahlen etwa 8′.

11*

4/4. Gleichzeitig mit dem von gestern zu heute stattgehabten Eintritte reichlicher Menstruation haben sich subjectiv und auf Druck wieder lebhafte Schmerzen am Proc. mast. und in der Occipital-Gegend, vermehrte subjective Geräusche, mässige Eingenommenheit des Kopfes, Steigerung des Fiebers und eitrige Absonderung aus der Trommelhöhle eingefunden. Nach Katheterismus und Luft-Douche, purificirenden Wasser-Injectionen, 5 Hlr. hinter dem Ohr applicirt, strenger antiphlogistischer Diät und Regime haben sich die genannten Symptome bis zum Abend etwas ermässigt, das Fieber aber war auf der früheren Höhe geblieben. (Puls 100.)

5/4. Sehr schmervolle schlaflose Nacht, Proc. mast. mehr geschwollen und auf Druck besonders am mittleren und untern Theile recht schmerzhaft; Ord. : Hlr. 4. und Morfium:

Am Abend: Ermässigung des subjectiven aber Fortbestand des objectiven Thatbestandes; Menses dauern noch fort. Ord. : eventuell Morfium.

6/4. Die subjectiven Beschwerden in und hinter dem Ohre sind mässiger, die Kranke hat in der letzten Nacht mit Hilfe von Morfium ziemlich geschlafen. Puls circa 80; bei Tage günstiges Verhalten der örtlichen und allgemeinen Erscheinungen. Abends ist die Haut des Proc. mast. heiss, auf Druck empfindlich; die Eiterabsonderung aus der Trommelhöhle mässig; Puls 100. Hauttemperatur nicht namhaft erhöht. Ord. : Auf die Haut des Proc. mast. laue Bleiwasserfomente; innerlich Pulv. Liquirit. comp.; eventuell Morfium.

7/4. Das Verhalten des Proc. mast. ist fast nicht günstiger als gestern; die Eiterabsonderung aus der Trommelhöhle etwas reichlicher; die subjectiven Geräusche mässig; Uhr nur beim festen Andrücken undeutlich percipirt. Deffcation ist einmal eingetreten. Ord. : antiphlogistisches Regime, eventuell Morfium.

8/4. Die subjectiven und objectiven Erscheinungen zeigen sich ein wenig günstiger. Nach Katheterismus und Luft-Douche tritt einige Verringerung der subjectiven Geräusche ein.

9/4. Beim Morgenbesuch referirt die Kranke: Die Nacht war trotz wiederholten Morfium-Gebrauchs durchaus schlaflos; die Schmerzen in der Tiefe des Ohres, hinter demselben und im Hinterkopfe sind sehr intensiv; der ganze Kopf ist schwer, taumlieb, beim Aufrichten tritt Uebelkeit ein und ist bereits wiederholt bei dieser Gelegenheit wässriges Erbrechen dagewesen. Die objective Untersuchung ergab: Der Proceß. mast. ist nahebei dunkelroth, stärker geschwollen, heisser und auf Druck viel empfindlicher als bisher; die Wicke des Gehörganges ist reichlich mit Eiter beschlagen; es hat sogar eitriger Ausfluss aus demselben stattgefunden. Puls hat circa 80; erhöhte Haut-Temperatur ist kaum wahrnehmbar; die subjectiven Geräusche sind mässig, die Energie unverändert.

Mit Rücksicht auf die augenscheinliche Erfolglosigkeit der örtlichen Antiphlogose zur Bekämpfung des entzündlichen Processes innerhalb des Knochengewebes wurde nunmehr ungefähr einen halben Zoll hinter der Insertion der Concha eine *Wilde'sche* Incision durch das Periost gemacht, bei welcher in Folge Durchschneidung eines Arterienzweiges eine ziemlich copiöse Blutung stattfand. Da beim Nachmittagsbesuch die oben aufgezählten, auf die Theilnahme der Meningen bezüglichen Symptome trotz der reichlichen Blutung nur theilweise verschwunden waren, so wurde sofort zur Anwendung des akidopeirastischen Bohrers übergegangen, unter gütiger Assistenz meines verehrten Freundes Dr. *Stever* und in Abwesenheit des vor wenigen Tagen erkrankten Collegen *Paul*.

Die Kranke chloroformirte sich ausserordentlich leicht; trotzdem vielleicht kaum ein Paar Drachmen Chloroform inhalirt waren, war die Narkose, ohne dass ein deutlich ausgeprägtes Irritations-Stadium vorangegangen wäre, nach 15 Minuten bereits so vollkommen, dass sie von der Wirkung des Bohrers absolut nichts empfand. Um mit grösserer Sicherheit Eiterabfluss aus der Bohröffnung gewärtigen zu können, wurde eine der grösseren Bohrspitzen angewandt und als Angriffspunkt die mittlere Gegend des Warzenfortsatzes gewählt. Nachdem das Bohren mittelst derselben einige Zeit fortgesetzt war, ward es unmöglich sie wie bis dahin zu bewegen. Deswegen wurde eine der kleinern Spitzen an deren Stelle gewählt, mit Hilfe deren das Bohren bis zu dem plötzlich eintretenden Gefühle des aufgehobenen Widerstandes weitergeführt wurde. Trotzdem man nunmehr annehmen musste, dass die Hohlräume des Proc. mast. ausreichend eröffnet seien, fand ein Eiterausfluss beim Zurückziehen des Bohrers nicht statt. —

Beim Abendbesuch war der Puls 88, Haut-Temperatur mässig; die Schmerzen im Ohre und Hinterkopf zwar lebhaft, der übrige Kopf aber frei, und die oben angeführten drohenden Cerebral-Symptome verschwunden. Ord.; Morphum nach Bedürfniss, die kalten Umschläge werden auf den Wunsch der Kranken fortgelassen, und die Wunde mit lockerer Charpie verbunden.

10/4. Die nächste Umgegend der Wunde mässig geschwollen und erysipelatös geröthet, Kopf wenig eingenommen; Puls circa 100, mässig erhöhte Haut-Temperatur. Abends: Das Erysipel hat sich etwas weiter verbreitet; im Uebrigen Status idem. Ord.: Entfernung der Charpie aus der Wunde und Bedeckung derselben mit durch Bleiwasser befeuchteter Charpie. Morphum nach Bedürfniss.

11/4. Das Wund-Erysipel hat nicht zugenommen, Kopf ziemlich frei, Fieber mässiger als gestern; Ord.: Wieke mit Solutio Calrariae hypochlorosae in die Wunde; äusserlich Bleiwasser; Abends: mässige normale Eiterung der Wunde. Die äusserlich sichtbaren Wundverhältnisse ziemlich unverändert; vermehrte Klagen über dumpfe Empfindungen von Schwere im Nacken und Hinterkopf, augenscheinlich mit den Wundverhältnissen in Verbindung stehend. Ord.: für die nächsten Stunden halbstündlich zu wechselnde Warmwasserfomente auf die Wunde und Umgegend; eventuell Morphum.

12/4. Die erysipelatöse Röthe und ödematöse Geschwulst des Nackens fängt an sich zu verlieren; die Wundfläche reinigt sich, die Eiterung ist gering, Proc. mast. an seinem hintern Abschnitt noch deutlich geschwellt und schmerzhaft auf Druck; in der letzten Nacht mehrstündiger Schlaf auf Morphum-Gebrauch; subjective Kopfbeschwerden abgesehen von den mit der Operationswunde in Verbindung stehenden keine; Eiterung im Gehörgang gering; keine erhöhte Haut-Temperatur.

Puls 80. — Ord.: Wicke mit Solut. Calcariae hypochlorosae (1,0 – 180,0). Ausserdich Warmwasser-Kataplasmen.

13/4. Das Wund-Erysipel verliert sich mehr und mehr; die Eiterung in dem m. a. ist sehr mässig; Fieber nicht vorhanden, Kopf vollständig frei, abgesehen von der durch die gezwungene rechtseitige Lage veranlassten Benommenheit. Ord.: etwas dickere Wicke in den m. a. Wundbehandlung wie gestern.

14/4. Das Wund-Erysipel hat sich fast verloren; Fieber ist nicht vorhanden, Puls hat etwa 108 Schläge, der Hinterkopf ist etwas mehr eingenommen, muthmasslich in Folge zweitägiger Obstipation. Ord.: Essig-Klystir.

15/4. Nachts grossentheils geschlafen, Kopf durchaus schmerzfrei; die entzündliche Wundschwellung hat sich verringert; Eiterung aus dem Gehörgang fast keine; die Kranke sagt ohne dazu induciri worden zu sein: „seit der Operation hat sich die Eiterung in der Tiefe verloren, so dass dieselbe wohl aus der Wundöffnung abgeflossen sein muss.“

16/4. Die Kranke ist subjectiv absolut schmerzfrei, hört bereits leise aber nicht geflüsterte Zahlen auf etwa 10' Fuss Entfernung; die Wundheilung geht normal von Statten.

17/4. Nur der mittlere Theil des Proc. mast. ist auf Druck noch empfindlich; die Wunde eitert mässig; die Eiterung aus dem Ohr ist höchst unbedeutend.

18/4. Allmälige Verkleinerung der Wunde; örtliches und Allgemeinbefinden günstig. Ord.: Tinct. opii croc. zum Bestreichen der Wundränder.

19/4. Periodisch obzwar selten unbehagliche Empfindungen in der Tiefe des Ohres, subjective Geräusche mässig; mässig intensives Ziehen besonders während der Stille der Nacht; Gehörgang bei der Injection trocken, die hintere Wand prominirt und veranlasst entsprechende Verengerung desselben. Muthmasslich zum Theil in Folge dieser mechanisch beeinträchtigten Schallleitung hört die Kranke die Uhr auch jetzt nur beim festen Andrücken an das Ohr. Allmälige Verkleinerung der Wunde, aber starke Prominenz der Granulationen trotz der Opium-Tinctur; die mittlere Partie des Proc. mast. noch mässig geschwellt und auf Druck schmerzhaft.

20/4. Status idem.

21/4. Die Kranke ist gestern ohne Nachtheil einige Stunden ausser Bett gewesen, hat besser geschlafen, ist auch heute bereits aufgestanden, und befindet sich örtlich und im Allgemeinen nicht ungünstiger als gestern. Touchiren der wuchernden Granulationen mit Lapis.

22/4. Patientin klagt von neuem über unangenehme Empfindungen im Hinterkopfe und intensive subjective Geräusche. Ord.: Beschränkung der Diät, mehr horizontale Lage.

23/4. Subjectiv vollkommene Schmerzlosigkeit, Verflachung der periostalen Granulationen, Proc. mast. auf Druck weniger empfindlich; Gehörgang etwas weiter; Tuba beim Katheterismus durchaus permeabel; Trommelfellperforations-Wunde durch Narbengewebe geschlossen. — Ord.: Jod-Tinctur, die schon seit einigen Tagen in der Umgegend des Proc. mast. eingepinselt wurde, wird weiter angewandt und die Granulationen von neuem touchirt.

24/4. Oertliches Verhalten und Allgemeinbefinden günstig.

25/4. Die prominirenden periostalen Granulationen touchirt.

27/4. Status idem. Granulationen touchirt.

29/4. In Folge des letztmaligen Touchirens wurde die Wunde und Umgegend etwas schmerzhaft und auf eine kleine Strecke erysipelatös geröthet; daher werden von heute ab Bleiwasserumschläge gemacht.

30/4. Aqua saturn. wird fortgesetzt.

3/5. Die Wunde verkleinert sich, die Granulationen nehmen ab. Die subjectiven Geräusche verschwinden. Ord.: Die aqua saturn. wird weiter gebraucht.

5/5. Die Wundheilung schreitet fort, die Kranke hört leise Flüsterzahlen auf 10', Uhr ungefähr 1". Um die Disposition zu wuchernden Granulationen einzuschränken wird Nachts ein kleiner Wattedruckverband applicirt und bei Tage einmal Jod-Tinctur in der nächsten Umgegend stark aufgetragen. Das zuletzt bezeichnete Verfahren, ferner Wundverband mittelst Aqua saturnine und periodisches mässiges Touchiren der Granulationen wird bis zum 24/5. unter allmäliger Verheilung der Wunde, Verkleinerung des im untern Abschnitt bereits abgeflachten Proc. mast. und Verbesserung der Energie fortgesetzt.

Am 27/5. hat die Wunde ungefähr noch einen Umfang von einer halben Linie im Quadrat. Die wuchernden Granulationen sind verschwunden, die Haut in der Umgegend der Wunde ist unempfindlich auf Druck und blass.

Kurze Zeit nach diesem Termin verreist die Kranke und besucht mich wieder am 13/8. Sie referirt, dass ein sehr geringes Maass von Eiterung noch etwa drei Wochen nach ihrer Abreise bestanden habe und dieselbe dann vollständig versiegt sei. Die heutige Inspection ergibt eine mit dem Knochen verwachsene, beziehentlich tief eingesunkene Narbe, von mässig geröthter Haut umgeben, die Trommelfellnarbe ist als solche kaum noch zu erkennen; der untere Abschnitt des Trommelfells etwas collabirt, Proc. brevis und manubr. m. entsprechend prominent, Glanz und Lichtfleck vorhanden; die Reconvalescentin hört die Uhr 6' und leiseste Flüsterzahlen auf mehr denn 20'. Von abnormen Empfindungen im Proc. mast. oder den angrenzenden Partieen keine Spur, von subjectiven Geräuschen nur periodische sehr geringe namentlich bei vollkommener Stille der Nacht.

Epikrise.

Aetiologisch für die Entstehung der primären Otitis media erscheint die Coïncidenz der Menstruation, beziehentlich das nach der bestimmten Angabe der Kranken ungefähr um zwei Tage zu zeitige Verschwinden derselben bemerkenswerth; gleichviel ob man das letztere durch eine für beide Processe gemeinsame Schädlichkeit oder die Otitis als die Folge der Suppressio mensium ansieht. Manifest wird der fragliche Zusammenhang des weiteren durch die unzweideutig in Folge der wiederkehrenden Menses herbeigeführte Verschlimmerung des acuten Processes; ein Vorgang, der um so bemerkenswerther ist, da die Kranke jegliche Beeinflussung ihres Kopfes durch die Menstruation in gewöhnlichen Zeiten negirt. Der angedeutete Connex ist übrigens auch anderweitig beobachtet worden (vd· Canstatt's Jahresbericht pro 1863, pag. 523, wo A. Lucae einen Fall von de Rossi referirt, in dem eine Hämorrhagio supplémentaire zur Zeit der jedesmaligen Menstruation bestand).

Ich selbst habe unter der bescheidenen Zahl meiner Kranken in diesem Jahre bei einer Frau eine Otitis media gesehen, die nach mehrmonatlicher Cessation der Menses mit dem Tage der Wiederkehr derselben eintrat, sich beim Beginn durch eine Ohrblutung auszeichnete und nach 14 Tagen geheilt war. —

Symptomatologisch nicht uninteressant ist das ursprüngliche Auftreten von Erscheinungen unzweideutiger meningealer Hyperämie im Prodromal-Stadium der Otitis, das demnächstige Verschwinden der resp. Symptome während einiger Tage, die darauf folgende Entwicklung von Reizungserscheinungen im Gebiete sensibler Trigeminus-Zweige (Zahnschmerzen) in Verbindung mit Schnupfen, und das endliche Zumvorscheinkommen intratympanischer Symptome, die als Zeichen des gewissermassen von innen nach aussen sich entwickelnden Vorganges durch die relativ hohe Beeinträchtigung der Acusticus-Energie und das lange Bestehen jener sich auszeichneten. Ebenso beachtenswerth für die Erklärung der hochgradigen Theilnahme des Processus mastoideus an dem entzündlichen Vorgange innerhalb der Trommelhöhle ist der Sitz der Perforation am obern Abschnitte des Trommelfells, womit selbstredend nicht die Möglichkeit einer selbstständig intensiv entwickelten Ostitis geleugnet werden soll. Von praktischem Interesse ist die Sache insofern, als möglicherweise durch eine frühzeitige Dilatation einer obern Trommelfell-Perforation, resp. durch zeitige reichliche Eiterentleerung der Verlauf sich günstig beeinflussen liesse. Diese Voraussetzung wurde noch mehr in mir angeregt durch einen gleichzeitig mit der hier in Rede stehenden Kranken beobachteten Fall von Ostitis des Proc. mast., in dem die resp. Symptome mehrere Wochen fortbestanden nach der, wie der Bericht des Kranken unzweideutig ergab, bereits vor ebenso langer Zeit zu Stande gekommenen Verheilung einer acut entwickelten Perforation des Trommelfells, und erst verschwanden, als augenscheinlich durch einen reichlichen Erguss von Eiter aus den Zellen des Proc. mast. jener durch eine neue Perforation der Membran sich einen Weg nach aussen gebahnt hatte; während 20 Hirudines innerhalb der ersten acht Behandlungstage applicirt ohne wesentlichen Einfluss blieben. — Therapeutisch von Wichtigkeit ist auch in diesem Falle wieder die augenscheinliche Erfolglosigkeit der antiphlogistischen Behandlung, soweit es sich um die Bekämpfung bezichentlich Beseitigung des entzündlichen Vorganges innerhalb des Knochengewebes handelte. Denn trotz aller subjectiven Erleichterung war, allerdings unter gleichzeitiger Benachtheiligung durch die wiedergekehrte Menstruation, die augenscheinlich imminente Theilnahme der Meningen nicht verhütet worden.

Sollte man sich nach solchen Erfahrungen und nachdem man mit Hilfe der *Wilde*'schen Incision oder genau genommen, einer reichlichen, zum Theil arteriellen Blutung einen Nachlass der drohenden Symptome herbeigeführt hatte, mit dieser therapeutischen Maassnahme begnügen? Mir schien dies nach dem, was ich über den Verlauf eines solchen Zustandes beobachtet hatte, (vd. dies Archiv Bd. IV. pag. 224) dennoch nicht zulässig, und ich entschloss mich daher zur Perforation, obgleich die äussere Knochenschicht des Proc. mast. noch keineswegs erweicht war. Von nicht geringer Wichtigkeit für die Entscheidung dieser Frage erscheint die von *Lucae* (vd. dies Archiv V. pag. 117) aufgestellte Thesis bezüglich der prognostischen Bedeutung der C'-Stimmgabel-Reaction. Sofern die weitere Beobachtung seine Behauptung bestätigen sollte, würden die imminenten Cerebral-Symptome als massgebendes Moment für die Ausführung der Perforation des Warzenfortsatzes allerdings an Werth verlieren.

Der Umstand, dass man gezwungen war, um ein zweifelloses Eindringen des Bohrers in die Hohlräume des Proc. mast. herbeizuführen, die grössere Spitze mit der kleinern zu vertauschen, veranlasste mich eine Modification der Bohrspitzen in der Weise vornehmen zu lassen, dass die Schnittfläche derselben nur beim Zuge nach oben, nicht auf Druck nach unten wirkt. Es entspricht dieser Schliff der Spitze, resp. die so vermittelte Wirkung der der Messerklinge insofern mehr, als man diese bekanntermassen nur durch Zug wirken zu lassen hat. Die mit den so modificirten Bohrspitzen an mehrere Linien dicken Elfenbeinstücken angestellten Versuche haben stets eine leichte und vollständige Durchbohrung derselben ergeben. Sicherer freilich und empfehlenswerther noch möchte es sein, die Operationsfläche des Proc. mast. in soweit frei zu präpariren, dass man genau der Einwirkung der Bohrspitze folgen, eventuell ganz wie bei der Trepanation das Bohrloch von Zeit zu Zeit in angemessener Weise reinigen könnte. Freilich würde man damit der Wahrscheinlichkeit der Herbeiführung einer Nekrose schon etwas näher rücken, die zu verhüten man bei der bekannten Disposition der Schädelknochen alle Veranlassung hat.

Ist auch durch die Operation in diesem Falle eine reichliche Eiterentleerung sichtlich wenigstens nicht zu Stande gekommen, so ist doch der Verlauf ein solcher gewesen, dass eine, höchst wahrscheinlich auf Eiterentleerung beruhende, günstige Beeinflussung des ganzen Vorganges durch dieselbe nicht geleugnet werden kann. Da

überdies der Heilungs-Verlauf der Operationswunde anstandslos von
Statten ging, die Reaction auf den operativen Eingriff sich in einer
oberflächlichen granulirenden Ostitis erschöpfte, und das Gesammt-
Resultat bezüglich der Wiederherstellung der Energie nichts zu
wünschen übrig lässt, so scheint mir in Uebereinstimmung mit dem
in meiner früheren Arbeit (vd. l. c.) Ausgesprochenen auch unter so
bewandten Umständen, wie die vorliegenden waren, die Ausführung
der Operation durchaus gerechtfertigt.

Zwei neue Ohrpilze

nebst Bemerkungen über die „Myringomycosis."

Dr. F. Steudener,

Docent der pathologischen Anatomie in Halle.

(Hierzu Tafel I.)

~~~~~~

Im Laufe dieses Jahres erhielt ich von Herrn Professor *Schwartze* zwei Mal Pilz-Wucherungen aus dem äusseren Gehörgang, deren Untersuchung zwei neue bisher an dieser Lokalität noch nicht beobachtete Schimmelformen als Resultat ergab. Die Symptome, welche sie hervorgerufen hatten, waren in beiden Fällen dieselben und stimmten mit denen, welche man von den Aspergilluswucherungen im Ohr bereits kennt, vollkommen überein.

Die im ersten Falle aus dem Ohr entfernte Pilzwucherung stellte sich als eine weisse, flockige Masse dar. Die mikroskopische Untersuchung zeigte, dass dieselbe zum grössten Theile aus feinen Fäden bestand, die sich in einer feinkörnigen Detritusmasse, mit losgestossenen, verhornten Epithelzellen untermischt, nach allen Richtungen hin verbreiteten. (Taf. I. Fig. 1.)

Die *Fäden* waren sehr dünn, 0,0016 Mm. breit, mit homogenem, mattglänzenden Protoplasma gefüllt, reichlich verzweigt und durch Querwände in langgestreckte fadenförmige Zellen getheilt; sie stellten ein dichtes Myceliumgeflecht dar. Aus diesem Fadenfilz erhoben sich die *Sporenträger*, Fäden von derselben Beschaffenheit wie die des Mycelium, entweder einfach oder zwei und dreimal dichotomisch verzweigt (Taf. I. Fig. 3a.). An der Spitze dieser Fruchtträger sitzt eine

grosse eiförmige Spore, deren eines Ende jedoch stärker zugespitzt
und hier durch eine gerade Querwand von dem Sporenträger abgegrenzt ist (Taf. I. Fig. 1i.). Viele der Sporen sassen dem Träger gerade
auf, andere in der Weise, dass sie mit ihrer Längsachse zur Axe des
Fruchtträgers einen Winkel bildeten. (Taf. I. Fig. 1b.) Sehr selten
fanden sich zwei Sporen, eine dicht unter der andern an dem Ende
eines Sporenträgers; es wird dann durch die zweite die erste bei
Seite gedrängt, so dass dadurch die oben beschriebene Winkelstellung
der Spore zum Sporenträger hervorgerufen wird. (Taf I. Fig. 1c.)
Zahlreiche Sporen lagen losgelöst von ihren Trägern auf dem Mycelium herum, sie zeigten alle das schärfer zugespitzte und dann gerade
abgestumpfte Ende, womit sie den Sporenträgern aufsassen; auch
unter diesen befand sich bei einer grösseren Anzahl die abgestumpfte
Ansatzstelle seitlich von der Längsaxe der Spore. (Taf. I. Fig. 1e.)
Bisweilen beobachtete man auch birnförmig gestaltete Sporen, die sich
dann durch besondere Grösse auszeichneten. Die Länge der *Sporen*
betrug 0,0096—0,0112 Mm. Sie besassen eine derbe, homogene, glatte,
doppelt conturirte Sporenmembran, welche ein ganz homogenes Protoplasma ohne Kern, in dem jedoch nicht selten ein oder zwei Oel-
tröpfchen bemerkt wurden, umschloss. (Taf. I. Fig. 1k.) Einzelne der
grösseren Sporen waren durch eine Querwand in zwei meist ungleiche
Theile, so dass der vordere Theil der grössere war, getheilt. Die Entwickelung der Sporen erfolgt in der Weise, dass das Ende eines
Sporenträgers eine kleine knopfartige Anschwellung bekommt, die sich
allmälig vergrössert und sich schliesslich durch eine Querwand von
dem Faden abgrenzt. (Taf. I. Fig. 1g.) Dann erst entsteht das dicke
Episporium durch allmälige Verdickung der bis dahin nur sehr zarten
Zellmembran.

Herr Professor *De Bary*, dem ich die Präparate zeigte, machte
mich auf die Aehnlichkeit dieses Pilzes mit *Trichothecium roseum Lk.*
aufmerksam, von dem er sich nur durch die Kleinheit und vor-
herrschende Ungetheiltheit seiner Sporen unterscheide. Leider waren
die bereits früher mit dem aus dem Ohr entfernten Material angestellten Culturversuche vollständig misslungen und von demselben nichts mehr
vorhanden. Ich versuchte nun Trichothecium roseum auf abgestorbener
Epidermis zur Entwickelung zu bringen. Dies gelang und ich erhielt
hier ganz dieselben Formen von Sporen, wie ich sie aus dem Ohr
beobachtet hatte. Sie waren kleiner und fast alle wie dort ungetheilt.
Da auch die Entwickelung der Sporen mit denen aus dem Ohr vollkommen übereinstimmte, und auch die Myceliumfäden beider keine
Unterschiede zeigten, so halte ich mich für berechtigt, den fraglichen

Ohrpilz als ein in der Entwickelung zurückgebliebenes *Trichothecium roseum Lk.* anzusprechen.

Trichothecium roseum Lk. wächst vorzugsweise auf abgestorbenen Zweigen, namentlich der Nadelhölzer; man findet es häufig in Wäldern, die abgefallenen Zweige mit einem blassrosagefärbten, flockigen Ueberzug überziehend.

Der zweite Fall stammt von einer Dame aus der Umgegend von Halle. Die Pilzwucherung stellte sich bei der Untersuchung mit dem Ohrspiegel als weissliche, filzige Masse, aus der sich eine Anzahl feiner Stiele mit tief schwarzen Köpfchen an der Spitze erhoben, dar.

Die mikroscopische Untersuchung der aus dem Ohr entfernten Masse zeigte ein *Mycelium*, bestehend aus dicht verflochtenen, feinen, farblosen Fäden von 0,002—0,004 Mm. Durchmesser, welche sich reichlich verzweigten und durch Querwände in längliche Zellen getheilt waren. Diese Zellen waren mit einem glänzenden, ganz homogenen Protoplasma gefüllt, welches nur in den ältesten und stärksten Fäden bisweilen kleine Körnchen suspendirt enthielt oder Vakuolenbildungen zeigte. Aus diesem Mycelium erhoben sich die sehr viel bedeutenderen *Fruchtträger*, jeder aus einer einzigen Zelle gebildet. (Taf. 1. Fig. 2.)

Der Fruchtträger, *Basidie*, hat an der Basis den Durchmesser eines der stärkeren Myceliumfäden, verbreitert sich aber sehr schnell bis beinahe um das Doppelte und zeigt eine derbe, doppelt conturirte Membran. Sehr häufig erhebt sich die *Basidie* aus dem Mycelium mit einer knieförmigen Biegung an ihrer Basis. (Taf. I. Fig. 2.) Der Durchmesser beträgt 0,004 — 0,012 Mm. und sie erreicht eine Länge bis über 1,0 Mm. Am Ende erweitert sie sich zu einer kugel- oder keulenförmigen Anschwellung, unter der sich jedoch eine kleine Zusammenschnürung befindet. (Taf. I. Fig. 4.) Der Inhalt dieser Zelle ist ein feinkörniges Protoplasma, in dem jedoch auch häufig gröbere Körnchen zu bemerken sind, wodurch das Protoplasma dann ein krümliches Ansehen bekommt. Die kugliche Endanschwellung ist in ihrer ganzen Oberfläche bis zu der halsartigen Einschnürung dicht gedrängt besetzt mit radiär gestellten pfriemförmigen kleinen Zellen, *Sterigmen* von 0,015 Mm. Länge, an deren Spitzen die Sporen succedan abgeschnürt werden und in Reihen von 5 — 10 hintereinander an den Sterigmen hängen. Die äussersten Sporen sind, weil sie die ältesten sind, die grössten. Durch diese Art der Sporenabschnürung wird die kuglige Endanschwellung der Basidie mit einer ebenfalls kugligen Sporenmasse umgeben, die bis über 0,1 Mm. Durchmesser erreichen kann. (Taf. I. Fig. 2.) Die reifen Basidien zeigen meist eine rauchgraue Farbe, welche der Zellmembran anzugehören scheint. Die reifen Sporen sind rund,

0,0047—0,0054 Mm. im Durchmesser und zeigen ein derbes, glattes Episporium, welches eine schwarzbraune, ja fast schwarze Farbe zeigt. (Taf. I. Fig. 3.)

In Folge davon zeigen dann die Sporenköpfchen der Basidien ebenfalls eine tief braunschwarze Farbe. Die unreifen Sporen und Sporenköpfchen sehen dagegen weiss aus, da die Sporen die schwarze Färbung des Episporium erst mit der vollständigen Reife erhalten.

Aus dieser kurzen Beschreibung des Pilzes geht hervor, dass wir es hier mit einer *Aspergillus*-Species zu thun haben, welche sich von *Aspergillus glaucus Lk.* durch die kleineren, glatten und schwarzen Sporen, durch die rauchgraue Farbe der Basidien genügend unterscheidet. Meine Vermuthung, dass die fragliche Species ein *Aspergillus niger v. Tiegh.*,[1]) sei, bestätigte Herr Professor *De Bary* nach Vergleichung meiner Präparate mit denen, welche er aus einer Cultur des von *van Tieghem* selbst bezogenen Materials erhalten hatte. Beide Pilze stimmten vollkommen überein. Jedenfalls ist dieser Pilz auch identisch mit dem *Aspergillus fumigatus Fres.*[2]), und mit dem *Aspergillus nigricans Robin*[3]).

Wahrscheinlich muss man auch den von *Wreden*[4]) beschriebenen *Aspergillus nigricans* als identisch mit *Aspergillus niger.* betrachten, obwohl *Wreden* ihn nur als eine durch die Eigenthümlichkeiten des Culturbodens hervorgerufene Varietät des Aspergillus glaucus Lk. ansieht. Leider ist die botanische Beschreibung nicht genau genug, um aus derselben über das Verhältniss desselben zum Aspergillus glaucus einen Schluss ziehen zu können. Der Umstand, dass *Wreden* aus seinem Aspergillus nigricans durch Culturen auf verschiedenen Substraten Aspergillus glaucus und flavescens gezogen haben will, scheint allerdings für die Zusammengehörigkeit aller dieser Formen zu sprechen, aber seine Culturversuche in der Weise, wie sie angestellt worden sind, können eine solche Annahme nicht beweisen. Mir ist es dagegen trotz zahlreicher Culturversuche auf den verschiedensten Substraten, die ich monatelang betrieben habe und auch jetzt noch fortsetze, niemals gelungen nach Aussaat meines Aspergillus niger einen grünen oder gelben Aspergillus zu erzielen. Immer erhielt ich nur den schwarzen wieder. Deshalb ist es mir sehr wahrscheinlich, dass auch der *Wreden*'sche Aspergillus nigricans mit dem Aspergillus niger v.

1) Annales des sciences naturelles VIII. 240.
2) *Fresenius*, Beiträge zur Mycologie, pag. 81.
3) *Robin*, Histoire naturelle des vegeteaux parasites.
4) *Wreden*, Myringomycosis aspergillina, pag. 34.

Tigb. identisch ist, wie auch sein Aspergillus flavescens nicht eine Varietät des Aspergillus glaucus Lk., sondern eine eigene Species identisch mit dem *Aspergillus flavus Bonorden* zu sein scheint.

Die Bedeutung derartiger Pilzwucherungen anlangend, scheint man mir jedenfalls zu weit zu gehen, wenn man sie als eine echte parasitäre Affektion den parasitischen Hautkrankheiten wie *Favus* oder *Pityriasis versicolor* u. a. gleichsetzt[1]). Bei jeder dieser echten parasitischen Affectionen haben wir eine wohl characterisirte Pilzspecies, welche durch ihre Vegetation ganz bestimmte pathologische Veränderungen hervorbringen, welche sich sehr bestimmt von einander unterscheiden lassen. Durch Impfversuche, wie sie nicht schwer bei diesen parasitären Hautaffectionen gelingen, wird immer wieder dieselbe Hautkrankheit erzeugt. Im Ohr sehen wir verschiedene Pilzgenera, wie Aspergillus, Mucor, Trichothecium und vielleicht noch andere, sich entwickeln und dabei immer dieselben Erscheinungen hervorrufen. Dabei ist es aber bis jetzt noch niemals gelungen, diese Pilzformen in das Ohr Gesunder zu übertragen; alle derartigen Impfversuche sind bisher fehlgeschlagen.[2]) Dies alles macht es sehr bedenklich sie unter die Zahl der echten Parasiten, welche also im lebendigen Gewebe wohnen und daraus ihre Nahrung ziehen, aufzunehmen. Hierzu kommt dann noch, dass diese bisher im Ohr beobachteten Pilzformen alle *Saprophyten* sind, Organismen, welche nur todte organische Substanzen bewohnen und daraus ihre Nahrung ziehen, die aber trotz ihrer ungeheuren Verbreitung in der Natur bisher weder bei Pflanzen noch bei Thieren als echte Parasiten beobachtet sind. In allen den Fällen, wo man sie bei Thieren (vorzugsweise in den Luftwegen) gefunden hat, waren die Stellen, wo sie sich vorfanden, stets durch krankhafte Processe derartig verändert, dass genug todte organische Substanz vorhanden war, um ihnen Wohnung und Nahrung zu geben.[3])

Man wird daher auch bei den Ohrpilzen zunächst annehmen müssen, dass sie in irgend welcher todter organischer Substanz, welche sich im Gehörgang auf dem Trommelfell angehäuft hat, keimen und sich entwickeln und dann schliesslich als fremde Körper, welche dem Trommelfell anliegen, entzündliche Erscheinungen an demselben hervorrufen. Vielleicht ist zur Erklärung dieser entzündlichen Erscheinungen noch der Um-

---

[1]) Wreden. a. a. O. pag, 85.
[2]) Wreden. a. a. O. pag. 44.
[3]) Vergleiche darüber: *Sluyter:* de vegetabilibus organismi animalis parasitis. Berlin 1847. pag. 14. *Virchow* in s. Arch. IX. 558. *Friedreich* in Virch. Arch. X. 510. v. *Dusch* u. *Popenstecher* in Virch. Arch. XI. 561. *Cohnheim* in Virch. Arch. XXXIII. 159.

stand in Rechnung zu ziehen, dass diese Saprophyten in dem Substrat, welches sie bewohnen, sehr beträchtliche chemische Umsetzungen erregen, deren Producte Wasser, Kohlensäure, Ammoniak und einfachere organische Verbindungen als die ursprünglich vorhandenen sind [1]. Ich halte es daher nicht für unmöglich, dass die bei diesem Zersetzungsprocesse gebildeten Körper reizend auf das Trommelfell wirken und so jene entzündlichen Erscheinungen hervorrufen können, um so mehr, da ja das Trommelfell wegen seines ausserordentlich dünnen Epidermisüberzugs auf derartige Einflüsse ausserordentlich leicht reagirt. Sicher lässt sich diese Frage jedenfalls erst dann entscheiden, wenn man einmal Gelegenheit hat, ein mit derartigen Pilzwucherungen bedecktes Trommelfell anatomisch zu untersuchen und die Anwesenheit der Pilzfäden in dem Gewebe des Trommelfells durch das Mikroskop zu constatiren. Eine derartige Beobachtung würde dann allerdings die parasitäre Natur dieser Affection über allen Zweifel feststellen.

Der Umstand, dass bis jetzt alle Impfversuche mit Sporen derartiger Pilze bei Gesunden fehlgeschlagen, führt nun dahin, eine besondere abnorme Beschaffenheit des Trommelfells und Gehörgangs, welche das Keimen hineingelangter Pilzsporen ermöglicht und ihre weitere Entwickelung begünstigt, anzunehmen [2]. Welcher Art diese Veränderungen im Gehörgange sind, darüber können wir bis jetzt nur Vermuthungen anstellen.

---

[1] De Bary, Morphologie und Physiologie der Pilze, pag. 231.
[2] Wreden, a. a. O. pag. 42.

Erklärung der Abbildungen
auf Taf. 1.

Fig. 1. *Trichothecium roseum Lk.*, aus dem Ohr ⁵⁰⁰/₁.

    a. Fruchtträger mit ovalen Sporen i.

    b. c. Sporen mit seitlicher Ansatzstelle.

    d. Birnförmige Spore.

    e. Fruchtträger mit zwei nebeneinander sitzenden Sporen.

    f. Getheilte Spore.

    g. Sporen in der ersten Entwickelung.

    h. Detritusmasse mit verhornten Epidermiszellen, in der sich das Mycelium verbreitet.

    k. Sporen mit Oeltröpfchen.

Fig. 2. *Aspergillus niger v. Tigh.* ⁵⁰⁰/₁.

    a. Basidie mit dem Sporenköpfchen

    b. Myceliumfäden.

Fig. 3. *Aspergillus niger v. Tigh.* ⁵⁰⁰/₁. Reife Sporen.

Fig. 4. *Aspergillus niger v. Tigh.* ⁵⁰⁰/₁. Optischer Längsschnitt durch eine Sporen abschnürende Basidie.

Ueber Taubstumme und ihre Erziehung.

Von

Dr. Elsner.

(Vortrag, gehalten am 15. März 1861 in einer geschlossenen Gesellschaft von Aerzten.*)

Meine Herren! Im Jahre 1692 erschien zu Amsterdam ein kleines Werk in lateinischer Sprache, das ein deutscher Arzt Namens

---

*) Diese Gesellschaft von Aerzten bestand im Wintersemester 1860/61 zu Berlin unter dem Namen „Ohrenclub". Die Anregung zu ihrer Constituirung gab der Unterzeichnete, weil es zu jener Zeit in Berlin unmöglich war, sich durch klinische Anleitung in dem Gebiete der Ohrenheilkunde irgend welche Kenntniss zu erwerben.

Die Gesellschaft zählte 10 Mitglieder:

1) Dr. *Arnold Pagenstecher* (jetzt pract. Arzt in Wiesbaden).
2) Dr. *August Lucae* (jetzt Docent in Berlin).
3) Dr. *Carl Wilhelms* (jetzt pract. Arzt in Eschweiler).
4) Dr. *Paul Elsner* (jetzt pract. Arzt in Berlin).
5) Dr. *Georg Schmitz* (jetzt Ophthalmologe in Cöln).
6) Dr. *H. Drekenfeld* (jetzt pract. Arzt in Neu-Barnim, Reg. Bezirk Potsdam).
7) Dr. *Adolph Gusserow* (jetzt Professor der Geburtshilfe in Zürich).
8) Dr. *Hermann Wendt* (jetzt Director der Provinzial-Irren-Anstalt von Ostpreussen in Allenberg bei Wehlau).
9) Dr. *Richard Ruge* (jetzt prakt. Arzt in Berlin).
10) Dr. *Hermann Schwartze*.

Im Ganzen fanden 18 Zusammenkünfte statt, in denen abgesehen von kleineren Mittheilungen, Referaten und Demonstrationen von Ohrenkranken, 25 grössere Vorträge gehalten wurden. Davon gehörten in das Gebiet der Anatomie 6, der Physiologie 4, der vergleichenden Anatomie 1, der Pathologie und Therapie 14.

Herr Dr. *Elsner* hat dem Unterzeichneten auf seine Bitte die Erlaubniss zum Abdruck seines Vortrages über Taubstummheit gegeben und wird auch vielleicht von den übrigen Vorträgen das, was heute nach Verlauf von 10 Jahren noch von Interesse für unsere Leser sein kann, sofern die Erlaubniss der Verfasser zum Abdruck gegeben wird, in diesem Archiv eine Stelle finden und dadurch einer unverdienten Vergessenheit entzogen werden.   *Schwartze.*

Ammann verfasst hatte und das den Titel führte: Surdus loquens.
Die Anfangsworte dieses Buches lauten: „Der Werth der meisten
schätzenswürdigsten Dinge wird entweder verkannt oder vernachläs-
sigt, bis man sie verloren hat. Wie gering achtet der grosse Haufe
die goldene Freiheit? Kaum der Hundertste sagt seinem Schöpfer
für seine guten Augen und Ohren den einem solchen grossen Geschenke gemässen Dank aus. Um die Gesundheit kümmert sich,
ausser den Kranken, fast Niemand. Ebenso verhält es sich mit der
Sprache, diesem unschätzbaren Geschenke Gottes, das wir als eine
uns von Natur zukommende Eigenschaft ansehen und eben um dieser
Ursache willen gering achten, bis wir einen oder einige Taubstumme
erblicken und aus dem Unglück derselben unsere eigenen Vorzüge
schätzen lernen. Wie stumpfsinnig sind sie meistens, wie wenig unterscheiden sie sich von den Thieren! Und, um das Maass dieses
Uebels voll zu machen, kommt noch hinzu, dass es, so viel ich weiss,
eine allgemeine Meinung ist, dass es kein Mittel dafür gebe und es
zu dem unheilbaren gehöre. Da ich aber der Sache reiflich nach-
dachte, so bemerkte ich, dass die meisten Taubstummen ob ihre
Sprachwerkzeuge gleich in gutem Zustande waren doch stumm wären,
weil sie zugleich taub wären: deswegen ich zwar wohl verzweifelte,
der Taubheit abzuhelfen, in Ansehung der Sprache aber anderer
Meinung war.“

Diese einfachen, schönen Worte und die klare Behandlung des
Stoffes in dem ganzen Werkchen bilden das Fundament, auf dem sich
die humanistischen Bestrebungen für die Taubstummen im 18. Jahrhundert aufbauten. Denn wenn auch schon in der vorchristlichen
Zeit und später das ganze Mittelalter hindurch einzelne Versuche gemacht wurden, Taubstumme sprechen zu lehren, so waren es eben
nur einzelne, meist unglückliche Experimente, die viel eher davon ab-
schreckten, als dass ermuthigten, ein rationelles System aufzubauen
oder dessen Aufbau auch nur zu versuchen. Wer hätte auch in früheren Zeiten für die Unglücklichen sorgen sollen? Die Aerzte? Sie
waren zu sehr Diener und leider meist rohe, mechanische Diener der
Kunst, um mehr als Aerzte, um Menschen zu sein. Die Pädagogen?
Man weiss, dass in früherer Zeit der Unterricht selbst vollsinniger
Kinder durchaus nicht so allgemein in öffentlichen Anstalten, sondern
meist im eigenem Hause geleitet wurde. Die Fürsten endlich und die
Völker? Der Geist ihrer Zeit neigte zu ganz anderen Interessen, als
der Förderung der Menschenliebe. Da wo die Waffen klirren,
können die Früchte des Friedens nicht keimen. Wie glücklich
müssten wir sein, diese Zeit eine längst verklungene zu nennen. Heute

sorgen alle civilisirten Regenten und Völker durch reiche Mittel für
die Aufnahme und Bildung dieser Unglücklichen; alle sage ich, denn
selbst Asien besitzt zwei Anstalten, die Pädagogen unterziehen sich
liebevoll diesem unendlich schweren Theil ihres auch sonst so mühe-
vollen Faches und die Aerzte, die sich der Unheilbarkeit dieses Leidens allerdings in den meisten Fällen mit physikalischer Schärfe be-
wusst, die noch immer vor dem Ohre eines Taubstummen so rathlos
und bange stehen wie die Alten vor dem Tempel zu Delphi, lesen
wenigstens auch das mahnende „γνῶθι σαυτόν,“ das den vorwärts
eilenden Geist mit bleiernen Flügeln belastet und ihm zuruft: Hier
ist die Gränze deiner Kunst; hier verschwistert sich die Medicin sanft
und liebevoll mit der Pädagogik.

Wenn somit das Gebiet, welches von den Taubstummen handelt,
strenggenommen jenseits der ärztlichen Thätigkeit liegt und also
scheinbar weniger in den Kreis unserer Bestrebungen passt, so hängt
es doch mit dem Specialfach der Ohrenkrankheiten, dem wir uns
hier widmen, so innig zusammen, dass wir uns diese kleine Excursion
schon erlauben können.

Wir wollen uns nun dieses überaus reichhaltige Thema in der
Art disponiren, dass wir im ersten Abschnitt über die Taubstummen
selbst, im zweiten über die Anstalten, in denen sie erzogen werden,
im dritten endlich über die Art des Unterrichts zu reden haben
werden. Ich kann mich dabei um so kürzer fassen, als einerseits
Ihnen Vieles bekannt ist, andererseits einer unserer Collegen Ihnen
bei Gelegenheit noch Specielleres mitzutheilen gedenkt.

A. Ueber Taubstumme.

Man nennt einen Menschen taubstumm, der, ursprünglich taub,
auch nicht die Fähigkeit besitzt, artikulirte Töne hervorzubringen.
Damit ist also gesagt, dass einem Taubstummen nie die Stimme, sondern die Sprache fehlt. Denn die Sprache ist nicht allein abhängig
von der Anwesenheit normaler Sprechwerkzeuge, sondern zugleich
von der fehlerfreien Beschaffenheit des Gehörorgans. Sie wissen, dass
es nur ein Mittel gibt, die Muttersprache, wie überhaupt eine Sprache
zu erlernen, und zwar auf dem Wege der Nachahmung. Jedoch bestrebt sich das Kind nicht direct die Stellungen der Sprechorgans
beim Sprechen nachzuahmen, sondern die Töne den gehörten möglichst ähnlich zu bilden, was allerdings nur durch Nachahmung jener
Stellungen erreicht werden kann, zugleich aber auch eine sinnliche
Wahrnehmung des mehr geistigen Theils der Sprache, der Modula-

tion der Stimme durch Höhe, Tiefe, Stärke und Schwäche, des Aus-
und Nachdrucks der einzelnen Worte erfordert.

Die Taubstummheit ist entweder angeboren oder erworben; das
Letztere ist etwas häufiger. Von 123 Zöglingen der hiesigen Anstalt haben sie nur 58 zur Welt gebracht. Diejenigen, welche erst
später taubstumm werden, verlieren die Fähigkeit zu sprechen nur
dann, wenn sie das Gehör in den ersten sieben Jahren ihres Lebens
verloren haben. Man muss dann wiederum unterscheiden, ob die
Kinder schon sprechen konnten, wie sie taub wurden, oder nicht.
Leider sind die Folgen dieselben. Ein fünfjähriges Kind, das geläufig spricht, erkrankt an Scharlach, es gesellt sich otitis interna
hinzu, Zerstörung der Gehörknöchelchen, Taubheit. Das Kind spricht
von Tag zu Tag weniger, schliesslich wird es taubstumm. Eines evi-
denteren Beweises, wie sehr das Gehör für die Sprache nöthig ist,
bedarf es wohl nicht. Der Grund für die angegebene, scheinbar
eigenthümliche Erscheinung ist der, dass die Kinder in frühen Jahren
die Worte, die sie lernen, mechanisch nachsprechen, ohne die Fähigkeit etwas Bestimmtes dabei zu denken. Diese Fähigkeit erlangen
sie erst durch jahrelangen Umgang mit älteren gebildeten Menschen.
Tritt nun Taubheit oder hohe Schwerhörigkeit mitten in dieser Ent-
wicklungsperiode ein, so vergessen sie das Erlernte, verlieren zuerst
das Bedürfniss und mit ihm allmählig die Fähigkeit, sich auszudrücken und werden taubstumm. Man kann solchen Kindern oft das
Sprachvermögen retten, wenn man Mühe und Geduld anwendet und
sie nicht von vornherein für verloren hält. — Ich sagte, dass die
Taubstummheit angeboren oder erworben sein kann. Das ist oft sehr
schwer zu unterscheiden; denn die subjectiven Angaben sind meist
unbrauchbar. Eltern aus hohen Ständen leugnen es gewöhnlich aus
falschem Stolze, niedere Leute verfallen in das Gegentheil, weil sie
ihre Kinder nicht beachten und die Gelegenheitsursachen übersehen.
Eigenthümlich und unerklärt ist die enorme Häufigkeit der angeborenen Taubstummheit gegenüber dem angeborenen Mangel der
übrigen Sinne. Es sind in der Literatur nur einige wenige Fälle
von angeborenem Mangel des Geschmacks- und Geruchsinnes verzeichnet und die angeborene Blindheit verhält sich nach den Angaben
der hiesigen und der Dresden. Blindenanstalt zu der erworbenen
etwa wie 1 : 30.

Dass die Ursache der Taubstummheit nur im Mangel des Gehörs liege, weiss man gerade seit 300 Jahren, wo ein spanischer
Mönch Pedro de Ponce 1570 zufällig einige Uebungen mit Taubstummen im Sprechen anstellte und so darauf geleitet wurde. Hippo-

crates und Aristoteles schweigen über die Ursachen der Taubstummheit, obwohl sie von dem Uebel viel reden und von ihnen bis zu
Paré machte man Operationen an Zunge, Lippen und Ohren, um
das Leiden zu heilen. Diese Operationen, obwohl stets erfolglos,
wurden sistirt, als im Jahre 1681 ein Collegium ausgezeichneter
Aerzte zu Wien die Taubheit als alleinige Ursache der Taubstummheit aufstellte, doch wurden sie im achtzehnten Jahrhundert, ja selbst
im 19. wieder aufgenommen, und *Demortiers* erzählt, dass man einen
Taubstummen mit Abführmitteln und span. Fliegen curiren wollte
und da dies erfolglos blieb, die Zunge so lange mit Senf einrieb, bis
die Nase und die Augen vollständig geschwollen waren. Noch im
Jahre 1801 legte der dam. Leibarzt des jüngst verstorbenen Prinzen
Jerome einem Taubstummen eine Moxa unter das Kinn, um die dicke
Zunge, von der er das Leiden ableitete, dünner zu machen. — Als
Ursache der Taubstummheit werden vorzugsweise aufgestellt theils
organische Bildungsfehler, theils Gelegenheitsursachen, theils Erblichkeit. Uebrigens kann die Taubstummheit natürlich aus allen Ursachen resultiren, welche in früher Kindheit bedeutende Schwerhörigkeit oder Taubheit herbeiführen. Was die erste Klasse betrifft, so
sind es folgende: Sichtbares Kranksein des n. acust., Fehlen des Labyrinths und der Bogengänge, der Gehörknöchelchen, des äusseren
Ohres, des Trommelfells u. s. w., Veränderungen der Trommelhöhle,
Anfüllung derselben mit Blut, Eiter etc., regelwidrige Bildung der
Gehörknöchelchen, anomale Formation des Schädels überhaupt, endlich Centralleiden bei vollständig regelmässiger Bildung der Gehör-
werkzeuge. Diese Ursachen sind bei der Schwierigkeit der Diagnose
sehr oft erst in sectione klar geworden. —

Die Gelegenheitsursachen der Taubstummheit fallen grossentheils
mit der Geschichte der Kinderkrankheiten zusammen. Es sind also
wesentlich die acuten Exantheme, die Scrofulosis, seltener die Rha-
chitis, Meningitis, Hydroceph. acutus, Epilepsie, Ozaena syphilit., bedeutende Traumata.

Drittens endlich ist es die Erblichkeit, welche als Ursache der
Taubstummheit aufgestellt wird. In diesem Punkt weichen die Ansichten, gleich den angezogenen Beispielen, sehr von einander ab.
Taubstumme Väter — so ist die Regel — übertragen die Krankheit
viel sicherer auf die Kinder, als die Mütter. Es kommen die merk-
würdigsten Fälle vor. So ist in Berlin der Fall beobachtet worden,
dass ein Mann Namens Hartnuss 11 Kinder hatte, 5 Töchter und 6
Söhne, von denen die Töchter alle gut hörten, während alle 6 Söhne
taubstumm blieben. Dass Eltern, die nahe verwandt mit einander

sind, zuweilen taubstumme Kinder zeugen, ist bekannt. Die Erfahrungen hierüber schon einer interessanten Bereicherung entgegen, sind indessen heute noch keineswegs zum Abschluss gediehen.

Zuweilen hat man eine plötzliche Erschütterung des Nervensystems einer Schwangeren, durch die man überhaupt schon die seltsamsten Anomalien der Neugebornen zu erklären suchte, auch die Ursache für Taubstummheit des Kindes sein lassen.

Hierzu wollen wir noch die prädisponirenden Momente für die Taubstummheit, die die Statistik liefert, angeben und wozu namentlich von Seiten der Eltern dumpfe feuchte Wohnungen, schlechte Nahrung, unpassende Heirathen, namentlich bedeutendes Jüngersein des Mannes, epidem. Cretinismus u. a. gehören.

Sie sehen, m. H., dass die Aetiologie dieses Leidens sehr reichhaltig ist, dass wir jedoch von dem Satze der alten Pathologen „Cessante causa cessat effectus" leider selten therapeutischen Gewinn ziehen können, schon weil die Lage des afficirten Organs jeden wirksamen Eingriff verbietet und wir die wirkenden Ursachen fast nie beseitigen können.

Die meisten Taubstummen besitzen noch etwas Gehör und so hat man sie je nach der Intensivität ihres Leidens in verschiedene Klassen oder Grade eingetheilt und unterscheidet nach *Itard* 5, nach *Kramer* und *Schmalz* 3 Gruppen: a) solche, die eine sehr laute Stimme in dichter Nähe allenfalls hören. Dazu gehört $^{4}/_{10}$ der vorhandenen Taubstummen. b) Solche, die sehr starken Donner, Trommeln u. s. w. aus nicht zu grosser Entfernung hören. Die Hälfte mag hierzu gehören. c) Die mit dem schlimmsten Grade behafteten hören das Entladen einer nahen Kanone, allerdings nur durch die Erschütterung der Luft und vermöge der Kopfknochenleitung. Bringen solche Taubstumme ein Stäbchen mit einem Ende an die Zähne, mit dem anderen an ein stark tönendes Instrument, so hören sie die Töne ziemlich deutlich. Diese Klasse mag $^{3}/_{10}$ betragen. Die Uebrigen sind die an Lähmung der Centren oder des n. acust. Leidenden, die allerdings auch auf die stärkste Schallschwingung nicht reagiren.

Will man bei einem Taubstummen einen dieser Grade festsetzen, so muss man sehr vorsichtig zu Werke gehen. Man täuscht sich oft und wird noch öfter von den Taubstummen getäuscht, die es lieben und stolz darauf sind, trotz des fehlenden Gehörs zuweilen dieselben sinnlichen Wahrnehmungen zu machen. Als ich mit Hrn. Dr. *Lucae* vor einigen Tagen dem Unterricht der Taubstummen beiwohnte, bemerkte ich, wie der Lehrer, am Ruhe zu befehlen, mit einem Würfellineal auf den Tisch schlug. Die Kinder wurden still, ohne den

Lehrer angesehen zu haben, der unser Erstaunen mit der Bemerkung beschwichtigte, dass die Kinder das eben nur gefühlt hätten.

Die Diagnose der Taubstummheit ist leicht und schwer, leicht in den späteren Jahren des Kindes, schwer in den ersten sehn Monaten. Es fehlt uns hier die bei der Diagnostik so unentbehrliche Analogie mit dem normalen Zustand. Eine ängstliche Mutter bringt Ihnen ein 6monatliches Kind, sie erzählt Ihnen, es würde in der Stube musicirt, es fiele zuweilen ein schwerer Körper herunter, das Kind achte nie darauf; sie fürchtet, das Kind sei taub. Sie blicken in Gegenwart der Mutter in das Ohr, und wenn sie fort ist, in ein physiologisches Handbuch; doch in Beiden finden Sie Nichts. Die Physiologie bleibt Ihnen die Antwort auf diese Frage schuldig. Ein neugeborenes, gesundes Kind hört Nichts — ich lasse es dahingestellt, ob deshalb weil die tuba mit liquor amnii verstopft ist, oder aus andern bessern Gründen — wann beginnt nun ein gesundes Kind zu hören? Wir wissen es nicht. Das Eine in 6 Wochen, das Andere in einem Jahre. Ebenso ist es mit der Sprache. Darum ist es misslich, die Diagnose auf Taubstummheit vor Ablauf des ersten Jahres stellen zu wollen, erst dann lässt das continuirliche Ausbleiben der Gehörsfähigkeit das Leiden sicher erkennen. Ich war vor kurzer Zeit in der Lage, mit Dr. Schwartze vereint der Mutter eines 7monatlichen Kindes, das bisher noch keine Reaction auf Schallschwingungen, dafür aber zwei normale Trommelfelle zeigte, den freilich mageren Trost zu geben, dass sie mindestens noch ein Jahr das Kind beobachten müsse, ehe der Arzt sich entscheiden; oder, wie wir es euphemistisch bezeichneten, ehe man „Etwas thun" könne.

Zuweilen kommt man in die Lage, sich zu entscheiden, ob ein erwachsener Taubstummer, dessen Gehörorgan, soweit es zu besichtigen ist, gesund und normal erscheint, simulirt. Das ist einfach zu entscheiden. Sie verbinden ihm die Augen und lassen plötzlich hinter ihm einen schweren klingenden Körper zu Boden fallen. Dreht er sich nicht erschrocken um, dann ist es ein Simulant, der seine Rolle schlecht spielt. Denn der wahre Taubstumme wird durch die Vibration der Luft so empfindlich berührt, dass er sich stets erschrocken nach der Richtung des fallenden Körpers zu wendet.

Wir haben uns, m. H., bisher mit den Ursachen, den verschiedenen Graden und der Erkenntniss der Taubstummheit beschäftigt und kommen nunmehr, wenn wir in dem althergebrachten Schema der klinischen Classification fortfahren, zur Symptomatologie der Krankheit, wobei es natürlich der eigenthümliche Charakter des Leidens mit sich bringen muss, dass ich Ihnen ein viel mehr psycholo-

gischen als pathologisches Krankheitsbild werde vor die Augen führen
müssen.

Wir betrachten den Taubstummen zuvörderst in der rein körperlichen Sphäre und erwähnen als auffallendste Erscheinung die
enorme, oft fast unglaubliche Feinheit des Gefühls, das hier entwickelter ist, als bei den Blinden. Wie ich schon oben erwähnte,
fühlen die Taubstummen, was wir eben nur durch das Gehör vernehmen. Sie fühlen also, wenn sie sich einer klappernden Mühle
nähern, oder wenn ein Wagen vorbeifährt etc. Von den laufenden
interessanten Fällen, die man in der Literatur findet, erwähne ich
ziemlich als den stärksten den des Prof. der Physik *Heinrich Rahn*
in Zürich, der in seinem Archiv von 1790 eines 26jährigen taubstummen Fräuleins erwähnt, die mit verbundenen Augen auf einige
Entfernung anzugeben wusste, ob Mannspersonen oder Frauen in
ihrer Nähe ständen. Ich weiss nicht, ob man sich nicht eher glücklich schätzen muss, dass nicht auch die vollsinnigen Frauenzimmer
mit einer so minutiösen Gefühlsfeinheit begabt sind. — Nur das Gefühl ist bei den Taubstummen so überaus fein, die übrigen Sinne
sind es durchaus nicht, der Taubstumme sieht in der Regel nicht so
gut, als der Blinde hört, er hat den normalen Geschmack und Geruch, seine Sensibilität ist zuweilen gemindert. Ihre Stimme ist gewöhnlich rauh und schlechtklingend; selbst bei denen, die früher gut
sprechen konnten, verliert sie nach Eintritt der Taubheit ihren früheren Wohlklang. Besonders geneigt sind die Taubstummen zu Lun-
genkrankheiten und in den Anstalten erliegen die Meisten den Affectionen der Lunge.

Ich will Ihnen hierbei eine Stelle aus dem Werke von *Puybonnieux*,
Prof. und Bibliothekar an dem Taubstummen-Institut in Paris über
die körperlichen Eigenthümlichkeiten der Taubstummen citiren:

Puybonnieux, Mutisme et Surdité, ou influence de la surdité
native sur les facultés physiques intellectuelles et morales. Paris 1846.

„In dem Aeusseren bieten die Taubstummen Nichts Ausgezeich-
netes dar, und nur für denjenigen, der sie beobachtet, zeigt sich in
ihrer Physiognomie eine grosse Beweglichkeit, selbst während der
Ruhe. Ihr Blick hat einen lebhaften Ausdruck und scheint immer
die sie umgebenden Personen und Sachen zu fragen; man sieht, dass
hierin ihre gesammten geistigen Fähigkeiten concentrirt sind, dass sie
hierdurch die Eindrücke der äusseren Gegenstände erhalten und
dass sie meist den Zustand ihrer Seele verrathen. Während der
ersten Jugend und bisweilen während der ganzen Lebensdauer bringt
die Taubheit auch manche andere charakteristische Wirkungen hervor,

Die Taubstummen schleppen die Füsse und schlürfen gewissermassen auf der Erde. Diese Erscheinung, die man oft auch bei hörenden Kindern, sehr oft aber bei Blödsinnigen findet, scheint von 2 Ursachen abzuhängen. Die erste ist offenbar die Taubheit, welche dem Kinde nicht erlaubt, den unangenehmen Eindruck zu vernehmen, der durch diese Bewegung im Ohre verursacht wird. Die zweite ist der niedrige Stand der Bildung. Wenn der Taubstumme diesen Zustand verlängert, so ist es fast ein sicheres Zeichen, dass das genannte Gebrechen mit einer grossen Schwäche der geistigen Fähigkeiten verbunden ist. Wenn es anders wäre, so würde der Taubstumme, dessen Eigenliebe oft sehr gross ist, und der im Allgemeinen sorgfältig in seiner Haltung ist und auf die physischen Eigenschaften Anderer Viel hält, gewiss bemerken, dass diese Gewohnheit Etwas Widerliches hat und würde sich so schnell als möglich davon befreien. — Von grosser Wichtigkeit ist die schwächere Entwicklung des Brustkastens und seiner Muskeln, welche von der mangelnden Uebung der Lunge durch Sprechen abhängig ist. Dieselbe begründet eine Geneigtheit zu Brustleiden. Das den meisten Taubstummen eigenthümliche Murmeln besteht nur in einem hörbaren Durchströmen des Athems durch die Stimmritzenbänder, wobei die Lunge keineswegs zu grösserer Thätigkeit angeregt wird. — Unter allen gesellschaftlichen Vergnügungen haben sie am Meisten Geschmack für den Tanz, und man wird kaum glauben, dass sie zu dieser Bewegung viel Anlage haben, nicht etwa wegen der Musik, indem sie diese nicht hören, sondern weil sie die Bewegungen der ihnen gegenüber tanzenden Personen beobachten. — Auch der Musik sind sie nicht so fremd, als man glauben sollte. Es gibt Mehrere von ihnen, welche Vergnügen haben, harmonische Musik zu hören. Die grössere Ausbildung des Gefühlsinnes vermöge der sie die Töne durch die Fusssohlen, durch die flache Hand und die Magengrube vernehmen, ist die Ursache davon. Die Zöglinge unserer Anstalt (also in Paris) werden früh durch Trommeln geweckt." Soweit *Paybonnieux*. —

Die körperlichen Eigenthümlichkeiten der Taubstummen sind, wie Sie sehen, wenig prägnant, desto interessanter und auffallender sind sie in geistiger, moralischer, ästhetischer und socialer, mit einem Worte in psychologischer Beziehung. Diese Characteristik besteht leider in Nichts Anderem, als darin, eines der trübsten und unerquicklichsten Bilder vor Ihren Augen aufzurollen, das die Geschichte der menschlichen Missbildungen kennt. Zwei grosse Gruppen treten in diesem Gemälde vor Ihren Blick; im Hintergrunde, fast in völliger Nacht, die wenigen unglücklichen Taubstummen, die nie des Segens der Humanität und der Civilisation theilhaftig werden, im Vordergrunde die überwiegend grosse Zahl, die die Liebe und Hingebung der Menschen an theilnehmenden Mitgliedern ihres Geschlechts umgewandelt hat.

Im Jahre 1807 hielt Dr. *Wardeborn* in Hamburg Vorlesungen über die Geschichte des Menschen und seine natürliche Bestimmung und erwähnte eines 16jährigen taubstummen Knaben, der im Jahre 1647 in Irland unter den Schafen gefangen worden war. Der Knabe blickte wie die Schafe und glich vollständig einem wilden Thiere. 150 Jahre später machte die bekannte Geschichte des taubstummen Caspar Hauser in Nürnberg ungeheures Aufsehen. In diesen Bildern haben Sie die Geschichte eines Taubstommen, der seinem Schicksale überlassen bleibt.

„Er ist ein nichts bedeutendes Wesen, sagt *Ambroise Sicard*, in der Gesellschaft, ein lebender Automat, eine Statue, an welcher man einen Sinn nach dem andern erst erwecken und ihm seine Richtung geben muss. Beschränkt auf die bloss physischen Bewegungen, hat er, bevor man die Hülle, in welcher seine Vernunft verborgen ist, zerrissen hat, nicht einmal den sichern Instinkt, welcher den Thieren als Leitstern dient. Er steht tiefer als sie. In menschlicher Gestalt, aber auch fast nur in der Gestalt, unter seinen Mitmenschen herumirrend, durch seine Sprachlosigkeit alles geistigen Verkehrs beraubt, unfähig sich von der rohen Sinnlichkeit zum Bewusstsein der Vernunft zu erheben, wandelt er einsam und verlassen umher; alle Eindrücke, die er empfängt, sind nur augenblicklich, alle Bilder in seiner Seele nur oberflächlich und flüchtig; er starrt Alles an, aber er kann Nichts begreifen; er fasst es auf, aber er kann nicht vergleichen. Eine ewige Stille herrscht um ihn her und begleitet ihn überall; er kann nicht einmal ahnen, dass andere Menschen einander besser verstehen können, als er dieselben versteht; er ist mithin dem Wilden nachzustellen, da dieser mit seines Gleichen in Verbindung lebt und Begriffe, Urtheile und Schlüsse bildet." Welch' eine Welt von Negationen heftet sich an diesen einen Begriff! Ist es nicht, als ob die vielbestrittene Theorie, ob Auge oder Ohr das edlere Organ seien dieser Schilderung gegenüber auf ewig zu Gunsten des Letzteren verstummen müsste?

„So steht es mit seinem Kopfe, führt *Sicard* fort, und eben so kläglich mit seinem Herzen, da er von dem Moralischen keine Idee hat. Er weiss, ja er ahnt Nichts von Recht und Unrecht, Tugend und Laster sind für ihn nicht vorhanden, rohe Sinnlichkeit erstickt in ihm jeden Funken des moralischen Gefühles. Nur er selbst ist

der Mittelpunkt, auf den er Alles bezieht; blind und ohne Mässigung
überlässt er sich mit stürmischer Heftigkeit jeder aufwallenden Be-
gierde und kennt keine andere Schranke, als die Ohnmacht sie zu
befriedigen. Immer nur an seine Empfindungen gefesselt ist er heiter
und lustig, wenn diese angenehm, traurig und missmuthig, wenn
diese unangenehm sind und da demjenigen, der weder auf die Zukunft denkt, noch in Verlegenheiten sich zu helfen weiss, weil öfter
unangenehme als angenehme Fälle aufstossen, so ist Missmuth die gewöhnliche Stimmung seiner Seele.« Die vollendetste Darstellung von
dem inneren Leben des Taubstummen findet sich in dem Werke
Itard's und in seinem Artikel in der Encyclop. medic. d. Wissenschaften.
Nur Einiges will ich daraus citiren.

Wie der Taubstumme, sagt Itard*) einerseits einer grossen Menge
von Vortheilen beraubt ist, so hat er andererseits den, dass er von
einer Anzahl von Vorurtheilen und leeren Schrecken, welche so oft
auf unsere geselligen Verhältnisse störend einwirken, Nichts weiss.
Der Anblick eines Leichnams hat für ihn Nichts Abstossendes. (Wenn
Itard zur Untersuchung der Gehörorgane Sectionen vornahm, dräng-
ten sich die taubstummen Zöglinge um die Wette um den Kopf ihres
Gespielen und selbst die Freunde des Verstorbenen beeiferten sich,
ihm bei diesem Geschäft ihre Dienste anzubieten.) Kein menschliches Wesen, fährt I. fort, ist fühlloser als ein Taubstummer ohne
Unterricht — ich bitte Sie, das wesentlich festzuhalten. — Nur die
Bande der Natur können ihn zur Aeusserung lebhafter Gefühle vermögen, wenigstens schliesst Itard dieses aus dem Schmerze, der in
dem Taubstummen vorzugehen scheint, wenn er sich bei Aufnahme
in das Institut von den Eltern trennt. Der Taubstumme hat keine
Dankbarkeit, kein Freundschaftsgefühl, kein Mitleid, doch — und
hierin stimmen alle Beobachter überein — ist er sehr zur physischen
Liebe geneigt und ist, wenn er verliebt ist, sehr eifersüchtig.

Der Taubgeborene ist um Vieles glücklicher in seinem Inneren,
als derjenige, der später taubstumm geworden und der erst alle Freu-
den des geselligen Lebens kennen gelernt hatte. — Noch macht Itard
darauf aufmerksam, dass das weibliche Geschlecht im Allgemeinen
viel uneigennütziger, liebevoller, für Freundschaft empfänglicher sei.

Ganz anders, m. H., ist das Bild eines Taubstummen, der jahrelang in einer Anstalt erzogen wurde, vorausgesetzt, dass die Anlagen
seines Geistes und die Empfänglichkeit seines Herzens nur einigermassen bildsam waren. Ich werde Ihnen diese Schilderung vor-

_____

*) Maladies de l'oreille 419. Dict. de scienc. médic. Art. Sourd. — muet. p. 211.

führen, wenn wir auf den Unterricht dieser Institute und seine segens-
reiche Wirksamkeit werden zu sprechen kommen. Die Psychologen,
die mehr der Logik als der Psyche zugestanden, haben sich an die
schwierige Aufgabe gemacht, die erwähnten Eigenschaften eines Taubstummen mit mathematischer Schärfe auf Prämissen zurückzuführen,
die sich sämmtlich auf den Mangel des Gehörs beziehen sollten; urtheilen Sie selbst, wie trügerisch zuweilen diese Schlüsse sind.

Der Taubstumme, heisst es in der Monographie eines Englän-
ders, Namens *Kesmann*, steht in Folge seines fehlenden Gehörs auf
einer niedrigeren Stufe als die Hörenden. Dennoch kann er seine
Fähigkeiten in hohem Grade entwickeln. Denn sein Geist ist als
Ausfluss der Gottheit so selbstständig, dass er auch trotz des fehlenden
Sinnes sich auszubilden vermag.

Hören Sie folgenden Klimax von *Schmalz*:

„Da der Taubstumme auf das Gesicht beschränkt ist — schon
diese Prämisse ist falsch, da das Gefühl sehr wesentlich ist — so
zieht ihn auch Alles an, was dem Auge angenehm ist. Daher ist er
für Schönheit und Symmetrie sehr eingenommen. Aus dieser Ursache entspringt aber auch Putzsucht und Eitelkeit. Dies ist auch der
Grund, warum er nur auf das Aeussere sieht und die Armen ver-
achtet und bespöttelt. Ferner ist dies Grund, dass er mit seinen
Blicken wissbegierig umherschweift, bis er Alles gesehen hat, was an
einem Orte zu bemerken ist. Daher wird er neugierig, zerstreut,
flatterhaft, leichtsinnig, boshaft, tückisch u. s. w." Er verdankt schliesslich seinen Augen jedes nur erdenkliche Laster und man muss sich,
vom teleologischen Gesichtspunkte aus wundern, dass die Taubstummen nicht auch blind zur Welt kommen. Der Ergötzlichkeit
wegen theile ich Ihnen noch folgende Schlusskette mit, die in der
viel discutirten Frage, ob sich die Taubstummen unglücklich fühlen
oder nicht, von dem französischen Philosophen *Clerck* aufgestellt
worden ist. Er schliesst: „Wer Nichts besessen, hat Nichts verloren;
wer Nichts verloren, hat Nichts zu beklagen; wer Nichts zu beklagen,
kann nicht unglücklich sein. Die Taubstummen haben kein Gehör
und keine Sprache besessen, folglich haben sie Beides nicht verloren,
folglich können sie nicht unglücklich sein. Zwei Negationen geben
eine Position, folglich sind die Taubstummen glücklich." Erinnert diese
Formel nicht an den Satz der modernen Sophisten, dass jeder Geist
unsterblich, der Weingeist ein Geist, folglich auch der Weingeist
unsterblich sei? —

Die Taubstummheit ist zuweilen noch mit anderen chronischen
Leiden complicirt, zu denen Blödsinn und Blindheit am öftesten ge-

hören. Schon im neuen Testament ist eines Menschen gedacht, der der Fähigkeit zu sehen, zu hören und zu sprechen beraubt war. Seit Anfang dieses Jahrhunderts wurden mehrere Fälle beobachtet, unter ihnen der höchst interessante des amerikanischen Mädchens Laura Bridgman, der ausser dem Gesicht und Gehör auch der Geschmack und Geruch fehlten. Im Handbuch von *Wilde* ist er ausführlich beschrieben.

Man trifft die Taubstummen überall auf Erden an, zumal in gebirgigen Ländern sehr häufig. Die statistischen Aufzeichnungen darüber sind in neuester Zeit sehr genau gemacht worden und ich will Ihnen wenigstens die wesentlichsten mittheilen.

Es gibt auf der Erde bei einer Bevölkerung von ca. 1000 Millionen Einwohnern in runder Summe 600000 Taubstumme, so dass man der Wahrheit sehr nahe ist, wenn man annimmt, dass auf 1600 Menschen 1 Taubstummer gerechnet wird. In Preussen gibt es Etwas über 12000.

Was das Geschlecht anlangt, so ist die Zahl der männlichen Taubstummen beständig grösser, trotzdem die weibliche Bevölkerung überall dichter ist. Im Durchschnitt kommen auf 4 taubstumme Knaben 3 Mädchen.

In Bezug auf das Alter der Taubstummen ist es eigenthümlich, dass in dem Alter vom 1. — 5. Jahre unverhältnissmässig weniger Taubstumme angegeben worden, als in den darauffolgenden Altersmittelräumen. Dieser Umstand kommt daher, dass die Taubheit in den ersten Lebensjahren von den Eltern oft nicht erkannt oder wenigstens nicht zugestanden wird. So sind in den Tabellen von Preussen von 12000 Taubstummen über 8000 aufgezeichnet, die das 15. Lebensjahr überschritten haben, obwohl dies genau genommen falsch ist.

Noch erwähne ich, nur des statistischen Interesses wegen, dass sich bei Vergleichung der Anzahl der Taubstummen mit den Blinden folgendes Resultat ergibt. In bergigen Ländern gibt es viel mehr Taubstumme, in der Ebene, sowie in sehr heissen und sehr kalten Ländern gibt es mehr Blinde. In Preussen z. B. gibt es ca. 11000 Blinde, so dass auf 12 Taubstumme 11 Blinde kommen. Bei den Fortschritten der Ophthalmologie gegenüber dem Stillstehen der operativen Otiatrik dürfte dieses numerische Uebergewicht der Taubstummen in Folge eher zu - als abnehmen.

Es gibt auch bei der Taubstummheit eine *Prognose.* Sie ist eine fausta, wenn das Kind von Natur mit Intelligenz und Auffassungskraft begabt, wenn es körperlich gesund ist und die Verhältnisse gestatten, dass es vom 8. Jahre an 6 — 8 Jahre in einer guten An-

stalt erzogen werden kann. Dann ist zu hoffen, dass die Sprache
eine ziemlich verständliche und die Bildung eine ziemlich allgemeine
werden könne. Auch ist die Prognose günstig bei acquirirter Taubstummheit, deren Ursachen gehoben oder gemildert werden können.

Der Heilung der Taubstummheit auf medicamentösem und chi-
rurgischem Wege hat Herr Medicinalrath *Schmalz* in seinem Werke
84 enge Seiten gewidmet, die ich Ihnen jedoch hier nicht wiederzu-
geben gedenke. Herr *Schmalz* schliesst seine therapeutischen Seufzer
mit einem Kapitel über die Prophylaxis, dessen wesentliche Moral die
ist, dass sich Eltern in Acht nehmen sollen, taubstumme Kinder zu
erzeugen. So naiv dieser Rath ist, so illusorisch sind die empfohlenen
Schutzmassregeln, die wesentlich darauf hinauslaufen, dass man sich
hüten muss, im Keller zu wohnen und zu viel Kartoffeln zu essen,
was wie Sie wissen der wohlgemuthe Berliner unbeschadet des akustischen Wohlbefindens seiner Nachkommen sehr häufig zu verbinden
pflegt.

Es hat sehr lange gedauert, wie ich schon oben zeigte, ehe man
sich darüber klar und einig wurde, dass in den allermeisten Fällen
von Taubstummheit die Hebung der Stummheit der einzige, rationelle
therapeutische Zweck sein kann, den man zu verfolgen hat. Die
wunderlichsten Kuren, auf noch seltsameren Voraussetzungen be-
ruhend, wurden angestellt und es gibt überhaupt nur wenige Heil-
verfahren, die nicht auch schon zur Beseitigung dieses Leidens versucht werden wären. Nur um des historischen Interesses willen, und
um diese Mittheilungen nicht allzu lückenhaft erscheinen zu lassen,
will ich Einiges darüber hier anreiben.

Ich übergehe das weitläufige Exposé der betreffenden Hand-
bücher darüber, warum die Taubstummheit so schwer zu heilen sei.
Einerseits hängen die Gründe mit den Ursachen des Uebels, die ich
oben erwähnte, zusammen, andererseits setze ich bei Ihnen für diese
Ansicht eine sehr tiefgefühlte und innige Sympathie voraus.

Die rohe und verfeinerte Empirie, die strebsame Diagnostik und
die gewinnsüchtige Pfuscherei, die Volksmedizin und die Magneticure,
sie haben sich alle vor den Ohren der Taubstummen getroffen und
verjagt, keiner hat den Unglücklichen helfen, kaum der Eine oder
der Andere den Zustand momentan erleichtern können. Aderlässe,
Laxirkuren, ätherische Dämpfe, Moxen, Haarseile, Einspritzungen,
alle Arten Bäder, Electricität, Durchbohrung des Trommelfells und
proc. mas. und hundert andere Mittel wurden versucht. Es sind in
der Literatur 8 Fälle von Naturheilung der Taubstummheit erwähnt.
Unter den Autoren befinden sich *Itard* und *Demortiers*. Die Heilung

soll in diesen Fällen bald durch einen Kanonenschuss, bald durch den Blitz, das eine Mal durch eine Schädelfractur erfolgt sein.

Viel zahlreicher sind die erzählten Fälle von geheilter Taubstummheit durch ärztliches, oder wie man nach der Lectüre solcher Fälle mit Recht sagen könnte, trotz ärztlichen Wirkens.

Hier ist es nun am häufigsten das Cauterium actuale in allen möglichen Nüancen, das den Segen bewirkt haben soll, ferner die hochgepriesenen Haarseile und Vesicantien. Wenn ein Zugpflaster hinterm Ohr, das den traulichen Winkel zuweilen ein Jahr lang bewohnen musste, Nichts half, dann war der Unglückliche überhaupt nicht von dem Uebel zu befreien. Eine Zeit lang waren die Einspritzungen in den äusseren Gehörgang von lauem Wasser oder Adstringentien sehr in Gebrauch; sie waren jedenfalls viel rationeller und mögen zuweilen vortreffliche Dienste für Zunahme der Hörfähigkeit geleistet haben. An sie reihen sich die Einspritzungen in die Eust. Tube, von Itard und Saissy zuerst in Anwendung gezogen. Diese Methode wurde dann in sehr ausgedehntem Maass angewendet namentlich von Deleau seit 1824. Er leitete durch einen eigens construirten Katheter erst adstring. Flüssigkeiten, dann verschiedene Dämpfe, endlich heisse Luft in die Tuba. Die Akademie krönte seine Entdeckung mit doppeltem Preise, als er einen Knaben vorstellte, den er von völliger Taubstummheit befreit hatte. Die Methode ist heute mit Recht vergessen. — Im Anfang dieses Jahrhunderts machte der Galvanismus als Heilmittel der Taubstummheit grosses Aufsehen. Ein oldenburg. Apotheker hatte diese Methode aufgebracht und nannte die sich ihm Anvertrauenden, sobald er sie entliess „Gehörbeglückte". Bei sehr gründlichen Versuchen, die in Berlin und Wien angestellt wurden, zeigte sich der Galvanismus ebenso nutzlos, wie die Electricität. — Die Perforation des Trommelfells wurde von Itard 13mal an Taubstummen versucht. Das Resultat war, dass eines von diesen 13 Kindern, welches nicht vollkommen taub war, einige Tage nach der Operation bei weitem schärfer hörte, als vorher. Die übrigen Operationen boten keinen Vortheil.

Auch die methodischen Gehörübungen, welche bei nicht ganz Tauben schon 1611 von Kiolarus und später von dem unermüdlichen Itard in Anwendung gezogen wurden, haben sich nicht für die Dauer erfolgreich gezeigt.

In den letzten zwei Decennien sind von Petersburg und von Neuhof, einer kleinen Stadt nahe von Wien, 2 Fälle vollständig geheilter Taubstummheit mitgetheilt worden, die auf Entzündung des inneren Ohres und Helminthiasis beruht haben soll.

Wir wenden uns zu dem letzten und einzigen Mittel der modernen Zeit gegen die Taubstummheit, zu der Erziehung derselben in eigenen für sie errichteten Anstalten.

Hippocrates nannte einen Taubstummen Κωφός und doch hiess zu seiner Zeit dieses Wort weder taub noch stumm, sondern dumm, geistesstumpf. Hiermit haben Sie die Kategorie, in welche die Griechen die Taubstummen stellten. Nirgends in der Literatur ist eine Spur zu finden, aus der wir schliessen könnten, dass die alten Völker auch nur einen Versuch gemacht hätten, einen Taubstummen erziehen, geistig veredeln zu wollen. Man missbrauchte sie, wie noch heute im Serail, zu Diensten, zu denen sich ihre Verschwiegenheit sehr eignete. Fünfzehn Jahrhunderte verflossen, ehe die Spur eines systematischen Unterrichts, ein Zeichen lebendig erwachender Menschenliebe dämmerte. Und diese philanthropische Regung kam aus dem Lande der Inquisition und erstand zu einer Zeit, wo diese am schrecklichsten wüthete.

Im Jahre 1570 unterrichtete der spanische Mönch Petro de Ponce 4 Taubstumme und soll nach dem Urtheil alter gleichzeitigen Schriftsteller sehr Viel geleistet haben, so dass die Taubstummen gleich Hörenden ihre Gedanken auszudrücken vermochten. Gleichzeitig mit ihm lebte Emanuel de Carion, der seinen Lectionen ein noch ziemlich mittelalterliches Colorit gab. Er reichte seinen Zöglingen als Vorbereitungs-Cur auf den Unterricht Abführmittel aus Nieswurz, Lerchenschwamm und ähnliche Dinge, schnitt ihnen dann das Haar in Form einer Tonsur ab, und rieb die kahle Stelle mit einer Salbe ein, die aus Branntwein, Salpeter und bitterem Mandolöl bereitet war. Jeden Morgen kämmte er ihnen die Haare mit einem Kamm von Ebenholz gegen den Strich, worauf sie eine Latwerge aus Mastix, Ambra und Süssholz einnehmen mussten. Hierauf sprach er ihnen über dem Wirbel des Kopfes mehrere Worte vor und hat nach dieser Methode vortreffliche Schüler gezogen.

Seit dem Auftreten dieser beiden Männer begann allmählig der Taubstummenunterricht in allen Ländern Wurzel zu fassen.

In Frankreich kam die junge Wissenschaft erst spät zur Geltung. Hier ist es der Abbé de l'Epée, der sich unsterbliche Verdienste um die Hebung des Taubstummen-Unterrichts erworben hat. Sein Name ist von europäischem Ruf geworden. Im Jahre 1760 gründete er in Paris auf eigene Kosten eine Anstalt. Er starb 1789 und Sicard folgte ihm als Director.

Es würde mich zu weit führen, Ihnen speciell über alle Länder die statistischen Notizen hier mitzutheilen; nur von Deutschland möge noch das Wesentlichste Platz finden. Nach einzelnen rudimentären (dazu noch wenig constatirten) Versuchen trat als erster Taubstummenlehrer in Deutschland auf Wilhelm Kerger der Sohn des Physikus K., in Liegnitz, im Jahre 1704. Ihm folgten bald eine grosse Zahl mehr oder minder fähiger Lehrer. Die erste Anstalt Deutschlands ward in Leipzig unter Samuel Heinicke am 13, 4, 1778 eröffnet. Kaum also wird Deutschland das erste Saeculum feiern und schon zählt es gegenwärtig 70 Anstalten. In Preussen wurde die erste Anstalt 1788 von *Eschke* in Berlin gestiftet, die in Breslau 1801. Preussen besitzt gegenwärtig 25 Anstalten, so dass auf 700000 Einwohner 1 Anstalt kommt. In Russland kommt auf 33 Millionen Menschen 1 Anstalt,

Auf der Erde überhaupt sind bis jetzt 152 Anstalten (in denen über 7000 Zöglinge unterrichtet werden). Die Wichtigsten in Wien, Leipzig, Berlin, München und Gmünd; ausserhalb Deutschlands in Paris, Bordeaux, Lyon, Mailand, Gröningen, Kopenhagen, Schleswig, Edinburg, sowie das Connecticut Asylum in Hartfort in Amerika.

Diese 7000 Zöglinge sind, wie die früher angegebenen Zahlen beweisen, vielleicht der 50. Theil der bildungsfähigen Taubstummen im Alter von 5 — 15 Jahren überhaupt. In Sachsen werden alle bildungsfähigen Zöglinge unterrichtet, hier bleibt der Zukunft fast Nichts zu thun übrig, in Deutschland ungefähr der 6. Theil; in Russland wird von 500 Taubstummen einer unterrichtet. Wenn Sie philantropische Gelüste haben, so kennen Sie nun das Land, wo reicher Stoff dazu vorliegt.

Die übrigen statistischen Angaben über die Taubstummenanstalten will ich Ihnen nicht vorführen, Sie finden dieselben sehr ausführlich in dem Lehrbuch von *Schmalz.* Dort sind auch 412 verschiedene Werke über Taubstumme angegeben, unter denen ich die von *Itard, Bouvier, Desmortiers, Amman, Kramer, Alle, Hill* und *Saegert* hervorhebe. Ueber die innere Einrichtung dieser Anstalten, die verschiedenen Unterrichtsmethoden und die Resultate derselben, die ich gleichfalls zum Gegenstande meiner heutigen Besprechung machen wollte, werde ich die Ehre haben, Ihnen ein andermal Mittheilungen zu machen, da dieses interessante Thema diesen Vortrag verdoppeln und Ihre Geduld vollends erschöpfen würde. Sie werden mich dann auch besser verstehen, wenn Sie sich persönlich von dem Unterricht überzeugt haben werden, wozu Sie hier so vortreffliche Gelegenheit haben und wozu ich Ihnen dringend rathe.

„Für Reichthum haben die Menschen ihr Seelenheil gewagt, sagt *William Wilde* in seinem, ich möchte sagen, mit so viel hingebender

Liebe geschriebenen Werke, für Ruhm haben sie ihr Leben aufs
Spiel gesetzt, für den Glauben und aus Enthusiasmus haben Märtyrer
den Tod am Pfahl erlitten; der Elende und der Mörder sah den gol-
denen Schimmer des Reichthums jenseits des Verbrechens, der Krieger
fühlte schon den Lorbeer sich um seine Schläfe winden, der Märtyrer
sah den Himmel offen über seinem Haupte —; aber mir schien es
immer, dass der geduldige Lehrer der Taubstummen einen Lohn
verdiene, den Nichts auf Erden ihm gewähren könne. Der Energie,
der Ausdauer, der Menschenliebe der braven Männer, die von Zeit
zu Zeit die herkulische Arbeit unternahmen, das Auge hören und die
Hand sprechen zu lehren, kommt nur die Beredsamkeit derjenigen
gleich, welche die Ansprüche vertheidigten, die der Taubstumme an
Alle hat, denen der Schöpfer den Segen der Sprache und das Gehör verliehen."

Mögen Sie diese Worte lebhafter wie Alles als Erinnerung an
diesen Vortrag behalten. —

Eitrige Entzündung des innern Ohres bei Meningitis cerebrospinalis

Dr. August Lucae
in Berlin.

———

Nicht lange, nachdem *Heller*[*]) seine, zum ersten Mal das *ganze* Gehörorgan umfassenden, anatomischen Untersuchungen über die Affection des Ohres bei Meningitis cerebrospinalis veröffentlicht hatte, wurde mir die Gelegenheit, in einem äusserst rapide zum Tode führenden Falle von Meningitis cerebrospinalis einen Ohrbefund zu constatiren, welcher mit den von *Heller* beschriebenen Veränderungen der Hauptsache nach übereinstimmt.

Meine Absicht war Anfangs, mit der Veröffentlichung dieses Falles so lange zu warten, bis mir anderweitige anatomische Erfahrungen über diesen Punkt zur Verfügung stehen würden. Da Letzteres nicht der Fall ist, so glaube ich mit der vorliegenden Beobachtung nicht länger zurückhalten zu dürfen, zumal dieselbe manchen neuen Gesichtspunkt hinzufügt:

Der 40jährige Schneidergeselle Adolph Reisch, bis dahin völlig gesund, erkrankt plötzlich am 3. Dezember 1867 und wird an demselben Tage in die Berliner Charité aufgenommen. Patient ist *erheblich schwerhörig*, bei benommenem Sensorium, konnte jedoch dem ihn ins Bett bringenden Wärter auf lautes Schreien seinen Namen sagen. Die bald darauf stattfindende ärztliche Untersuchung ergibt nun Folgendes: Patient ist bewusstlos, der Bauch eingezogen; die

———

[*]) Zur anatomischen Begründung der Gehörstörungen bei Meningitis cerebrospinalis. Deutsches Archiv f. klin. Med. III. S. 482. (Vergl. dieses Archiv B. IV. S. 56.)

rechte Pupille abnorm eng, die linke abnorm weit. In diesem Zustande erfolgt 24 Stunden nach seiner Aufnahme der Tod. — So weit die spärliche Krankengeschichte, welche ich der Güte des Herrn Prof. *Westphal* verdanke.

Die etwa 10 Stunden nach dem Tode von Prof. *Cohnheim* vorgenommene Section ergibt als wesentlichen Befund eine eitrige Meningitis cerebrospinalis. Das Gehirn zeigt an der Convexität und Basis eine stark eitrige Entzündung der Pia; so ist z. B. der Pons in Folge der eitrigen Infiltration gar nicht zu sehen. Die Medulla zeigt ihrer ganzen Länge nach, jedoch in stärkerm Grade in der obern Hälfte und dem hintern Theile ebenfalls eine gelblich eitrige Infiltration.

Die *Section der Gehörorgane* ergibt auf beiden Seiten im Allgemeinen dieselben Veränderungen. Nach Abzug der röthlich missfarbenen Dura von den Felsenbeinen macht sich zunächst eine starke Röthe des Knochens bemerkbar. Acusticus und Facialis mit gelblich eitriger Flüssigkeit bedeckt. Nach Aufbrechen der Pori acust. intern. wird sofort zur mikroskopischen Untersuchung geschritten, und lässt sich zunächst mit Hilfe derselben die eitrige Entzündung der Basis cerebri längs den Gefässen des Acusticus bis zur Schnecke beiderseits auf das Genaueste verfolgen. Sowohl im Schnecken- als Vorhofsaste des Acusticus zwischen den Fasern zahlreiche Eitermassen, welche bei genauer Prüfung aus massenhaften Eiterzellen, zum Theil auch aus Körnchenzellen zusammengesetzt erscheinen. Die Fasern selbst etwas trübe, sonst aber ganz normal aussehend. *Die Fasern des Facialis dagegen durchaus normal, zwischen ihnen nur spärliche Eiterzellen bemerkbar.* Starke Röthe des knöchernen Theils der Schnecke, namentlich der Spindelaxe; links zahlreiche Ecchymosen; Trübung und Verdickung der Membrana Corti.

Ferner lässt sich die eitrige Entzündung bis zum Vorhof verfolgen: Die Säckchen, Ampullen und Kanäle zeigen überall eitrige Entzündung. *Längs den Gefässen massenhafte Eiterzellen, theils auch freie Blutkörperchen; die Gefässe selbst strotzend gefüllt und stark verdickt. Die Kanäle, vom Eiter ganz undurchsichtig, zeigen hier und da einzelne Ecchymosen.*[*) In den Ampullen und Säckchen finden sich hier und da ausserdem Fett- und *Kalkmassen* vor.

Bemerkenswerth ist, dass der das Labyrinth einschliessende, dichte Knochen von normaler weisser Elfenbeinfarbe ist, während die angrenzende spongiöse Knochenmasse der Pyramide, des Tegmen Tym-

---

*) Ich bemerke, dass auch Herr Prof. Cohnheim sich von diesen Befunden überzeugte.

pani und des Warzenfortsatzes stark geröthet ist. Da wo die Dura einen ziemlich beträchtlichen, gefässreichen Strang zum Knie des Facialis schickt, sieht man sehr lebhafte Injection und Blutextravasate im fettreichen Knochen.

In beiden Trommelhöhlen, namentlich jedoch links, rosenrother Anflug der ganzen Schleimhaut mit zarter Gefässinjection. *Keine Verdickung der Schleimhaut, kein Secret.* Beide Tuben vollständig frei. Die Schleimhaut des linken Ostium tympanicum und der ganzen linken knöchernen Tuba lebhaft roth; *in der knorpligen Tuba jedoch von vollständig normaler, blasser Farbe.* — Mässiger Rachencatarrh mit leichter Schwellung und Röthe der Schleimhaut; an der hintern Wand des Pharynx eine kleine Schleim und Eiter enthaltende Cyste.

Die Trommelfelle sind von Aussen erst nach Hinwegnahme ziemlich beträchtlicher, jedoch die äussern Gehörgänge nicht luftdicht obturirenden Ohrenschmalzmassen zu übersehen. Das rechte zeigt eine kaum bemerkbare Röthe am Hammergriff. Das linke ist deutlicher, jedoch nur zart an der Peripherie und am Hammergriff geröthet. — Die Beweglichkeit des Trommelfelles und der Gehörknöchelchen ist beiderseits durchaus normal.

Der vorliegende Fall zeichnet sich vor Allem dadurch aus, dass es sich im Wesentlichen nur um eine eitrige Entzündung des Labyrinthes handelt, während in den *Heller*'schen Fällen die Trommelhöhlen ebenfalls eitrige Entzündung zeigten. Der mikroskopische Befund des innern Ohres zeigt eine merkwürdige Aehnlichkeit mit dem von *Heller* geschilderten und ist, wie Letzterer bereits mit Recht hervorhebt, ohne Zweifel auf eine genuine Entzündung an Ort und Stelle und nicht etwa auf ein blosses Eindringen des Eiters von der Schädelbasis aus zurückzuführen. Ob die Entzündung des innern Ohres sich *gleichzeitig* neben der der Hirn- und Rückenmarkshäute entwickelte, oder von diesen zum Labyrinthe vordrang, muss ich mit *Heller* unentschieden lassen; doch scheint mir der letztere Vorgang der wahrscheinlichere.

Der hyperämische Zustand der Trommelhöhlen, der sich namentlich links ausgeprägter zeigt, ist ohne Frage ebenfalls als eine Folgeerscheinung der Meningitis aufzufassen, zumal da die knorpligen Tuben sich vollkommen normal zeigten, und somit eine Fortpflanzung des Ueberdies unbedeutenden Pharyngealcatarrhes zu den Trommelhöhlen ausgeschlossen werden muss. Ich hege die Ueberzeugung, dass, wenn Patient noch einen oder mehrere Tage am Leben geblieben wäre, auch in den Mittelohren — wie in den *Heller*'schen Fällen — sich eine eitrige Entzündung ausgebildet hätte. Was die Art der Fortleitung der Entzündung zum Mittelohre betrifft, so lege ich ein grosses Gewicht auf die starke Röthe des Felsenbeines, namentlich des Tegmen tympani. Der Knochen ist hier sehr dünn und gefässreich und bietet daher die nächste Gelegenheit zur Fortleitung der Entzündung auf die unmittelbar unter ihm liegende Schleimhaut der Trommelhöhle.

Am Allerwichtigsten scheint mir jedoch in diesem Falle die bei Lebzeiten mit Sicherheit beobachtete *Schwerhörigkeit*, welche mir sogar als das am Meisten in die Augen fallende Symptom berichtet wurde, während in den von *Heller* secirten Fällen über das Verhalten des Gehöres der tiefen Störungen des Sensoriums wegen nichts constatirt werden konnte.

Wo ist nun im vorliegenden Falle der Sitz der Schwerhörigkeit zu suchen? — Man könnte zunächst daran denken, das in grosser Menge in beiden Unsern Gehörgängen vorgefundene Ohrenschmalz dafür verantwortlich zu machen. Hiergegen ist jedoch einzuwenden, dass selbst bei luftdicht durch Ohrenschmalz obturirten Ohrgängen die laute Sprache in nicht zu weiter Entfernung vom Ohre in denjenigen Fällen noch ganz gut percipirt wird, in welchen jede andere tiefere Affection des Gehörorganes fehlt. In unserm Falle ist an eine derartige Annahme um so weniger zu denken, als durch die Ohrenschmalzmassen ein luftdichter Verschluss der Gehörgänge nicht bewirkt wurde. Ihre Betheiligung an dem Zustandekommen der Schwerhörigkeit kann daher nur eine sehr untergeordnete sein.

Da ferner die Mittelohren durchaus functionsfähig sich vorfanden, so muss die Hauptursache der Schwerhörigkeit in den tief eingreifenden Veränderungen des innern Ohres gesucht werden, womit natürlich nicht ein Einfluss von Seiten der Meningitis als solcher ausgeschlossen werden soll.

Immerhin blieb die Frage offen, ob Patient nicht schon früher schwer gehört hatte, und wurde eine solche Annahme durch die in den Säckchen und Ampullen vorgefundenen Kalkmassen, welche auf einen ältern Entzündungsvorgang im Labyrinthe hinwiesen, nicht unwahrscheinlich gemacht. Es war mir daher von der grössten Bedeutung, als ich nach weiteren Erkundigungen über den Patienten von dem Schuhmachermeister C. Mache hierselbst folgendes Schreiben erhielt, welches bei der Wichtigkeit des Gegenstandes einer wörtlichen Wiedergabe wohl werth erscheint:

„Bericht über den Schneidergesellen Adolph Reisch; derselbe hat bei mir *10 Jahre* gewohnt, wir können nur sagen, *dass er immer gut gehört hat.*"

Es unterliegt somit keinem Zweifel, dass in der acuten eitrigen Entzündung des innern Ohres das wesentliche Substrat für die erhebliche Schwerhörigkeit zu suchen ist. — Ich kann *Heller* nur beistimmen, wenn er die Vermuthung ausspricht, dass eitrige Entzündungen häufige Begleiter der Meningitis cerebrospinalis sein mögen. Ich hoffe, dass auch andere Beobachter sich durch Mittheilung dieses Falles angeregt fühlen werden, die Gehörorgane solcher Individuen, welche an genannter Krankheit zu Grunde gegangen, einer *vollständigen* Prüfung zu unterziehen, wo möglich nach vorausgegangener ohrenärztlichen Untersuchung und genauerer Aufnahme der Anamnese, als dieselbe mir in dem vorliegenden Falle möglich war.

Statistischer Bericht

über die

in der Policlinik zu Halle a/S. im Winter-Semester 1867/68
bis Sommersemester 1869 inclusive untersuchten und
behandelten Ohrenkranken

von

Prof. Schwartze.

————

In dem Zeitraum vom 15. October 1867 bis 15. October 1869
sind im Ganzen 450 Ohrenkranke zur Untersuchung resp. Behandlung
der Policlinik gekommen, nämlich 7 Restanten vom Sommersemester
1867 und 443 neue Patienten. Von diesen wurden in Behandlung
genommen 402; die übrigen 41 wurden nur ein- oder mehrmals untersucht, ohne dass eine Behandlung eingeleitet wurde.

Das allgemeine Resultat der Behandlung war Folgendes:

Geheilt wurden	225
Wesentlich gebessert	82
Ungeheilt entlassen	29
Ohne Behandlung entlassen . . .	43
Erfolg der Behandlung blieb unbekannt,	
weil die Patienten ausblieben, bei .	63
In Behandlung verblieben . . .	11
Gestorben	3
Summe	450

Ueber die Erkrankungsformen und deren Ausgang gibt die folgende Tabelle Auskunft:

194 SCHWARTZE: Statistischer Bericht etc. etc.

Verzeichniss der Erkrankungen und deren Ausgang.

Nomen morbi	Summe	Geheilt	Gebessert	Ungeheilt	Ohne Behandlung entlassen	Erfolg der Behandlung blieb unbekannt	In Behandlung verblieben	Gestorben
Papilläres Fibrom der Ohrmuschel	1	1						
Eczem des äuss. Ohres acut 8 chronisch 1	9	7 1				1		
Erytham des Gehörganges	2	2						
Cerumenpfropf einseitig 24 doppelseitig 11	35	22 11	1			1		
Fremder Körper	8	8						
Furunkel des äusseren Gehörganges	9	9						
Otitis ext. diffusa acuta einseitig 22 doppelseitig 2 mit Polypenbildung 1	25	20 1 1	1 1			1		
Otitis ext. diffusa chronica doppelseitig	2	1	1					
Condyloma latum im Gehörgang	1					1		
Myringitis acuta einseitig	8	8						
Myringitis chronica einseitig	3	1				2		

Nomen morbi	Numma	Geheilt	Gebessert	Ungeheilt	Ohne Behandlung entlassen	Erfolg der Behandlung bisher unbekannt	Nicht-handlung verblieben	Gestorben
Ruptur des Trommelfells	4	4						
Einfacher acut. Catarrh der Paukenhöhle	29							*
einseitig 17		13				4		
doppelseitig 12		10				1	1	
Einf. subacuter Catarrh	13							
einseitig 8		2	4			2		
doppelseitig 6		3	2			1		
Einf. chronischer Catarrh	82							
einseitig 4		1			1	1	1	
doppelseitig 78		14	51	8	12	9	4	
Bluterguss in die Pauken-höhle	1	1						
Acuter Tubencatarrh einseitig	1	1						
Chron. Tubencatarrh einseitig	8	1	1		1			
Periostitis des Proc. mast.	4	3				1		
Eitrige acute Entzündung der Pauke	54							
einseitig 45		37	2			5		
doppelseitig 9		7				1		1
Eitrige subacute Entzdg.	2							
einseitig 2		2						
doppelseitig								
Eitrige chronische Entzdg.	109							
einseitig 58		28	17	3	4	8	1	1
doppelseitig 51		10	21	3	6	9	2	1
mit Caries 11								
mit Polypen 21								

Nomen morbi	Summa	Geheilt	Gebessert	Ungeheilt	Ohne Behandlung entlassen	Erfolg der Behandlung, blieb unbekannt	In Behandlung verblieben	Gestorben
Abgelaufene Processe	6				6			
Neuralgia plexus tympanici	4	4						
Nervtaubheit	17							
einseitig 8					3	2	3	
doppelseitig 9					8	4	1	1
Ohrensausen ohne Befund	7	2		4		1		
Taubstummheit	4					4		
Simulation	2					2		
Keine Diagnose	10					1	9	
	450	225	82	23	43	63	11	3

Bei der Behandlung der Kranken wurde ich in den verflossenen 2 Jahren besonders unterstützt durch die Herren Dr. Dr. *Küpper* und *Bertuch*. Der erstere leistete auch bei der Anfertigung dieses statistischen Berichtes, der abweichend von den früheren diesmal 2 Jahre umfasst, aufopfernde Hülfe.

Durch die wohlwollende Fürsorge des Directors der medicinischen Klinik Herrn Prof. *Theod. Weber* war es auch in den verflossenen Jahren möglich, dem überwiegend grössten Theil der Patienten neben der von uns gewährten freien Behandlung auch freie Arznei zu verabfolgen.

Ein Fall von Aspergillus nigricans im äussern Gehörgang.

Von

Dr. Friedrich Bezold,

pract. Arzt in München.

———————

Obgleich in den letzten Jahren die Beobachtungen von Pilzbildung im äussern Ohrgang sich rasch gehäuft haben, so glaube ich doch, dass die Mittheilung weiterer Fälle in der Literatur nicht unwillkommen sein wird, indem sich wahrscheinlich noch manche neue Beiträge sowohl für die Aetiologie als die Verlaufsweise dieser Affection ergeben werden, und auch die vorgeschlagenen therapeutischen Mittel noch einer weiteren Bestätigung bedürfen.

Die ausführlichste und an Einzelfällen reichhaltigste Abhandlung über diesen Gegenstand hat im vorigen Jahre Dr. *Robert Wreden* unter dem Titel Myringomykosis Aspergillina*) geliefert. Dieselbe enthält 14 Fälle von Pilzbildung im Ohr, wovon 10 unter dem Namen Aspergillus flavescens, 4 als Aspergillus nigricans beschrieben sind. Beide Pilze schliessen sich mit unwesentlichen Abänderungen in Form und Farbe an den gewöhnlichen Schimmelpilz Aspergillus glaucus an, und lassen sich durch wiederholte Culturversuche nach *Wreden* auch wirklich in denselben überführen.

Der A. flavescens unterscheidet sich von A. glaucus durch den Mangel von Sterigmata und Sporen an der Basis der Cyste, wo sich der fruchttragende Stiel in dieselbe einpflanzt, und durch die gelbe Farbe der Frucht, während der A. nigricans zwar die Form des A. glaucus trägt, aber durch die schwarzbraune Farbe seiner Sporen

———————

*) Vergl. Archiv IV. 8. 286.

vom gewöhnlichen Schimmelpilz, dessen Sporen grünlich sind, sich
unterscheidet.

Bereits im Jahre 1859 hat Dr. *Carl Cramer* in der naturf. Gesellschaft in Zürich einen Pilz demonstrirt, den er Sterigmatocystis
antacustica nennt, und der nach der Beschreibung und Abbildung
grosse Aehnlichkeit mit der von *Wreden* als A. nigricans bezeichneten
Abart hat. Ausser einer Erwähnung desselben in Archiv Bd. IV.
S. 154 findet sich ein ausführlicheres Referat ebendaselbst D. IV.
S. 307.

Herr Prof. *Radlkofer* hatte die Freundlichkeit, mich auf die
Cramer'sche Abhandlung aufmerksam zu machen und den von mir
aus dem Ohrgang entfernten Pilz, dessen Beschreibung sogleich folgt,
mit dem *Cramer*'schen für identisch zu erklären.

Die die übrigen Fälle von Pilsbildung umfassende Literatur findet sich in der obengenannten Abhandlung von *Wreden* p. 1 auf-
geführt.

Der von mir beobachtete Fall ist folgender:

Pfarrer P. H. 56 Jahre alt, klagt über beiderseitige Schwerhörigkeit, die sich
vor 7 — 8 Jahren allmählig zuerst rechts, dann links zugleich mit ständigem Geräuschen wie von einer fernen Mühle ohne Schmerzen oder irgend welche andere
Erscheinung eingestellt und seit der Zeit gleichmässig zugenommen hat, bis um
Ostern dieses Jahres ziemlich plötzlich eine beträchtliche Steigerung der Schwerhörigkeit und zwar auch diesmal ohne alle Schmerzen in beiden Ohren auftrat.
Gegenwärtig, den 5. August ds. Jrs., wird auf dem linken Ohre laut Gesprochenes
nur mangelhaft direkt am Ohr, rechts nur der Schall der Sprache vernommen.

Die Inspection ergibt beiderseits das innere Drittheil der Gehörgänge mit
einer grauweissen, schwarzmelirten Masse ausgefüllt, die sich durch einmaliges
Einspritzen leicht aus beiden Ohrgängen entfernen lässt, und theils aus mehrschichtigen Membranen von grauweisser Farbe mit einzelnen schwärzlichen Stellen, theils
aus ganz schwarzen fettigen Klumpen besteht. Unter dem Mikroskop zeigen sich
die grauweisslichen Theile aus zusammenhängenden Massen von Epidermis und
theils in dieselbe eingewachsenen Myceliumfäden, theils freien Geflechten derselben
zusammengesetzt, während die schwarzen Massen zum grossen Theil aus den zu-
sammengehäuften Sporen des Pilzes bestehen, welche bei 600maliger Vergrösserung
eine schwarzbraune Farbe haben, wie sie sich ungefähr beim Durchsehen durch
ein dunkles Smokglas ergibt.

Nach Entfernung des Fremdkörpers ist die Hörweite für laut Gesprochenes auf
dem linken Ohr 1', rechts 1/2', die Uhr wird weder vom Ohr noch vom Knochen
aus gehört.

. Das innere Drittel der Gehörgänge erscheint mässig geschwellt und gewölbet,
so dass der Rand des Trommelfells nicht gesehen werden kann; an Stelle des
Hammergriffs ist in seiner Richtung ein vom sichtbaren kurzen Fortsats nach unten
sich verjüngender Gefässwulst vorhanden, auch der periphere Theil des Trommelfells stellt einen schmutzig rothen Ring dar, während die zwischen Hammergriff

und Peripherie befindliche Theil des Trommelfells grau erscheint, das Epithel ist ebenso wie im Gehörgang vollständig erhalten.

Auf die Frage nach seinen Wohnungsverhältnissen gibt P. an, dass er sich einen grossen Theil des Tages in einem tapezirten Parterrezimmer aufhalte, dessen Wände im Frühling so feucht seien, dass sich die Tapeten an vielen Stellen von der Wand abgelöst hätten.

Obgleich der Gehörgang von nun an bei der Inspection rein aussah und auch die Schwellung und Röthung schon in den ersten Tagen sich zurückbildete, so konnten doch noch bis zum 20. des Monats einzelne Partikelchen von Myceliumfäden mit zerklüftetem Inhalt und in den ersten 10 Tagen noch hie und da mit einem Sporangium besetzt mit dem Pinsel beiderseits herausgeholt werden; vom 24. an blieben die Gehörgänge bis jetzt, den 1. November, von jeder Pilzbildung frei.

Nachdem die Injection geschwunden war, fand sich das rechte Trommelfell am Umbo nach einwärts gezogen und in seiner ganzen Ausdehnung gleichmässig grauweisslich getrübt, das linke zeigte die grauweisse Trübung nur in der Mitte, dieselbe ist strahlig nach der Peripherie zu begränzt, so dass zwischen ihrer Gränze und dem limbus caruli. noch ein ca. 1 Mm. breiter Ring von normaler Transparenz blieb, der durch den Contrast etwas dunkler grau als das gesunde Trommelfell erschien. Lichtreflex beiderseits vorhanden. Die Behandlung bestand in jeden andern Tag wiederholten Injectionen von Wasser, worauf der Gehörgang mit 30%igem Alkohol gefüllt wurde, welcher anfangs in einer, später in 5 Minuten ein Gefühl von Hitze im Ohr erregte, und, sobald dieses Gefühl angegeben wurde, wieder mit einer Wasserinjection entfernt wurde; eine Gefässinjection am Trommelfell wurde auf die Anwendung des Alkohols nicht bemerkt.

Die nach der Entfernung der Pilzmasse restirende Schwerhörigkeit, welche von früher her bestand, verlor sich nicht, trotzdem dass während der Zeit der Nachbehandlung bei jedem Besuch die Luftdouche per Catheter applicirt wurde, welche ohne Nebengeräusche in die Paukenhöhle eindrang.

Die Pilzbildung[*]) ist zusammengesetzt aus blassen doppelt contourirten septirten Röhren von sehr ungleicher Dicke (Mycelium), welche theils in die Zwischenräume der Epidermis eingepflanzt sind und aus dieser hervorwuchern, theils Geflechte unter sich bilden. Von diesen Geflechten erheben sich senkrecht in die Höhe strebende gerade verlaufende Röhren von ca. dreifacher Dicke der Myceliumfäden und mit bedeutend dickeren grünlichen Wandungen, in denen ich keine Septa finden konnte (Hyphen). Dieselben scheinen sehr brüchig zu sein, da man sie selten in ihrer ganzen Länge findet, die an ihren Enden befindlichen Fruchtblasen meist abgebrochen sind und die unteren Bruchenden öfters ein splittriges Aussehen bieten. Dieselben senken sich in die Fruchtblase, die sie an ihrem Ende tragen, ein, und können an jungen Exemplaren noch bis über die Mitte in

---

[*]) Die vom Verfasser eingesandten Zeichnungen stimmten im wesentlichen mit der allerdings nicht colorirten Fig. 7. der Steudener'schen Tafel überein und wurden deshalb auf unseren Wunsch zurückgezogen.   Die Redaction.

der Blase verfolgt werden, woselbst sie mit einer Anschwellung enden.

Die Fructification selbst (Sporangium) präsentirt sich in verschiedenen Formen:

1) Fanden sich junge Exemplare, welche nur aus einer runden dickwandigen Blase und einer Lage auf derselben radiär aufsitzender ovaler grünlicher Zellen bestehen.

2) Formen von doppelter und mehrfacher Grösse der ersteren, in denen die noch deutlich sichtbare Blase ringsum zunächst von einer Schichte länglicher Zellen (den Sporenträgern), sodann von mehreren Schichten runder Zellen (den Sporen) umgeben ist. Die Sporenträger geben sich im Innern der Fructification durch eine von der Cyste ausgehende und nach der Peripherie hin sich verlierende radiäre Streifung kund. Das ganze Gebilde hat eine bräunlich grüne Farbe.

3) Die reifen Sporangien; dieselben sind noch um die Hälfte grösser als die unter 2 geschilderten und finden sich meist eingebettet in Haufen von reifen Sporen und Mycelium, in ihnen hat die Blase eine *dunkelbraune* Farbe angenommen; die die Blase umgebende radiär gestreifte Zone erscheint im Verhältniss zu den unreifen Sporangien breiter und von *gelbbrauner* Farbe; die äusserste Schicht ist gebildet von mehrfachen Lagen von reifen *schwarzbraunen* Sporen, die in ihrer Totalität eine *tief schwarz* gefärbte äussere Zone geben, von deren Peripherie die Sporen sich einzeln ablösen.

Die Sporen enthalten im Innern einen helleren Kern, ihre Farbe scheint hauptsächlich in der dicken Zellwand zu liegen, die als schwarze Contour derselben sichtbar ist. Im Präparate sind sie theils zu grösseren Massen angehäuft und schliessen dann meist ein oder mehrere reife Sporangien ein, theils hängen sie an den Epidermisfetzen fest, theils schwimmen sie frei in der Flüssigkeit. — Es schliesst sich dieser Pilz in seiner Formation an den von *Cramer* und *Wreden* beobachteten, und von ersterem Sterigmatocystis antacustica, von letzterem Aspergillus nigricans genannten Pilz an.

Was den Namen betrifft, so würde ich mich der Zweckmässigkeit halber für den von *Wreden* gewählten entscheiden, da derselbe sowohl die Species als das an der Abart am meisten in die Augen fallende Merkmal angibt.

Der Krankheitsverlauf meines Falles unterscheidet sich von den *Wreden*'schen Fällen durch den Mangel der Reizerscheinungen, die von *W.* als constant angegeben werden; während in seinen Fällen Jucken und Stiche im Ohr niemals fehlten und ausserdem oft auf die ganze Seite ausstrahlende Schmerzen und Pulsiren im Ohr angegeben wurde, war in unserem Falle gar kein subjectives Symptom ausser Schwerhörigkeit vorhanden und nach Entfernung des Pilzes nur eine mässige Hyperämie und Schwellung und kein Verlust des Epithels sichtbar. Die Haut des Gehörganges und Trommelfells scheint sich eben in gleicher Weise gegen den Pilz zu verhalten, wie sich die äussere Haut gegen nicht zu heftig wirkende äussere Reize verhält: während in einer Reihe von Fällen dadurch rasch hochgradige Hyperämie, seröse Anschwitzung und Abhebung der obersten Schicht unter subjectiven Reizerscheinungen entstehen, tritt in einer andern Reihe von Fällen nur eine mässige Hyperämie mit Hyperplasie der Epidermis und allmäliger Loslösung derselben ein. Da hiermit die erkrankte Partie der Epidermis entfernt wird und sich darunter im letzteren Falle noch eine Schichte gesunder Epidermis befindet, so ist dieser Vorgang eine Art Naturheilung, dem allerdings durch künstliche Entfernung der losgelösten Masse nachgeholfen werden muss.

Da der letztere Vorgang nicht eigentlich als Entzündung bezeichnet werden kann, so möchte ich die Affection lieber als „Myringomykosis" oder nach *Virchow* als „Otomykosis" bezeichnen anstatt des von *Wreden* gewählten Ausdrucks „Mykomyringitis," der mit Rücksicht auf die nach *W.* stetig mit der Pilzbildung im Ohr eintretende Entzündung gewählt ist.

Als Nachbehandlung wandte ich nach der Empfehlung von *Hellier* 80%/igen Alkohol an.

Am besten hat sich *Wreden* als parasiticides Mittel die Calcaria hypochlorosa bewährt; *Schwartze* wurde von derselben einmal im Stiche gelassen und wandte in diesem Falle Kali hypermanganicum mit Erfolg an, welches letztere auch *Tröltsch* in ziemlich vielen Fällen als sicher und einfach erprobt hat. *Lucas* gebraucht, obgleich er vom Kali hypermanganicum Erfolge gesehen hat, wegen der Niederschläge, die sich bei seiner Anwendung im Ohr bilden, creosotfreie Carbolsäure (5 gr. ad ℥j) und empfiehlt dieselbe als sicherstes Mittel.

Zur Weber'schen Nasendouche.

Von

Dr. Frank

in Künzelsau. (Württemberg.)

Ein vor Kurzem von *Roosa* in Neu-York mitgetheilter Fall von Pyämie in Folge von eitriger Trommelhöhlenentzündung, herbeigeführt durch den Gebrauch der *Weber'schen* Nasendouche*), veranlasst mich die Technik des Verfahrens kurz zu besprechen und einige Vorsichtsmassregeln zur Verhütung unangenehmer Ereignisse anzugeben.

Ich betreibe seit 1864 die Anwendung der Nasendouche mit Energie bei verschiedenen Nasen-, Rachen- und Tubenaffectionen und benütze dazu folgenden Apparat: Eine messingene Pumpe mit einem Kolbenrohr von Einem Schoppen Gehalt, mit Saug- und Druckventil hebt aus einem auf dem Boden stehenden Wassereimer durch einen dicken Kautschukschlauch mit Senkblei das Wasser und drückt es durch einen 2ten in einer Curve emporgehenden Kautschukschlauch bis zum Plafond in die Höhe, wo es in ein Gefäss läuft, aus welchem dann 2 Mass Wasser 10 Fuss hoch durch einen dünneren dritten Schlauch etwa vom Umfang eines starken Stearinlichts herabstürzen. Man pumpt etwa 50mal mit der Hand, was ohne besonderen Kraftaufwand schnell geschehen ist. Am Ende des Schlauchs nun ist ein Hahnen angebracht und vor diesem ein Ansatz, um verschiedene Endstücke, eine plattgedrückte Olive mit 4 Mm. weiter Mündung zur Nasendouche, oder einen konischen Ansatz zum Ausspritzen des Ohres oder ein Mutterrohr etc. aufzunehmen. Das Wasser spritzt mit solcher Kraft heraus, dass der Strahl 10 Schritte weit geht. Der Apparat lässt was Kraft und Zweckmässigkeit betrifft, Nichts zu wünschen übrig. Die stärksten Cerominalpfröpfe werden bei ganz geöffnetem Hahnen in wenigen Minuten herausgespritzt. Lässt man ferner dem Patienten ein ausgeschweiftes Becken unterhalten, wie es Wilde abbildet, mit einem Seiher als Scheidewand in der Mitte, und bringt man am Boden der äusseren Abtheilung des Beckens, in der das reine Spritzwasser sich sammelt, ein kurzes Ablaufrohr mit einem etwas langen Kautschukschlauch an, welcher am unteren Ende etwas beschwert ist, und in jenem Wasser, einer taucht, so fliesst das reine abgeseihete Wasser wieder in diesen zurück (wie eine geschlossene Kette) und man hat fortwährend Wasser zur Verfügung und erspart manche Zeit.

Eines chronischen Schnupfen halber (durch Schwellung der unteren Nasenmuscheln) wandte ich an mir selbst diesen Herbst täglich die Nasendouche an. Fast nach jeder Sitzung fand ich bei einer Kau-, Schluck- oder Schnäuzbewegung, dass etwas, vielleicht nur ein Tropfen Wasser in die Trommelhöhle gelangt war, wahrscheinlich in Folge meiner geräumigen Tubenmündungen. Eines Tags nun als ich gegen Abend die Nasendouche wie sonst auch angewandt hatte, wurde ich Abends in Gesellschaft ganz plötzlich von einer beiderseitigen, links aber ungleich stärkeren Taubheit befallen, so dass ich nur ganz dumpf noch die Stimmen hörte und kaum mehr die Worte verstand. Ich machte nun dutzendmale den Valsalva'schen Versuch, den positiven und negativen, ich neigte den Kopf stark nach vorn gegen die rechte und linke Seite hinunter, um die Flüssigkeit in den knöchernen Tubentheil abfliessen zu machen, es half nichts, die Ohren blieben gleichmässig taub.

Ich eilte sodann nach Hause, legte den Catheter an und trieb mit meiner Pumpe (s. Arch. f. Aug.- u. Ohrenh. Band II. S. 321) bei 2 Atmosphären mit aller force continuirlich und stossweise Luft in die Trommelhöhlen; das Gehör wurde ein weniges freier, aber die Besserung war und blieb an diesem Tag höchst unbedeutend.

Beim Exp. Vals. wie bei der Luftdouche hatte ich wohl das Geräusch des Gurgelns aber nicht das des Uebergiessens in der Trommelhöhle (s. Seite 70 des vor. Heftes). Die Schmerzen äusserten sich als ein etwas lästiges Stechen verbunden mit Brausen. Das Lästigste war mir, dass ich meine eigene Stimme so gut wie gar nicht hörte, und scheine ich auch demgemäss gehörig geschrieen zu haben. — Ich legte mich zu Bette in der Hoffnung die Flüssigkeit werde während der Nacht durch die Apertur in die Zellen abfliessen, allein die Ohren waren am andern Tag noch bedeutend genug ver-

14*

legt, und wurden erst trotz wiederholter Luftdouche am dritten Tag
ganz frei, offenbar nachdem alle Flüssigkeit resorbirt worden war.

Ich hatte schon beim Beginn nicht sowohl die Empfindung eines
plätschernden Geräusches, einer Locomotion von Flüssigkeit in der
Paukenhöhle, oder das Gefühl einer auf dem Trommelfell aufliegenden
Wassersäule, welche auch sicher durch die forcirte Luftdouche ver-
sprengt worden wäre, sondern es war mir vielmehr immer, als müsse
alles Wasser in den Fensternischen zusammengelaufen sein. Dieser
Empfindung ungeachtet konnte sich natürlich dennoch der Boden der
Trommelhöhle mit Flüssigkeit gefüllt haben.

Ich hatte in den letzten Jahren vielfach gegen chronischen Tubencatarrh Nasendouche-Apparate den Patienten mit nach Hause gegeben, welche nach dem Princip der Scanzoni'schen Uterusdouche
— Schlauch mit Senkblei — construirt waren, und aus einem aufge-
hängten Gefäss hoch von der Decke herab das Wasser in die Nase
leiteten. Mehreren Herrn, welche sich mit grosser Virtuosität cathe-
terisirten, gab ich ferner weite Weichkautschukcatheter mit, die mit
dem Schlauch verbunden wurden, und liess absichtlich die Schnabel-
spitze vor die ostia pharyngea führen und halten und diese energisch
douchen. Einige derselben trieben es lange Zeit und nie trat ein
unangenehmer Zufall ein. Dieser wurde wohl verhütet durch enges,
schlitzförmiges Offenstehen der Tubenmündung, wie ich es deutlich
bei der Rhinoscopie gesehen hatte, oder durch Schwellung ihrer
Wandungen. Trotzdem werde ich mich nun in Zukunft hüten, die
Douche den Patienten wieder selbst zu überlassen.

Ich habe mit meiner Douche mehrere sehr hartnäckige Otitien
anfänglich durch Beisatz von Carbolsäure, dann durch kaltes Wasser
allein gründlich und auf die Dauer geheilt, es kam wohl dann und
wann etwas in die Trommelhöhlen, indess stets geringe Quantitäten,
die bald resorbirt nie Belästigung erzeugten. Ich verdanke es vielleicht den nun anzugebenden Cautelen.

Wir wären wirklich um ein unschätzbares Hilfsmittel ärmer,
wenn sich die Nasendouche durch öftere derartige Unzukömmlich-
keiten verböte.

Ich habe an mir selbst nun ausgefunden, wie man es angreifen
muss, um allen diesen zufälligen aber einmal gefährlich werdenden
Folgen aus dem Wege zu gehen.

1) Man fange nie eher an, als bis man ganz ruhig athmet. Ist
nämlich die Respiration noch beschleunigt, so kann man den Athem
nicht lange erhalten und es stellt sich dann wiederholt ein drängen-
des Bedürfniss zu einer Schluckbewegung ein.

2) Man drehe den Hahnen langsam auf, oder drücke den Schlauch zusammen, dann stürzt plötzlich der ganze Wasserstrahl herein, so glaubt man gar nicht anders zu können, als gleich eine Schlingbewegung zu machen, und beim ersten Anprall kann am leichtesten der Wasserstrahl die Tuba forciren und in die Trommelhöhle gelangen. Der Verschluss des Rachenraums durch's Gaumensegel wird durch den stärksten Strahl nicht aufgehoben, das Wasser läuft immer, weil es nirgends einen anderen Ausweg findet, durchs andere Nasenloch ab und niemals durch den Schlund, dieses Letztere nur dann, und zwar augenblicklich, sobald man während der Douche einen Nasenvocal auszusprechen Miene macht.

Ich lege grosses Gewicht auf die Anwendung eines intensiven Strahls und gebe wenig um einen solchen Apparat, bei dem das Wasser nur schwach durchrieselt. Ich habe rhinoscopisch mich oft überzeugt, wie lang man oft einen starken Strahl einwirken lassen muss, um Auflagerungen auf Ozäna-Geschwüren wegzuspülen oder diese nur von Schleim zu reinigen.

3) Man mache während der Douche Pausen, man zähle z. B. laut bis 10, später bis 20 und drehe nun rasch zu; der Patient nimmt sich dann immer zusammen, so lange mit einer Schlingbewegung, zu der es anfangs immer drängt, bei offen gehaltenem Mund zu warten und dann lasse man

4) denselben im Moment wo man aufhört, das Wasser aus der Nase herausschnauben, und rasch bei fest zugehaltener Nase und Mund schlucken.

Wendet man diese eigentlich höchst geringfügig scheinenden Vorsichtsmassregeln an, so werden niemals unangenehme und verdriessliche Folgen daraus entstehen.

Das Stirnkopfweh schliesslich, welches gewöhnlich dadurch eintritt, dass der Strahl zu senkrecht nach oben in die Nebenhöhlen der Nase dirigirt wird, kann vor allem durch etwas aufgerichtete Haltung des Kopfs und horizontale des Zapfens vermieden werden, indem habe ich dieses Symptom, wenn es geklagt wurde, immer grundsätzlich ignorirt oder wenig beachtet, und stets noch gefunden, dass es in Bälde auch vom Kranken weniger beachtet wurde und am Ende von selbst ausblieb.

Zur Theorie der Hyperaesthesia acustica

von

Dr. Adam Politzer

in Wien.

Es gibt wohl selten Personen, welche bei sonst normalem Zustande ihrer Gehörorgane durch gewisse Töne oder Geräusche nicht unangenehm afficirt würden. Wir dürfen nur an jene peinliche Empfindung erinnern, welche durch das Geräusch beim Hinübergleiten einer scharfen Messerkante über eine glatte Tellerfläche entsteht oder an die unangenehme Empfindung, welche durch einen in unserer Nähe erzeugten schrillen und hohen Ton z. B. den einer Locomotivpfeife, hervorgerufen wird.

Obschon, wie wir sehen werden, eine Empfindlichkeit des Acusticus bald für eine bald für eine andere Art von Tönen oder Geräuschen bestehen kann, so gilt doch im Allgemeinen, dass häufiger die Hyperaesthesie für hohe als für tiefe Töne vorkommt. Die höchsten Töne, die überhaupt vorkommen, erregen fast bei jedem ohrgesunden Individuum eine schmerzhafte Empfindung. Ich hatte Gelegenheit im physiologischen Institute des Herrn Prof. *Ludwig* in Leipzig eine Reihe von grösseren und kleineren Stahlcylindern, mit einem Durchmesser von 20 Mm., zu sehen, welche von *König* für eine Reihe von Tönen abgestimmt waren. Der vorvorletzte in der Reihe, 79,5 Mm. lang, gab beim Anschlagen einen äusserst hohen und feinen Ton, welcher nach der Berechnung in der Secunde aus 32768 Schwingungen bestand, und in der Nähe meines Ohres klingend eine schmerzhafte Empfindung in demselben erzeugte. Herr Prof. *Ludwig* theilte mir mit, dass auch von Anderen beim Hören dieses Tones ein Schmerz im Ohre angegeben wurde. Der Ton des nächst grösseren Cylinders ist nicht schmerzhaft.*)

Der Grad der Empfindlichkeit gegen gewisse Töne ist allerdings individuell verschieden, allein er wechselt auch bei demselben Individuum unter den verschiedenartigsten somatischen Zuständen, durch welche das Gesammtnervensystem in einen Erregungszustand versetzt wird. Die Erfahrungen, die ich hierüber bei ohrgesunden Personen gesammelt, ergaben im Allgemeinen, dass schwächliche, leicht erregbare, nervöse und anämische Personen häufiger durch gewisse Töne und Geräusche unangenehm afficirt werden, als kräftige und gesunde Individuen. Bei Einzelnen ist diese Empfindlichkeit nur vorübergehend vorhanden und zwar häufiger des Abends, wenn das Nervensystem namentlich durch geistige Arbeit abgespannt ist, oder des Morgens nach einer schlaflosen Nacht. Körperliches Unwohlsein steigert oft bei Personen, welche sonst nur im mässigen Grade gegen Töne empfindlich sind, die Empfindlichkeit bedeutend.

Die Hyperaesthesie des Hörnerven**) erscheint zuweilen in auffallendem Grade bei Erkrankungen im Organismus, wenn das Nervensystem hiebei ergriffen ist. Schon bei stärkeren Congestionen gegen den Kopf beobachtet man manchmal eine Empfindlichkeit gegen starke Geräusche. Wohl sind damit zumeist subjective Geräusche im Ohre verbunden, so dass man die Hyperaesthesie des Hörnerven als periphere durch Hyperaemie im Labyrinthe erzeugte betrachten kann, doch ist diese Annahme nur dann gerechtfertigt, wenn die Untersuchung eine Hyperaemie am Hammergriff und im knöchernem Gehörgange ergibt. Wo dieses objective Symptom fehlt, kann die Annahme einer centralen Reizung des Acusticus, welche sowohl subjective Geräusche wie Hyperaesthesie gegen Geräusche bedingen kann, nicht ausgeschlossen werden.

---

*) Frau E. Seiler fand, dass auch die Hunde gegen einen besondern hohen Ton empfindlich sind und heulen, wenn man ihn angibt. (Tyndalls Vorlesungen über den Schall S. 352.)

**) Wir verstehen unter Hyperaesthesia acustica eine durch Töne oder Geräusche hervorgerufene unangenehme schmerzhafte Empfindung im Ohre. Romberg bezeichnet die subjectiven Gehörsempfindungen mit dem Namen Hyperaesth. acustica. Die Electrotherapeuten bezeichnen damit das Auftreten lebhafter subjectiver Geräusche durch electrische Reizung des Ohres bei Einwirkung von Stromstärken, welche bei Ohrgesunden noch keine Hörsensationen hervorrufen. Die Angabe Köppe's, dass in gewissen Phasen des Schlafes eine wirkliche Hyperaesthesie des Acusticus besteht, beruht auf der Wahrnehmung, dass manche Personen durch das geringste Geräusch aus dem Schlafe erwachen. Der Begriff der Hyperaesthesie ist hier ein wesentlich anderer.

Hochgradige Hyperaesthesie des Acusticus beobachtete ich einige male im Beginne der Meningitis neben Lichtscheu, ferner bei der Encephalitis sowohl im Beginne als auch in der Reconvalescenz, in einzelnen Fällen von Basal- und Hirntumoren und bei Rückenmark affectionen. Nicht minder ausgesprochen war die Empfindlichkeit gegen Geräusche bei einzelnen Neuralgien des Trigeminus und in der Reconvalescenz schwerer Krankheiten. Bei der Migraine erreicht die Hyperaesthesie des Acusticus selten einen hohen Grad.

Am häufigsten kommt die Hyperaesthesia acustica bei den Krankheiten des Gehörorganes selbst zur Beobachtung. Die entzündlichen Affectionen im äusseren Gehörgange veranlassen nur in den seltensten Fällen eine Hyperaesthesie des Hörnerven, und zwar bedingt durch die Hyperaemie, welche sich bis zu den tieferen Theilen des Hörapparates fortpflanzt oder durch Reflex von der Ausbreitung der Nerven im Gehörgange auf den Acusticus.[*]

Die Krankheiten der Trommelhöhle hingegen haben viel häufiger das genannte nervöse Symptom in ihrem Gefolge. Die acuten Entzündungen des Trommelfells sind selten mit der Hyperaesthesie vergesellschaftet. Wo dies der Fall, dort ist die Affection nicht auf die Membran beschränkt, sondern mit Schwellung und Hyperaemie der Trommelhöhle und consecutiv mit Hyperaemie des Labyrinthes combinirt. Nur bei Rupturen der Membran in Folge von Schlag auf das Ohr habe ich häufiger die Acusticushyperaesthesie beobachtet; doch ist es gewiss, dass nicht die Ruptur des Trommelfells das Bedingende der Erscheinung ist, sondern die durch den Schlag auf das Ohr verursachte Erschütterung der Hörnervenausbreitung im Labyrinthe, durch welche der Acusticus in einen Reizzustand versetzt wird.

Bei den in der Trommelhöhle auftretenden acuten Erkrankungen fand ich die Hyperaesthesie am häufigsten in der ersten Zeit der Entwicklung des Processes auf der Trommelhöhlenschleimhaut, sowohl bei der mit vorwaltender Schleimabsonderung als auch bei den mit copiöser Eiterproduction und Perforation des Trommelfells einhergehenden acuten Entzündungen. Auch hier muss angenommen werden, dass gleichzeitig mit der starken Fluxion gegen die Trommelhöhlenauskleidung eine Hyperaemie im Labyrinthe entsteht, welche die Acusticusfasern in einen Erregungszustand versetzt. Mit der Abnahme des Processes schwindet auch zumeist die Hyperaesthesie und nur in einzelnen Fällen, namentlich bei Mittelohraffectionen, die

---

[*] Vgl. über subjective Gehörsempfindungen. Wien. med. Wochenschrift 1865.

im Verlaufe des Typhus entstehen, sah ich manchmal nach Ablauf der Ohrerkrankung die Empfindlichkeit gegen Töne fortandauern.

Am häufigsten findet man die Acusticus-Hyperaesthesie im Verlaufe der chronischen Mittelohraffectionen, und zwar seltener bei den mit Ausscheidung von serösem oder schleimigem Secrete verbundenen Catarrhen, als bei jenen Formen, welche durch Verdichtung des Gewebes zur Starrheit der Gelenke der Gehörknöchelchen und zur verminderten Beweglichkeit des Steigbügels im ovalen Fenster führen. Auffallend ist es bei dieser letzteren Erkrankungsform, dass das Symptom der Hyperaesthesie häufig nur im Beginne der Erkrankung auftritt, wo noch keine oder nur eine leichtgradige Schwerhörigkeit besteht und nur ein schwaches Sausen empfunden wird. In anderen Fällen besteht sie während der ganzen Dauer des Leidens oder sie wird erst beobachtet, wenn die Erkrankung weit vorgeschritten und bereits hochgradige Schwerhörigkeit eingetreten ist.

Suchen wir nach dem Grund des häufigen Vorkommens der Hyperaesthesie bei den chronischen Verdichtungsprocessen im Mittelohre, so ergibt sich aus der klinischen Erfahrung sowie aus den Resultaten der pathologisch-anatomischen Forschung, dass während bei der secretorischen Form der Mittelohraffectionen mit und ohne Durchbohrung des Trommelfells, das Labyrinth selten secundär in Mitleidenschaft gezogen wird, dies bei den Verdichtungsformen in der Trommelhöhle häufig der Fall ist. Es lässt sich diess mit Wahrscheinlichkeit dort annehmen, wo bei einem schleichenden Verlaufe der Krankheit die Perception von den Kopfknochen geschwunden ist und continuirliche subjective Geräusche im Ohre bestehen. Welche Momente die Mitleidenschaft des Labyrinthes bedingen, ob die Ernährungsstörung erst secundär von der Trommelhöhle auf das Labyrinth übergreift, oder ob beide Organe gleichzeitig erkranken, ist im speciellen Falle nicht leicht festzustellen. Nach den Kranken-Beobachtungen scheint Beides vorzukommen, und sind es namentlich die schleichenden mit Steigbügelankylose endigenden Mittelohrprocesse, welche am häufigsten mit Verdichtung oder Atrophie des membranösen Labyrinthes, mit massenhafter Ablagerung von Kalksalzen und mit copiöser Ausscheidung amorphen Pigmentes vergesellschaftet sind.

Wir haben Eingangs bemerkt, dass in den meisten Fällen von Hyperaesthesie die hohen und schrillen Töne es sind, welche die unangenehme Empfindung hervorrufen. Es kommen aber Fälle zur Beobachtung, bei denen nur eine Art von Tönen und Geräuschen empfindlich einwirkt, während andere viel schrillere Töne das Ohr nicht afficiren. So gibt es Personen, welche nur vom Wagengerassel schmerzhaft berührt werden; Andere können nur das Zwitschern eines Vogels, das Läuten einer Zimmerglocke, das Schreien eines Kindes, den Trommelwirbel, den Ton der Violine oder der Trompete nicht vertragen*).

Die Empfindlichkeit gegen Töne steht mit dem Grade der Schwerhörigkeit in keinem Verhältnisse. Sie wird wohl häufig bei den schleichenden Mittelohrprocessen gleich in den ersten Anfängen der Krankheit, wo noch kaum eine Verminderung der Hörweite bemerkbar ist, beobachtet und schwindet im späteren Verlaufe, wenn die Schwerhörigkeit schon bedeutend ist. Häufig aber tritt sie gerade erst bei vorgeschrittener Schwerhörigkeit ein, so dass nicht selten solche Kranke gegen das zu laute Sprechen protestiren, und sogar den Gebrauch des Hörrohrs vermeiden, weil der Schall ihnen eine lästige Empfindung verursacht.

Die durch die Töne oder Geräusche hervorgerufene unangenehme Empfindung bleibt indess nicht immer auf das Ohr beschränkt, sondern wirkt nicht selten auf den übrigen Organismus. So klagen die Personen öfters über eine gleichzeitig eintretende Beängstigung; sie fliehen geräuschvolle Strassen, lärmende Versammlungen, stark instrumentirte Opernvorstellungen und Concerte. Manche klagen wenn der sie unangenehm berührende Schall länger einwirkte, über Eingenommenheit des Kopfes, Kopfschmerz und über nervöse Aufregung.

Da die Hyperaesthesia acustica in pathologischen Fällen als ein krankhafter Erregungszustand des Acusticus betrachtet werden muss, so sollte man meinen, dass dieselben in näherer Beziehung zu den subjectiven Geräuschen im Ohre stehen. Dies ist aber nicht der Fall. Wohl bestehen öfters beide gleichzeitig nebeneinander, häufig jedoch ist bei starken subjectiven Geräuschen keine Spur von Hyperaesthesie zugegen, oder sie ist vorhanden ohne gleichzeitige subjective Gehörsempfindungen.

Das Vorhandensein des einen beim gänzlichen Fehlen des anderen Erregungszustandes ist eine auffallende Erscheinung. Würde man annehmen, dass dieselben Acusticusfasern, deren krankhafte Erregung die subjectiven Geräusche veranlassen, auch die schmerzhafte Empfindung gegen die äusseren objectiven Geräusche auslösen, so müsste die Hyperaesthesia acustica viel häufiger beobachtet werden,

---

*) Einen Fall von Hyperaesthesie des Acusticus gegen Schallwellen, welche dem Ohre durch die Kopfknochen zugeleitet wurden, habe ich in meinen „Untersuchungen über Schallfortpflanzung" Arch. f. Ohrenheilkunde Bd. I. Seite 349 be-

da ja fast zwei Dritttheile der Ohrenkranken an subjectiven Geräuschen leiden. Und dann müsste ja jede Acusticushyperaesthesie, welche wie erwähnt bei sonst ohrgesunden Personen vorzukommen pflegt, auch stets von subjectiven Gehörsempfindungen begleitet sein.

Eine Beobachtung welche ich vor einiger Zeit machte, scheint mir für die Deutung der Frage nicht unwichtig, doch bin ich weit entfernt einen positiven Schluss hieraus zu ziehen, da meiner Ansicht nach Nichts bedenklicher ist als die Verwerthung pathologischer Symptome für die Deutung der normalen Functionen eines Organes.

Der Fall betraf eine Frau in den vierziger Jahren, welche vor mehreren Monaten im Verlaufe eines typhösen Fiebers taub wurde, nachdem sie schon mehrere Jahre vorher an leichtgradiger Schwerhörigkeit litt. Die Untersuchung ergab normale Trommelfelle, wegsame Ohrtrompeten, dabei vollständige Taubheit für alle Geräusche und Töne ohne subjective Gehörsempfindungen. Die Vibrationen der Stimmgabel von den Kopfknochen wurden nicht percipirt. Um die Perception auch für musikalische Töne zu prüfen, leitete ich durch einen in den Tonkasten eines Harmoniums mündenden Schlauch die Töne des Instrumentes unmittelbar in das Ohr. Auf einzelne Töne erfolgte keine Reaction; wenn ich aber Terzen in der höheren Tonscala tönen liess, fuhr die Kranke plötzlich mit dem Ausrufe zurück, dass sie das nicht aushalten könne. Der wiederholte Versuch mit verschiedenen Terzen der hohen Scala ergab stets dasselbe Resultat. Auf genaueres Befragen über die Art ihrer Empfindungen gab sie an, *dass sie von einem Tone entschieden Nichts höre, dass sie aber ein unbeschreibliches schmerzhaftes Gefühl im Ohre und im Gehirne empfinde.* Die Kranke, welche mehrere Wochen beobachtet wurde, blieb ungeheilt, das genannte Symptom blieb während der Beobachtungsdauer unverändert.

Wir haben also hier eine ausgesprochene Hyperaesthesie des Acusticus bei gänzlichem Mangel von Schallempfindung; warum die unangenehme Empfindung nicht durch einfache, sondern nur durch combinirte Töne hervorgerufen wurde, darüber haben wir vorläufig keine Erklärung. Wichtiger ist die Erklärung der Hyperaesthesie bei vollständiger Taubheit. Wir müssen entweder annehmen, dass es sich hier um eine Reflexerscheinung handelt*) oder

---

*) Das Vorkommen motorischer Reflexe durch Einwirkung eines specifischen Reizes, in Fällen wo die Function des Organes gänzlich erloschen, ist bekannt. So wurde bei total erblindeten Personen eine Verengerung der Pupille bei Einwirkung des Lichtes beobachtet. Ob auch in solchen Fällen durch grelles Licht eine schmerzhafte Empfindung im Auge hervorgerufen wird, ist mir nicht bekannt.

dass der Acusticus vorzugsweise Fasern besitzt, deren Erregung durch Schallwellen die Empfindung des Schalles auslöst, dass aber neben diesen noch eine andere Art von Fasern im Acusticus vorkommt, welche ebenfalls nur durch den Schall erregt werden, aber nicht die Empfindung des Schalles, sondern eine eigenartige Sensibilitäts - Empfindung auslösen. —

Wir wollen diese Ansicht nicht als etwas Endgiltiges hinstellen, denn erst ausgedehntere Untersuchungen an ohrgesunden und ohrkranken Individuen können über die Grundlage der Hyperaesthesia acustica Aufschluss geben.

Ueber gestielte Gebilde im Mittelohre des menschlichen Gehörorganes.

Von

Dr. Adam Politzer

in Wien.

Mit 2 Abbildungen.

Wenn man eine grössere Anzahl normaler Gehörorgane untersucht, so wird man in der Trommelhöhle ausser den membranösen
Schleimhautfalten, welche von den Wänden der Trommelhöhle zu
den Gehörknöchelchen hinziehen und deren Halt- und Hemmungs-
bänder bilden, häufig noch einer Anzahl inconstanter Bindegewebs-
zügen begegnen. Diese erscheinen entweder in Form von Platten
oder bandartig verästigt theils zwischen den Wänden der Trommelhöhle, theils zwischen den Gehörknöchelchen ausgespannt; ziemlich
häufig findet man sie in den grösseren Hohlräumen des Warzenfortsatzes.

Bei der microscopischen Untersuchung dieser Bindegewebsmem-
branen und Bänder, welche als Residuen des im fötalen Leben das
Mittelohr ausfüllenden gallertartigen Bindegewebes zu betrachten
sind, habe ich auf denselben eigenthümliche Gebilde gefunden, über
deren Existenz bisher Nichts bekannt war. Die Gebilde, welche ich
viel häufiger im Warzenfortsatze als in der Trommelhöhle fand, sind
schon mit freiem Auge als kleine rundliche oder ovale Pünktchen
sichtbar. Unter dem Microscope zeigen sie die mannigfaltigsten
Formen. Am häufigsten kommt die länglich ovale Form vor, das
Gebilde (Fig. 1) erscheint langgestreckt, zuweilen an einer (c) oder
an mehreren Stellen eingeschnürt; birnförmig, seltener dreieckig

(Fig. 2 a). Die Gebilde sind mit einem Epithel überkleidet und zeigen sowohl bei der Flächenansicht als auch an Durchschnitten einen mit der äusseren Contour parallel geschichteten faserigen Bau. Zwischen den Schichten sieht man stellenweise spindelförmige Körperchen eingelagert.

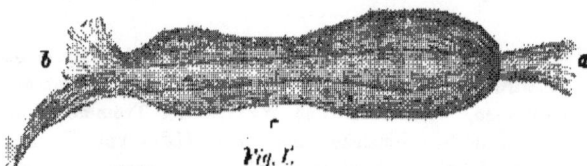

Fig. 1.

Ovales Gebilde aus dem Warzenfortsatze: a. eintretender Stiel.
b. austretender Stiel. c. Einschnürung des Gebildes.

In das abgerundete Ende des Gebildes tritt ein kürzerer oder längerer von der membranösen Unterlage entspringender faseriger Stiel (Fig. 1 b) ein, welcher scharf abgegrenzt durch das Gebilde durchzieht, am andern Pole desselben wieder heraustritt und sich abermals an einer membranösen Grundlage oder an der gegenüberliegenden Knochenwand inserirt. Die Gebilde sind daher durch den an beiden Enden hervortretenden Stiel wie aufgehängt. Die Stiele welche man auf der membranösen Grundlage oft eine grössere Strecke weit verfolgen kann, sind manchmal sehr lang, von faserigem Baue mit stellenweiser Einlagerung von spindelförmigen Körperchen. Oft findet man an langen Stielen eine rundliche Anschwellung (Fig. 2 bei c), und an den Insertionsstellen zuweilen dreieckige Ausstrahlungen der Faserzüge, welche mit dem faserigen Balkenwerke an der Innenfläche des Trommelfells viel Aehnlichkeit zeigen. Auch an einzelnen Stellen der Mittelohrauskleidung sah ich zuweilen dem Balkenwerke des Trommelfells ähnliche Faserzüge, welche somit was die Form ihrer Anordnung anlangt, nicht als ein dem Trommelfelle eigenthümliches Gebilde gelten können. — An ovalen Gebilden ist die Ein- und Austrittstelle des Stieles genau zu unterscheiden. Die Eintrittstelle (Fig. 1 a) ist abgerundet und tritt der Stiel scharf abgegrenzt in das Gebilde ein; an der Austrittstelle hingegen setzen sich die äusseren Schichten des Gebildes auf dem Stiel fort (Fig. 1 b), so dass derselbe eine Umhüllung erhält, welche (Fig. 2) als heller Streifen den faserigen Stiel begrenzt. Zuweilen geht ein Stiel durch mehrere Gebilde durch oder theilt sich am Austritte des einen Poles in zwei Stiele. Einigemale fand ich die 3 Stiele eines dreieckigen Gebildes unmittelbar am Knochen angeheftet. Die Grösse der Gebilde variirt von 0,1 — 0,9 Mm. und darüber.

Die beschriebenen Ge-
bilde im Mittelohre des
menschlichen Gehörorganes
werden nicht in jedem Ge-
hörorgane gefunden. Ich habe
sie bis jetzt bei mehr als
einem Dritttheile sämmtlicher
von mir untersuchter Gehörorgane nachgewiesen und
zwar öfters in normalen als
in pathologischen Präparaten.
Manchmal findet man auf
einem membranösen Bande
nur ein Gebilde, zuweilen
aber auch auf einer Membranplatte 6 — 8 solcher
Bildungen aufsitzen*).

In einem von v. Tröltsch geschilderten Sectionsbefunde (*Virchow's* Archiv Bd. XVII. S. 60)
einer 71jährigen an langjähriger Taubheit leidenden Frau findet sich die Beschreibung einer pathologischen Bildung, welche wir hier, zur Vermeidung etwaiger irriger Auslegungen über die
Identität dieses Befundes mit den von mir beschriebenen Bildungen, vollständig wiedergeben:
„Ueber dem Eingang zum runden Fenster ist
eine feine zarte Membran gebreitet, die beim Abziehen zackige Fortsätze zeigt und auf den ein rundlicher eigenthümlicher Körper aufsitzt. Derselbe,
der sich beim Bewegen des Präparates leicht ab-
trennt, ist leicht gelblich, erweist sich beim
Rollen nicht vollständig rund, sondern mehr oran-
genartig, und zeigt eine concentrische Streifung,

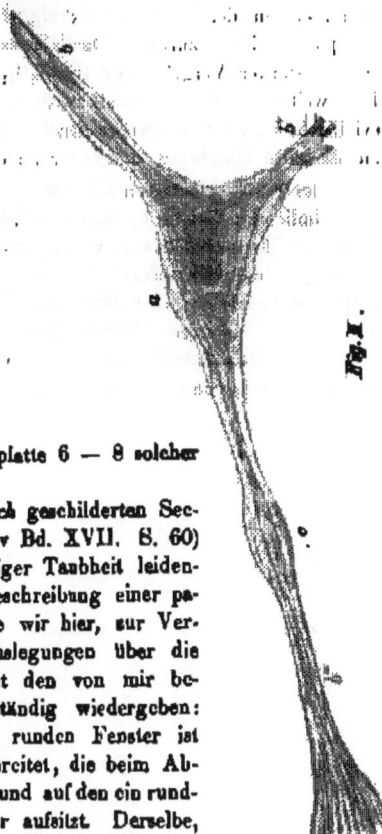

Fig. 1.

Dreieckiges Gebilde aus dem
Warzenfortsatze. a. Körper
des Gebildes. b. b'. b''. Stiele
desselben. c. Anschwellung
des langen Stieles, bei b'''
dreieckige fächerförmige
Ausbreitung.

*) Die Gebilde, welche ich im Mai 1869 entdeckte, habe ich am 7. September
den Herren Professoren *Ludwig*, *Schweigger-Seidel* und *Coccius* in Leipzig gezeigt.
Im October demonstrirte ich die Präparate Herrn Hofrath *Rokitansky* und in der
Gesellschaft der Aerzte. Die Referate hierüber in den medicinischen Journalen
sowie eine vorläufige Mittheilung in der Wien. med. Wochenschrift erschienen Anfangs und Mitte November.

so dass es einem Vater'schen oder Parini'schen Körperchen sehr
ähnlich sieht. Erst beim starken Druck entleert sich ein sehr co-
haerenter, in der Mitte leichtkörniger Inhalt und bleibt dann eine
abgeplattete Blase zurück. Das Körperchen ist ziemlich gross, indem
es bei starker Vergrösserung (300) $\frac{1}{4}$ des Gesichtsfeldes einnimmt.
Ein weiteres gelbliches und zwiebelartig gestreiftes, nur kleineres
(vielleicht cystoides?) Körperchen derart befindet sich ausserdem noch
an derselben Membran und zwar an einem kleinen Stiele befestigt."

Dieser äusserst klaren Schilderung haben wir hinzuzufügen, dass
wir ähnliche gestielte cystenartige Bildungen, ebenfalls der Innenfläche des Trommelfells aufsitzend, gesehen haben. Sie unterscheiden
sich aber wesentlich dadurch von den von mir beschriebenen Bildungen, dass sie aus einer Blase mit dickflüssigem Inhalte, und nicht
durchaus aus faserigem Gewebe bestehen, dass fernerhin der Stiel
nicht durch das Gebilde durchzieht und am anderen Pole wieder
heraustritt, was characteristisch für diese Gebilde ist.

The diseases of the ear, by Joseph Toynbee, *with a supplement by James Hinton*. London 1868. H. K. Lewis, 136 Gower Street.

Besprochen von Prof. Schwartze.

Zu einem unveränderten Abdruck des bekannten Werkes von Toynbee hat Hr. Hinton in London ein Supplement von 40 Seiten hinzugefügt, in welchem er einen kurzen Abriss über die seit dem Erscheinen von Toynbee's Buch (1860) gemachten Fortschritte gibt. Sehr häufig ist im Text unterlassen, die meist deutschen Quellen zu citiren, aus denen Herr H. seine Zusätze geschöpft hat. Auch ist Manches, was einer Erwähnung bedurft hätte, übergangen.

Da sich die Mehrzahl unserer Leser des Supplementes wegen schwerlich das Werk von Toynbee noch einmal anschaffen wird, so gebe ich in Folgendem den wesentlichen Inhalt des Supplementes:

Zu Cap. I. Diagnosis. Die Beleuchtung des Trommelfells mit reflectirtem Tageslicht (nach v. *Tröltsch*) ist auch nach H. die beste Untersuchungsmethode und hat wegen ihrer Einfachheit meistentheils alle andern Methoden überflüssig gemacht. Die Untersuchung mit Stimmgabeln und ihr diagnostischer Werth wird ziemlich ausführlich besprochen, dabei auch des dreiarmigen Otoscope erwähnt. Das Siegle'sche Speculum findet gebührende Anerkennung.

Zu Cap. III. Krankheiten des Gehörganges.

Bei der Entfernung *fremder Körper* ist es zuweilen rathsam, den Patienten auf die Seite legen zu lassen und von unten zu spritzen, oder auf den Rücken, wenn, wie es oft der Fall ist, der Körper in dem Winkel eingeklemmt ist, den die vordere Wand des Gehörganges und das Trommelfell mit einander bilden. *Furunkel* kommen oft epidemisch vor; häufig bei geschwächten Constitutionen, wo dem Verfasser die milderen Eisenpräparate als Praeservativmittel nützlich erschienen. Erstaunlich oft wurden Furunkel beobachtet im Verlauf chronisch entzündlicher Affectionen der Paukenhöhle mit Perforation des Trommelfells. Sie traten besonders dann auf, wenn die tiefere Erkrankung ihrer Heilung entgegenging, so dass sie hier beinahe als ein günstiges Symptom angesehen werden könnten. Die gleichlautende Ansicht Dr. Wreden's (vgl. Arch. f. Ohrenh. Bd. II. p. 165) bleibt unerwähnt.

Secundär syphilitische Ulceration des Gehörgangs, am häufigsten in Gestalt eines schmalen Geschwürs am Eingange verbunden mit jauchigem Ausfluss und entzündlicher Schwellung des Ganges. Aussehen und Anamnese stellen die Diagnose hinlänglich sicher. Heilung erfolgte bei Jodkali und lotio nigra (Aqua phagedaenica nigra?). Ref. sah überraschend schnelle Heilung nach intensiver Aetzung mit Höllenstein in Substanz.

Verengung des Gehörganglumens durch Hyperostose und Verdickung der häutigen Auskleidung besserte sich sehr durch Einführung von kleinen Elfenbeinbou-
gies, ungefähr ¼ Zoll lang und von zunehmender Dicke. Laminaria gab weniger
Erfolg wegen der durch sie herbeigeführten Reizung. *Polypen* entspringen in der
Regel in der Paukenhöhle. Auch von beiden Oberflächen des Trommelfells, Schleimhaut und Cutisschicht hat sie *H.* entstehen sehen.

In dem einzigen Fall, der *Hinton* zur Section gekommen ist, entsprang der
grosse, den ganzen Gehörgang ausfüllende Polyp von allen Wänden der Paukenhöhle und erschien die ganze Schleimhaut - Auskleidung derselben hyper-
trophisch.

Den *Wilde'schen* Schlingenträger empfiehlt *H.* nicht mit Draht, sondern mit
„Jack-line" — soll eine von Anglern gebrauchte Art Bindfaden sein, — zu beziehen.

Die Wurzel soll in der Regel nicht mit Aetzmitteln behandelt werden, sondern
mit einfach absorbirenden Pulvern (Magnesia usta). Nur wenn sich eine grosse
Neigung zum Nachwachsen zeigt, soll damit die gelegentliche Aetzung verbunden
werden. *Toynbee* versuchte in der letzten Zeit seiner Praxis durch continuirlichen
Druck die Polypen zu beseitigen, dadurch, dass er ein kleines Stück Schwamm
oder Wolle in den Gehörgang schob. Der Effect war nicht bleibend.

Die gleichzeitige Anwendung des Druckes und adstringirender Pulver (Alaun,
Tannin) wirkt bei hartnäckigen Recidiven oft besser als das Aetzmittel. Durch
mehrtägige Anwendung solcher Pulver oder des unverdünnten Liquor plumbi wird
der Polyp unempfindlicher und seine Entfernung weniger schmerzhaft.

Unter Molluscous Tumours sind fünf von *Toynbee* in Trans. of Med. Chir. Soc.
Vol. 44 p. 51 u. Vol. 47 p. 203 veröffentlichte Fälle abgedruckt.

Zu Cap. XL. *Tuba Eustachii.*

In Bezug auf die Diagnose der Tubenverstopfung bedürfen Toynbee's Bemerkungen einer Modifikation in 2 Punkten.

1) Die von *T.* als charakteristisch für Tubenverschluss hingestellte abnorm
gesteigerte Concavität des Trommelfells ist nicht immer vorhanden, ausser im
kindlichen Alter. Bei Erwachsenen kann das Trommelfell ein sehr verschiedenes
Ansehen zeigen; es kann fast normal aussehen, auch sogar theilweise convex erscheinen.

2) Beim Schlingact findet keine Steigerung des Luftdrucks in der Paukenhöhle,
sondern eine Verminderung statt und ist es deshalb das Ansaugen von Luft aus
der Paukenhöhle, nicht das Hineindrücken von Luft in dieselbe, was bei diesem
Act durch das Otoscop gehört wird.

Als Zusatz zur Behandlung des Tubenverschlusses ist das *Politzer'sche* Verfahren besprochen. Wenn die Paukenhöhle frei von Hypersecretion und das Trommelfell nicht perforirt ist, so dringt die Luft bei diesem Verfahren oft mit einem
lauten Klappen ein. Dieses entsteht durch die plötzliche Erschlaffung des gespann-
ten Trommelfells. Es gleicht am meisten dem krachenden Ton, der durch schnelles
Biegen eines Kartenblattes entsteht, und ist nach *H.* ein sicheres Zeichen für eine
eingetretene, grosse Hörverbesserung. Wenn andererseits die Tuba oder die Paukenhöhle übermässig viel Secret enthalten, so hat der Ton einen quickenden oder gur-
gelnden Character.

Nicht jeder Fall von Tubenverstopfung kann auf diese Weise überwunden
werden; auch ist der Effect nur in einer gewissen Reihe von Fällen bleibend.
Aber die Anwendung dieser Methode erscheint *H.* in jedem Fall von undurchgängiger Tuba wünschenswerth, der nicht schnell den gewöhnlichen Mitteln nach-

gibt, und dies aus 2 Gründen, erstens damit es der abnormen Beschaffenheit der Paukenhöhle, herbeigeführt durch den Tubenabschluss, eine Zeit lang ein Ende gemacht wird und die Bildung von Adhaesionen verhütet wird, zweitens, damit der Abfluss des Secretes aus der Paukenhöhle erleichtert wird und die Schwellung der Schleimhautschleimhaut schneller abnimmt.

Zu den bereits von Toynbee empfohlenen Mitteln, um diese Abschwellungen zu erzielen. — Gurgelungen und Aetzungen mit Lapis — fügt Hinton die Anwendung des Pulverisateurs, der Weber'schen Nasendusche, der v. Tröltsch'schen Schlunddusche. In veralteten chronischen Fällen, wo alle diese Mittel im Stich lassen, kann durch Einführung von Dämpfen oder schwach adstringirenden Lösungen durch den Catheter die Wegsamkeit der Tuba wieder hergestellt werden. In noch hartnäckigeren Fällen ist die Einführung von Darmsaiten oder elastischen Bougies heilsam. Die Herstellung der Wegsamkeit der Tuba bessert aber nicht nothwendig das Gehör. Laminaria-Bougies sind sehr wirksam, aber verursachen Schmerz. Ihre Anwendung ist nur in ausserordentlich seltenen Fällen erforderlich. Toynbee hat die Bougies eine Zeit lang sehr viel angewandt, später aber verlassen und ganz verworfen. Schliesslich erwähnt H. die Rhinoscopie, glaubt aber, dass sie nur in wenigen Fällen praktisch nützlich ist.

Zu Cap. VIII. Trommelfell. H. referirt über die Arbeit von Dr. Jago (On the functions of the tympanum, Brit. and For. Med.-Chir. Rev. April 1867 p. 496) und fügt blos, dass ihn seine eigene Erfahrung vermuthen lässt, dass eine Lage von trocknem und eingedicktem Schleim an der innern Oberfläche des Trommelfells festhaftend eine häufige Ursache der Taubheit ist. Das Trommelfell bietet in solchen Fällen zwei wesentlich verschiedene Arten des Aussehens: 1) mehr weniger diffuse neblig weisse Flecke, 2) weisse Verdickung an der Peripherie an gewissen Theilen, besonders an dem obern Rande, die mehr oder weniger winklige Linien bildet und anscheinend gänzlich verschieden ist von dem opaken Rande, der so stark an den Arcus senilis der Cornea erinnert.

Bei der Behandlung der Perforationen des Trommelfells wird zunächst die bekannte Methode von Politzer sehr gelobt, bei der selbst alte Perforationen, wenn sie nicht zu ausgedehnt sind, oft zur Heilung kommen. Ausserdem empfiehlt H. aber die Ränder der Oeffnung mit gepulvertem Nitras argenti oder Zinc. sulf. zu betupfen. Sobald sich die Neigung zur Vernarbung zu erkennen gibt, soll die Behandlung für einige Wochen ganz unterbrochen werden. Ist die Oeffnung sehr gross und ein grosser Theil der innern Paukenhöhlenwand roth und geschwellt blossliegend, die Secretion dabei sehr reichlich, so muss die oben erwähnte Methode der Reinigung beharrlich fortgeführt werden und nach dem Ausspritzen das Ohr vollkommen abgetrocknet werden, wozu H. am zweckmässigsten die welche Franse eines Handtuches findet. Ist das Ohr ganz trocken, so bedeckt H. möglichst täglich die blossliegende Schleimhautfläche mit einer ziemlich dicken Schicht eines absorbirenden Pulvers (Magnesia). Bis zum Aufhören der Eiterung vergehen dann gewöhnlich 2—3 Wochen. Die Magnesia wirkt einfach dadurch, dass sie die Schleimhaut trocken erhält. Häufig verbindet sie H. mit Morph. hydrochlorat. (1 : 30).

Künstliches Trommelfell. Unter folgenden Bedingungen des Ohres fand Toynbee das künstliche Trommelfell von Effect:

1) Trennung des Ambos und Steigbügel ohne Perforation des Trommelfells, mit Erschlaffung des ligament. tensor. tymp. oder der Schleimhaut der Paukenhöhle.

15 *

2) Partieller oder totaler Verlust des langen Ambossschenkels bei nicht perforirtem Trommelfell.

3) Trennung des Amboss und Steigbügel mit Perforation des Trommelfells und Erschlaffung des Ligam. tensor. tymp. oder der Schleimhaut der Paukenhöhle.

4) Partieller oder totaler Verlust des langen Ambossschenkel mit Perforation des Trommelfelles und Erschlaffung der Ligamente des Steigbügels.

Das am meisten charakteristische Symptom der Trennung des Amboss und Steigbügels ist eine Unfähigkeit zu hören ausser während des Lessehens. Oft vermindert das Exp. Valsalvae das Gehör, während es sich bessert durch heftigen Einathmen oder durch Druck auf den Tragus. Erfolgreicher wie die runde Scheibe am künstlichen Trommelfell fand T. in einigen Fällen eine kleine Blase von Kautschuk, die mit Luft gefüllt ist.

Punction des Trommelfells. H. sah temporären Nutzen von einer kleinen Oeffnung in Fällen, wo das Trommelfell mehr erweicht als verdickt war, so dass es sich fast wie welches Leder schnitt. Doch kennt er auch kein Mittel, um das Loch dauernd offen zu erhalten. „Wenn Synechien innerhalb der Paukenhöhle bestehen, so können sie mehr oder weniger vollständig getrennt werden mit Hülfe eines kleinen gekrümmten Messers, welches durch jeden gewünschten Theil des Trommelfelles eingeführt werden kann und mit Hülfe dessen auch ein leichter Zug am Handgriff des Hammers ausgeübt werden kann. In den letzten Jahren brauchte *Toynbee* dieses Verfahren mit entschiedenem Nutzen in einem oder zwei Fällen. In einem Falle, den *H.* beobachtete, blieb der Erfolg nahezu ein Jahr. Uebrigens ist grosse Vorsicht nothwendig; jedoch ist zweifellos in dieser und anderer Beziehung die Chirurgie des Ohres noch in ihrer Kindheit.“

In einigen Fällen von reichlicher Secretanhäufung innerhalb der Paukenhöhle erwies sich H. das Herausziehen des Secrets mit Hülfe einer kleinen Spritze, deren Kanüle durch das Trommelfell hindurchgestossen wird, von Nutzen. Doch fehlt ihm weitere Erfahrung, um den bleibenden Nutzen dieses Verfahrens zu beurtheilen.

Bei der Behandlung des Catarrhs mit medicamentösen Dämpfen hat H. zur Erleichterung des Eindringens derselben ebenfalls die Punction versucht, aber bisher ohne Nutzen.

Zu Cap. X. *Krankheiten der Paukenhöhle.* Im Anschluss an die wörtliche Uebersetzung des Abschnittes über die Behandlung des chronischen Catarrhs in *Politzer's* „Beleuchtungsbilder des Trommelfells" pag. 91, bemerkt H., dass er durch Injectionen per tubam in der dort geschilderten Weise häufig gute Erfolge erzielt habe. Sowohl beim feuchten als beim trocknen Catarrh zieht er Lösungen von Ammonium mur. (gr. V—X ad 31) allen andern Injectionen vor. Doch hat er auch Nutzen gesehen von Wasserdämpfen mit Zusatz von Jodtinctur oder Aether aceticus. In nicht wenigen Fällen, meint er, erklärt sich der Nutzen der flüssigen Injectionen aus ihrer lösenden Einwirkung auf Massen von eingetrocknetem Schleim oder anderer Secrete innerhalb der Paukenhöhle.

Ausser Ankylose der Gelenkverbindungen gibt es wahrscheinlich noch andere unheilbare Ursachen der Rigidität der Gehörknöchelchenkette. So fand H. z. B. mehr als einmal bei Sectionen kleine Fibrome an der Sehne des tensor tympani.

Ein wichtiges Symptom einer beginnenden Entzündung des Proc. mast. ist eine neuerhobene, geröthete Anschwellung des Gehörganges an seiner hintern Wand. Sie könnte mit einem Furunkel verwechselt werden, wenn nicht andere Symptome auf eine viel erostere Affection hinwiesen. Wo solch eine Schwellung besteht, sollte niemals ein operativer Eingriff unterlassen werden.

Zu Cap. XV. *Krankheiten des Nervenapparates.*

Ueber die von *Ménière* beschriebene Krankheitsform ist nichts Neues hinzugefügt. *H.* sah sie vorzugsweise bei Anämischen, oft eingeleitet durch Kopfschmerz oder Neuralgie. Er hat öfters den Urin untersucht, aber nie Eiweiss darin gefunden. Niemals colheidirten die bekannten Symptome mit einer Sehstörung. Ernste Affectionen des Auges und des Ohres scheinen überhaupt selten zu coexistiren, ausgenommen bei *hereditärer Syphilis.* Unter den ärmeren Klassen der Londoner Bevölkerung ist die Zahl der Personen, deren Gehör durch hereditäre Syphilis vernichtet ist, nach *H.* sehr zahlreich. Im *Guy's* Hospital hat sie mehr als 1/50 aller Ohrpatienten geliefert. Augenscheinlich ist es dieselbe Krankheit oder eine der Krankheiten, welche *Wilde* beschrieb als Otitis in Verbindung mit Ophthalmie. Ein Auszug des von *H.* über diese Erkrankungsform Angeführten ist bereits in Band IV. pag. 256 gegeben.

Ohrensausen. In der empirischen Behandlung dieses Symptomes ist seit der Publication von *Toynbee's* Werk kaum ein Fortschritt gemacht, aber doch in dem Verständniss seiner Ursachen und Deutung. Wenn es einen klopfenden Character hat und synchronisch mit dem Pulse ist, so ist es zweifellos zu beziehen auf Circulationsveränderungen, zuweilen auf Aneurysma der A. basilaris. In einigen Fällen hört es temporär auf durch Compression der Carotis unmittelbar unter dem Ohr. In jedem solchen Falle müsste natürlich das Herz untersucht werden. Dr. *Daldy* hat *H.* mitgetheilt, dass er verschiedene Arten von Ohrensausen kennen gelernt hat, besonders in Verbindung mit Kopfschmerz oder Schwindel, die abhängen von Schwäche des rechten Ventrikels. Die häufigste Ursache des Ohrensausens ist vielleicht *gesteigerter Druck auf das Labyrinth.* Doch sieht man häufig hochgradig gesteigerte Concavität und Spannung des Trommelfelles ohne Sausen.

In gewissen Fällen sah *H.* guten Erfolg von grossen Dosen Ammonium hydrochloratum, 20 gran 3mal täglich. In anderen brachten Einträufelungen von Glycerin und T. opii simplex (3 vij — 3j) in den Gehörgang grosse Erleichterung.

Zum Schluss findet ein neues parabolisches Hörrohr von Mr. *Marshall* kurze Erwähnung.

Des moyens thérapeutiques employés dans les maladies de l'oreille, par le Dr. Emile Ménière. Thèse de doctorat. Paris 1868. 120 Seiten mit 1 Tafel. Preis ⅔ Thlr.

Besprochen von Prof. Schwartze.

Der Verf. ist der Sohn des vor einigen Jahren verstorbenen, verdienstvollen Arztes der Pariser Taubstummenanstalt *P. Ménière*, nach dem wir jenen eigenthümlichen Symptomencomplex zu bezeichnen pflegen, dessen wahre anatomische Grundlage noch zu erforschen ist.

Das vorliegende Werk ist eine Zusammenstellung der bei Ohrkrankheiten gebräuchlichen therapeutischen Hilfsmittel, in der fast überall deutlich hervortritt, dass der Verf. wenig eigne Erfahrung und deshalb noch kein selbständiges Urtheil hat. Das Ganze besteht aus zwei Theilen, deren erster den örtlichen Mitteln, deren zweiter der Allgemeinbehandlung gewidmet ist.

Der erste Theil wird eingeleitet durch ein Capitel über die Untersuchung des äusseren Gehörganges. Die in Deutschland seit Jahren fast ganz allgemein übliche Methode der Untersuchung mit reflectirtem Tageslicht und trichterförmigem Speculum findet keine Erwähnung.

Cap. II handelt von Einspritzungen, Räucherungen, Tropfbädern (embrocations).

Zu den ersten zieht M. den gebräuchlichen Injectionsspritzen einen Douche-Apparat vor, der von seinem Vater für diesen Zweck construirt und lange Jahre benutzt war. Zum Selbstgebrauch der Patienten empfiehlt er einen Irrigateur oder einen kleinen Kautschukballon mit knöcherner Kanüle. Sehr ausführlich wird der Werth der Injectionen für die Entfernung fremder Körper aus dem Gehörgang abgehandelt, dabei aber auch mit Recht erwähnt, dass es in Ausnahmsfällen mitunter nicht gelingt, auf diese einfachste und schonendste Weise zum Ziele zu kommen. Dem Ref. ist dies bisher überhaupt nur 3mal vorgekommen. Im ersten Falle war ein Gerstenkorn durch die vorhergegangenen Extractionsversuche eines andern Arztes so durch das Trommelfell hindurch gestossen, dass es nur noch mit dem einen Ende in den Gehörgang hineinragte; im zweiten Falle handelte es sich um einen Kieselstein, der im knöchernen Gehörgang fest eingekeilt war. Im dritten um eine so stark gequollene Erbse, die seit 6 Wochen im Grunde des Gehörganges festsass und dem Trommelfell anlag.

Cap. III handelt über Eintröpfelungen, Aetzung, Einblasungen pulverförmiger Arzneien. Unter „badigeonnage" versteht der Verf. das Einführen eines Tampons aus Watte oder Charpie, der mit einer medicamentösen Flüssigkeit (Jodtinctur, Arg. nitr. etc.) getränkt ist.

Cap. IV. schildert die verschiedenen Methoden des Catheterismus tubae von *Itard, Kramer, Gairal, Bonnafont, Deleau, P. Ménière, Giampietro, Toynbee, Yearsly, v. Tröltsch, Triquet* und begleitet sie mit kurzen kritischen Bemerkungen. Er erwähnt das *Politzer'*sche Verfahren in anerkennender Weise, ohne indess auf die

Vortheile und Nachtheile desselben gegenüber dem Catheterismus auch nur oberflächlich einzugeben. Ueber die Anwendung der Luftdouche und medicamentöser
Dämpfe durch den Catheter ist im Wesentlichen nur das wiederholt, was v. Tröltsch
darüber geschrieben hat. Falsch ist die Angabe, dass v. Tröltsch Sublimatdämpfe
durch den Catheter anwendet und empfiehlt.

Das über Injection von flüssigen Medicamenten durch die Tuba E. Gesagte
enthält ebenfalls nichts Neues und endete mit dem Geständniss, dass der Autor
noch keine genügende Erfahrung über dieselben gesammelt habe. Er hat Erfolge
davon gehabt, aber auch üble Zufälle (rovere). Auch das über die Anwendung
von Bougies und die Cauterisation der Tuba Gesagte enthält keinen eigenen Gedanken.

Cap. V künstliche Perforation des Trommelfelles.

Cap. VI. künstliches Trommelfell. Von seinem Nutzen hat der Verfasser sich
noch nicht genügend überzeugt.

Bei Politzer's „künstlichen Steigbügel" wiederholt er uns Deutschen den alten
Vorwurf, dass wir ganz gute Theoretiker, aber unpraktische Leute wären. „Je ne
puis m'empêcher de faire remarquer à ce propos combien les auteurs allemands sont
plus théoriques que pratiques". Trotzdem ist aber der grösste Theil des Buches
von uns entlehnt und zwar, da der Verf. offenbar nicht deutsch versteht, wie die
falschen Namen fast aller citirten deutschen Autoren und manche deutsche Citate
beweisen, aus der französischen Uebersetzung des Lehrbuches von v. Tröltsch und
aus den Uebersetzungen deutscher Arbeiten von Duplay in den Arch. génér.

Cap. VII. Nouveau traitement de l'otorrhée (Yrarslay's Tamponade des Gehörganges mit gekämmter Baumwolle).

Cap. VIII. Anbohrung des Warzenfortsatzes, nur eine sehr flüchtige historische
Skizze darüber. Die einzige Indication für diese Operation ist nach dem Verf. acute
Entzündung oder Caries des Warzenfortsatzes.

Cap. IX. Excision der Tonsillen.

Cap. X. Hörröhren.

Im 2. Theil ist ebenfalls nirgends etwas Neues hinzugefügt, sondern gewöhnlich vertröstet der Verf. auf die Publication seiner eigenen zukünftigen Erfahrungen.
Es wird deshalb unsern Lesern genügen, wenn ich eine kurze Uebersicht des Inhaltes hier wiedergebe.

Cap. I. Electricität.

Cap. II. Revulsionen; sind nach Verf. nützlich bei acuten Entzündungen des Gehörganges und der Paukenhöhle, völlig nutzlos bei nervöser Taubheit.

Cap. III. Allgemeine und locale Blutentziehungen — Compression — Ligatur.

Cap. IV. Abführmittel — Brechmittel — Schweissmittel. „Die englischen und
deutschen Aerzte missbrauchen die Revulsion auf den Verdauungstractus".

Cap. V. Bäder. Hydrotherapie wendet Verf. niemals bei Ohrkrankheiten an,
ausser in solchen Fällen, wo man einen geschwächten Allgemeinzustand kräftigen
will. Ueber Dampfbäder, Seebäder, Thermen fehlt ihm die eigene Erfahrung.

Cap. VI. Specifica. Handelt nicht von solchen, sondern von der Wichtigkeit
der Allgemeinbehandlung in Verbindung mit der örtlichen. Auch darüber nur ein
sehr flüchtiges Raisonnement und das Versprechen „de faire plus tard un travail
sur cette matière".

Wissenschaftliche Rundschau.

Ueber eine Lymphdrüse in der Schleimhaut der Trommelhöhle. Vorläufige Mittheilung. Von Dr. Nassiloff.

(Medic. Centralblatt 1869. Nro. 17.)

Das neuentdeckte Gebilde befindet sich in der Schleimhaut der Trommelhöhle am Uebergange derselben in den oberen Rand des Trommelfells. „Dieser Körper lässt sich gut herauspräpariren, wenn man nach vorsichtiger Trennung der Haut und Schleimhaut von dem darunterliegenden Knochen am Uebergange derselben in den oberen Rand der Membrana tympani und nach Auswühlung der Membr. tympani aus dem Annulus tymp., dann den oberen Rand dieser Membran bis zum Processus brevis quer über die Axe des Manubrium mallei abschneidet und nach Erhärtung derselben in Alkohol Querschnitte durch die Dicke des Trommelfells und der an demselben befindlichen, von dem unterliegenden Knochen abgesonderten Schleimhaut und Haut macht. Wir finden dann im Bindegewebe der Schleimhaut in der Nähe der Membrana tymp. einen Körper von mikroskopischer Grösse, von ovalem Umriss, von einem von Capillaren durchzogenen Bindegewebsüberzuge umgeben, aus welchem Auswüchse nach Innen sich fortsetzen, die eine Art Netz bilden, dessen Räume von lymphatischen Körperchen in reichlicher Menge ausgefüllt sind.“

„Die auffallende Aehnlichkeit dieses Gebildes mit dem der Lymphdrüsen veranlasst mich, dasselbe für die Lymphdrüse der Trommelhöhle anzunehmen.“

Tröltsch.

Nerven und Lymphgefässe des menschlichen Trommelfells. Von Dr. J. Kessel.

Medicin. Centralblatt 1869. Nr. 23 u. 24.

Entfernt man mittelst eines Pinsels das Schleimhautepithel des Trommelfells, so kommt ein die Membrana propria überbrückendes Fasergerüste zum Vorschein, welches von Jos. Gruber als „dendritisches Gebilde" beschrieben wurde. Dasselbe, in wechselnder Weise entwickelt, wird am constantesten am hinteren Segmente des Trommelfells vorgefunden.

In der Mitte zwischen Hammergriff und Sehnenring findet man daselbst eine aus feinsten Fibrillen gebildete Membran, welche gleichgebaute, mehr oder weniger breite Balken nach verschiedenen Richtungen hinaussendet. Constant sieht ein Fortsatz zum Processus brevis. Durch die Ausstrahlung je zweier Balken wird ein Bogen gebildet, dessen Convexität nach der Peripherie sieht; durch die weitere periphere Verbindung werden diese Bügen zu verschiedenartig gestalteten Lücken umgewandelt, deren Zahl und Lage sehr wechseln. Complicirt wird der Bau des Gerüstes noch dadurch, dass nicht alle radiären Balken in Einer Ebene liegen, sondern statt nach dem Sehnenring zu gehen, alsbald in die Tiefe dringen zwischen Radiär- und Circulärfasern, die letzteren in die Höhe heben und unter ihnen ein zweites System bogenförmiger Ueberbrückungen darstellen. In diese canalartigen Eingänge treten Nerven, Blut- und Lymphgefässe, um durch die Radiärfaserschichte nach der Gehörgangseite zu gelangen. —

Membrana propria und Fasergerüste schliessen also ein Höhlensystem zwischen sich ein, in welches die subepithelialen Blut- und besonders Lymphgefässe der Schleimhaut eintreten. Der Bau einer solchen Höhle ist analog dem der Lymphsäcke der Frösche, indem sie mit einem Epithel ausgekleidet ist. —

Die *Lymphgefässe* sind analog den Nerven und Blutgefässen in 3 Lagen angeordnet. In der Cutis bilden dieselben feinste unter dem Rete Malpighi gelegene Netze, die allmälig in Capillaren übergehen. Diese kreuzen sich oftmals mit den Blutcapillaren und sammeln sich schliesslich zu selbständigeren grösseren Stämmchen, die entweder nach hinten oben oder ringsherum nach der Peripherie zu verlaufen. In der Schleimhautlage finden sich ebenfalls Netze und zwar mit mannigfachen Anschwellungen. Dieselben ziehen sich entweder nach der Peripherie oder dringen durch die erwähnten Lücken in das Höhlensystem ein, um daselbst sinusartige Erweiterungen darzustellen. Die daraus hervorgehenden Capillaren durchsetzen die Membrana propria theils direct theils durch die erwähnten tieferliegenden canalartigen Eingänge, so dass also fast sämmtliche Lymphgefässe des Trommelfells mit den in der Cutis liegenden communiciren.

Was die *Nerven* betrifft, so theilt sich der Hauptstamm in 2 Aeste, von denen der eine mehr die vordere, der andere mehr die hintere und untere Partie des Trommelfells versorgt. Diese Zweige lösen sich in zahlreiche, marklose, mit Schwann'scher Scheide versehene Fasern auf, welche reichliche Plexus um die Gefässe bilden. Eine zweite Gattung von Nervenfasern stellt einen einfachen Axencylinder ohne Scheide dar, welcher an vielen Stellen in Anschwellungen übergeht.

Die Nerven der Schleimhautlage stammen theils aus dem Plexus tympanicus, grösstentheils aber von den aus der Cutislage durch die Membr. propria hindurchzuenden Nervenfasern ab. Die Membrana propria führt somit Nerven, Blut- und Lymphgefässe.

Beim Hunde gelang es, die Lymphgefässe des Trommelfells von der Pauken-höhle aus aufs schönste und vollständigste zu füllen.

„Es dürfte somit jede Spannungsänderung des Trommelfells eine Saugwirkung auf den Trommelhöhleninhalt ausüben und andererseits eventuell auch der Weiter-beförderung des Lymphgefässinhaltes Vorschub zu leisten im Stande sein."

Tröltsch.

Untersuchungen über die Beziehungen zwischen Hammergriff und Trom-melfell. Von Prof. Moos.

(Archiv für Augen- u. Ohrenheilkunde*) I. 1.)

Um sich ein eigenes Urtheil über diesen in neuerer Zeit von J. Gruber und Prussak (s. d. Archiv B. III, H. 4.) mit verschiedenem Ergebnisse bearbeiteten Gegenstand zu schaffen, hat der Verf. im Institute von Prof. Jul. Arnold control-lirende Untersuchungen hierüber vorgenommen.

Als beste Methode erwies sich folgende: Man entfernt das Trommelfell mit dem Annulus osseus und cartilaginous aus der Leiche, legt es 8 Stunden in salz-säurehaltige 1% Chromsäure, bettet dann das gesammte Präparat in Wachs oder Paraffin ein, versucht zu schneiden und wiederholt dann das Einlegen desselben in salzsäurehaltige Chromsäure so lange, bis man bequem schneiden kann. Das Trommelfellgewebe leidet, da es durch die Paraffinmasse geschützt ist, auf diese Weise gar nicht, und lassen sich Quer- wie Längsschnitt sehr leicht so ausführen.

Beim 14tägigen Kinde sieht man im Centrum des quer durchschnittenen Ham-mergriffes eine hyaline Knorpelmasse, welche den noch nicht verknöcherten fötalen Hammer repräsentirt; und zwar findet zwischen Perichondrium und dem Knorpel-gewebe, aus dem der Hammergriff besteht, eine innige Verbindung, nirgends eine Discontinuität, nirgends eine Lückenbildung statt. — Die Fasern des Perichondriums umgeben ringförmig den Hammergriff und gehen nach beiden Seiten continuirlich in die Fasern der circulären Schichte des Trommelfells über. Nach Innen vom Periost resp. Perichondrium findet sich dann der Schleimhautüberzug.

Auch beim Erwachsenen sind an der Substanz des quer durchschnittenen Ham-mergriffes zwei Lagen kenntlich, 1) eine den grössten Theil zusammensetzende, central gelegene, welche aus Knochensubstanz**) besteht, und von sehr zahlreichen

*) *Anmerkung der Redaction.* Um unseren Lesern das Halten dieser sehr kost-spieligen Zeitschrift, in welcher die Ohrenheilkunde jedenfalls eine sehr untergeord-nete Rolle spielen wird, zu ersparen, werden sämmtliche hieher gehörende Abhand-lungen, soweit sie nicht jedes Interesses entbehren, sogleich im Auszuge in unserer Rundschau wiedergegeben werden.

**) Prussak sah „in der grösseren Zahl der Fälle" zwischen den Knochengewebs-Elementen noch wahre Knorpelzellen bei Kindern sowohl als bei Erwachsenen. Ref.

Gefässkanälen durchmengen ist und 2) eine periphere dünne, welche ohne scharfe Gränze in die den Griff umgebende häutige Masse — Periost — übergeht. Auch hier ist die Verbindung zwischen Schleimhaut, Periost und Knochen eine continuirliche, es findet keine Lückenbildung, keine Discontinuität, aber auch keine Gelenks- oder Gelenkscheidenbildung statt.

Das Knorpelgewebe an der Peripherie des Handgriffes hält M. für ein Uebergangsgewebe, für ein Vorgebilde des Knochens oder für osteoides Gewebe (Virchow), wie es seine Entstehung aus wuchernden Schichten des Periosts nimmt und bei jeder Periostossification vorkommt. (Dasselbe Verhalten zeigen die peripherischen Schichten des Annulus cartilagineus a. medianus.)

Beim Neugeborenen besteht weitaus der grösste Theil des Fortsatzes aus hyalinem Knorpel. Das Centrum wird allmälig Knochen; indessen überwiegt, wie Prussak bereits sagt, auch beim Erwachsenen der Durchmesser der peripheren Knorpellage. Eine Gelenkhöhle, wie sie Gruber annimmt, existirt nicht. —

In Allem Wesentlichen, sowohl was Methode als Resultat der Untersuchung betrifft, stimmt somit M. mit Prussak überein, nur definirt er das von Pr. nicht näher charakterisirte Knorpelgewebe an der Peripherie des Griffes als „osteoides Gewebe". Die Abbildungen von Durchschnitten sind nach so geringer Vergrösserung aufgenommen, dass sie kaum als eine wesentliche Erläuterung des Textes gelten können.

Tröltsch.

Nassiloff: Ueber heterologe Bildung der Cysten.
Virchow's Archiv XLVIII. pag. 177.

Eine heterologe Bildung von Cysten beobachtete *Nassiloff* in einem von ihm exstirpirten Ohrpolypen. Derselbe fand sich im rechten Gehörgang eines 18jährigen Bauern vor, war circa 2 Zoll lang und füllte den Gehörgang vollständig aus. Nach der Exstirpation ergab sich, dass er mit drei langen Wurzeln an dem parenchymatös entzündeten, sonst aber völlig unverletzten Trommelfell befestigt war. Zwischen den Wurzeln gelangte man durch eine Spalte in eine im Innern des Polypen befindliche mit gallertiger Masse erfüllte Höhle. An der Oberfläche bemerkte man noch einige Auswüchse von dem Aussehen kleiner seröser Cysten. Auf dem Durchschnitt zeigten sich Höhlen verschiedener Form und Grösse mit schleimigen Massen angefüllt.

Die histologische Untersuchung des Polypen ergab für die Wurzeln ein Gewebe wie junges Granulationsgewebe mit zahlreichen Gefässen; im eigentlichen Körper des Polypen war ein mehr faseriges Gewebe mit zahlreichen dicht gedrängten runden Zellen mit spärlichem Spindelzellen untermischt vorhanden. Die cystenartig erscheinenden Auswüchse an der Oberfläche wurden aus Schleimgewebe mit spindel- und sternförmigen Zellen gebildet. Die Oberfläche des Polypen war deutlich papillär mit zahlreichen tief in die Masse desselben hinabreichenden interpapillären Spalten. An den Wurzeln fand sich ein cylindrisches, am Körper ein mehrschichtiges Pflasterepithel.

Was die Hohlräume im Polypen anbelangt, so hat sich *Nassiloff* durch die mikroskopische Untersuchung überzeugt, dass dieselben durch Umwandlung von Blutgefässen entstanden sind. Durch Hemmung der Blutcirkulation sollen an einseinen Stellen in den Gefässen Anhäufungen weisser Blutkörperchen entstehen, welche in spindelförmige Zellen auswachsen und unter fortwährender Vermehrung schliesslich das Lumen des Gefässes vollständig erfüllen und abschliessen. Durch Schrumpfung dieses umgebildeten Gewebes an verschiedenen Gefässstellen sollen nun Abschnürungen einzelner Gefässabtheilungen entstehen, welche unter Erweiterung sich zu Cysten ausbilden. Diese sollen dann schliesslich einen mehrschichtigen Belag von Pflasterepithel, aus einer Umwandlung weisser Blutkörperchen entstanden, bekommen, und durch schleimige Metamorphose dieser neu gebildeten Epithelzellen soll dann schliesslich der schleimige Inhalt der Cysten sich bilden, in dem bisweilen noch einzelne rothe Blutkörperchen nachweisbar waren.

Nassiloff fasst daher den Polypen als *Cystomyxom* mit heterolog aus Blutgefässen gebildeten Schleimcysten auf.

Referent kann es nicht unterlassen seine Bedenken gegen die Deutung, welche *Nassiloff* seinen mikroskopischen Bildern gegeben hat, hier auszusprechen. Das mehrschichtige Pflasterepithel, welches *Nassiloff* in den Cysten fand und welches er allerdings aus einer Umwandlung farbloser Blutkörperchen entstehen lässt, macht die Entstehung der fraglichen Cysten aus Blutgefässen nicht sehr wahrscheinlich. Denn Cysten, welche durch Abschnürung von Blutgefässen entstehen, pflegen immer ein Epithel zu zeigen, wie es in den Gefässen selbst, woraus sie entstanden sind, vorhanden ist; d. h. also eine einfache Schicht glatter epithelioider Zellen. Ferner ist die Annahme, dass das mehrschichtige Pflasterepithel aus weissen Blutkörperchen entstanden sei, einiger Massen bedenklich, da bis jetzt noch lange nicht genug Thatsachen vorliegen, in Folge deren man den farblosen Blutkörperchen die Fähigkeit sich einfach in echte Epithelzellen umzuwandeln zuschreiben könnte.

Uebrigens ist der fragliche Ohrpolyp durch das Vorkommen einzelner kleiner, scharf abgegrenzter myxomatöser Stellen interessant und erinnert in dieser Beziehung an einen vom Referenten beobachteten und in dieser Zeitschrift beschriebenen Fall.[1]
                                                        Steudener.

Statistical report of 500 cases of aural disease, by Dr. Roosa (New-York).

(Separatabdruck aus N. Y. medical Journal, August 1869) 20 S.

Die in Zeit von 3½ Jahren zur Beobachtung gekommenen 500 Fälle (297 M., 203 W.) aus der Privatpraxis des Herrn Dr. Roosa vertheilen sich auf folgende Krankheitsfälle:

Namen wohl	Namens	Geheilt	Sehr gebessert	Gebessert	Ungebessert	Unbestimmt	Gestorben
Furunkel im meat. ext.	8	7				1	
Otitis ext. diffusa	11	11					
Eczema meat. ext.	5	4				1	
Cerumen impactum	16	17		2	1	1	
Corpus alienum	2	2					
Inflammatio acuta simpl. cavi tympani (einseitig)	21	18		1		1	1
(doppelseitig)	13	11		2			
Inflammatio chron. simpl. cavi tympani	245	11	17	54	95	64	1
Inflammatio acuta purul. cavi tymp. (einseitig)	8	6				2	
(doppelseitig)	7	1	5			1	
Inflammatio chron. purul. cavi tymp. (einseitig)	43	6	10	19		6	2
(doppelseitig)	56	2	15	27	9	11	2
Morbus labyrinthi	6				2		
Taubstummheit	10				10		
Tinnitus aurium	8				8		
Hysteria	1					1	
	500	120	47	197	125	95	6

Der unter der Rubrik „Acute einfache Entzündung der Paukenhöhle" aufgeführte Todesfall betrifft einen Knaben von 9 Jahren. Als R. ihn zuerst ansah, bestand heftiger Schmerz, Röthung des Trommelfells und Taubheit. Nachlass dieser Symptome innerhalb 48 Stunden durch Blutegel und Ohrdousche. Ohne völlige Reconvalescenz von diesem Ohrleiden verfiel der Kranke schnell in einen typhoiden Zustand, in welchem er ungefähr 5 Wochen später verstarb. Section fehlt. R. glaubt sicher, dass die Otitis die erregende Ursache des Fiebers war, an welchem der Knabe gestorben ist (Typhus? Ref.).

Die Existenz einer Tubenstenose ohne irgend welche Affection der Paukenhöhle leugnet R., obwohl er angibt, dass es unzweifelhaft viele Fälle gibt, in denen die Tubenaffection vorherrscht.

Zur Erklärung der relativ schlechten Resultate der Therapie der „einfachen chronischen Entzündung der Paukenhöhle" zieht E. den Umstand herbei, dass es sich bei ihm nicht um Hospitalkranke, sondern um Privatkranke handle, bei denen eine erfolgreiche Behandlung chronischer Affectionen viel schwieriger durchzuführen sei. Ref. möchte auf diesen Grund kein Gewicht legen, jedoch daran erinnern, dass bei der Unsicherheit der Diagnose in einer ganzen Reihe von Fällen vorläufig ganz der Willkür überlassen werden muss, ob diese Fälle unter die obige Rubrik oder unter Labyrintherkrankungen eingereiht werden. Da nun R. unter 500 Krankheitsfällen überhaupt nur 9mal Erkrankungen des Labyrinthes verzeichnet hat, so liegt die Annahme nahe, dass der auffallend geringe Procentsatz von Heilungen unter der fraglichen Rubrik dadurch herbeigeführt ist, dass viele Fälle von Erkrankung des Nervenapparates mit hineingezogen sind. Mag dem aber sein, wie es wolle, jedenfalls müssen wir dem Verfasser Dank wissen für die leider nicht allgemein übliche Aufrichtigkeit, mit der er seine schlechten therapeutischen Resultate in dieser Beziehung publicirt hat.

Schwartze.

Ueber die Zusammensetzung des Ohrenschmalzes, Von J. E. Petrequin. Medic. Centralblatt 1869 Nr. 33 aus Comptes rend. de l'Acad. des sciences 1869. XVI. 940—41.

Das Cerumen verdankt seine schmierige Consistenz dem Gehalt an Kaliseifen, von denen ein Theil nur in Wasser, ein anderer in Wasser und Alcohol löslich und nur in Aether unlöslich ist; ausserdem enthält es ca. $1/_{10}$ an Wasser, ein Gemisch von Olein und Stearin, einen trockenen in Wasser, Alcohol und Aether unlöslichen Stoff, worin Kali und Spuren von Kalk und Natron nachweisbar sind. Im Alter nimmt der Gehalt des Ohrenschmalzes an Wasser und in Wasser löslichen Substanzen zu, an in Alcoholen löslichen ab; es ist daher bei Greisen trocken und spröde.

Tröltsch.

Frische Meningitis und alter Gehirnabscess nach Otorrhö. Von Dr. Gray in Oxford.

(Med. Times u. Gazette vom 27. Februar 1869.)

Ein 15jähriger Knabe, der von Kindheit auf mit Unterbrechungen an Eiterung des rechten Ohres gelitten hatte, wurde 4 Wochen vor seinem Tode wegen Kopfweh und Erbrechen nach dem Essen ins Spital aufgenommen. In den letzten 8 Tagen traten noch epileptiforme Krämpfe auf, während welcher Anfälle der sonst kaum gesteigerte Puls bis auf 50 Schläge heruntergieng.

Die Section ergab eitrige Exsudation an der Gehirnbasis, starke Erweiterung beider Ventrikel durch seröse Ansammlung, das rechte Kleinhirn fast vollständig in einem Abscess verwandelt, der dicken rahmigen Eiter enthielt und durch eine ziemlich dicke fibröse Hülle abgekapselt war. Grosses Loch im Trommelfell. Erfüllung der. Paukenhöhle mit weichem. käsigen Massen. Zerstörung der Gehörknöchelchen. Labyrinth gesund, dagegen Neurosis des Felsenbeins gegen das Kleinhirn zu. Tröltsch.

Eigenthümliche Gehörstörungen nach Meningitis cerebro - spinalis epid. Bedeutende Besserung durch den constanten Strom. Von Prof. **Moos.**

Archiv f. Augen - und Ohrenheilk. I. 1.

Ein 21jähriger Mann, der unter den Erscheinungen des Genickkrampfes erkrankte, verlor am 3. Tage dieser Affection sein Gehör vollständig. Dasselbe besserte sich im Laufe der nächsten 2 Monate auf der linken Seite wieder etwas, womit auch das Sausen auf diesem Ohr sich etwas milderte. Rechts blieb er taub und blieben dort auch die heftigsten Geräusche. Trotz mehrfacher Behandlung, auch mit dem Katheter, trat keine weitere Besserung ein. Kopfschmerz und Schwindel blieben in geringem Grade zurück. Früh morgens und im Dunkeln am meisten Taumel. Ueber Ein Jahr später kam der Kranke zu Moos. Derselbe constatirt absolute Taubheit des rechten Ohres und Schwerhörigkeit links, aber so, dass Geräusche und Uhrenticken weit besser gehört wurden, als die Sprache, die der Kr. nur auf 2 Schritte Entfernung versteht. Die Stimmgabel hört der Kr. von den Kopfknochen aus nur links, dagegen wird dieselbe mittelst des Doppelotoskopes auf beiden Seiten deutlich vernommen. Tuben durchgängig, Trommelfell nur leicht getrübt. Nach einmaliger Anwendung des constanten Stromes ergab die Functionsprüfung auf das Unzweifelhafteste eine wesentliche Besserung links, das Sprachverständniss war von 1 auf 6 Schritt, das Hören der Uhr von 3 auf 6 Fuss gestiegen, das Sausen war vermindert.

Nach 3½ Monaten kam der Kr. wieder zurück zu einer planmässigen Behandlung. Die früher erzielte Besserung war ungeschmälert geblieben. Nach 4 Sitzungen hatte sich das Sprachverständniss links auf 15 Schritte, nach 22 Sitzungen auf 18 Schritte gebessert und das Sausen war sehr ermässigt. Rechts, dem vollständig tauben Ohre, negatives Resultat. Tröltsch.

Zwei tödtlich verlaufene Ohrenleiden. Von Prof. **Moos.** Ebendort.

I. Fall. „Scheinbar latent verlaufende chronische eitrige Entzündung der Trommelhöhle mit Perforation des Trommelfells. Häufiges Stochern im Ohr, Oeffnung in der vordern Wand des äussch. Gehörganges. Parotitis. Pyämie. Tod."

Eine 44jährige Frau, schon länger geisteskrank und in einer Irrenanstalt. Schwerhörigkeit oder Ohrenfluss wurde sie an Ihr „bemerkt"; nur fiel auf, dass sie seit länger viel nach dem rechten Ohre griff und darin mit einer Stricknadel herum stocherte. Neun Tage vor ihrem Tode wurde eine entzündliche Anschwellung der rechten Wangengegend, einen Tag darauf eitriger Ausfluss aus dem rechten Ohre bemerkt, welcher bei Druck auf die Joch - und Unterkiefergegend zunahm. Bald stellten sich pyämische Erscheinungen ein, die sehr schmerzhafte Geschwulst breitet sich nach unten bis über die Clavicula aus. Gehirnerscheinungen nie.

Die Section ergab einem Abscess der Parotis mit theilweiser Zerstörung ihres Gewebes, ausserdem von da ausgehende eiterige Infiltration und Gangränescirens des benachbarten Bindegewebes. Im knöchernen Gehörgange an der vorderen unteren Wand ganz nahe am Trommelfell eine ovale 2''' lange und 1½''' breite Oeffnung mit unregelmässigem Rande. Umfangreiche Zerstörung des Trommelfells. Eiter- und Bluterfüllung der Paukenhöhle.

II. Fall. Eiteriger Trommelhöhlenkatarrh nach Masern. Anlöthung des perforirten Trommelfells an die Labyrinthwand. Fortdauer der eitrigen Entzündung jenseits der Verwachsungen. Caries und Nekrose des Felsenbeins. Zwei Abscesse im Kleinhirn.

2jähriges Kind. Masern 3 Monate vor dem Tode, in deren Folge rechtseitiger Ohrenfluss eintrat. Febriler Zustand mit Gehirnerscheinungen und halbseitiger Gesichtslähmung beginnen 4 Wochen vor dem Tode. Nach 10 Tagen Bildung einer fluctuirenden Geschwulst auf dem rechten Warzenfortsatz, die nach 4 Tagen geöffnet wird. Entleerung von dickem Eiter. Später nimmt der Abfluss aus der Wundöffnung ab, der Ohrenfluss wieder zu. Soporöser Zustand. Tod.

Section. Zwei Abscesse im Cerebellum. Unterer und vorderer Theil des Trommelfells zerstört, der Perforationsrand nach innen gezogen, dadurch und durch 2 kleine Polypen ist der obere hintere Raum der Paukenhöhle und das Centrum mastoideum von der vorderen unteren Partie und nach aussen vollständig abgesperrt. Zwei grosse cariöse Oeffnungen bluten am Felsenbein, mit einander communicirend. Die Oeffnung im Warzenfortsatz „durch ein freies nekrotisches Knochenstück theilweise bedeckt." Tröltsch.

Ein Fall von Pyaemie in Folge von eitriger Trommelhöhlenentzündung, herbeigeführt durch den Gebrauch der Weber'schen Nasendouche, von Dr. Roosa in New-York.

(Arch. f. A. u. O. Heft I. pag. 195.)

Ein 40jähriger Geistlicher hatte durch sog. Heufieber (Catarrhus aestivus) einen sehr hartnäckigen chron. Catarrh des Nasen-Rachenraums bekommen, der bereits 3 Jahre lang bestand und durch keine Behandlung gebessert werden konnte. Die letzten 2 Monate wurde täglich die Weber'sche Nasendouche gebraucht, um die Nase zu reinigen und Arzneimittel in dieselbe einzuführen. Schon vorher hatte er die Douche gebraucht, musste aber von ihrer Anwendung abstehen, weil sie unangenehme Empfindungen in beiden Ohren hervorgerufen hatte. Vor etwa 14 Tagen hatten sich diese Empfindungen beim Gebrauch der Douche wiederum eingestellt. P. klagte über Taubheit und über ein sich fast zum Schmerz steigerndes Gefühl von Vollheit in beiden Ohren. Die Trommelfelle waren beiderseits geröthet und die Hörkraft derartig herabgesetzt, dass eine Uhr von 6' mittlerer normaler Hörweite beiderseits nur in Berührung mit dem Ohre gehört wurde. Durch Blutegel und Luftdouche war das Gehör in wenigen Tagen wieder normal. Zur Besserung des Nasencatarrhs liess B. die Nase mit zerstäubter Kochsalzlösung reinigen und bepinselte darauf (!Ref.) mit 10gräniger Höllensteinlösung. Trotz dieser mindestens indifferenten Behandlung besserte sich das Leiden. Durch Erkältung des Kopfes neue Verschlechterung. Verstopfung des rechten untern Nasenganges durch eine gallertige Masse (Polyp? Ref.), die mit dem Boden des Kanals innig verbunden schien, und die nach und nach stückweise „abgetragen" wurde. Wieder gebrauchte P. die Nasendouche und wieder bekam er die unangenehmen Empfindungen im Ohr, die sich jedoch diesmal nach einigen Tagen zu wirklichen Schmerzen steigerten und im rechten Warzenfortsatz so heftig wurden, dass schlaflose Nächte folgten. Diese Entzündung des rechten Ohres wurde, durch antiphlogistische Behandlung coupirt, links kam es zu eitrigem Ausfluss (ob mit Perforation des Trommelfells, ist nicht angegeben. Ref.) ohne vorausgegangene Schmerzen nach einem starken, etwa 15 Minuten lang dauernden Frost, der sich nicht wiederholte. Gleichzeitig entstand eine Anschwellung am linken Knöchel und Fussrücken unter Symptomen purulenter Infection (Safrangelbe Hautfärbung, getrübtes Bewusstsein; mühsame und beschleunigte Respiration; continuirliches Fieber). Die Entzündung im Unterhautzellgewebe am Fuss führte zur Abscedirung; es wurden von Zeit zu Zeit verschiedene Einschnitte zur Entleerung des Eiters nöthig. Zwei Monate vergingen, bis der P. den Fuss wieder gebrauchen konnte. Dazu die ganze Zeit sehr herabgesetzte Hörvermögen wurde schliesslich ziemlich vollständig wieder hergestellt. Der Nasenrachencatarrh war völlig verschwunden.

In der Epicrise zu diesem Fall bemerkt R., dass es sich hier um einen metastatischen Abscess gehandelt habe, der von der eitrigen Entzündung des linken Trommelfells (?Paukenhöhle) herrührte. Die Schuld an der Ohrentzündung trug seiner Ansicht nach die Anwendung der Nasendouche. Zu dieser Ansicht neigt sich R. um so mehr, als er bei zwei früheren Gelegenheiten nach der Anwendung derselben bedeutende Störungen im Ohr beobachtet (1mal Zerreissung des Trommelfells). R. hat nur wenige Fälle gesehen, bei welchen der Gebrauch derselben auf die Dauer ertragen wurde. Ihr täglicher Gebrauch ist nach ihm sehr oft von grossen Unannehmlichkeiten begleitet. Nach den Empfindungen der Patienten zu urtheilen, dringt die Flüssigkeit dabei durch die Tuba in die Paukenhöhle und gibt auf diese Weise zu Entzündungen Veranlassung. Statt der Douche gebraucht R. deshalb für den hinteren Theil der Nase eine besondere Spritze, die sicherer und angenehmer für den Patienten sein soll, als das Weber'sche Verfahren.

Für den Ref. ist zunächst nach der Krankengeschichte zweifellos, dass der Gebrauch der Nasendouche wirklich die Ursache der Ohrenentzündung gewesen ist. Doch hat R. nicht erwähnt, in welcher Weise und mit welchem Apparate er die Douche anwenden liess. Dass er dabei die Fallhöhe resp. den Druck oder die Temperatur der Flüssigkeit nicht den ursprünglichen Angaben Th. Weber's entsprechen liess, geht mit Evidenz aus der sonst ganz unerklärlichen Angabe hervor, dass er nur wenige Fälle gesehen hat, bei welchen der Gebrauch derselben auf die Dauer ertragen wurde. Hier in Deutschland benutzen wir doch die Nasendouche schon seit Anfang dieses Decenniums in immer steigender Ausdehnung und in den meisten Fällen wird sie nicht allein auf die Dauer ertragen, sondern ist geradezu ein unentbehrliches Hülfsmittel der Therapie bei Erkrankungen der Nase und des Nasenrachenraums geworden. Die Fallhöhe der Flüssigkeit darf nie höher sein, als der P. mit erhobenem Arm reichen kann und die Flüssigkeit selbst darf Anfangs stets nur lauwarm genommen werden. Als das mildeste empfahl Prof. Weber lauwarme Milch oder lauwarme Kochsalzlösung (5 gr. ad 3 1). Dass trotzdem bei weiten Tuben (besonders bei Kindern) die Flüssigkeit mitunter in das Mittelohr dringt, ist auch dem Ref. begegnet. Abgesehen von leichteren Entzündungen der Paukenhöhle, die etwa durch einige Blutegel zu coupiren war, erinnert er sich auch noch einiger Fälle von schwererer Entzündung der Paukenhöhle mit Betheiligung des Warzen fortsaten bei einem Erwachsenen, die mit Wahrscheinlichkeit auf den unvorsichtigen Gebrauch der Nasendouche wegen eines hartnäckigen Schnupfens zu beziehen war.

Schwartze.

Die galvanische Reaction des nervösen Gehörapparats im gesunden und kranken Zustande (Electro-otiatrische Beiträge) von Dr. **W. Erb**, Professor in Heidelberg.

(Arch. f. A. u. O. Heft I p. 156—190.)

Erb hat eine grössere Reihe von Controllversuchen angestellt, um die Richtigkeit der *Brenner'*schen Angaben zu prüfen. Er hofft, „dass man in seiner den Bestrebungen der Ohrenheilkunde und speciell den einzelnen Otiatern ganz fernstehenden Stellung einerseits, und in seiner mehrjährigen Beschäftigung mit electro-therapeutischen und neuropathologischen Gegenständen andrerseits genügende Garantien für die Zuverlässigkeit seiner Resultate finden wird". Dieselben sind in allen wesentlichen Punkten bestätigend für die *Brenner'*schen Angaben, sowohl in Bezug auf die physiologischen Verhältnisse, als auch in Bezug auf die wenigen, ihm bis jetzt vorgekommenen pathologischen Fälle. „Es liegt offenbar nur an der Fehlerhaftigkeit der Methode oder an der Ungeschicklichkeit in der Application des galvanischen Stromes, wenn viele Beobachter zu negativen Resultaten kamen. Die, welche die Existenz oder die Richtigkeit der von Brenner gefundenen Thatsachen läugnen, befinden sich einfach im Irrthum."

Im physiologischen Zustand ist die Reaction des nervösen Gehörapparates bei galvanischer Reizung „durchaus nicht leicht" festzustellen. Sie bietet „bei sehr vielen gesunden Personen ganz erhebliche Schwierigkeiten", ist „bei manchen Personen eine äusserst delicate und schwierige Operation." Eins der grössten Hindernisse ist der Schmerz, der sich bei *Erb* selbst bis zu Ohnmachtanwandlungen steigert. Er macht bei „vielen" Personen die Reizung des nervösen Gehörapparates geradezu unmöglich. *Schwindel* und *Betäubung* sind nur bei sehr sensibeln Personen für die Beobachtung hinderlich. Bei längerer Application stärkerer Ströme tritt manchmal ein Gefühl von Uebelkeit auf. Für die Beobachtung der Gehörsensationen sehr erschwerend sind die mit den Kettenschliessungen eintretenden Muskelcontractionen. Die zweite Electrode hat E. gewöhnlich auf dem Handrücken der dem untersuchten Ohre entgegengesetzten Seite befestigt. Ganz fehlerhaft ist nach ihm die zweite Electrode auf den Processus mast. derselben Seite aufzusetzen. Nur bei „wenigen Gesunden" ist es E. selbst nach wiederholten Versuchen nicht gelungen, und dann in der Regel nur wegen zu grosser Empfindlichkeit, eine Reaction des Hörnerven zu erzielen. Wenn dieselbe aber überhaupt deutlich erschien, so entsprach sie bei Gesunden immer und ohne Ausnahme der *Brenner'*schen Normalformel. Nach Erb unterliegt es keinem Zweifel, dass die eintretenden Klangempfindungen nur zurückführbar sind auf eine directe Reizung des nervösen Gehörapparats durch den galvanischen Strom.

Zur Constatirung der Thatsache, dass Veränderungen der Normalformel bei kranken Ohren vorkommen und sich mit aller Exactheit und Präcision nachweisen lassen, führt E. fünf Fälle auf. „Eingehendere therapeutische Versuche mit solchen

Ohren" hat E. nicht angestellt. In den angeführten 6. Fällen ist kein nennenswerther therapeutischer Erfolg erzielt worden. Im I. Falle ("Einfache Hyperaesthesie des linken Hörnerven; manchmal Ohrensausen auf dem linken Ohr") blieb das Ohrensausen während der mehrere Monat fortgesetzten Behandlung „fast vollständig verschwinden". Der Pat. war in galvanische Behandlung gekommen wegen eines wahrscheinlich im Bulb. medullae oblongatae localisirten Centralleidens.

Im 2. Falle „Einfache Hyperaesthesie des Hörnerven auf beiden Seiten. Andauerndes Ohrensausen" wurde letzteres nur vorübergehend beseitigt.

Im 3. Falle „Einfache Hyperaesthesie des rechten Gehörnerven, Hyperaesthesie des linken mit Umkehr der Normalformel, Schwerhörigkeit auf dem rechten, völlige Taubheit auf dem linken Ohr", wurde das seit vielen Jahren bestehende starke Sausen ebenfalls nur temporär d. h. „für ein paar Stunden" beseitigt.

Im 4., 5., 6. Falle ist gar nichts erwähnt von einem therapeutischen Effect.

Erb „lebt der Zuversicht, durch seine Arbeit die von Brenner begründete Electrootiatrik für die Zukunft wenigstens einigermaassen vor den vorschnellen und leichtfertigen Urtheilen oberflächlicher Beobachter bewahrt zu haben."

Schwartze.

Ueber Störungen des Geschmacks- und Tastsinnes der Zunge in Folge von Applikation des künstlichen Trommelfells bei grossen Trommelfellperforationen, von Prof. Moos.

(Ibid. p. 207.)

Dass Berührungen der durch Eiterung der Paukenhöhle bloesgelegten Chorda tympani eigenthümliche Sensationen am Zungenrande der entsprechenden Seite entstehen, ist zuerst durch Wilde (Ursachen und Behandl. des Ohrenflusses, Uebers. pag. 39) bekannt geworden. Durch Actiongen innerhalb der Paukenhöhle, wobei die Chorda tympani mitgetroffen wird, entstehen vorübergehende (zuweilen Monate lang andauernd) und bei Zerstörung der Chorda z. B. bei Caries des Felsenbeins nicht selten bleibende Geschmackslücken am Zungenrande. Mit diesen Thatsachen dürfte die Mehrzahl unserer Leser durch eigene Erfahrung bekannt geworden sein.

Herr Moos beschreibt nun mit grosser Ausführlichkeit einen Fall — und hat schon durch eine vorläufige Mittheilung über denselben im Centralblatt für med. Wissenschaften 1867 Nr. 46 sich die Priorität seiner Beobachtung gewahrt — wo durch Applikation des Toynbee'schen künstlichen Trommelfells bei ausgedehnten Perforationen ähnliche Störungen des Geschmacks- und des Tastsinns im Bereich der vorderen Zungenhälfte auftraten. Der durch die Anlagerung der Gummiplatte an die Innenfläche des noch erhaltenen oberen Trommelfellrestes resp. an die hier verlaufende Chorda tympani erzeugte Druck ist als Ursache dieser Störungen zu betrachten. Sie traten in der Regel erst ½ Stunde nach der Applikation auf und dauerten nach der Entfernung der künstlichen Trommelfelle etwa noch eine Stunde an.

Schliesslich gewöhnte sich die P. an die Gummiplatten, die sie übrigens mit sehr befriedigendem Erfolg für ihr Hörvermögen trug, und die erwähnten störenden Erscheinungen an der Zunge wurden immer seltener.

Schwartze.

Zwei Fälle von eitriger Trommelhöhlenentzündung mit Entwicklung von Polypen, der eine Fall mit tödlichem Ausgang, von James Hinton. (Arch. f A. u. O. Heft 1. p. 191.)

In dem tödlich verlaufenen Falle, an dem kein Sectionsbefund vorhanden ist, hatte der 32jährige P. seit dem 11. Lebensjahr angeblich in Folge von Faustschlägen auf das rechte Ohr (Boxen) wiederholt heftige Ohrenschmerzen gehabt, verbunden mit Schwerhörigkeit und Ausfluss. Das Trommelfell schien nicht perforirt, sondern weiss, rigid und abnorm concav. Trotzdem bestand eine hartnäckige Otorrhoe fort, die bald stärker, bald geringer war, zeitweise auch ganz zu cessiren schien. Später kam es zur Bildung einer polypösen Wucherung, die den Gehörgang in der Tiefe ausfüllte. Heftige Ohren- und Kopfschmerzen leiteten die verhängnissvolle Complication der Otitis ein. Etwa 3 Tage vor seinem Tode hörte die Otorrhoe vollständig auf; die letzten zwei Stunden kam Eiter aus der rechten Nasenhälfte. Weder Convulsionen noch Lähmungserscheinungen wurden bemerkt.

Der zweite Fall betrifft einen 52jährigen Mann, der nach Scharlach im 1?. Lebensjahr eine Entzündung der Paukenhöhle mit Polypenbildung bekam. Wegen zunehmender Schmerzen im Hinterkopf entschloss sich P. trotz 40jähriger Dauer seines Leidens zur Operation und es wurde durch dieselbe, nach Entleerung von massenhaftem eingedicktem Eiter in der Paukenhöhle, gänzliche Sistirung der Otorrhoe, wesentliche Hörverbesserung und Nachlass der Kopfschmerzen erzielt. Weder vom Trommelfell noch von den Gehörknöchelchen war nach Entfernung der polypösen Wucherung eine Spur sichtbar.

Nach 18 Monaten war kein Recidiv erfolgt.

Schwartze.

Beiträge zur Anatomie des Steigbügels und seiner Verbindungen.

(Mit Tafel II. und III. und 6 Holzschnitten.)

Von

A. Eysell, cand. med.

zu Würzburg.

~~~~~

Wenn ich mit den Resultaten meiner Untersuchungen auf einem Gebiete hervortrete, welches früher schon von bedeutenden Autoritäten erforscht, von allen als der Untersuchung schwer zugänglich und nicht von *Zweien* übereinstimmend beschrieben wurde, so werde ich zu diesem Schritte nur durch die Ueberzeugung ermuthigt, doch wohl dies oder jenes zu Tage gefördert zu haben, was für die Würdigung des anatomischen Baues und der physiologischen Bedeutung des Steigbügels und seiner Verbindungen von einiger Bedeutung sein dürfte. Herrn Prosector Dr. *C. Hasse*, von Seiten dessen ich mich bei diesen Untersuchungen der freundlichsten Unterstützung zu erfreuen hatte, schulde ich grossen Dank.

Die Stapesplatte hat im Ganzen eine nierenförmige Gestalt (*Henle*). Von dem hinteren stark convexen Rande divergiren die obere schwach convexe und die untere flach concave Seite ein wenig bis gegen das vordere Drittel der Basis; hier stösst die vordere Seite mit der oberen unter einem stumpfen, abgerundeten Winkel zusammen, während die untere noch 1mm. weiterläuft und sich dann erst mit der vorderen unter einem spitzen Winkel von etwa 60° vereinigt.

Fig. A.

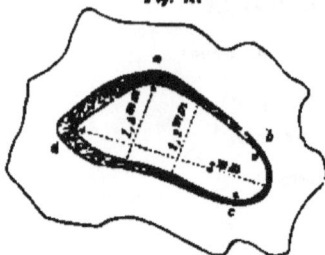

Rechte Basis stapedis in situ vom Vestibulum gesehen. a b obere, b c hintere, c d untere, d a vordere Seite des Trittes.

Durch eine seichte, relativ breite, vertikale Furche zerfällt die *Vestibularfläche* des Trittes in eine grössere vordere und eine kleinere hintere Hälfte. Die vordere ist plan oder schwach convex, die hintere stark convex. Der Vestibularrand ist umgebogen, doch erreicht hier der peripherische Wulst bei weitem nicht die Höhe, wie an der Trommelfellfläche; an der vorderen, unteren Ecke prominirt der Randwulst am stärksten (90μ)*) in das Vestibulum und an dieser Stelle ist er auch durch die tiefste Furche gegen die mittleren Theile der Basis abgegrenzt.**)

Nach dem *Cavum tympani* hin sind die Ränder der Stapesplatte so stark umgebogen, dass sie an dieser Seite wie ein flaches Schüsselchen erscheint. An der oberen und unteren Seite sind sie am niedrigsten (120μ), an der vorderen Seite haben sie eine Höhe von 200μ, an der hintern eine Höhe von 320μ. Nicht selten sieht man dem langen Durchmesser entsprechend eine Knochenleiste über die Trommelhöhlenfläche der Stapesplatte verlaufen, die Crista stapedis; in der Mehrzahl der Fälle jedoch ist eine Crista knöchern nicht vorhanden, sondern es handelt sich nur um Rudimente der Schleimhautduplicatur, welche die Membrana obturat. stapedis bildet; nur zweimal sah ich die Crista stapedis ossea eine Höhe von 100μ erreichen.

Betrachten wir nun den feineren Bau der Stapesbasis, so sehen wir, dass dieselbe in zwei Haupttheile zerfällt: eine knöcherne Grundplatte und einen Knorpelmantel, welcher erstere nach dem Vestibulum hin überkleidet, continuirlich mit dem zuerst von *Toynbee* beschriebenen Randknorpel zusammenhängt und auch noch den Gipfel der Ringleiste nach der Paukenhöhle hin überzieht. Die an allen Theilen ziemlich gleiche Dicke des Knorpelmantels verhält sich

---

*) Sämmtliche Grössenangaben sind Durchschnittszahlen, welche an einer grösseren Reihe von Präparaten gewonnen wurden.

**) S. Fig. V.

zu der der Grundplatte wie 2 : 1, und ist dies in den verschiedensten Lebensaltern der Fall.*)

Fig. B.

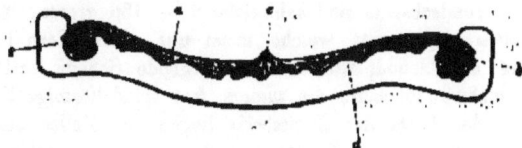

Schnitt durch die Stapesbasis dem kurzen Durchmesser parallel geführt.
a. Grundplatte. b. peripherischer Knochenring derselben in der Mitte den Haversischen Kanal zeigend. c. Crista stapedis. d. Knorpelmantel, bei a. den Knochenring hakenförmig umfassend.

Die *Grundplatte*, deren Dicke etwa 30μ beträgt, zeigt nach dem
Trommelfell hin, wo sie von der Mucosa der Paukenhöhle bedeckt
wird, eine ziemlich glatte Beschaffenheit; ihre Vestibularfläche ist dicht
mit kleinen Knochenwärzchen besetzt, welche in entsprechende Vertiefungen des Knorpelüberzuges eingreifen. (Sehr schön lassen sich
diese Verhältnisse demonstriren, wenn es gelingt, an einem mit Car-
min tingirten Schnitt durch die entkalkte Stapesbasis mittelst leichten
Druckes auf das Deckgläschen die Knochenschichte von dem Knorpelüberzug abzureissen.) An der Peripherie schwillt die Grundplatte
plötzlich zu einem nierenförmigen Knochenring von 60μ Dicke an;
derselbe ist jedoch nicht solid, sondern birgt einen 20μ im Durchmesser haltenden *Haverschen* Kanal in seinem Innern. Nach den
Polen zu wird der Knochenring stärker, um an der Stelle, wo die
Stapesschenkel aus ihm emporsteigen, seine grösste Mächtigkeit (*vorn*
180μ breit, 70μ hoch, *hinten* 400μ breit, 240μ hoch) zu erlangen.
An den beiden Polen treten Gefässe in die Knochenplatte hinein;
doch scheinen sich dieselben nur an der Peripherie zu verbreiten;
einmal zwar sah ich die Basis einer stark entwickelten Crista stapedis
von einem *Haverschen* Kanal durchbrochen werden. Die zahlreichen
in der Mucosa verlaufenden Gefässe reichen auch sicherlich zur Er-
nährung der äusserst dünnen Grundplatte hin. Die Knochenkör-
perchen verlaufen in den mittleren Theilen des Stapestrittes der Oberfläche parallel; am Randringe dagegen ordnen sie sich wie sonst
in den concentrischen Lamellensystemen um die *Haverschen* Kanäle an.

---

*) Das jüngste Individuum, welches ich hierauf untersuchte, war 4½ Jahr;
eine grosse Zahl der Gehörorgane, die mir zugestellt wurden, stammten von Individuen, welche älter als 60 Jahr geworden waren.

Nach dem Vestibulum zu ist die Grundplatte mit einer Lage hyalinen Knorpels von 60µ Dicke bekleidet, welcher den peripherischen Ring derselben hakenförmig umfasst.[*]) In die vollkommen homogene Grundsubstanz sind zahlreiche 9 — 15µ grosse, längliche Knorpelzellen eingestreut, welche meist nur einen Kern besitzen. Die tiefere der Grundplatte zunächst liegende Schicht enthält die grösseren mehr rundlichen, die äussere fast spindelförmige Knorpelzellen. In der Mitte der Stapesbasis liegen die Zellen sämmtlich der Oberfläche parallel, an den Rändern dagegen ist eine solche Regelmässigkeit in der Stellung der Zellen nicht vorhanden.

Der Rand der Fenestra ovalis ist ebenfalls mit Knorpel überkleidet. (*Magnus*, „Beiträge" etc. Virchow's Archiv, XX. S. 125.) Es ist diese Knorpellage, die im Mittel eine Dicke von 70µ[**]) besitzt, jedoch nicht ein blosser Knorpelhohlcylinder, sondern er schlägt sich *oesenförmig* auf die Fläche des Vestibulum und der Nische etwa 400µ breit hinüber. In den Knochen hinein schickt er kleinere und grössere (bis 250µ lange) Fortsätze, welche dann manchmal noch 1 — 3 secundäre Fortsätze nach den Seiten hin treiben. Auf Schnitten sieht man deshalb häufig eine reticuläre Anordnung der Knochensubstanz, welche in ihren Maschen scheinbar vollständig isolirte Knorpelnester einschliesst; betrachtet man aber eine *Reihe* von Schnitten, so überzeugt man sich leicht, dass die scheinbar isolirten Knorpelinseln quergetroffene Fortsätze oder Aeste von solchen sind.[***])

Was nun die feinere Structur dieses Knorpelrahmens der Fenestra ovalis betrifft, so zeigt er in seinen peripherischen Partien grosse Aehnlichkeit mit dem Gewebe der Randzone des Stapesknorpels: die homogene Grundsubstanz führt zahlreiche, mehr weniger elliptische, 9 — 15µ grosse Knorpelkapseln, welche keine Regelmässigkeit in der Stellung erkennen lassen; die tieferen Theile und die Knorpel-Fortsätze zeigen einen viel geringeren Zellenreichthum, führen aber bedeutend grössere (20 — 25µ) Knorpelzellen, welche ebenfalls unregelmässig gestellt sind.

Der Umfang des Steigbügeltritts ist etwas kleiner als die Fenestra ovalis (vergl. Fig. I. u. Fig. A.), so dass ein im Durchschnitt 40µ breiter Raum zwischen Fussplatte und Vorhoffenster bleibt. Die Stapesbasis steht in der Fenestra ovalis excentrisch, und zwar so, dass ihr Mittelpunkt etwas *hinter* den des Vorhoffensters zu liegen

---

[*]) S. Fig. B.

[**]) Hier differiren die Dimensionen des Knorpelüberzuges nach dem Lebensalter nicht unbeträchtlich (30 — 120µ), während dies beim Knorpelmantel der Basis stapedis nicht der Fall ist.

[***]) Vergl. Fig. V.

kommt; in Folge dessen ist der Abstand des vorderen Trittpoles vom gegenüberliegenden Fensterrande der grösste (100μ), der des hinteren Poles der kleinste (15μ), von der Mitte der oberen und unteren Seite beträgt er 30μ. Die Ränder der Fenestra ovalis sind nicht zugeschärft, sondern besitzen eine gewisse Tiefe, so dass sie einen kurzen Kanal einschliessen (*Magnus*. Virchow's Archiv Bd. XX. S. 118.) Im Allgemeinen kommen sie an Form und Tiefe den entsprechenden Basisrändern gleich. Am hintern Pol ist die Fenestra am tiefsten (500μ, Stapesrand 420μ hoch), dann verflacht sie sich nach der Mitte der oberen (180μ, St. r. 130μ) und unteren (150μ, St. r. 120μ b.) Seite, um von hier aus gegen den vorderen (300μ, St. r. 250μ h.) Pol hin an Tiefe wieder zuzunehmen.

Das Periost des Vestibulum geht continuirlich und ohne seinen Charakter zu ändern als Perichondrium über den medialen Ring des Knorpelrahmens hinüber, überbrückt den kleinen Zwischenraum zwischen dem Vorhoffenster und der medialen Kante des Trittes, um schliesslich die Vestibularfläche des Knorpelmantels zu überkleiden. Auf der lateralen Seite ist das Verhältniss der mucös-periostealen Auskleidung der Paukenhöhle zu den entsprechenden Theilen ein ähnliches: die Schleimhaut schlägt sich hier als Perichondrium von dem lateralen Ring des Knorpelrahmens zur äusseren Kante der Basis hinüber, um zuletzt sich auf die dem Trommelfell gegenüber liegende Fläche des Stapestrittes als Periost zu lagern.

Da nun die Fenestra ovalis und die Fussplatte nicht zugeschärfte Ränder besitzen, sondern Ränder, denen im Verhältniss zur Breite des Abstandes zwischen Fenster- und Trittperipherie eine beträchtliche Tiefe zukommt, so wird zwischen der Mucosa des Cavum tympani und dem Periost des Vestibulum einerseits, dem Basisrand und der Fenestra ovalis andererseits ein Raum bleiben, der durch das *Ringband* (Lig. annulare propr. bascos stapedis) ausgefüllt wird. Die Form- und Grössenverhältnisse der anstossenden Theile werden die Gestalt und die Dimensionen dieses Bandes bestimmen.

An der hintern (500μ) und vorderen (300μ) Seite hat das Lig. annulare proprium seine grösste *Tiefe*; gegen die Mitte der oberen (140μ) und unteren (140μ) Seite nimmt es allmählig an Tiefe ab. Vom hinteren gegen den vorderen Pol nimmt das Ligament an *Breite* stetig zu: während vorn 100μ, ist es in der Mitte der oberen und unteren Seite 30μ, am hinteren Pole nur noch 15μ breit.

Fig. C.

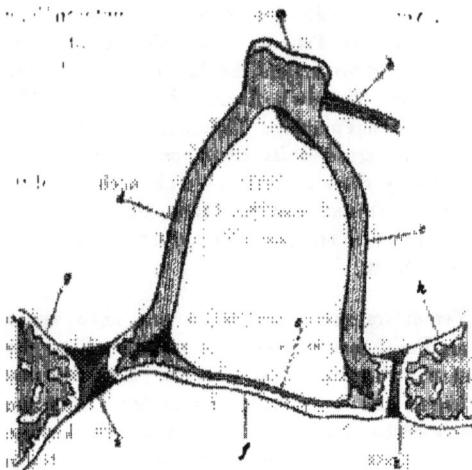

Stapes in situ. (Schnitt parallel der Ebene der Membrana obturatoria stapedis).

a. Stapesköpfchen. b. Stapedialsehne. c. hinterer, d. vorderer Schenkel. e. Grundplatte. f. Knorpelmantel. g. vorderer, h. hinterer Theil des Fensterrandes. i. vordere, k. hintere Seite des Lig. annulare proprium.

Auf Querschnitten zeigt das Ringband meist einen sanduhrförmigen*) Contour, da sowohl der Rand des ovalen Fensters als der Stapesbasis schwach convex sind; nur an der hinteren Seite, wo beide Ränder durch grade Linien begrenzt werden und parallel laufen, ahmt der Contour die Gestalt eines langgezogenen Rechteckes nach.**)

Der feinere Bau des Lig. annulare propr. ist im Ganzen folgender.***) Von der Peripherie der Stapesbasis strahlen kurze, straffe Bindegewebsbündel der Trittebene parallel verlaufend, radiär gegen den Knorpelrahmen der Fenestra ovalis hin aus, um sich an demselben zu inseriren. Viele spindel- und sternförmige Zellen sind in diese Faserzüge eingestreut. Die mittleren Partieen des Ringbandes sind fast ganz frei von elastischen Elementen, die mediale und laterale Schicht dagegen wird von sehr zahlreichen elastischen Fasern von ausserordentlicher Dünne durchzogen, die gleiche Richtung mit den Bindegewebsbündeln besitzen.

---

*) Die oben angegebenen Maasse für die Ligamentbreite beziehen sich auf seine schmälsten mittleren Theile.

**) Vergl. Fig. IV. u. V.

***) Vergl. Fig. V.

Etwas nach einwärts von den beiden Polen der Basis steigen die rinnenförmig ausgehöhlten, knöchernen, durchaus soliden Schenkel empor, um sich zu dem 3Mm. hohen Stapesbogen zu vereinigen. Nur ihre Wurzeln, welche aus dem Knochenringe der Grundplatte hervorgehen, sind überknorpelt, sonst sind sie nach allen Seiten allein von der Mucosa tympani überkleidet. Zwischen der Bogenrinne und der Crista basoos spannt sich eine Schleimhautduplicatur, die Membrana obturatoria stapedis, aus, an deren Peripherie die Ernährungskanäle für die benachbarten Knochentheile verlaufen. Die 150μ dicken Stapesschenkel bestehen aus concentrisch geschichteten, halbkreisförmigen Knochenlamellen, welche um die Randgefässe der Membrana obturatoria, gewissermassen einen Haversischen Halbkanal*) bildend, sich anordnen.

Das ⅔Mm. lange Collum stapedis setzt sich auf den Gipfel des Bogens, der dem vorderen Pole des Trittes etwas näher liegt. Es schliesst eine konische, in vertikaler Richtung flachgedrückte Höhle ein, von welcher 4 — 5 Haversische Kanäle in die uhrglasförmige Knochensubstanz des Köpfchens eintreten. Die concave mit einer 180μ mächtigen Knorpelschicht bekleidete Gelenkplatte des Stapes (Köpfchen) überragt die obere und vordere Seite des Collum nicht unbeträchtlich (200μ).

Mit der nach aussen-unten-hinten sehenden schwach concaven Gelenkfläche des Steigbügelkopfes articulirt das convexe, mehr weniger querovale Sylvi'sche Beinchen, welches zum grössten**) Theile aus einem krebssteinförmigen Knorpelkörper von 180μ Dicke und 500μ längstem Durchmesser besteht, der auf einer geknöpften, cylinderförmigen Apophysis des langen Ambossfortsatzes aufsitzt.***)

Niemals sah ich den Knochenkern des Sylvi'schen Beinchens ausser Zusammenhang mit dem Processus long. incudis; sondern stets war er mit demselben durch einen schmalen (90μ) 250μ langen Knochencylinder verbunden, der etwas von dem Ende des langen Fortsatzes entfernt senkrecht aus diesem emporstieg.

Durch den Stiel des Linsenbeinchens treten mehrere Gefässe von dem Markraum des Processus longus incudis in den Knochenkern

---

*) Einmal sah ich in den frontalen Schichten des vordern Schenkels einen sehr engen Haversischen Kanal verlaufen.

**) Wie alle meine Angaben, so gilt auch diese nur für den Zustand, in welchem sich die frisch aus dem Cadaver genommenen Theile befinden, nicht für den macerirten und getrockneten Knochen.

***) Vergl. Fig. IX.

hinein, biegen sich schlingenförmig in demselben um und kehren wieder in den Markraum zurück. Die Oberfläche des Knochenkernes zeigt halbkuglige Erhabenheiten, welche in entsprechende Vertiefungen des Knorpelüberzuges eingreifen. Dieser trägt den Charakter des hyalinen Knorpels. In der homogenen Grundsubstanz liegen an den peripherischen Partieen lange, spärliche Zellen von 8 — 10µ Grösse, welche der Oberfläche parallel laufen. Die mittlere Schicht führt sehr zahlreiche, grosse (15µ), rundliche Knorpelzellen, deren granulirtes Protoplasma meist nur einen Kern zeigt. Die tiefste Schichte endlich ist wieder zellenärmer; hier haben die Kapseln runde, eckige, längliche Formen und stehen regellos durcheinander. Dieselben Eigenschaften besitzt der Gelenkknorpel des Stapesköpfchens, es lassen sich sogar dieselben Zellenschichten an ihm unterscheiden.

Die Amboss-Steigbügelverbindung ist ein wahres (Kugel-) Gelenk. Die Synovialmembran und die frei in die Gelenkhöhle schenden Knorpelflächen sind überall mit einem einschichtigen undeutlich polygonalen Pflasterepithel bekleidet, welches bei Carminimbibition schöne Kerne mit grosser Deutlichkeit erkennen lässt. Dasselbe liegt der Knorpeloberfläche nur lose auf; entkalkt man mit 1% Chromsäurelösung, der eine Spur Salzsäure zugesetzt ist, so lässt sich die Epithelschicht sehr leicht von dem darunter liegenden Knorpel trennen. Die fibröse, sehr viel elastische Elemente enthaltende Gelenkkapsel[*]) entspringt vor allem ringsherum aus der ringförmigen Grube, welche um den Stiel des Sylvi'schen Knöchelchens gelegen, von diesem und den benachbarten Theilen des Processus longus incudis gebildet wird und von den Seitenrändern des Linsenbeinchens, zieht über die dünne Synovialmembran hinüber und setzt sich an die Seitenränder der Gelenkplatte des Stapesköpfchens an. An der obern und untern Seite wird die fibröse Kapsel durch Bänder verstärkt, welche zahlreichen individuellen Schwankungen unterworfen aber constant vorhanden sind.

Das obere dreieckige, relativ schmale aber hohe Band wurde von Magnus[**]) beschrieben; das untere starke und breite Band ist nicht selten ganz in der Kapselwand gelegen und bildet eine einfache Verdickung derselben.[***]) Ueber alle diese Gebilde zieht die Mucosa der Paukenhöhle hin.

---

[*]) S. Fig. IX.

[**]) Beiträge etc. Virchow's Archiv XX. S. 144.

[***]) Vergl. Helmholtz, die Mechanik der Gehörknöchelchen etc. Bonn 1869. S. 34.

Zum Schlusse sei es mir noch vergönnt, einige physiologische Bemerkungen über das oben Besprochene anzuschliessen.

Das Lig. annulare propr. zeigt auf allen Seiten ganz dieselbe Zusammensetzung; wir dürfen also wohl annehmen, dass jeder Theil desselben, der mit einem andern gleichen Querschnitt zeigt, denselben Elasticitäts- und Festigkeitsmodulus besitzt. Hieraus folgt

1) das Lig. annulare hat an den *Polen* die grösste Festigkeit.

2) Gleiche und parallel wirkende Kräfte, welche die beiden Pole der Stapesbasis von den gegenüberliegenden Punkten der Fenestra ovalis zu entfernen suchen, werden den *vorderen* eine beträchtlich grössere Bahn beschreiben lassen, als den *hinteren* Pol. (Mit Zugrundelegung der oben angeführten Grössenverhältnisse des Lig. annulare propr. lehrt eine einfache mathematische Betrachtung, dass sich die zurückgelegten Wege wie 11 : 1 verhalten.)

Die Sehne des M. stapedius setzt sich von hinten und etwas von innen kommend an die hintere Seite des Collum stapedis an. Ihre Zugrichtung liegt mit der langen Axe der Basis in *einer Ebene*. Die Componente, welche den Steigbügel von aussen nach innen zu ziehen bestrebt ist, wird bei der Ausführung dieser Bewegung sehr bald an der hintern Seite des Lig. annulare, wegen der Kürze und Festigkeit des Bandes an dieser Stelle, auf beträchtlichen Widerstand stossen und nun ist ein Hypomochlion für den Winkelhebel gewonnen, dessen einer Arm (hinterer Schenkel) durch den zweiten bedeutend grösseren Theil der Kraft des M. stapedius nach hinten, dessen anderer Arm (Basis) nach aussen bewegt wird. Bei dieser Bewegung wird ein Theil des Ligamentum annulare als Axenband fungiren, er wird weder nach aussen noch nach innen gedrängt, und demgemäss werden hier die Fasern des Ligamentes ihre rein transverselle Richtung beibehalten (S. Fig. G. u. Fig. VII.). Diese vertikal auf dem langen Durchmesser der Stapesbasis stehende Axe liegt etwa 300μ vom hinteren Trittpole entfernt. An allen Theilen des Ligamentum annulare, welche von diesem Axentheile nach vorn gelegen sind, convergiren die correspondirenden Fasern der oberen und unteren Seite lateralwärts (s. Fig. F. und Fig. VI.), die nach hinten gelegenen Theile dagegen zeigen das umgekehrte Verhalten (S. Fig. H. u. Fig. VIII.). Diese Faserrichtung sah ich an allen Schnitten wieder, ich mochte sie führen in welcher Richtung ich auch wollte, vorausgesetzt dass die Theile in Alkohol stark erhärtet waren.

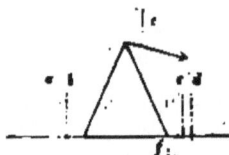

Fig. D.

Gleichgewichtslage des Steges nach Durchschneidung der Stapediussehne.

c. Zugrichtung des Tendo M. stapedii.

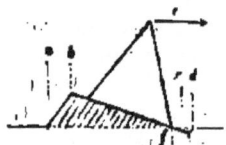

Fig. E.

Stellung des Steigbügels bei Contraction des M. Stapedius. Der vordere Pol der Stapesbasis (b) entfernt sich vom vorderen Fensterrande (a) nach aussen und hinten. An der hinteren Seite findet das Umgekehrte statt. f. ein Punkt der Axe, um welche diese Bewegung ausgeführt wird.

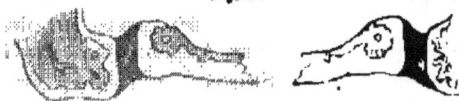

Fig. F.

Mit dem kurzen Durchmesser des Tritten parallel geführter Schnitt durch die Basis stapedis in situ. (Schnittebene 70µ vom vorderen Pole entfernt). Convergenz der correspondirenden Fasern des Lig. annulare nach dem Trommelfell hin.

Fig. G.

Der Schnitt wurde in einer Entfernung von 300µ vom hinteren Pole geführt. Axentheil des Ringbandes. Rein transverselle Richtung der Fasern.

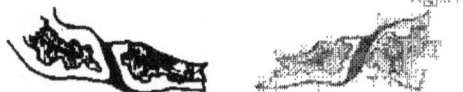

Fig. H.

Schnittebene 100µ vom hinteren Pole entfernt. Divergenz der Fasern nach dem Trommelfelle hin.

(Die durch die *Stapediuswirkung* hervorgebrachte Bewegung der Stapesbasis nach innen steht hinter der nach aussen weit zurück: der intralabyrinthäre Druck wird durch die Contraction des M. stapedius herabgesetzt.)[*]

Wenn das Trommelfell durch excessive Luftverdichtung im äusseren Gehörgange ausergewöhnlich stark in die Paukenhöhle hineingetrieben wird, so kann der M. staped. ein Zerrissenwerden der Membrana tympani bis zu einem gewissen Grade verhindern; durch starke Contraction fixirt er das Stapes-Köpfchen, an dem nun das Os lenticulare wegen der Festigkeit des Ligamentum annulare an der hinteren Seite einen kräftigen Widerstand findet, welcher durch Amboss und Hammer-Körper auf den die Membrana tympani in ihren mittleren Theilen stützenden Hammerhandgriff zurückwirkt.

Die Ansicht von *Magnus*, dass der M. stapedius nur als Hemmungsband[**] der Kraft entgegenwirke, welche bei Auswärtsbewegung des Trommelfelles die Stapes basis aus dem ovalen Fenster herauszureissen bestrebt ist, kann ich nicht theilen;[***] das Os lenticulare geht bei dieser Bewegung nach aussen-unten-hinten, das Hemmungsband müsste von innen-oben-vorn kommend sich an die vorderobere Seite des Collum inseriren. Ein Herausgerissenwerden der Stapesbasis verhindert:

1. Die Lösung der Sperrzähne des Hammerambosgelenkes.[****]

2. Die Festigkeit des Lig. annulare propr. (Es lehrt das Experiment, dass wenn man die laterale Wand der Paukenhöhle in einer Ebene parallel dem Trommelfelle absprengt, nachdem man vorher Tensor- und Stapediussehne vorsichtig durchschnitten hat, jedesmal der Steigbügel durch das feste Ringband im Vorhoffenster zurückge-

---

[*] Vergl. *Huxlt:* Eingeweidelehre, Leipzig, 1844. S. 847.

[**] *Virchow's* Archiv. Bd. XX. S. 127.

[***] Von den Verwachsungen der Stapediussehne mit der Oeffnung der Eminentia pyramidalis, wie sie *Magnus* beschreibt, habe ich nie etwas gesehen. Die dünne, an elastischen Gebilden reiche Mucosa überzieht einfach die Eminentia pyramidalis und die Stapediussehne (sog. Scheide) und hängt nur durch ein lockeres Bindegewebe mit diesen Theilen zusammen, welches sicherlich kein Hinderniss für das Hin- und Hergleiten der Sehne abgeben kann. Wie klein freilich alle hier in Betracht kommenden Excursionsweiten sind, zeigen die Versuche von *Politzer, Lucae* und *Helmholtz.*

[****] *Helmholtz,* „die Mechanik etc." Bonn 1869. S. 59.

halten wird, während das schwächere Amboss-Steigbügelgelenk zerreisst.)

Erklärung der Tafeln II. und III.

Fig. I.

Rechte Stapesbasis in situ vom Vestibulum gesehen. a. Erste Windung der Schnecke, b. vorderer-unterer Winkel des Fusstrittes, c. hintere, schmalste Seite des Ringbandes, d. Randwulst der Fenestra ovalis. e. Randwulst der Basis.

Fig. II.

Stapes. Schliff in der Ebene der Steigbügelschenkel. a. Gelenkknorpel des Stapesköpfchens (b.), c. Stapediussehne, d. vorderer, e. hinterer Schenkel, g. vorderer, f. hinterer Rand der Stapes-basis (h).

Fig. III.

Schnitt durch die Stapes-basis in situ, parallel dem kurzen Durchmesser des Trittes geführt. a. Grundplatte. b. Knorpelmantel. c. unterer Rand der Fenestra ovalis. d. oberer Rand. e. Periost des vestibulum. f. Mucosa tympani. g. Epithellage von der Mucosa abgelöst. h. Canalis Fallopiae.

Fig. IV.

Hintere Seite des Lig. annulare propr. a. knöcherner Rand der Fenestra ovalis von dem oesenförmigen Knorpelrahmen (b) überkleidet. c. hinterer Theil des peripherischen Knochenringes der Grundplatte, aus welchem der Stapesschenkel (d) emporsteigt. e. Knorpelmantel. f. Ligamentum annulare proprium, g. Mucosa der Paukenhöhle. h. Periost des Vestibulum.

Fig. V.

Vorderer Theil des Lig. annulare propr. a. Grundplatte. b. Mucosa der Paukenhöhle. c. Knorpelmantel. d. Lig. annulare propr. e. Oberflächliche Schicht des Knorpelrahmens. f. Quergetroffener Knorpelfortsatz. g. Mucosa der Paukenhöhle, auf welcher noch einige geschrumpfte Epithelzellen liegen. h. Periost des Vestibulum.

Fig. VI.

Mit dem kurzen Durchmesser des Trittes parallel geführter Schnitt durch die Basis stapedis in situ; (Schnittebene 700μ von vorderem Pole entfernt.) Convergenz der correspondirenden Fasern des Lig. annulare nach dem Trommelfell hin.

Fig. VII.

Der Schnitt wurde in einer Entfernung von 300μ vom *hinteren* Pole geführt. Axentheil des Ringbandes. Rein transverselle Richtung der Fasern.

Fig. VIII.

Schnittebene 100μ vom *hinteren* Pole entfernt. Divergenz der Fasern nach dem Trommelfelle hin.

Fig. IX.

Amboss-Steigbügelgelenk. a. langer Fortsatz des Amboss. b. Stiel des Os lenticulare. c. Knorpelüberzug des Os lenticulare. d. Stapesköpfchen mit seinem Gelenkknorpel (e). f. vorderer, g. hinterer Schenkel. h. fibröse Gelenk-Kapsel. i. Synovialmembran. k. Mucosa der Paukenhöhle.

Zur Myringitis villosa.

Von

J. Kessel

in Wien.

Unter dem Material, das mir zu den Untersuchungen über den normalen geweblichen Bau des menschlichen Trommelfells zur Verfügung stand, fand ich nebst anderen pathologischen Fällen den folgenden, dessen mikroskopische Untersuchung zu Ergebnissen führte, die mich zur Veröffentlichung veranlassen, da sie einen bisher in der Literatur einzelstehenden Fall bestätigen, ausserdem aber neue Gesichtspunkte für die Entwicklung dieser Krankheitsform zu Tage fördern, die bisher unberücksichtigt geblieben sind.

P., ein 45jähriger, robust gebauter Handlanger, laut Sektionsprotokoll in Folge einer doppelseitigen Pneumonie verstorben. Die an der Krankengeschichte erhobenen Daten beziehen sich sämmtlich auf den akuten, lethal verlaufenden Process.

Bei der Sektion des Gehörorganes fiel mir sogleich eine Erkrankung des Trommelfelles auf. Da ich aber an der Haut des äusseren Gehörganges und an der Schleimhaut der Paukenhöhle keine auffallende Veränderungen wahrnehmen und den Werth der Trommelfellaffektion im Voraus nicht vermuthen konnte, so wurden die erstgenannten Theile leider nicht aufbewahrt.

Das Trommelfell war milchweiss getrübt und stark verdickt. Zur weiteren Untersuchung wurde dasselbe von seinem knöchernen Rahmen und dem Hammer lospräparirt, einige Tage in eine schwache Chromsäurelösung, hierauf zur Entwässerung in absoluten Alkohol gegeben und dann zur Anfertigung von Querschnitten in Gummi eingebettet.

Schon bei schwachen Vergrösserungen liessen derartige Schnitte am Rande zottenartige, der äusseren Trommelfellfläche aufsitzende Auswüchse, eine bedeutende Massenzunahme des Bindegewebes der

Cutis und der Membrana propria und nur eine mässige Verdickung der Schleimhaut erkennen. Genauere Messungen ergaben einen Dicken- durchmesser von 0,419—0,501 Mm. für die zwischen Hammergriff und Sehnenring gelegenen Abtheilungen und von 1,013 Mm. für die von der oberen Wand des Gehörganges auf das Trommelfell über- gehenden Partieen. Neben der beträchtlichen Zunahme des Binde- gewebes an letzterer Stelle, der vorzugsweisen Ausbildung der Zotten, fanden sich daselbst noch kleine Haare mit den ihnen zugehörigen Talgdrüsen und Ohrenschmalzdrüschen vor. An der hinteren oberen Abtheilung reichten die letzteren Drüsen bis nahe an den Processus brevis herab.

Die Zotten, welche der Aussenfläche der Membran aufsitzen, erlangen an dem eben erwähnten Orte, sowie an dem Sehnenringe ihre stärkste Entwickelung und nehmen gegen die Mitte hin allmählig an Höhe ab. Die Längsdurchmesser derselben variiren von 0,087 bis 0,031 Mm., während der Querdurchmesser nur wenig schwankt und im Allgemeinen 0,045 Mm. beträgt. Die Zotten stehen in ungleichen Abständen, einzeln oder in Gruppen und im letzteren Falle, auch kleinere zwischen den grösseren, ein Verhalten, das besonders in der Nähe des Sehnenringes ausgesprochen ist. Nach aussen von dem Sehnenring, nach dem Gehörgange zu, verflachen sich diese Gebilde rasch, nehmen mehrere Lagen von Plattenepithel an, woraus sich vermuthen lässt, dass sich der Process nicht weit über das Trommel- fell hinaus erstrecken kann.

Ueberkleidet sind die Zotten von einem einschichtigen Cylinder- epithel, das eigenthümliche Formverschiedenheiten erkennen lässt. Zu- nächst fallen kernhaltige Zellen mit blasig aufgetriebenen Köpfen und feinkörnigem Inhalte auf; daneben auch solche von mehr homogenem Aussehen und gezackten Rändern an der freien Oberfläche. Daran schliessen sich Zellen mit äusserst schmalem Leibe und spindelförmige an; an beiden letzteren Formen ist ein Kern nicht mehr zu erkennen und diese Zellen sind besonders an den kleineren Zottenanwüchsen vertreten.

Sämmtliche hier beschriebenen Zellen zeigen nun ein gemeinsames Verhalten, insofern sie an dem der Oberfläche abgewendeten Theile ihres Körpers in feinste Fäden übergehen, welche in das Gewebe der Zotte eindringen. — So leicht es an guten Schnitten gelingt, die eben erwähnten Thatsachen zu konstatiren, so schwer fällt es sich über den Bau des centralen Zottentheiles zu unterrichten. Derselbe ist äusserst schmal; neben Längs- und Querschnitten von Kapillargefässen sind darin feinste Fibrillen und dann ein hellglänzendes, stellenweise knopfverdicktes Netzwerk sichtbar. Mit den Aussenfern dieses Netzes sah ich wiederholt die feinen Fäden der oben beschriebenen Zellen mit blasig aufgetriebenen Köpfen oder zackigen Rändern. in Verbindung stehen.

Was nun die weiteren Veränderungen des Gewebes, der Cutis und Membrana propria anlangt, so muss ich hier hervorheben, dass sich besonders an der letzteren wesentliche Abweichungen von der Norm nachweisen lassen. Eine scharfe Sonderung in Radiär- und Cirkulärschichte ist nicht mehr vorhanden, sondern beide sind zu einer Masse von fibrillärem Bindgewebe verschmolzen, das ohne Grenzmarke in dasjenige der Cutis übergeht. Formelemente finden sich nur wenige zwischen den Fibrillenbündeln, die ausserdem von Nerven und zahlreichen sehr erweiterten Blutgefässen durchzogen sind. Ferner kommen an der Grenze zwischen Schleimhaut und Membrana propria enge aber lange Spalten zur Ansicht, welche in Form und Lage den am normalen Trommelfelle vorkommenden sackartigen Erweiterungen der Lymphgefässe entsprechen.

Das Schleimhautgewebe wird repräsentirt durch einen aus feinsten Fibrillen bestehenden Streifen, auf welchem eine feinkörnige molekuläre Masse aufliegt, welche als Reste des zu Grunde gegangenen Schleimhautepithels betrachtet werden dürfte. Die Frage, ob das Epithel im Leben noch unversehrt vorhanden und die vorliegenden Veränderungen desselben blos als eine Leichenerscheinung aufzufassen seien, ist nicht leicht zu beantworten, da einerseits eine Miterkrankung desselben nicht ausgeschlossen und andererseits nicht mehr beurtheilt werden kann, wie viel bei seiner raschen Vergänglichkeit auf Rechnung der letzteren (der Leichenerscheinung) zu setzen ist.

Ueberblicken wir zum Schlusse die wesentlichen Merkmale der beschriebenen Erkrankungsform, welche in der Zottenbildung, in der Erweiterung und Neubildung von Gefässen, sowie in der Massenzunahme der Grundsubstanz des Trommelfelles gegeben sind und vergleichen dieselben mit den im äusseren und mittleren Ohre vorkommenden Neubildungen, so wird dem Leser die frappante Aehnlichkeit mit den mikroskopischen Bildern der von mir im IV. Bande dieses Archivs beschriebenen Schleimpolypen des äusseren Gehörganges nicht entgehen. Ich glaube, dass die Form und Anordnung der Zotten, die Aehnlichkeit der sie überkleidenden Cylinderzellen, sowie das gleiche Verhalten derselben zur Unterlage, hier wie dort hinlänglichen Anhalt gewährt, um die Anschauung gerechtfertigt erscheinen zu lassen, dass beiden Gebilden ähnliche Processe zu Grunde liegen. Die verschiedenen Entwickelungsstufen von der werdenden bis zur fertigen Neubildung konnten hier nicht mehr nachgewiesen werden, dagegen glaube ich eine Differenz, welche sich aus der Darstellung von *Dr. Nasiloff*[*]) und der meinigen über die Struktur der Zotten ergibt (er behauptet, dass sie von einem geschichteten Pflasterepithel bedeckt waren), nicht dahin verwerthen zu dürfen, dass es sich hier um verschiedene Neubildungen handelt, sondern dass beide nur verschiedene Entwickelungsstufen einer und derselben Form darstellen.

Zu tiefer eingehenden Studien gab mir das vorliegende Material keine weitere Angriffspunkte, ich muss mich daher mit den an die beobachteten Thatsachen geknüpften Andeutungen begnügen und weiteren Forschungen überlassen, die vorhandenen Lücken auszufüllen.

---

[*]) Vergl. dieses Archiv Bd. IV. S. 58.

Ueber Form- und Lageverhältnisse eigenthümlicher an der Schleimhaut des menschlichen Mittelohres vorkommender Organe.

Von

J. Kessel
in Wien.

Die histologische Beschaffenheit dieser Organe habe ich bereits im Centralblatt für med. Wissensch. No. 57 vom vorigen Jahre in Kürze mitgetheilt. Da ihre sehr variirende Form- und Lagenverhältnisse dort nicht näher berücksichtigt wurden, so sollen sie hier eingehender besprochen werden.

Von der Struktur des Axenbandes abgesehen, kann die Form genau das Aussehen eines *Vater*'schen Körperchens wiederholen. Die äusserste der concentrisch angeordneten Kapseln trägt auf ihrer Aussenfläche ein Epithel, das in Gestalt und Vergänglichkeit dem *Descemeti*'schen der Cornea sehr ähnlich ist. Auch kann ein solches Gebilde so eingeschnürt sein, dass es die Figur einer 8 darstellt und gerade oder in der Mitte winklig gebogen erscheinen. In beiden letzteren Fällen gewinnt es den Anschein, als wären zwei der beschriebenen Körperchen derart mit einander verbunden, dass an der Vereinigungsstelle die korrespondirenden Kapselsysteme beider in einander übergehen. Das Axenband geht alsdann durch die Berührungsstelle von einem Organe zum andern über. Die Gebilde kommen in der Paukenhöhle und in den Zellen des Warzenfortsatzes vor, erlangen aber an letzterem Orte niemals eine so bedeutende Grösse wie an dem ersteren; sie sind ausserdem mehr gestreckt oder biscuitförmig. Der Längsdurchmesser wechselt von 0,08—0,5 Mm., der Querdurchmesser differirt bei den mehr kugelförmigen nur wenig von dem ersteren, aber bedeutend bei den biscuitförmigen Organen der Warzenzellen. Ausser diesen Körpern kommen noch andere kleinere vor, welche aber nicht von den Axenbändern durchbohrt werden, sondern denselben als Kugelabschnitte mit der ebenen Fläche aufsitzen; auch sie zeigen concentrische Schichten.

Ebenso wie die Form ist auch die Lage aller der beschriebenen Organe eine sehr variirende. Häufig habe ich sie an dem Balken-werke gefunden, welches am Boden der Trommelhöhle zwischen den unebenen Stellen derselben ausgespannt ist, konstanter aber in der Umgebung des Steigbügels. Daselbst geht von der Eminentia pyra-midalis eine Knochenleiste zum Halbkanal des Trommelfellspanners hinüber; sie prominirt stark in den freien Raum der Paukenhöhle und bildet dadurch mit der hinteren oberen Randpartie des Foramen ovale eine mehr weniger tiefe Nische. Vom freien Rande dieser Leiste sehe ich fast konstant mehrere mit einander verbundene Balken, seltener eine Membran ausgehen, sich über den Raum der Nische wegspannen und entweder an der Basis des Steigbügels oder an dem hinteren (seltener dem vorderen) Schenkel inseriren. An dieser Membran oder diesen Balken fand ich besonders jene den Vater'schen Körperchen gleichende Organe; einigemal fand ich sie auch an Membranen, welche vor dem runden Fenster ausgespannt waren.

Wenn ich nun auch nicht im Stande bin, die histologische Be-deutung dieser Körper zu bestimmen, so scheint doch ihr Vorkommen an den von mir beschriebenen Balken und Membranen und die enge Verknüpfung der letzteren unter einander sowohl als mit dem mecha-nischen Schallleitungsapparate des Mittelohres auf eine gewisse Be-theiligung derselben am Gehörvorgange hinzuweisen, deren genauere Ermittelung jedoch in das Gebiet der experimentellen Physiologie zu verweisen ist.

Zum Schlusse muss ich mir noch einige Bemerkungen zur Lite-ratur dieser Organe erlauben. In Band V Heft III dieses Archivs beschrieb Herr Dr. *Politzer* diese Körper, ohne meines vorn citirten Aufsatzes zu erwähnen. Durch die weitere darin ausgesprochene Ne-gation der Identität dieser Gebilde mit den von *v. Tröltsch* bereits im Jahre 1859 (Virch. Arch. Bd. XVII pag. 60) beschriebenen, beansprucht Herr *Politzer* in indirekter Weise die Priorität ihrer Entdeckung. Zur Sicherstellung der Thatsachen habe ich hier gegen die von Herrn *Politzer* erhobenen Ansprüche anzuführen, dass trotzdem er die Körper seit Mai 1869 kennt, er dieselben am 29. Oktober in der Gesellschaft der Aerzte in Wien als „gestielte Geschwülste" demonstrirte, welche den von *Rokitansky* geschilderten, auf Synovialhäuten vorkommenden Vegetationen ähnlich sein sollten. — (Siehe Wiener med. Presse vom 31. Oktober 1869.)

In einer bald darauf veröffentlichten „vorläufigen Mittheilung" vom 20. November weicht Herr *Politzer* nunmehr von seinen früheren Ansichten ab, insoferne er diese Organe als in normalem Zustande vorkommend und „als Residuen des im fötalen Leben das Mittelohr ausfüllenden gallertigen Bindegewebes" betrachtet.

Ich kann hier nur wiederholen, was ich in der erwähnten Notiz des Centralblattes betonte, dass ich Monate lang vor jener Zeit diese Körper als normale Gebilde gekannt und häufig im *Stricker'*schen Laboratorium demonstrirt habe. Als pathologische Organisationen aber sind sie, wie ich nachträglich erfahren habe, von *v. Tröltsch* (l. c.) in so unverkennbarer Weise beschrieben worden, dass keinem Histologen, der sie unter dem Mikroskope gesehen und die Schilderung gelesen hat, ein Zweifel, dass es sich hier um denselben Gegenstand handelt, auftauchen kann.

Zur

Pathologie der Synostose des Steigbügels.

Von

Prof. Schwartze.

Vor mehr als 100 Jahren stellte *Ph. F. Meckel* in seiner Inaugural-Dissertation (Halle 1777) die These auf: Frequens et immedicabilis surditatis causa est stapedis basees cum margine foraminis ovalis concrescentia, item incudis cum malleo anchylosis, quam observavi. Da vor ihm nur vereinzelte Fälle von Synostose des Steigbügels z. B. von *Valsalva* (De aure humana tractatus, Lugduni 1735 p. 24) und *Morgagni* (De sedibus et causis morb. lib. I opist. XIV. 11. 1766) erwähnt waren, so ist wohl anzunehmen, dass er diesen seinen Ausspruch auf Grund eigner anatomischer Untersuchungen gethan hat. Die Richtigkeit dieser anatomischen Thatsache ist seitdem durch Mittheilung zahlreicher Sectionsbefunde, besonders durch *Toynbee* über allen Zweifel erhoben. In seinem vor 10 Jahren erschienenen Lehrbuch der Ohrkrankheiten basirte er die Schilderung der Anchylosis des Steigbügels mit dem ovalen Fenster bereits auf 136 selbst secirte Fälle, von denen sich jedoch auf wirkliche Synostose nur 58 bezogen. Seitdem ist von allen späteren Untersuchern die Häufigkeit dieses anatomischen Befundes bestätigt worden.

Leider ist indessen die Zahl derjenigen Fälle, die bei Lebzeiten einiger Maassen genau beobachtet und untersucht waren, noch so gering, dass weitere casuistische Mittheilungen durchaus nothwendig sind, wenn wir daran denken wollen, mit der Zeit endlich bestimmtere Anhaltspunkte für die Diagnose dieses Zustandes bei Lebzeiten zu gewinnen. Ich will deshalb zunächst drei neue Fälle der Art mittheilen und verbinde damit die Aufforderung, dass auch von anderer Seite möglichst genau bei Lebzeiten beobachtete Fälle der Art weiter publicirt werden möchten.

Fall I.

Doppelseitige Synostose des Steigbügels mit Promontorium und Fenestra ovalis. Gehirnleiden.

Karl Möbius, 34 Jahre alt, Maurer, von kräftiger Constitution und sonst gesund, stellte sich mir zuerst am 25. Mai 1863 seiner schon damals sehr hochgradigen Schwerhörigkeit wegen vor. Ueber die Entstehung gab er mit Bestimmtheit an, dass dieselbe zuerst vor 6 Jahren von ihm bemerkt worden sei, als er in einer feuchten Zuckerfabrik arbeitete. Erheblichen Schmerz erinnerte er sich nie im Ohr gefühlt zu haben. Vor 2 Jahren habe sich plötzlich das bis dahin immer noch für seine Bedürfnisse ausreichende Gehör durch Abnehmen der Kopfbedeckung bei grosser Kälte im Freien (wobei es ihm gewesen sei, „als bekäme er plötzlich einen Schlag gegen den Kopf") so verschlimmert, dass er angeblich eine Zeit lang total taub gewesen sei. Später sei dann allmälig wieder eine Besserung bis auf den gegenwärtigen Zustand eingetreten. Er hört von einer Taschenuhr nichts, die Stimmgabel a' deutlich von den Kopfknochen aus; hinter ihm laut und langsam gesprochene Worte in 2' Distanz. Beiderseits bestand sehr quälendes Ohrensausen, rechts geringer wie links. Die linke Pupille erschien auffallend weiter wie die rechte, doch behauptete der P. schon seit Kindheit auf diesem Auge schlecht gesehen zu haben. In der Nase war häufig das Gefühl von Verstopfung; die Schlundschleimhaut nicht entzündet.

Beide Trommelfelle waren mit etwas braunem Cerumen belegt und deshalb in Farbe und Wölbung nicht zu beurtheilen. Als später das Hinderniss der Untersuchung entfernt war, ist leider nichts über den Befund der Trommelfelle im Journal notirt worden. Beim Valsalva'schen Versuch zischt die Luft aus den rechten Thränenpunkten. Die Untersuchung mit dem Catheter ergab beiderseits eine frei durchgängige Tuba, breites trockenes Blasegeräusch in den Paukenhöhlen. Die Behandlung bestand in Verabreichung von Sublimat, 3 mal täglich 1/16 Gran und Impression von atmosphärischer Luft durch den Catheter. Wie lange der M. den Sublimat regelmässig genommen hat, ist unbekannt; zur Anwendung der Luftdouche kam er in Ganzen etwa 6 mal, immer mit Pausen von 4—8 Tagen. Zur vorübergehenden Abschwächung der quälenden Geräusche wurden mehrmals einige Tropfen Glycerinum purum durch den Catheter in das mittlere Ohr kräftig eingeblasen, so dass unmittelbar danach beim Valsalva'schen Versuch ein knatterndes Geräusch im Ohre hörbar wurde. Der P. behauptete, dass durch diese Einblasungen das heftige Sausen jedesmal auf einige Tage abgeschwächt werde. Im December desselben Jahres (1863), als seit länger wie 2 Monaten keine Behandlung mehr stattgefunden hatte, litt P. viel an Eingenommenheit des Kopfes und häufig wiederkehrendem, äusserst heftigem Schwindel bis zum Umfallen. Trotzdem schien sein Gehör etwas besser wie früher, indem er jetzt die früher nur in 2' gehörten Worte unter möglichst genau denselben Verhältnissen gemessen in 10' Entfernung nachsprach.

Ich führe dies nicht an in der Meinung, dass dies ein Erfolg der genannten Behandlung gewesen ist, sondern um dadurch zu belegen, dass noch Schwankungen und zwar objectiv messbare in der Hörfähigkeit bestanden. Wer diese Thatsache ausser Acht lässt, dass im Verlauf ganz unheilbarer Formen von Ohrkrankheiten mit Taubheit solche manchmal gar nicht unbeträchtliche Schwankungen im Hörvermögen vorkommen, die von der Aufmerksamkeit, der psychischen

Disposition des Individuums oder andern unbekannten Factoren abhängen mögen, wird leicht den Effect seiner therapeutischen Maassnahmen überschätzen und sich und Andere täuschen können. Bei der grossen Mehrzahl der Krankengeschichten, die man neuerdings beigebracht hat, um den therapeutischen Nutzen des galvanischen Stromes bei Ohrkrankheiten darzulegen, liegt ein solcher Irrthum vor. —

Vom 10. Januar 1864 ab kam mir der Möbius aus den Augen. Im Juli 1869 erfuhr ich durch die Güte des städtischen Hospitalarztes, Herrn Dr. *Hertzberg*, dass der früher wegen seines Ohrleidens von mir behandelte Möbius hoffnungslos an einem Gehirnleiden im Hospitale liege. Er sollte schon seit längerer Zeit absolut taub sein. Ich fand ihn enorm abgemagert, mit erweiterten Pupillen (die linke wie schon früher noch weiter wie die rechte), ganz apathisch im Bette liegend; eine Antwort war nicht aus ihm herauszubringen. Alle Excremente liess er schon seit längerer Zeit unter sich. Eine Lähmung der Extremitäten bestand nicht, nur eine sehr hochgradige Schwäche. Die Trommelfelle erschienen bei allerdings sehr ungenügender Beleuchtung, da der Kr. nicht in die Nähe eines Fensters gebracht werden konnte, glanzlos und grauweiss getrübt, das rechte besonders an der unteren Peripherie. Ausserdem war das linke stärker concav nach innen gezogen, so dass der Hammergriff fast horizontal stand.

Der Tod erfolgte 10. October 1869.

Section am 12. October 1869. Schädeldach sehr schwer und dick (über 1 Centimeter). Dura mater ziemlich schlaff dem Gehirn aufliegend. Viel Pacchionische Granulationen. Hirnhäute überall stark getrübt, besonders am Kleinhirn. Pacchymeningitis hämorrhagica im ersten Stadium. Die Sulci zwischen den Gyris sind deutlich ausgeprägt, letztere offenbar atrophisch. Die seitlichen Ventrikel erweitert. Die Gehirnsubstanz etwas ödematös.

Beide Felsenbeine wurden im Zusammenhang zur genaueren Untersuchung herausgenommen.

Der Nasenrachenraum erschien gesund bis auf eine haselnussgrosse Cyste an der oberen Wand desselben. Beide Ostia pharyngea tubae waren weit klaffend, ohne Schleimbelag. Auch beide Gehörgänge und beide Tubae Eust. gesund. Das rechte Trommelfell sehr zart und durchscheinend, so dass der lange Fortsatz des Ambosses und eine umschriebene Röthung an der inneren Wand der Pauke in der Gegend des Promontorium deutlich hindurchschien. Die Wölbung des Trommelfelles und die Lage des Hammergriffes vollkommen normal. Beim Einblasen durch den Catheter zeigt sich das Trommelfell in normaler Weise beweglich. Das Hammer-Ambossgelenk und das Gelenk zwischen Amboss und Steigbügel waren durchaus normal. Dagegen war der Steigbügel völlig starr und unbeweglich. Das untere Ende seines vorderen Schenkels zeigte sich mit dem Promontorium knöchern verwachsen. Sein Fusstritt prominirt als convexe Erhabenheit in den Vorhof, die von weisserem, mehr knorpeligem Ansehen ist wie der übrige Knochen. Das Ringband ist völlig starr. Am Promontorium ist ein stark gefülltes Netz erweiterter Gefässe. Die übrige häutige Auskleidung der Pauke ist blass und nicht verdickt. Am Boden der Pauke sind zahlreiche spitzige Exostosen.

Die Zellen des Warzenfortsatzes sind gross und lufthaltig. Im inneren Ohre ist keine macroscopische Anomalie erkennbar, auch erscheinen die Nervenfasern im Stamm des Acusticus gesund.

Im linken Ohr ist das Trommelfell wie rechts, nur stärker concav mit fast horizontal liegendem Hammergriff. Auch das Hammer-Amboss-Gelenk ist vollkommen normal.

Am Promontorium dieselbe Injection, nur etwas geringer, wie rechts.

Der Steigbügel ist unbeweglich. Seine beiden Schenkel sind knöchern verwachsen mit dem Promontorium. Auch seine Fussplatte ist knöchern verschmolzen mit dem Rande der Fen. ovalis. Innerhalb des Vorhofes findet sich an die Fussplatte keine Knochenneubildung.

Im inneren Ohre keine grössere Anomalie zu bemerken.

Fall II.

Doppelseitige Synostose des Steigbügels mit Promontorium und Fenestra ovalis.

Frau Nitzsche, 62 Jahre alt († am 1. April 1870 im hiesigen Stadtkrankenhause), war seit 25 Jahren zunehmend schwerhörig, in den letzten Lebensmonaten derartig, dass sie nur verstand, was ihr die Krankenwärterin laut und unmittelbar in das linke Ohr sprach. Das rechte Ohr war noch schlechter. Die erste Ursache der Schwerhörigkeit wurde auf eine plötzliche Abkühlung der geschwitzten Haut geschoben. Schmerzen will sie niemals in den Ohren gehabt haben, auch hat sie zu ihrer Umgebung nie über subjective Geräusche besonders geklagt. Die otoscopische Untersuchung bei Lebzeiten ergab ein negatives Resultat.

Section, am 2. April 1870 (Dr. Steudener). Hydrothorax. Ascites. Bronchitis. Miliartuberculose der Pleura und des Peritonaeum.

Schädeldach dünn. Dura mater etwas mit dem Schädel verwachsen. Pia zeigt einzelne kleine Trübungen. Die Gehirnsubstanz ist sehr blass, namentlich die Rinde. Die Hirn-Ventrikel sind leer.

Das Resultat meiner genaueren Untersuchung der Felsenbeine war:

Im linken Ohr ist das Trommelfell und die Paukenhöhle von vollkommen gesunder Beschaffenheit, nur der Steigbügel steckt unbeweglich im Foramen ovale. Seine Schenkel sind derartig atrophisch (rinnenförmig ausgehöhlt), dass sie abbrechen bei vorsichtigsten Bewegungsversuchen. Die Nische zum ovalen Fenster ist durch neugebildeten Knochen derartig verengt, dass die Schenkel des Steigbügels dadurch fest eingeklemmt sind. Das For. rotundum ist nicht verengt. Der Ueberzug des Promontorium von derselben Beschaffenheit wie die übrige Auskleidung, nicht verdickt und nicht injicirt. Proc. mast. grosszellig. Tuba E. normal.

Im rechten Ohr ist Trommelfell und Paukenhöhle ebenfalls völlig normal bis auf die Labyrinthwand. Hier zeigt sich die Nische zum Vorhofsfenster noch mehr durch Knochenneubildung verengt als links; beide Schenkel des Steigbügels fest mit dem Knochen verwachsen. Auch die Fussplatte knöchern mit dem ovalen Fenster verschmolzen. Rings am die Fensternische ist eine Auflagerung von neugebildeter Knochenmasse sichtbar, die sich durch ihre kreideartige Farbe scharf unterscheidet von der normalen gelblichen Knochensubstanz. Das Foramen rotundum ist mässig verengt.

Die Nervenstämme gesund. Im inneren Ohr keine makroskopisch bemerkbare Veränderung.

Fall III.

Doppelseitige Synostose des Steigbügels mit ovalem Fenster mit mannig-
fachen anderweitigen Residuen chronischer Entzündung der Pauken-
höhlen. Fettige Degeneration des linken Hörnervenstammes.
Gehirnleiden.

Frau Peter, 56 Jahre alt. Blödsinnig. Anscheinend völlig gehörlos. † an
Morb. Brightii mit Hydrops univ. am 3. December 1869 im Stadtkrankenhause.

Der von mir bei Lebzeiten am 25. November aufgenommene otoscopische Befund war:

Links: Sichelförmige Verkalkung in der vorderen Hälfte; hinten-oben eine
Narbe, in welcher der Kopf des Steigbügels anliegend sichtbar ist.

Rechts: Sehr bedeutende Randverdickung; stark weisse Trübung der hinteren Trommelfellhälfte; in der vorderen Hälfte eine verdünnte Stelle.

Section am 4. December 1869 (Dr. *Staudener*). Dura mater schlaff über
dem Gehirn, Pia und Arachnoidea stark getrübt. Unter der Arachnoidea seröse
Flüssigkeit. Gehirnsubstanz blass, atrophisch, besonders auffällig an den Hirnwindungen.

Die von mir genauer untersuchten Gehörorgane ergaben folgenden Befund:
Cavum pharyngo-nasale gesund.

L. Trommelfell im vorderen Segment mit einer sichelförmigen Kalkablagerung. Proc. brevis und der ganze Hammergriff abnorm vorspringend. Der hintere-obere Quadrant ist eingesunken und hochgradig verdünnt (Narbe). In der
Mitte dieser verdünnten Stelle ist das Capitulum stapedis sichtbar. Unter dem Ende
des Hammergriffes ist eine zweite kleinere ähnlich verdünnte, aber weniger eingesunkene Stelle. die von der ersten nach oben und hinten getrennt ist durch einen
linsären, weissen Strang. der sich vom Ende des Hammergriffes zum hintern peripherischen Saum des Trommelfelles hinzieht. Wird Luft in die Tuba E. eingeblasen, so wölbt sich die atrophische, eingesunkene Stelle ober- und unterhalb dieses
Stranges blasenartig vor und der Steigbügelkopf wird unsichtbar. Beim Berühren
des Hammergriffes mit der Sonde zeigt sich derselbe gut beweglich. Pars flaccida
Shrapnelli trichterförmig eingezogen, mit dem Halse des Hammers verlöthet. Paukenhöhle enthält zähen, glasigen Schleim. Das Hammer-Ambosgelenk ist starr;
die Sehne des tensor tympani verkürzt. Vielfache Adhäsionen um den Hammer-
kopf. Die Kalkablagerung im Trommelfell prominirt an der Innenfläche desselben
über das Niveau der Schleimhautplatte. Diese zeigt eine sehr bedeutende Verdickung und Trübung an der Peripherie, übrigens ist die Auskleidung der Paukenhöhle
nicht verdickt. Der Steigbügel ist knöchern verwachsen mit der Fen. ovalis. Die
Tuba E. ist normal. Im Labyrinth keine macroscopische Abnormität nachzuweisen.
Der Stamm der Hörnerven zeigt fertig entartete Nervenfasern, zwischen denen
zahllose stark glänzende, meist runde oder ovale Körperchen eingestreut sind, die
wegen ihrer concentrischen Schichtung mit Corporibus amylaceis einige Aehnlichkeit
haben, doch nicht die Cholestearinreaction derselben erkennen lassen. Diese Körperchen lösten sich durch Zusatz von Aether nicht auf.

R. Trommelfell mit breiter, grau-weisslicher Randtrübung, am stärksten an
der untern und vordern Peripherie. Im vordern Segment vor der oberen Hälfte
des Hammergriffes eine ovale, nicht eingesunkene, verdünnte Stelle. Pars flaccida
Shrapnelli über Proc. brevis grubenförmig eingezogen. Beim Einblasen von Luft
in die Tuba E. bewegt sich der hintere-obere Quadrant der Membran nach aus-

die vordere Hälfte bleibt unbewegt. Bei Berührung mit der Sonde ist der Hammergriff und mit ihm das ganze Trommelfell beweglich. Die Schleimhautplatte des Trommelfells ist verdickt und weiss getrübt, entsprechend der von aussen sichtbaren Randtrübung. Ihr peripherisches Gefässnetz ist sehr fein injicirt, auch sind zahlreiche, äusserst zarte radiäre Gefässe sichtbar.

Um Hammer und Amboss viele fadenförmige Adhäsionen, die theils nach der medianen Wand der Pauke gehen, theils zwischen langem Ambossschenkel und Hammergriff, theils zwischen Amboss und Trommelfell ausgespannt sind. Die Gelenkkapsel des Hammer-Ambossgelenkes ist nicht verdickt. Auch das Gelenk zwischen Amboss und Steigbügel ist gut beweglich; dagegen der Steigbügel völlig unbeweglich im ovalen Fenster durch Verwachsung seiner Fussplatte mit dem ovalen Fenster. Uebrigens ist er atrophisch, seine Schenkel sind hochgradig rinnenförmig ausgehöhlt. Die häutige Auskleidung der Pauke ist abgesehen von dem inneren Ueberzuge des Trommelfelles nicht verdickt, sparsam injicirt, nur mit so viel seröser Flüssigkeit bedeckt, als erforderlich, um sie feucht erscheinen zu lassen. Zugang zum runden Fenster ist verengt und stellt einen dreieckigen Schlitz mit der Spitze nach oben dar. Die Muskelfasern des tensor tympani sind in fettigem Zerfall, nur höchst ausnahmsweise ist ihre Querstreifung noch erkennbar. Der M. stapedius enthält viel Bindegewebe, aber noch gut erhaltene Muskelfasern. — Tuba E. normal. Im Labyrinth macroscopisch nicht Abnormes zu bemerken. Stamm des Acusticus zeigt gut erhaltene Nervenfasern.

Die Anamnese lässt sich aus dem anatomischen Befunde dahin ergänzen, dass im linken Ohr zweifellos vor längerer Zeit eine eitrige Entzündung der Paukenhöhle mit Perforation des Trommelfelles bestanden hat. Darauf sind die im Trommelfell vorhandenen pathologischen Veränderungen (Narben und Kalkablagerung) zu beziehen. Für das rechte Ohr liegt kein zwingender Grund für dieselbe Annahme vor. Die ovale, verdünnte Stelle im rechten Trommelfell vor dem Hammergriff ist als partielle Atrophie der Lamina propria zu deuten, wie sie sehr häufig als Folge chronischer Entzündung der Schleimhautplatte zur Beobachtung kommt. Die letztere zeigte neben der beträchtlichen Verdickung ihres Randtheiles noch an der Leiche die Injection des peripherischen Gefässnetzes. — Auch dieser Fall lehrt wieder, dass wir aus der von aussen sichtbaren Randtrübung und Randverdickung der Schleimhautplatte nicht unbedingt zu schliessen berechtigt sind auf eine entsprechende gleichmässige Verdickung der übrigen Schleimhautauskleidung der Paukenhöhle (*Tröltsch*, Lehrbuch IV. Aufl. p. 274).

Die übrigens in den Paukenhöhlen vorfindlichen pathologischen Veränderungen — Rigidität des Hammer-Ambossgelenke, zahllose bindegewebige Adhäsionen, Ansammlung von zähem, glasigem Schleim, Muskeldegenerationen — gehören zu den gewöhnlichsten Residuen und Ausgängen der chronischen Entzündungen. Eine besondere Erwähnung verdient vielleicht die atrophische Verdünnung der Steigbügelschenkel im rechten Ohr, (ebenso im Fall Nitssche), die in derselben Weise schon von Toynbee wiederholt bei Synostose der Fussplatte notirt worden ist. (Catalogue No. 650, 514, 515.) Bei zunehmender Atrophie kann es zur vollständigen Trennung der Schenkel vom Fusstritte kommen oder es besteht zwischen beiden nur noch ein membranöser Zusammenhang.

Von diagnostischem Interesse ist die grubenförmige, partielle Einziehung der Membrana flaccida Shrapnelli, die auch hier wieder zusammenfällt mit dem Vorkommen zahlreicher Adhaesionen in der Umgebung des Hammerambossgelenkes beiderseits und mit einer zweifellosen Rigidität des Hammerambossgelenkes, wenigstens im linken Ohr (vgl. Zaufal — A. f. O. Bd. V p. 53). Einen ähnlichen Befund habe ich bereits A. f. O. Bd. I p. 214, erwähnt.

Die nach Henle (Syst. Anat. Bd. II 1866 p. 734) zuweilen auch normal vorkommende taschenähnliche Einsinkung der Membrana flaccida gleicht sich fast vollständig aus, wenn wir die Sehne des M. tensor tympani nach innen ziehen, scheint also stets von verminderter Spannung des Trommelfells abzuhängen (Prussak, A. f. O. Bd. III p. 259). Die hier in Rede stehenden grubenförmigen, partiellen Einziehungen, die Zaufal als ein pathognomonisches Symptom für Anchylosis spuria des Hammerambossgelenkes betrachtet, beruhen auf Verwachsung der Membran mit dem Hammerhalse, von dem sie unter normalen Verhältnissen nach Prussak ¼—½''' entfernt ist, und gleichen sich deshalb auch bei der vermehrten Anspannung des Trommelfelles nicht aus.

Bei der Gleichartigkeit der pathologischen Veränderungen resp. des Schallleitungshindernisses in beiden Paukenhöhlen ist nicht denkbar, dass die einseitige Degeneration des Hörnerven als eine in Folge des ungenügenden oder mangelnden spezifischen Reizes entstandene angesehen werden kann. Es handelt sich vielmehr entweder um die Folge einer vom Gehirn descendirenden Entzündung des Nerven oder was bei der Art des microscopischen Befundes im Nerven und der Atrophie des Gehirnes wahrscheinlicher ist, die fettige Degeneration des Hörnerven ist Folge von Zerstörung des centralen Ursprunges resp. Unterbrechung seiner centralen Nervenenden im atrophischen Gehirn.

———————

Von hinreichend genau bei Lebzeiten und nach dem Tode untersuchten Fällen sind mir ausser den vorstehend mitgetheilten Fälle

im Ganzen nur 15*) (in toto also 18) aus der Literatur bekannt.
Aus einer tabellarischen Zusammenstellung derselben ergiebt sich
folgendes allgemeine Resultat, das wegen der geringen Zahl der zu
Grunde liegenden Beobachtungen mit Vorsicht aufzunehmen und durch
spätere casuistische Mittheilungen zu ergänzen sein wird. Vorderhand
widerspricht dieses Resultat manchen Angaben über diagnostisch ver-
werthbare Zeichen.

Geschlecht und Alter.
8 männlich, 10 weiblich.

30—40 Jahr	0
40—50 „	4
50—60 „	4
60—70 „	3
70—80 „	3
80—90 „	1

Hiernach scheint also das höhere Lebensalter keine überwiegende
Disposition für Synostose zu bedingen, was Toynbee's Angaben widerspre-
chen würde. Jedoch wäre das Eintreten derselben vor dem 30. Lebensjahre hiernach als Ausnahme zu betrachten. — Ueberwiegend häufig
(in 14 Fällen) ist die Synostose des Steigbügels bilateral. Wo sie
es nicht war, fand sich stets auf dem zweiten Ohr eine Rigidität der
Steigbügelvorhofverbindung, von der mit Wahrscheinlichkeit anzunehmen ist, dass sie bei längerer Lebensdauer des Individuums ebenfalls zur knöchernen Fixirung des Steigbügels geführt haben würde.
Eine Ausnahme davon macht nur der Fall von v. Tröltsch, wo sich
trotz zahlreicher Synechien innerhalb des Cavum tympani, auch in
der Umgebung des Steigbügels, die freie Beweglichkeit der Fussplatte
noch erhalten hatte.

Verlauf und Dauer. Die Hörkraft nimmt langsam ab, entweder gleichmässig progressiv (10) oder seltener (2) mit ruckweisen
Verschlimmerungen. In 5 Fällen wurde ein plötzlicher Beginn
der Schwerhörigkeit angegeben.

---

*) Toynbee (1) Catalogue No. 540 u. 541, No. 567 u. 568, N. 677 u. 578. —
Dis. of the ear, Uebers. p. 284.

v. Tröltsch (1) Virch. Arch. Bd. XVII p. 61.

Voltolini (3) Deutsche Klin. 1859 p. 347; Virch. Arch. Bd. 22 p. 111; Virch.
Arch. Bd. 31, 4. Reihe Fall 10.

Lucae (1) A. f. O. Bd. II p. 84.

Moos (2) A. f. O. Bd. II. p. 190 u. p. 194.

Politzer (1) Allg. Wien. med. Ztg. 1862. 24. 27.

Schwartze (4) A. f. O. Bd. IV p. 360, p. 361, Bd. II p. 250 u. die obigen.

Die Schwerhörigkeit bestand

       seit: 5—10 Jahren 6 mal
       „ 10—20 „ 4 „
       „ 20—30 „ 2 „
       „ 40—50 „ 2 „

Zu den gewöhnlichsten begleitenden Symptomen gehörten Eingenommenheit des Kopfes und Schwindelzufälle bis zum Umfallen.

Den Angaben in Bezug auf die A e t i o l o g i e , wo sie überhaupt vorhanden sind, ist wenig Werth beizulegen, weil sich der causale Zusammenhang der supponirten Ursachen mit der Synostose keineswegs mit Nothwendigkeit ergiebt. Meist mag die beschuldigte Ursache nur eine prädisponirende gewesen sein.

Als solche wurde angenommen:

Erkältung 4 mal,
Heftiger Schall 2 mal,
Kopfwunde
Eitrige Entzündung des Ohres
   in der Kindheit   je 1 mal.
Syphilis
Arthritis

U n g e f ä h r e r G r a d d e r T a u b h e i t . Bei dem Mangel eines allgemein üblichen und brauchbaren Hörmessers muss man sich vorläufig mit der Angabe des ungefähren Grades der Taubheit begnügen.

Die Synostose an und für sich bedingt nie Gehörlosigkeit, sondern gewöhnlich wird laute Sprache in unmittelbarer Nähe des Ohres noch verstanden.

Dies widerspricht einer bezüglichen Angabe von *Gruber* (Lehrbuch p. 568). In 2 Fällen von *Voltolini* wurde sogar noch das Hören einer Taschenuhr noch in Distanz von $1/7$ und einem Zoll vom Ohre constatirt. Bestand absolute Taubheit, so waren entweder gleichzeitig atrophische Vorgänge im häutigen Labyrinth und im Nerven oder eine Gehirnkrankheit vorhanden.

Fünfmal hatte indessen auch complete Taubheit bestanden, ohne dass durch die genaue Section eine Erkrankung des Nervenapparates hätte nachgewiesen werden können.

Zwei dieser Fälle zeigten Hyperostose der Schnecke bei gesundem Nervenstamm und ohne Anomalie des häutigen Labyrinths, einer Hyperostose im Vorhof.

In fünf Fällen war das Verhältniss so, dass während auf einem Ohre complete Taubheit bestand, auf dem zweiten noch laute Sprache in der Nähe des Ohres verstanden wurde.

Ueber subjective Gehörempfindungen fehlte jede Angabe in 9 Fällen; continuirlich und quälend auf beiden Seiten waren sie 7 mal, intermittirend 1 mal, nur im Beginne des Leidens vorhanden 1 mal.

Der äussere Gehörgang war

gesund 6 mal,

weit und trocken 6 mal,

erweitert durch Druck von Cerumen 2 mal,

verengt durch Hyperostose

verengt durch Exostosen   } je 1 mal.

hyperämisch im knöchernen Theil

Der erweiterte und trockne, seiner normalen Secretion entbehrende Gehörgang scheint hiernach ohne Werth für die Diagnose, wie dies *Toynbee* und später *Voltolini* (l. c.) annahmen; ebenso wenig eine Verengung des knöchernen Gehörganges.

Das Trommelfell der 31 einzelnen Gehörorgane, in welchen die Synostose bei der Section nachgewiesen wurde, war

getrübt 19 mal,

normal 12 mal.

Die Farbe der Trübung war

weissgrau 8 mal,

weiss

weissgelb   } 2 mal,

verbunden mit Mangel des Glanzes 7 mal,

mit Verdickung 7 mal,

mit Starrheit 5 mal,

mit Einziehung der vorderen Hälfte 3 mal,

mit abnormer Einziehung in toto

mit Abflachung

mit Anaesthesie   } je 2 mal,

mit atrophischer Verdünnung

mit Kalkablagerung und Narbenbildungen 1 mal.

Hiernach ist also bei der überwiegend grösseren Zahl von Fällen ein getrübtes, glanzloses, verdicktes und starres Trommelfell vorhanden. Doch wird das Vorhandensein der Synostose keineswegs auszuschliessen sein, wo diese Beschaffenheit des Trommelfells fehlt.

Die Tuba Eustachii war in allen Fällen normal, mit Ausnahme eines einzigen Falles, wo sich eine katarrhalische Entzündung im knöchernen Theile derselben vorfand.

Die Paukenhöhle war in einigen (4) Fällen übrigens von vollkommen normaler Beschaffenheit.

Die am häufigsten gleichzeitig vorkommenden pathologischen Veränderungen in derselben sind:

>Synechion 7 mal,
>
>Anchylosis des Hammer-Amboßgelenkes 6 mal,
>
>Starke umschriebene Hyperaemie am Promon-
>torium
>
>Hyperaemie der ganzen Pauke　je 4 mal,
>
>Verdickung der Membran des runden Fensters

Von anderen Veränderungen sind zu erwähnen:

>Atrophie und fettige Entartung der M. tensor tympani 4 mal,
>
>Hyperostose der Paukenhöhlenwände 3 mal,
>
>Schleimiges Exsudat 3 mal,
>
>Verdickung, totale oder partielle der
>　Schleimhautauskleidung
>
>Knöcherne Verengung des Foram.　je 2 mal,
>　rotund.
>
>Atrophie des M. stapedius

Wegen des relativ häufigen Vorkommens und der Unmöglichkeit die anderen genannten noch häufigeren Befunde wie Anchylosis des Hammer-Amboßgelenks und Synechien innerhalb der Pauke bei Lebzeiten mit Sicherheit zu erkennen*), dürfte daher die Constatirung einer umschriebenen Hyperaemie am Promontorium oder die Hyperaemie der ganzen Auskleidung der Paukenhöhle von diagnostischem Interesse sein, um so mehr als dieselbe bei normal durchscheinendem oder nicht erheblich verdicktem Trommelfell direct gesehen werden kann. Es ist dies ein Befund, auf den ich bei der Untersuchung an Lebenden, wo die Wahrscheinlichkeitsdiagnose Synostose des Steigbügels gestellt wurde, schon häufig aufmerksam gemacht habe. Bei ganz undurchscheinendem Trommelfell würde nach Anlegung einer künstlichen Oeffnung die Gegenwart dieses Symptoms leicht festzustellen sein.

Ueberwiegend häufig fallen also hiernach mit der Synostose gleichzeitig andere pathologische Veränderungen in der Paukenhöhle zusammen.

---

*) Synechien um das Hammer-Amboßgelenk lassen sich nach *Zaufal* möglicher Weise aus der grubenförmigen Einziehung der Pars flaccida Shrapnelli diagnosticiren. (S. unten.)

Da auch wiederholt ein flüssiges Exsudat in der Paukenhöhle gleichzeitig vorhanden war, so ist kein diagnostischer Werth auf das trockene Blasegeräusch bei der Auscultation des Ohres zu legen.

Aus der Starrheit resp. Unbeweglichkeit des Trommelfells, die wir mit Hilfe des *Siegle*'schen Instrumentes beim Lebenden leicht erkennen können, darf kein Schluss gemacht werden, auf Coincidenz von Anchylosis des Hammer-Ambossgelenkes mit Synostose des Steigbügels, denn häufig ist die Rigidität des Trommelfells als auffällig notirt, wo das Hammer-Ambossgelenk normal beweglich war.

Labyrinth und Nervenstamm. Der ziemlich geläufig gewordenen Annahme, dass bei Synostose des Steigbügels in Folge der mangelhaften spezifischen Erregung der Endausbreitung des Acusticus in derselben und im Nervenstamme retograde Metamorphosen der Gewebe eintreten (Verfettung, Atrophie u. s. w.), widerspricht das aus den vorliegenden Fällen abgeleitete Resultat sehr entschieden*). Gerade in solchen Fällen, wo bei der hochgradigsten Functionsstörung und langjähriger knöcherner Fixirung des Steigbügels bei allgemeiner Hyperostose der Pars petrosa das Vorhandensein derselben mit Wahrscheinlichkeit zu erwarten stand, wurde durch zuverlässige Untersuchung (*Arnold*) die Integrität des Nervenapparates constatirt. Auch spricht der Fall *Peter*, wo bei doppelseitiger Synostose nur einseitige Degeneration des Hörnerven bestand, gegen eine solche Auffassung des Zusammenhanges.

Nur in drei Fällen (*2 Toynbee, 1 Voltolini*) langdauernder Entzündung in der Pauke, die neben der Synostose des Stapes gleichzeitig zur Verdickung der Membran des runden Fensters geführt hatten, sind erhebliche secundäre Erkrankungen im Nervenapparat nachgewiesen.

Von dem Fall *Voltolini's* hat Prof. *Schweigger-Seidel* eine genaue Beschreibung des microscopischen Befundes in den Nervenstämmen gegeben (Virch. Arch. Bd. 22 p. 114).

Für den von *Politzer* mitgetheilten Fall (Allgem. Wien. Ztg. 1862, 24, 27) scheint es mir wahrscheinlich, dass es sich um eine primäre Erkrankung des inneren Ohres gehandelt hat, in Folge deren durch die Hyperostose im Vorhofe die Synostose zu Stande gekommen ist.

---

*) Schon früher hat *Voltolini* an Sectionen von Taubstummen (Virch. Arch. Bd. 22 p. 120) nachgewiesen, dass der Mangel der Schalleindrücke nicht nothwendig zur Entartung des Nerven führe.

Die Angaben über den Nervenapparat sind überwiegend negativ, und was die Integrität des häutigen Labyrinthes anbetrifft, jedenfalls nur mit grösster Reserve aufzunehmen, weil unter „gesund" alle Fälle aufgenommen sind, bei denen die Beobachter nur bei makroskopischer Untersuchung keine Abnormitäten gefunden haben:

Häutiges Labyrinth gesund 16 mal,
Nervenstamm gesund 15 mal,
Hyperostose im Vorhof
Hyperostose der Schnecke } 4 mal,
Starke Pigmentirung der Schnecke 3 mal,
häutiges Labyrinth hyperämisch
Vorhof hyperämisch } je 2 mal,
häutiges Labyrinth atrophisch
Vorhofsäckchen verdickt,
Häutige halbzirkelf. Kanäle hyperämisch,
Nervenstamm atrophisch
Nervenstamm fettig entartet
Nervenstamm „colloid" entartet
Nervenstamm fibrös entartet mit } je 1 mal.
   zahllosen corpor. amylaceis
Nervenfasern in der Lamina spi-
   ralis fettig entartet

Schliesslich noch einige Bemerkungen über diagnostische Hülfsmittel der Synostose am Lebenden.

Die subjective und objective Prüfung der Schallleitung durch die Kopfknochen wird uns voraussichtlich nur höchst ausnahmsweise von diagnostischem Nutzen sein können, weil, wie wir sahen, die Synostose überwiegend häufig bilateral vorkommt.

Mehr Nutzen würde zu erwarten sein von dem von Lucae schon vor längeren Jahren vorgeschlagenen Hülfsmittel des Zudrückens des äussern Gehörganges resp. dem Ausbleiben der Verstärkung der Schallleitung durch die Kopfknochen und der Veränderung der subjectiven Gehörsempfindungen, wenn es möglich wäre, die denkbaren anderen Ursachen auszuschliessen, durch welche bei diesem Versuche die Fortleitung des Druckes zum Labyrinthe verhindert werden kann. (Vgl. Lucae — zur Physiologie und Pathologie des Gehörorgans, Centralbl. f. d. med. Wissensch. 1863 No. 40 und 41.) —

Eine ganze Reihe von subjectiven Symptomen, auf deren Vorhandensein Toynbee die Wahrscheinlichkeitsdiagnose der „Anchylose des Steigbügels" stützen wollte, bezieht sich offenbar nur auf Rigidität.

selben und nicht auf Synostose. Dahin gehören plötzliche Besserung beim Gähnen, bei schnellem Eindrücken des Tragus gegen den Gehörgang, Erleichterung des Hörens bei Erschütterungen des Körpers z. B. beim Fahren auf Pflaster; leichte Ermüdung des Ohres bei angestrengtem Hören, die er mit Recht wohl ableitet von der erforderlichen grösseren Anstrengung der Muskeln in der Paukenhöhle; Gefühl von Vollheit oder Druck im Ohre; vorübergehende Besserung durch viel Bewegung, sparsame Diät und Abführmittel. Prüfende Berücksichtigung bei weiteren Mittheilungen über Synostose würde verdienen die Angabe von *Toynbee*, dass oft Zeichen von rheumatischer oder arthritischer Diathese vorhanden sind. Leider war in den oben angeführten Fällen über die Constitution meist keine Angabe vorhanden. (Durch die von mir secirten 6 Fälle bestätigte sich dies nicht.) Ausserdem auch der von *Toynbee* angegebene Umstand, dass der Patient besser hört im Verhältniss zur Stärke des Schalles resp. der Sprache, was bei nervösen Erkrankungen nicht der Fall sein soll.

Gruber meint (Lehrb. p. 569), dass auch der Umstand eine Synostose wahrscheinlich machen könne, wenn der P. ohne Hörrohr besser höre als durch ein solches. Ohne Hörrohr träfen mehr Schallwellen die Kopfknochen direct und würden von diesem zum Labyrinth fortgeleitet.

Soll die Diagnose bei Lebzeiten völlig sicher gestellt werden, so bliebe bei der Unsicherheit aller übrigen vorerwähnten Symptome vorläufig nur ein einziges Mittel übrig, nämlich die Excision eines entsprechend gelegenen Trommelfellstückes, um durch die Lücke hindurch mit der knieförmig gebogenen Sonde den sichtbar gemachten Steigbügel direct auf seine Beweglichkeit zu prüfen. Ein solcher Eingriff würde bei vorsichtiger und geschickter Ausführung nach den vorliegenden Erfahrungen über die künstliche Perforation des Trommelfelles keinen bleibenden Nachtheil erwarten lassen und andrerseits nach gelungener Sicherstellung der Diagnose für den Patienten die Nutzlosigkeit aller weiteren Kurversuche über allen Zweifel erheben.

Nicht Jedem wird freilich mit einer solchen Gewissheit seiner Unheilbarkeit gedient sein. Doch ist für mich an der technischen Ausführbarkeit und Gefahrlosigkeit dieser diagnostischen Operation kein Zweifel. Am Lebenden habe ich solche Excisionen zu diesem Zwecke der Sondirung des Steigbügels bisher nicht gemacht, doch wurde ich darauf geführt durch die sich ziemlich häufig darbietende Gelegenheit, durch einen ulcerativen Defect des Trommelfelles im hintern-obern Quadranten, wodurch Steigbügelkopf, ein Stück seines vorderen Schenkels und das untere Ende des langen Ambossschenkels so häufig blos gelegt werden, den Steigbügelkopf mit der Sonde zu berühren. Liegt derselbe einer Narbe im hintern-obern Quadranten direct an, wie in dem oben beschriebenen Fall *Peter*, ist es ebenfalls ohne operativen Eingriff möglich, sich durch directe Berührung des Steigbügelkopfes mit der Sonde über dessen Beweglichkeit Aufschluss zu verschaffen. Dass bei derartigen Sondirungsversuchen die grösste Vorsicht, feines Gefühl und viel Uebung erforderlich sind, wenn man ein sicheres Resultat haben will, ist selbstverständig. Eine sehr zweckmässige Vorübung dieses diagnostischen Experimentes sind Sondirungen des Steigbügels an frischen anatomischen Präparaten. Ist der Steigbügel noch beweglich, so ist am Lebenden selbst die zarteste Berührung höchst empfindlich und verursacht neben dem schmerzhaften Gefühlseindruck ein laut klingendes subjectives Geräusch. Bei eingetretener Verwachsung ist die Berührung ungleich weniger empfindlich und veranlasst keinen subjectiven Gehörseindruck.

Ueber das Einbringen von Flüssigkeit und Dämpfen durch die Tuba in die Paukenhöhle und über die Wirkungsweise der Luftdouche.

Von

Dr. Em. Burger,

practischem Arzte in Wien.

Kramer in Berlin gelangte bei seinen Untersuchungen über diese für die otiatrische Praxis so wichtigen Fragen zu dem Resultate,[*)] dass beim Einblasen mittelst des weiten silbernen, in die pharyngeale Tubaöffnung eingeführten Katheters die eingeblasene Luft nicht in die Trommelhöhle eindringe und sich nach derselben Methode ebensowenig tropfbare Flüssigkeit in irgend beträchtlicher Menge in die Trommelhöhle einspritzen lasse; dass dagegen beides gelinge, wenn ein feiner elastischer Katheter bis in den knöchernen Theil der Ohrtrompete eingeführt wird. Gegen diese mit den Anschauungen der meisten Autoren im Widerspruche stehende Ansicht erhoben sich bereits *Schwartze* und *Gruber*, gestützt auf ähnliche Versuche, bei denen sie aber zu ganz anderen Resultaten als *Kramer* gekommen waren.

Nun griff einerseits *Kramer* den Werth des *Schwartze*'schen Versuches an, indem er gegen denselben den nicht ungerechtfertigten Einwand vorbrachte, dass eine Ocularinspection, wie sie *Schwartze* vorgenommen habe, nicht genüge, eine Section aber nicht gemacht worden sei, und hält wie die jüngste Ausgabe seines Handbuches der Ohrenheilkunde vom Jahr 1867 beweist, nach wie vor an seiner ursprünglichen Ansicht fest; andererseits fiel mir ein Widerspruch auf, der in dem *Schwartze*'schen Resumé und in dem Resultate des *Gruber*'schen Versuches enthalten ist. Während nämlich *Schwartze* als phy-

---

[*)] Deutsche Klinik 1863, Nr. 26.

sikalische Conditio sine qua non des Eindringens von neuer Luft oder Flüssigkeit in die Trommelhöhle verlangte, dass der Katheterschnabel nur lose zwischen den Lippen des Ostium pharyngeum tubae liege, damit die im Mittelohre vorhandene Luft neben dem Katheter entweichen könne und er die Ausserachtlassung dieser Bedingung als Fehlerquelle der diessbezüglichen *Kramer*'schen Versuche ansah (Deutsche Klinik 1869 Nr. 37), wies das *Gruber*'sche Experiment nach, dass es ohne besondere Kraftanwendung möglich sei, auch bei hermetischem Abschlusse der Tuba Flüssigkeit in die Trommelhöhle zu pressen. (Oesterr. Zeitschrift für pract. Heilkunde 1864.)

Diesen Widersprüchen und mannigfach divergirenden Ansichten gegenüber hielt ich bei der Wichtigkeit des Gegenstandes für die Localtherapie der Mittelohrkrankheiten einen experimentellen Beitrag in dieser Richtung für zeitgemäss.

Zunächst handelte es sich mir darum, zu erforschen,

1. ob Flüssigkeiten und Dämpfe bei unverletztem Trommelfelle durch die Tuba in die Paukenhöhle und Zellen des Warzenfortsatzes hineingetrieben, und

2. ob Flüssigkeiten, welche in der Paukenhöhle und in den Zellen des Warzenfortsatzes angehäuft sind, durch die Luftdouche wieder herausbefördert werden können.

Ich experimentirte 1tens an einem nach dem *Kramer*'schen Muster modificirten Glasschema; 2tens an Leichen.

Indem es mir nämlich schien, dass die *Kramer*'schen Modelle, um dem natürlichen Vorhältnisse möglichst nahe zu kommen, insoferne verbessert werden können, dass man noch eine zweite den Warzenzellen entsprechende, mit der Paukenhöhle durch eine 9 Millimeter weite Oeffnung communicirende Ausbauchung anbringe *) und indem sich a priori gar nicht einsehen lässt, warum an einem derartigen Schema wenigstens die Hauptmomente, die bei der Lösung der fraglichen Punkte eine Rolle spielen, nicht herauszufinden sein sollten, führte ich neben den für die Beurtheilung maassgebenden Versuchen an Leichen auch Experimente am Glasschema aus, zunächst schon, um die von *Kramer* gewonnenen Resultate zu controliren.

Da, wie wir im späteren Verlaufe unserer Experimente sehen werden, die Resultate, welche sich an dem Schema ergeben, sich genau an der Leiche verwerthen lassen, so geben wir diese zunächst.

_____

*) Herr Volkert, Glasbläsler in Wien, Margarethenstrasse Nr. 71, fertigte mir die Glasschema nach meiner Angabe an und können dieselben für etwaige Controlversuche von ihm bezogen werden.

A. Versuche an dem Glasschema.[*]

a) Brachte ich in die trichterförmige Erweiterung der Tuba ein Baumwollflöckchen, und presste mittelst eines in das Ostium pharyng. eingeführten Ballons Luft ein, so flog das Flöckchen mit dem ersten Luftstosse neben dem Ansatzstücke des Ballons weg nach aussen.

b) Schob ich das Flöckchen in den Isthmus, so wurde bei gleicher Stellung und Compression des Ballons wie im früheren Falle das Flöckchen nicht mehr rückwärts nach dem Ost. pharyng., sondern nach dem Ost. tymp. zu getrieben, und zwar erfolgt dies ruckweise mit den einzelnen Luftstössen in demselben Maasse, als durch die Ausbauchung des Trommelfells Raum geschaffen wird, bis es schliesslich in das Cavum tympani hinein geräth.

c) Brachte ich statt des Baumwollflöckchens, um den Verhältnissen am Lebenden näher zu kommen, eine der Consistenz und Beweglichkeit des Schleimes entsprechende Flüssigkeit in mein Schema, wozu ich den im Laboratorium gerade vorfindlichen frischen Froschlaich ganz geeignet fand, so gelangte ich genau zu denselben Resultaten, welche die Experimente mit dem Baumwollflocken ergaben:

Befand sich die Flüssigkeit vor dem Isthmus, so wurde sie durch die Luftdouche herausgeblasen;

befand sie sich im Isthmus oder über diesen hinaus gegen die Trommelhöhle, so wurde sie durch die Luftdouche in diese hineingetrieben.

d) Füllte ich eine kleine Zinnspritze mit Flüssigkeit, führte das dünne Ansatzrohr der Spritze in die Tuba ein, und versuchte nun die Einspritzung, so gelang dieselbe in allen Fällen vollkommen, indem sich sowohl die Trompete als die Paukenhöhle und Zellen mit der Flüssigkeit füllten, und zwar war es ganz gleichgiltig, ob ich den Katheter bloss in den Anfangstheil oder weiter in die Tuba hineinschob. Am vollkommensten und leichtesten gelingt die Einspritzung selbstverständlich bei central laufendem dünnem Strahle, weil dann rings um denselben für das leichte Entweichen der Luft genügender Raum vorhanden ist; am schlechtesten und unvollkommensten, wenn die Tuba bereits ein wenn auch noch so kleines Flüssigkeitsstäubchen enthält: dasselbe bildet dann mit der nachdrängenden Flüssigkeit so zu sagen einen Stempel, der in der Röhre continuirlich vorwärts geschoben wird und die Luft innerhalb der Pauke und Zellen compri-

---

[*] Der Kürze wegen werde ich bei dem Schema für die dem Gehörorgane entsprechenden Theile die anatomische Bezeichnung wählen.

miren würde, wenn nicht im ersten Momente durch die Auswärts-
bauchung des Trommelfelles zunächst eine Compensation eintreten
würde, im zweiten Momente wird die Luft wirklich comprimirt und
die Flüssigkeit weiter in die Paukenhöhle hineingeschoben; lässt
man mit dem Drucke nach, so wird die Flüssigkeit wieder zurück-
geschoben.

e) Setzte ich das Ansatzrohr der Spritze luftdicht in den Anfangstheil der Tuba ein, so konnte ich entsprechend dem durch die
Compression der Luft und die Ausbauchung des Trommelfelles geschaffenen Raume einen Theil der Flüssigkeit einspritzen.

f) Gab ich in mein Schema und zwar in die Pauke und Zellen
etwas Stärkekleister, setzte eine kleine, gut verschlossene Wulffsche
Flasche, die reines durch Erhitzen zum Verdampfen gebrachtes Jod
enthielt, durch möglichst kurze Gummischläuche*) einerseits mit einem
Ballon, andererseits mit der Pharyngealmündung der Trompete in Verbindung und comprimirte den Ballon, so wurde schon mit den ersten
Luftstössen der in dem Schema befindliche Kleister schön violett gefärbt.

Nachdem ich durch die bisherige Versuchsreihe Flocken, Flüssigkeit
verschiedener Consistenz und Dämpfe in die Trommelhöhle eingebracht
hatte, so war nun zu versuchen, ob es möglich sei, den Inhalt aus
der Trommelhöhle wieder herauszubefördern.

g) Versuchte ich dies an dem in der Trommelhöhle befindlichen
Baumwollflöckchen, so wurde es durch die Luftdouche gar nicht bewegt, wenn ich die Spitze des Katheters bloss in den Tubenanfang
einbrachte, während das Trommelfell dem Drucke entsprechende grössere und kleinere Excursionen ausführte.

h) Führte ich jedoch die Spitze des Katheters bis in den Isthmus
und bewirkte dann die Luftverdichtung, so gerieth das Flöckchen
innerhalb der Trommelhöhle in eine rasch rotirende Bewegung, so
lange der Druck andauerte. Nach Ablauf der Luftverdichtung sinkt
das rotirende Flöckchen in seine Ruhelage zurück und liegt dann gewöhnlich an der tiefsten Stelle; nur selten kann man sehen, dass es
unter andern Stellen auch einmal an das Ostium tympan. gelangt.
Niemals aber ist es mir bei dieser Position des Katheters gelungen,
das Flöckchen aus der Paukenhöhle nach aussen zu befördern.

i) Dies gelang erst dann, wenn die Katheterspitze bis an das
Ostium tymp. reichte. Dann wurde das Flöckchen zunächst in noch

---

*) Lange Gummischläuche sind unverwendbar, weil der Druck durch die grosse
Dehnbarkeit der Schläuche sehr abgeschwächt wird, und die Dämpfe nicht mehr an
ihren Bestimmungsort hingetragen werden.

rascher kreisende Bewegung versetzt und nicht selten nach zwei Richtungen, einmal nach dem Antrum mastoideum, das anderemal und zwar im Momente des rückgängigen Stromes gegen die Tuba und durch dieselbe ruckweise nach aussen befördert.

f) In gleicher Weise verhielt es sich mit der Flüssigkeit. Befand sich in der Trommelhöhle allein oder zugleich in den Warzenzellen Flüssigkeit, welcher Consistenz immer, und wendete ich die Luftdouche an, so wurde die Flüssigkeit gar nicht bewegt, so lange die Katheterspitze den Isthmus nicht erreichte, und selbst dann nur in geringem Grade; herausgeblasen wurde sie auf diese Weise niemals.

Nur wenn die Flüssigkeit nebst der Trommelhöhle auch den an das Ostium tymp. angrenzenden Theil der Tuba einnahm, der Katheter mit seiner Spitze bis an die Flüssigkeit reichte, und nun die Luft eingetrieben wurde, konnte ein Theil derselben und zwar der das Niveau der Tuba überragende Theil allmälig per tubam herausgepresst werden.

B. Versuche an der Leiche.

Zu diesen Versuchen benützte ich grösstentheils frische ganze Schädel, da bei geöffneten durch das Bloslegen der Dura mater diese bei dem angewendeten Drucke leicht von ihrer Unterlage sich abheben und durch die Communication der Zellen des Warzenfortsatzes mit den Lufträumen der Schuppe an den durch den Sägeschnitt getroffenen Stellen die Luft entweichen könnte — Verwechsfehler, die den Werth des Experimentes illusorisch machen würden.

a) Versuch, Flüssigkeit durch die Tuba in die Trommelhöhle einzubringen.

An einem frischen ganzen Schädel führte ich einen Katheter von mittlerem Kaliber durch die Nase in die Tuba, dessen richtige Lage ich in allen Fällen genau controliren konnte, da ich durch Entfernen der Zunge und Emporheben des Gaumensegels die Tuben für Auge und Finger zugänglich gemacht hatte. Während ich den Katheter festhielt, wurde von einem Gehülfen mittelst einer Zinnspritze zuerst in die rechte, dann in die linke Tuba Tinte eingespritzt. Dabei floss der grösste Theil der Flüssigkeit längs der hinteren Rachenwand herab.

Sogleich nach der Injection wurde zur Eruirung der Resultate geschritten. Nach Eröffnung der Schädelhöhle und Wegnahme des Gehirns zeigte sich die Dura mater an der Stelle des Tegmen tympani an einzelnen Punkten blauschwarz gefärbt; zieht man dieselbe von dem Knochen ab, so sieht man, dass die Injectionsmasse an einzelnen Stellen durch das Tegmen tymp. hindurchgegangen, sich zwischen demselben und der Dura mater ausgebreitet und die Färbung bedingt hat. Bei genauer Section des Gehörorgans zeigte sich am rechten Ohre, dass die injicirte Flüssigkeit nicht blos die Paukenhöhle erfüllt und das Trommelfell blasig nach dem äussern Gehörgange vorgetrieben hatte, sondern auch in die Zellen des Warzenfortsatzes eingedrungen war. Die äussere Fläche des Trommelfelles und der äussere Gehörgang waren ungefärbt, und blos die Schleimhaut intensiv schwarz tingirt. An dem linken Ohre war derselbe Befund wie am rechten. Von der Integrität des Trommelfells habe ich mich immer durch Freipräpariren desselben überzeugt.

Derselbe Versuch wurde an 5 anderen Schädeln unter denselben Bedingungen und mit demselben Resultate wie ich es eben geschildert habe, ausgeführt, nur mit der Ausnahme, dass die Flüssigkeit in den andern Fällen nicht wieder durch das Tegmen tymp. hindurchgedrungen war.

b) Versuch, Dämpfe in die Trommelhöhle einzutreiben.

Nachdem ich mich davon überzeugt hatte, dass Flüssigkeiten durch die Tuba in die Pauke und Zellen eingebracht werden können, stellte ich Versuche mit Dämpfen an.

Zu diesem Zwecke bohrte ich an einem frischen ganzen Schädel den Warzenfortsatz an, durchbrach die Zellen bis zu dem Antrum mastoideum hin, und überzeugte mich durch die Luftdouche, dass der Luftstrom kräftig aus der Bohröffnung hervordrang. Dann wurde in die Bohröffnung eine kurze, 4 Millimeter weite, von einem dünnen Kautschukschlauch umgebene Glasröhre mit angeblasener Kugel eingefügt. Die Röhre entsprach der Bohröffnung genau, so dass sie schon an und für sich sehr fest in dem Warzenfortsatze sass; überdies wurde nun die ganze Fläche des Warzenfortsatzes vollkommen mit Glaserkitt bedeckt und während der Ausführung des Versuches von einem Gehilfen fixirt, damit sicher keine Lockerung entstehe. Vor der Einfügung wurde das Glasröhrchen mit etwas Stärkekleister gefüllt. Zur Application der Joddämpfe verwendeten wir wie in dem gleichen Versuche am Schema eine kleine Wulffsche Flasche, in welcher wir durch gelindes Erhitzen von reinem Jod Dämpfe entwickelten. Nun wurde der Katheter in die Tuba eingeführt, und mit der einen zu diesem Behufe ein wenig zugespitzten Glasröhre der Wulffschen Flasche verbunden, während die zweite Glasröhre

einen sehr kurzen Gummischlauch mit einem in der Praxis gangbaren
Ballon in Verbindung gebracht war. Wurde nun der Ballon comprimirt, vorsichtig entfernt, neuerdings mit Luft gefüllt und so 5—6 mal
entleert, wobei immer frische Joddämpfe entwickelt wurden, dann der
Kitt weggenommen, die Röhre aus der Bohröffnung herausgezogen
und besehen, so zeigte sich mehr oder weniger weit in den Eingang
der Röhre hinein die bekannte specifische Reaction. Es war somit
der Beweis hergestellt, dass die Dämpfe durch die Ohrtrompete in die
Trommelhöhle gedrungen waren.

Derselbe Versuch wurde an dem anderen Ohre und an 4 weiteren
Schädeln unter denselben Bedingungen und mit demselben Resultate
ausgeführt. Die Schädel, die dem eben geschilderten Versuche gedient
hatten, wurden, nachdem die Bohröffnungen mit aller Vorsicht luftdicht[*]) geschlossen waren, zu einer Wiederholung des Injectionsver-
suches benützt unter denselben Bedingungen wie oben, nur mit der
Abänderung, dass ich nun in der aufrechten Stellung des Schädels
und zwar auf dem einen Ohre mittelst der Spritze, auf dem andern
mittelst Katheter und Ballon die Tinte injicirte. Der Erfolg war in
allen Fällen der nämliche, wie ich ihn weiter vorn mitgetheilt habe.

c) Versuch, die Flüssigkeit aus der Trommelhöhle herauszublasen.

An einem frischen, geöffneten und enthirnten Schädel wurde die
Trommelhöhle vorsichtig vom Tegmen tymp. aus eröffnet und in dieselbe ziemlich consistente gefärbte Gummilösung mittelst eines Glasröhrchens durch die eigene Schwere tropfenweise eingebracht. Dann
wurde die Oeffnung sammt den umliegenden Flächen der Pyramide
und Schuppe möglichst luftdicht mit Kittmasse gedeckt und letztere
während des Versuches von einem Gehilfen fest angedrückt. Auch
wurde bis zum vollendeten Versuche die möglichste Vorsicht darauf
verwandt, dass der Schädel immer nach hinten geneigt blieb und die
Flüssigkeit nicht von selbst nach der Tuba abfliessen konnte. Nun
wurde der Katheter von der Nase aus in die Tuba eingeführt und die
Luftdouche angewendet, wobei der im Anfangstheil der Tuba befindliche Schleim herausgeblasen wurde.

---

*) Ich keilte passende Schneidernähne, die mir in dem Laboratorium gerade zur
Verfügung standen, fest in die Bohröffnung ein und verkittete den Raum noch
überdies luftdicht mit Glaserkitt. Ich fand auch die von *Lucas* angegebene Kittmasse brauchbar, kann jedoch den Glaserkitt, besonders in dicken Schichten angewandt, als zweckdienlicher empfehlen.

Legte ich dann die Tuben bloss und präparirte dieselben, so erwies sich bei der Section in allen Fällen — der Versuch wurde an 6 Schädeln beiderseitig ausgeführt — dass die Flüssigkeit in keinem einzigen Falle*) in die Tuba eingedrungen war.

Obwohl das Resultat wie erwähnt in allen Fällen ein gleiches war, so lassen doch die Umstände, dass der Schädel geöffnet werden musste, um die Flüssigkeit in die Trommelhöhle zu bringen, und dann nur sehr schwer wieder zu schliessen war, dass nur wenig Flüssigkeit eingebracht werden konnte und nicht ohne Gefahr, dieselbe schon an und für sich in die Tuba hineinzutreiben, diesen Versuch leider nicht so exact erscheinen als ich es gewünscht hätte.

d) Bevor ich meine Versuche schloss, schien es mir noch zweckentsprechend, das im Eingange meiner Arbeit erwähnte Gruber'sche Experiment, bei hermetischem Abschluss der Tuba Flüssigkeit in die Trommelhöhle zu pressen, zu wiederholen. Da der Versuch aus den oben angeführten Gründen meiner Ansicht nach giltig nur an einem ungeöffneten Schädel ausgeführt werden kann, benützte ich also einen ganzen frischen Schädel, entfernte zum Zwecke der besseren Verschlussfähigkeit das schlüpfrige Secret von der Schleimhaut des Anfangs der Tuba und der Rachenhöhle, führte durch die Nase den Katheter in die Tuba und verschloss nun, indem derselbe in seiner Lage fest gehalten wurde, den Anfangstheil der Tuba und deren ganze Umgebung möglichst luftdicht mit Glaserkitt, der während des Versuches überdies noch fest angedrückt wurde.

Nachdem der Versuch noch auf der anderen Seite unter gleichen Vorsichtsmassregeln ausgeführt war, wurde zur Section geschritten. Bei dieser wurde im Verlaufe beider Tuben und in der vordern und hintern Trommelfelltasche von der Tinte herrührende Färbung constatirt, aber am Boden der Paukenhöhle weder Flüssigkeit noch Färbung vorgefunden. Die Trommelfelle waren beiderseits intact.

Fassen wir nun die gewonnenen Resultate zusammen, so haben wir in übereinstimmender Weise am Schema und an der Leiche gesehen,

---

*) In einem Falle hatte der Versuch durch eine Ruptur am Trommelfelle seine Giltigkeit eingebüsst. Nachdem ich mehrere Luftstösse mit einem in der Praxis gangbaren Ballon angewendet, merkte ich plötzlich nach einer kräftigen Entleerung desselben einen verminderten Widerstand und da gleichzeitig Flüssigkeit aus dem inneren Gehörgange hervordrang, vermuthete ich, dass das Trommelfell geplatzt sei. Bei der Section zeigte sich auch wirklich an dem hintern, obern Segment ein frischer Riss mit zackigen Rändern an einem sonst normalen Trommelfelle.

1. dass Dämpfe und Flüssigkeiten ohne besondere Schwierigkeit bei unverletztem Trommelfelle durch die Tuba in die Paukenhöhle und Zellen des Warzenfortsatzes eindringen.

Als Erklärungsmomente hiefür lernte ich am Schema durch meine Versuche die Excursion des Trommelfelles und die Compressibilität der Luft kennen, da die Paukenhöhle, wie das einschlägige Experiment gezeigt hat, ein Eindringen der Flüssigkeit selbst unter möglichst luftdichtem Verschluss der Tuba gestattet; zu welchen Momenten an dem natürlichen Gehörorgane noch die Nachgiebigkeit der lateralen Tubawand und die Communication der Zellen des Warzenfortsatzes mit denen der Schuppe, also das leichtere Ausweichen der comprimirten Luft in die grösseren Raum als das Eindringen der Flüssigkeit und Dämpfe fördernd hinzutritt, wie auch schon *Gruber* richtig hervorhebt.

2. Fand ich, dass man durch die in der Praxis übliche Anwendungsweise der Luftdouche wohl den Schleim aus dem Anfangstheil der Tuba herausbefördern könne; dass man aber durch diese Methode

3. nicht im Stande sei, die in der Paukenhöhle befindlichen Flüssigkeiten weder am Schema noch an der Leiche herauszublasen.

Nun ist aber die Luftdouche bekanntlich ein von den Ohrenärzten sehr häufig angewendetes, äusserst geschätztes Mittel, und unter den verschiedenen Zwecken, auf welche die therapeutische Anwendung derselben gerichtet ist, bildet gerade das Herausblasen von in der Trommelhöhle befindlichen Exsudaten einen der am häufigsten angestrebten, indem der herrschenden Ansicht zufolge die Exsudate durch die Luftdouche theils nach den Zellen des Warzenfortsatzes hinein, theils per tubam nach aussen geblasen werden sollen.

Ich gebe zu, dass es in manchen Fällen, besonders bei zweckmässiger Lage des Patienten möglich sei, das Exsudat in die Zellen zu bringen, habe aber vollen Grund, die Möglichkeit, dasselbe per tubam herauszublasen, durch die dabin einschlägigen Experimente zu bezweifeln. Da nun aber die Angaben fast aller auch der gewissenhaftesten Otiatriker darin übereinstimmen, dass die Anwendung der Luftdouche auf das Verschwinden vorhandener und durch das Trommelfell sichtbarer Exsudate wenigstens unter gewissen, hier nicht näher zu erörternden Umständen von sichtbarem Einflusse ist, und ich nach meinen eigenen Erfahrungen dies nur bestätigen kann, so will ich durchaus nicht leugnen, dass die Luftdouche auf das Verschwinden von Exsudaten in der Trommelhöhle überhaupt einen Einfluss habe. Es frägt sich nur, worin derselbe besteht. Ich glaube hier auf eine diesbezügliche, für die Praxis wichtige Thatsache hinweisen zu müssen, welche *Dr. Kessel* bei seinen Untersuchungen über den Bau der Lymphgefässe des Trommelfelles und der Schleimhaut der Trommelhöhle gefunden und die mit der eben aufgeworfenen Frage nach der Wirkungsweise der Luftdouche in inniger Beziehung steht.

Er fand nämlich, dass die Membrana propria des Trommelfelles sowie das Periost der Paukenhöhle mit der sie überkleidenden Schleimhaut stellenweise Höhlensysteme bilden, in welchen die kugelig oder sackartig erweiterten Lymphgefässe vorzugsweise ihre Ausbreitung finden, und dass die letzteren in offener Communication mit der Trommelhöhle selbst stehen*). Es ist begreiflich, dass jeder vorübergehende Druck, der auf die Schleimhautfläche wirkt, die sehr dünnen und elastischen Lamellen derselben an die resistenten Theile wie Membrana propria und das Periost andrückt, wodurch die Wände der Höhlensysteme sowohl als auch diejenigen der zwischen ihnen befindlichen Lymphgefässe einander genähert und der Inhalt nach dem locus minoris resistentiae d. i. nach der Richtung des natürlichen Lymphstromes vorgeschoben wird. Sinkt nun bei dem Nachlasse des ausgeübten Druckes die Schleimhaut in ihre Ruhelage zurück, so wird das Höhlensystem und das Lumen der Lymphgefässe wieder hergestellt, eine rückgängige Bewegung des vorwärts geschobenen Lymphgefässinhaltes durch die Klappenvorrichtungen nicht gestattet, wohl aber eine saugende Wirkung auf den Trommelhöhleninhalt ausgeübt.

Demnach dürfte durch die Spannungsänderungen, wie sie bei der Luftdouche hervorgebracht werden, ein wirksames Moment gegeben sein, um den bei entzündlichen Vorgängen stockenden Inhalt der Lymphgefässe in den normalen Lymphstrom vorzuschieben, eventuell eine saugende Wirkung auf etwa vorhandene Exsudate auszuüben — ein Verhalten, das uns in ungezwungener Weise das Verschwinden von Exsudaten aus der Trommelhöhle erklärt. Die Möglichkeit, dass ein Theil des Inhaltes in die Zellen des Warzenfortsatzes hineingepresst wird, kann dieser Anschauung durchaus keinen Eintrag thun, indem dort dieselben Factoren wirksam sind wie in der Trommelhöhle und die Vertheilung der Masse auf eine grössere resorbirende Fläche ceteris paribus nur als erwünscht betrachtet werden muss.

Die beschriebenen Versuche wurden im *Stricker*'schen Laboratorium unter Leitung des Hrn. Dr. *Kessel* ausgeführt und fühle ich mich verpflichtet, demselben hiefür meinen Dank auszusprechen.

Wien, 24. April 1870.

*) Centralblatt 1869 Nr. 23, 24 u. 57.

Zwei Fälle von Reflexepilepsie bei Erkrankung des Ohres.

Von

Dr. Köppe und Dr. Schwartze.

I. Fall.

Ererbte Prädisposition zu Krampfkrankheiten. Caries des Felsenbeins. Heilung der Epilepsie durch Anbohrung des Warzenfortsatzes.

Mitgetheilt durch Prof. Dr. Schwartze.

Adolf Volmar, 21 Jahre alt, Lehrer in Stotternheim bei Erfurt, wurde mir am 2. August 1869 auf Veranlassung des Herrn Kreisphysikus Dr. *Heydloff* in Erfurt zugeführt.

Der Vater ist gesund. Die Mutter leidet von Kindheit an Otorrhoe und soll öfters über heftige Ohrenschmerzen klagen; bis vor 6—7 Jahren litt sie an krampfhaften Zufällen, deren Natur nicht mit Sicherheit festzustellen ist. Ein jüngerer Bruder (jetzt 13 Jahre alt) soll ebenfalls „Geschwüre" im Ohre gehabt haben. Adolf V.'s Ohrkrankheit datirt — als Folge des Scharlachs — aus dem dritten Lebensjahre. Seit dieser Zeit litt er an linkseitiger Otorrhoe, die bis zum 15. Jahre fortdauerte. Dieselbe soll nicht immer gleich copiös gewesen sein, sondern sich von Zeit zu Zeit, jedesmal nach einem Anfall heftiger Ohrenschmerzen sehr verstärkt haben. Diese Schmerzanfälle wiederholten sich ungefähr in monatlichen Zwischenräumen. Zur Herbstzeit, überhaupt bei feuchter Witterung war die Otorrhoe andauernd reichlicher. Vom 15. Lebensjahr, wo die Otorrhoe sistirte, bis zum 17. fühlte sich V. wohl und ganz kräftig, abgesehen von hin und wieder auftretenden, geringfügigen Schmerzen im Ohre. Im Januar 1865 (Ende Januar) nach Anstreng-

ang beim Turnen abermals heftigere Schmerzen im Ohre mit zeitweisem Schwindel. Besonders die Warzenfortsatzgegend wurde äusserst
schmerzhaft, namentlich bei Druck. Gleichzeitig stellten sich krampf-
hafte Zufälle mit Bewusstlosigkeit ein, die der P. in folgenden
Worten beschreibt: „Schon einige Stunden vorher, ehe der Anfall
eintrat, merkte ich seine Ankunft. Ich wurde unruhig und es befiel
mich eine Art Beklemmung und Angst, nach welcher sich ein kalter
Schweiss am ganzen Körper einstellte; dann bekam ich Kopfschmerzen, die an Heftigkeit immer mehr zunahmen und sich nach und nach
auf die Stelle hinter dem linken Ohre beschränkten, wo ich ein heftiges Klopfen mit ruckweisen schmerzhaften Stichen empfand. Mein
Blick wurde starr, wie mir meine Angehörigen erzählten und es
schwindelte mir. Mit dem Eintreten eines krampfhaften Zusammen-
ziehens der vorderen Ohrgegend (Facialis) verlor ich in der Regel
meine Besinnung. — Ehe ich allmälig nach den Krämpfen wieder zu
mir kam, war ich nicht recht im Stande, meine Augenlider zu bewegen; Ich wusste nicht, wo ich mich befand und die Gegenstände im
Zimmer gingen mit mir herum, bis ich nach und nach wieder meiner
mächtig wurde. Mein Körper war dann auf einige Stunden wie ge-
lähmt, und ich hatte gewöhnlich sehr kalte Hände und Füsse". Solche
Anfälle wiederholten sich im Jahre 1865 in der Regel in Zwischenräumen
von 8 Tagen und dauerten ungefähr 15 Minuten. Bei einer nicht näher
bekannten internen Medication und Einreibung von Pockensalbe auf
den Kopf hörten nach Verlauf von 4 Monaten die geschilderten Anfälle auf, so dass V. Ende October den Schulbesuch wieder beginnen
konnte. Im Sommer 1866 kehrten die Anfälle wieder mit genau
denselben Symptomen wie früher, hielten jedesmal eine gute Viertelstunde lang an und verschwanden nach 2—3 Monaten. Auch das
Jahr 1867 brachte dieselben Zufälle. Soolbäder verschlimmerten sie
und verschlechterten das Allgemeinbefinden. Die Eisenquelle in Lie-
benstein bekam besser und kräftigte den P. sichtlich. Trotzdem kehrten auch 68 und 69 die Anfälle wieder, und zwar in dem letzten
Jahre viel häufiger wie früher. Während in den früheren Jahren in
dem Zeitraum von 8 Tagen nur ein Anfall kam, höchstens und das
sehr selten zwei, traten sie jetzt fast jeden Tag auf und hielten
dann eine bis mehrere Stunden lang an. Dazu kam in den letzten 3 Wochen andauerndes Erbrechen jeder Speise, jeder Arznei.
Wenige Tage vor der Ankunft in Halle hatte der P. (am 31. Juli)
die Anfälle früh von 7—9 Uhr, Nachmittags von 3—4½ Uhr und
Abends von 7—10 Uhr gehabt.

Die Untersuchung des P. am 2. August ergab folgenden Status praesens: Abgemagert, blass-gelbliche Gesichtsfarbe mit dem Ausdruck tiefen Leidens. Leichte Parese des linken Facialis. Klage über Kopfschmerz. An der linken Lungenspitze geringe Dämpfung, ohne bronchiales Athmen. Herztöne rein. Puls voll und sehr verlangsamt (zwischen 40 und 50). Die linke Warzenfortsatzgegend ist etwas aufgetrieben und schwach geröthet. Besonders an seiner Wurzel und an einer umschriebenen Stelle gegen das Occiput zu ist der Fortsatz bei Druck und leiser Percussion so empfindlich, dass der P. unter dem Ausdruck des heftigsten Schmerzes zusammensinkt. Der Gehörgang ist nicht geschwollen, enthält etwas krümligen, stinkenden Eiter; das Trommelfell perforirt. Durch dasselbe treten Granulationen aus der Tiefe hervor. Die Tuba Eust. unwegsam.

Nach der Anamnese war zweifellos, dass der V. bei hereditärer Disposition zu Krämpfen und Ohraffectionen an epileptiformen Anfällen mit vorangehender Praecordienangst und deutlich ausgesprochener sensibler Aura im Ohre litt.

Mit Rücksicht auf die grosse Schmerzhaftigkeit des aufgetriebenen Warzenfortsatzes bei leisem Druck hielt ich die Annahme einer Reflexepilepsie, bedingt durch den peripheren pathologischen Reiz im linken Ohr, für gerechtfertigt, und proponirte die Anbohrung des Warzenfortsatzes. Durch die dadurch geschaffene Möglichkeit, den im Mittelohre zurückgehaltenen, eingedickten Eiter zu entleeren, versprach ich mir eine Verminderung resp. Beseitigung jenes peripheren Reizes und dadurch einen Nachlass der in den letzten Tagen mit Erschöpfung drohender Häufigkeit eingetretenen epileptiformen Zufälle. Ganz analoge Fälle aus der Literatur waren mir freilich nicht bekannt, doch erinnerte ich mich der von *Fabricius* (Tröltsch, Lehrbuch p. 399) und *Wilde* (Uebers. p. 377) erzählten Fälle, wo durch die Anwesenheit eines fremden Körpers im Gehörgange Taubheit und Epilepsie entstand und mit deren Entfernung geheilt wurde. Ausserdem stand mir aus eigener Erfahrung die bei dem grossen Reichthum des Ohres an sensibeln Fasern vom trigeminus und vagus nicht überraschende Erscheinung zur Seite, dass bei disponirten Individuen mitunter die Einführung des Ohrtrichters, die Berührung des Gehörganges mit einer Sonde, Injection von Wasser in den Gehörgang, die Einführung des künstlichen Trommelfelles genügt, um epileptiforme Anfälle auszulösen und zwar sogar bei Individuen, die nicht habituell an Epilepsie leiden. Für die Annahme einer centralen Ursache der epileptiformen Anfälle lag kein zwingender Grund vor; nichts sprach für eine directe Betheiligung des Gehirns an dem entzündlichen Processe im Ohre. Das in den letzten Wochen häufige Erbrechen kann bei der Häufigkeit der epileptischen Anfälle nichts Auffallendes haben; der Kopfschmerz ist constant bei jeder Ostitis des Felsenbeins; die Pulsverlangsamung behauptet der P. schon seit längerer Zeit an sich beobachtet zu haben.

Aber auch für den Fall, dass wirklich bereits eine secundäre Erkrankung des Gehirns oder seiner Häute vorlag, so war der proponirte operative Eingriff dasjenige Mittel, durch welches das Fortschreiten dieser Erkrankung möglicher Weise noch zu verhindern war.

Die Anbohrung des Warzenfortsatzes machte ich am 2. August 69 unter gütiger Assistenz des Collegen *Hertzberg*. Als bei anscheinend genügender Narcose kaum der Hautschnitt gemacht war, trat ein äusserst heftiger epileptischer Anfall ein, der mindestens 15—20 Minuten anhielt und die Vollendung der Operation sehr störend verzögerte. Gerade dieser Umstand, dass der schmerzhafte Reiz des Einschnittes diesen heftigen Anfall auslöste und zwar trotz der Aufhebung des Bewusstseins in der Chloroformnarcose, war wichtig für die Bestätigung der Diagnose. Nach hinreichender Ablösung des verdickten Periostes wurde der *Mitteldorpf'*sche Bohrer am Wurzeltheil des Proc. mastoideus parallel mit der Richtung des äusseren Gehörganges angesetzt und die sehr feste und dicke Knochenrinde durchbohrt. Der enge Bohrkanal wurde mit einem schneidenden Handbohrer erweitert, den ich schon seit Jahren zu diesem Zwecke benutze und als ganz zweckentsprechend erprobt habe. Es entleerte sich kein Tropfen Eiter aus der Knochenöffnung. Auch auf die zweite bei Druck sehr schmerzhafte umschriebene Stelle gegen das Occiput zu wurde eine tiefe, das auch hier schwielig verdickte Periost trennende Incision gemacht. Unmittelbar nach der Operation Morphium subcutan, einfacher Charpieverband, kalte Ueberschläge. Die folgende Nacht schlief der P. gut. Der Verband wurde täglich erneuert und besondere Sorgfalt darauf verwandt, jedesmal in die Knochenöffnung eine Charpiewicke möglichst tief einzuführen. Als die kalten Ueberschläge lästig wurden, wurden sie durch Cataplasmata ersetzt. Schon die nächsten Tage nach der Operation fühlte sich der P. sehr erleichtert, insbesondere war der Kopfschmerz fast ganz verschwunden. Ein Krampfanfall in der früheren Heftigkeit trat nach der Operation nicht wieder ein.

Am 18. August versicherte der Pat. ausdrücklich, dass er sich die ganze Zeit im Kopfe so leicht fühle, wie dies seit Jahren n'

mehr der Fall gewesen sei. Vom 15. ab stellten sich profuse Nachtschweisse ein, gegen die Dec. Chinae regine, später Chinin mit Elaeos.
Salviae in Anwendung kamen. Erst am 22. August drang das täglich
in die Knochenöffnung mittelst eines Irrigators bei mässigem Druck
eingeleitete Wasser in den Schlund und Nase, und zwar unter ziemlich heftigem Schwindelgefühl.. Der sofort dem Kr. auffällige, höchst
widerwärtige Geschmack nach faulen Eiern, der stundenlang anhielt,
bewies, dass sich jetzt erst der Wasserstrom einen Weg durch die
zersetzten eingedickten Eitermassen in dem Mittelohr gebahnt, und
von denselben etwas durch die Tuba E. in den Schlund gespült hatte.
Von jetzt ab drang das Wasser, dem ein schwacher Zusatz von Koch-
salz gegeben wurde, täglich, schon bei geringem Druck ohne Hinderniss in Schlund und Nase und zwar jedesmal im Anfang mit dem
erwähnten Schwindelgefühl. Der höchst widerwärtige Geschmack der
durchdringenden Flüssigkeit wurde allmälig geringer und verlor sich
schliesslich fast ganz.

Ende August reiste Pat. in seine Heimath mit der Weisung, die
Knochenöffnung durch tägliches Einschieben der Charpiewicke zu erhalten und von derselben aus mit dem Irrigator das Ohr täglich zu
durchspülen.

Am 4. Oktober stellte er sich wieder vor. Sein Allgemeinbefinden war sichtlich besser. Sein Gewicht hatte inzwischen um 17
Pfund (von 97 auf 114 Pfd.) zugenommen. Kopfschmerz und Schwindel waren nicht wiedergekehrt. Puls 80. Ein einziges Mal war
ein schwacher Anfall von Krämpfen eingetreten, dem Erbrechen
voranging.

Ord. Fortlassen der Charpiewicke aus der Knochenöffnung; Dec.
Chinae.

Am 11. Nov. war die Operationswunde vernarbt. Kopfschmerz
und Krampfanfälle sind nicht wiedergekehrt. Das Spritzwasser entleert aus dem Gehörgang krümlichen Eiter, und dringt jetzt durch
die Tuba in den Schlund, was vor der Operation nicht der Fall war.
Zuweilen hat der P. zu Hause die Empfindung gehabt, als wenn sich
das Tubenlumen verstopfe, vielleicht durch eingedickten Eiter, und
bekam er dann ein Gefühl von Schwindel und Druck im Kopfe, das
sofort nachliess, wenn es ihm gelang, das Wasser vom Ohre aus in
den Schlund durchzubringen. Wegen seiner linken Lunge, in der er
öfters stechende Empfindungen hat, kann er langes Sprechen und
schnelles Laufen nicht vertragen.

Trotz der consequent fortgebrauchten Chinarinde sind in den letzten Nächten wieder profuse Schweisse dagewesen. Puls 65—70. Die vor der Operation beim Anlegen kaum gehörte Uhr wird 2" entfernt gehört. —

Ord. Chinin mit Elaeos. Salviae.

26. Februar 1870. Nach brieflicher Nachricht des P. hat seit Ende November jede Spur von Krampfanfällen aufgehört, nachdem sich bis dahin noch mehrmals leichte Anfälle von Ohnmachten von einigen Secunden Dauer bemerklich gemacht hatten.

Sein Allgemeinbefinden hat sich erheblich gekräftigt. Das Körpergewicht beträgt jetzt 121 Pfund, demnach 7 Pfd. mehr als im October 1869. Die Nachtschweisse haben seit Ende December ganz aufgehört; von Seite der Brust fühlt P. nicht die geringste Beschwerde. Auch im Ohre und Kopf ist kein Schmerz wieder aufgetreten. Beim Ausspritzen des Ohres dringt jedesmal das Spritzwasser noch durch die Tuba E. in den Schlund.

Der günstige Erfolg der Operation in Bezug auf Sistirung der epileptiformen Krämpfe berechtigt zur Annahme einer Reflexepilepsie, bedingt durch den pathologischen sensibeln Reiz im Ohr. Gegen die Annahme einer centralen Ursache der Epilepsie, d. h. die Annahme irgend welcher pathologischer Veränderungen im Gehirn selbst in Folge der Caries des Felsenbeins, wie sie für ähnliche Fälle Dr. *Jackson*[*]) (British med. Journal, June 26, 1869 p. 591) zu supponiren geneigt ist, spricht schon der Umstand, dass die heftigen Anfälle unmittelbar nach der Operation wie abgeschnitten aufhörten.

II. Fall.

Idiotie. Chronische Eiterung der Paukenhöhle mit Perforation der Trommelfelle und Granulationen. Heilung der Epilepsie durch Combination localer und allgemeiner Behandlung.

Mitgetheilt durch Dr. Köppe, Director der Prov.-Irrenheilanstalt bei Halle a/S.

Fritz Kühne, jetzt 15 Jahre alt, überstand im Anfange seines 2. Lebensjahres eine schwere Scarlatina mit heftigen Gehirnerscheinungen. Es blieb darnach eine doppelseitige profuse stinkende Otorrhoe

[*]) Vergl. das Referat in der Rundschau.

zurück. Sie hatte 8 Jahre bestanden, als Prof. *Schwartze's* Hülfe nachgesucht wurde. Die Schwerhörigkeit war so bedeutend gewesen, dass der Knabe 1½ Jahre hindurch wie ein Taubstummer unterrichtet war, um sprechen zu lernen. Seine Sprache war schnarrend und unverständlich. *Schwartze* fand, dass die Uhr von den beiden Warzenfortsätzen aus, nicht aber beim Andrücken an die Ohrmuscheln gehört wurde. In der Tiefe beider Gehörgänge waren multiple polypöse Granulationen, die das Trommelfell zum grössten Theile verdeckten. Bei der Luftdouche war kein Perforationsgeräusch hörbar, auch trat darnach keine Besserung des Gehörs hervor. Herr Dr. *Boeck* in Magdeburg nahm sich des Patienten auf *Schwartze's* Veranlassung an und beseitigte durch Aetzen mit Lapis in Snbst. innerhalb 7 Monaten die Granulationen vollständig. Dadurch trat eine sehr erhebliche Verminderung der Otorrhoe ein bei gleichzeitig zweifelloser Besserung des Hörvermögens; die undeutliche Sprache hatte sich nicht gebessert. Gegen die restirende Eiterung war von Dr. *Boeck* vergeblich mit verschiedenen Adstringentien und Bepinselungen der perforirten Trommelfelle mit 10granigen Lapislösung angekämpft worden. *Schw.* benützte deshalb von Ende April 1868 an wöchentlich 2 mal die kaustische Methode (1,8 ad 30,0) mit sofortiger Neutralisation. Dadurch war Ende Juni auf der rechten Seite jede Spur von Eiterung in der Tiefe beseitigt; ein grosser Defect im Trommelfell bestand fort.

Schw. liess eine Pause von 3 Wochen in der örtlichen Behandlung eintreten und versuchte dann das Einstäuben von Alaunpulver gegen die hartnäckig fortdauernde linksseitige Otorrhoe. Als dies nur einige Male einen Tag um den andern geschehen war, hörte (Ende Juli 66) auch hier die Eiterung vollständig und zunächst für eine längere Dauer auf. Der Knabe war inzwischen in Halle zu einem bewährten Taubstummenlehrer, Herrn *Wirth*, in Pension gegeben worden. Trotz fortschreitender Verbesserung des Gehörs (Pat. sprach schon am 23. Mai 1866 mittellaute Worte bei 20' abgewandt, am 11. November 66 sogar Flüstersprache in derselben Entfernung nach) und sorgfältigen Unterrichts blieb die intellectuelle Ausbildung bedeutend zurück. Die Sprache war deutlich geworden.

Soweit die Notizen *Schwartze's*. —

Anfang Februar 1868 wurden epileptische Anfälle des Knaben beobachtet, die Anfangs während der Nacht, später am Tage, in unregelmässigen Intervallen, schliesslich täglich 2 bis 3 mal wiederkehrten. Eine Aura konnte nicht constatirt werden. Bald zeigten sich Störungen des psychischen Verhaltens; es traten Anfälle zweck- und zusammenhangloser Agilität bis „zornwüthiger Erregung" ein; Gesichts- und Gehörstäuschungen konnten vermuthet werden. Die psychischen Leistungen blieben höchstens die eines 6jährigen Knaben; Pat. spielte am liebsten mit kleinen Kindern. Irgend eine körperliche Verbildung, namentlich eine auffallende Schädelverbildung fand ich bei dem Kranken nicht. Dagegen fiel eine beträchtliche Pharyngitis und Rhinitis (mit geringer Ozäna) auf, sowie eine beiderseitige Otorrhoe, die erst seit kurzem wieder bemerkt war, nachdem sie seit 1866 vollständig geschwunden.

Der Gebrauch von Extr. Belladonnae, die Unterhaltung eines Haarseiles im Nacken, die lokale Behandlung der kranken Nasen-Rachenschleimhaut durch Applikation der Weber'schen Nasendouche (Zinc. sulf.) und Gargarismen, die Behandlung der wieder gewachsenen Granulationen in den Ohren mittelst Aetzungen früherer Art, die Sistirung des Unterrichts liessen Anfangs die epileptischen Anfälle seltener werden, nach einigen Monaten aber — und mit ihnen die Erregungszustände — ganz zurücktreten. Bisher (fast zwei Jahre) sind sie nicht wiedergekehrt.

Die Indicationen für die oben erwähnte Behandlung ergaben sich mir aus folgender Auffassung des Falles.

Bei dem Mangel ererbter Prädisposition resp. angeborner Krankheit K.'s darf die im frühesten Kindesalter die Scarlatina begleitende Hirnerkrankung mit ihren Residuen als die Ursache der gehemmten psychischen Entwicklung betrachtet werden. Die Schwerhörigkeit als wesentlichstes Moment dabei — wie sie etwa Taubstumme zurückhält — anzunehmen, verbietet allein schon das klinische Experiment: als Pat. beinahe normal hören kann und hinreichend lange unterrichtet wird, kommt er ebensowenig über einen gewissen Grad von Intelligenz hinaus, wie vorher. K. repräsentirt einen leichteren Fall von Idiotismus. Die Complikation des Idiotismus mit Epilepsie ist nicht selten; oft ist die Epilepsie ein Symptom derselben Hirnkrankheit, die dem Idiotismus zu Grunde liegt.

Dies Verhältniss pure hier anzunehmen, geht schwer an, da die Epilepsie erst 10 Jahre später hinzutrat und ein etwaiges Fortschreiten der anatomischen Hirnerkrankung (ebenso wie ein jetzt erst hergestellter directer anatomischer Zusammenhang zwischen ihr und der Ohrenkrankheit) auszuschliessen ist. Dass die functionelle Störung intensiver wird, muss auf accidentielle Schädlichkeiten bezogen werden. Das Idiotenhirn, wenn auch die ursprüngliche Gehirnerkrankung abgelaufen ist, bleibt immerhin leicht vulnerabel. Dass ein disponirtes Centralorgan auch von Läsionen des Ohrs aus leicht die schwersten ner-

und psychischen Krankheitserscheinungen reflectirt, weiss ich aus nicht
ganz seltenen eigenen Erfahrungen, wie ich sie in einer früheren Arbeit mitgetheilt und nachher wiederholt gemacht habe; es beweist es
u. A. auch der soeben von *Schwartze* beschriebene Fall Volmar. Das Ohrleiden an und für sich kann aber hier die Epilepsie mit ihren psychischen Erregungszuständen nicht reflectirt haben; denn ersteres dauerte
genau ebenso lange als das Gehirn krank gewesen und es waren doch
die gen. Anfälle trotz der Intensität der Ohrenkrankheit circa 10 Jahre
nicht beobachtet. Nun lässt sich aber eine Vermehrung der Vulnerabilität des Gehirns annehmen, welches dann bei Recidivirung des
Ohrenleidens resp. Ausbreitung auf Nasen- und Rachenschleimhaut sehr
leicht die Reflexkrämpfe auslöst. Nachdem nämlich die Hörfähigkeit
ad maximum gebessert ist, wird der Knabe allein schon durch die Er-
schliessung des Sinnes einer unverhältnissmässig grossen Summe neuer
Eindrücke exponirt und dadurch irritirt; vor Allem werden die psychischen Functionen in bisher ganz ungewohnter Art durch den nun
etwas forcirten Unterricht, die Disciplin etc angeregt. Jetzt tritt die
recidivirende Affection der Ohren-, Rachen- und Nasenschleimhaut in
bisher nicht dagewesener Extensität (vielleicht auch Intensität) hinzu:
es kommen die ersten epileptischen Anfälle. Bei der Fortdauer resp.
cumulirenden Wirkung dieser sie erzeugenden accidentiellen Schädlichkeiten wiederholen sie sich häufiger, combiniren sich auch mit den
heftigeren psychischen Erscheinungen, die charakteristisch epileptoid
sind.

Aufgabe der Therapie war also, die Vulnerabilität, Reflexerreg-
barkeit des Centralorgans mindestens zum früheren Maasse herabzu-
setzen und die peripheren Reize, die erfahrungsgemäss bei disponirtem
Centralorgan epileptische Krämpfe reflectiren können, wegzuschaffen.

Beiden Indicationen wurde durch die obengenannten Verordnun-
gen entsprochen; der Gebrauch der Belladonna und des Haaröls als
medicamentöser, die Beschränkung der bisher zu lebhaften psychischen
Gymnastik als diätetisches Mittel sollten dem ersten Theile der Aufgabe, die lokale Behandlung der kranken Schleimhäute dem zweiten
Theile dienen. Der prompte günstige Erfolg sprach für ihre Be-
rechtigung.

Im Januar 1870 trat wieder rechts Otorrhoe ein; es hatten sich
nahe dem Trommelfell neue Granulationen gebildet, die aber, diesmal
wiederholt mit Chromsäure betupft, in verhältnissmässig kurzer Zeit
heilten. Das linke Ohr war gesund geblieben; es hatte sich der
früher constatirte Defect im Trommelfell durch eine Narbe geschlossen. Dass bei diesem letzten Recidiv keine erneuten epileptischen An-

fälle eintraten, dürfte fast als Probe zu dem Experiment gelten können: die Gehirnfunctionen waren in Ruhe gelassen, es war diesmal die Erregbarkeit des Organs nicht wieder relativ erhöht, die peripheren Reize hatten weder in zeitlicher noch räumlicher Ausdehnung in dem Grade wie 1868 wirken können; sie gingen nur von einem Ohre aus und wurden schleunigst beseitigt.

Bei der Gefahr, dass Krämpfe, einmal ausgelöst und wiederholt in dieselben Bahnen reflectirt, dann, je öfter sie kommen, um so leichter auch nach geringeren Reizen eintreten, wird durch *die Annahme der Wichtigkeit peripherer Schädlichkeiten auch bei eminenten Gehirnkrankheiten*, die an und für sich schon von Epilepsie begleitet werden können, vor Allem *das therapeutische Interesse* befriedigt.

Beiträge zur Pathologie und pathologischen Anatomie des Ohres.

Von

Prof. Schwartze.

I.

Otorrhoe von einjähriger Dauer. Polypöse Granulation. Operation. —
Tod durch Basilarmeningitis in Folge von Caries des Felsenbeins.

Wilhelm Schmohl, 34 Jahr alt, Maurer, bisher gesund und von kräftiger Constitution, litt seit etwa 1 Jahr an linksseitiger Otorrhoe ohne Schmerzen, die möglicher Weise durch einen Schlag auf den Kopf entstanden sein sollte. Als er die ersten Schmerzen im Ohr verspürte (Juli 1869), kam er in policlinische Behandlung. Nach Beseitigung der acut entzündlichen Erscheinungen entfernte ich eine etwa bohnengrosse polypöse Granulation mittelst der *Wilde'schen* Schlinge aus dem Gehörgange (Ende Juli) und ätzte den Wurzelrest mehrere Wochen lang mit Argentum nitricum. Die Otorrhoe verminderte sich, war aber nicht vollständig sistirt, als die Behandlung der Herbstferien wegen unterbrochen werden musste.

Gleich nach der Rückkehr von meiner Ferienreise kam S. am 2. October an mir mit der Klage über heftigen, linksseitigen Kopfschmerz, der bereits seit 8 Tagen derartig gewesen war, dass mehrere Nächte schlaflos ausser dem Bette zugebracht waren. Puls normal; Stuhlverstopfung seit 3 Tagen. Keine Gesichtslähmung; doch ist P. ausser Stande zu pfeifen.

Ord. Kalte Ueberschläge auf den Kopf. Calomel mit Jalapa.

Wegen Zunahme der Kopfschmerzen gegen Abend Eisblase auf den Kopf. Die folgende Nacht war abermals schlaflos.

3. Oct. Mittags. Vollständige Paralyse des linken Facialis. Zähneknirschen. Der linksseitige Kopfschmerz macht ruckweise Exacerbationen, bei denen der Kranke laut stöhnt und am ganzen Körper zittert. Dabei völlig klares Bewusstsein. Puls

sehr beschleunigt, fadenförmig. Wegen ungenügender Wirkung des gestrigen Purgans trotz 4 sehr starker Dosen desselben, zwei Klystiere. Eisblase. Morphium (¼ gran pro dosi).

3. Oct. Abends 9 Uhr. Der Kr. liegt in Schweiss gebadet, der auf einen heftigen Frostanfall gefolgt ist; übrigens momentan frei von Schmerz und bei ungestörtem Bewusstsein. Puls 80. Reichlicher Stuhlgang ist erfolgt. Abermals schlaflose Nacht.

4. Oct. Vormittags starker Frostanfall von 10 Min. Dauer, gefolgt von profusem Schweiss. 1maliges Erbrechen unmittelbar nach dem Einnehmen des Morphium. Klage über starken Durst. Stomatitis mercurialis. Der linkseitige Kopfschmerz ist mit Exacerbationen wiedergekehrt. Die Zunge weicht beim Hervorstrecken nach rechts ab. Die Pupillen stark contrahirt, gleich. Ord. eadem.

5. Oct. früh 9 Uhr. Nach einer schlechten Nacht am 5 Uhr früh der dritte Schüttelfrost, wiederum gefolgt von profusem Schweiss. Abermals 1maliges Erbrechen unmittelbar nach dem Einnehmen des Morphiumpulvers.

6. Oct. früh 9 Uhr. Der Kr. ist noch immer bei vollem Bewusstsein. Der bisher auf die ebikranke Seite beschränkte Kopfschmerz ist jetzt über den ganzen Kopf verbreitet. Starker Schweiss. Wiederholtes Erbrechen. Puls cephalisch, voll und verlangsamt (84). Respiration röchelnd und beschleunigt. Ord. Eisblase. Morphium subcutan.

7. Oct. früh 9 Uhr. Fortdauernd klares Bewusstsein. Wiederholtes Erbrechen. Incontinentia alvi. Tags zuvor ist der vierte Schüttelfrost von ½ Stunde Dauer erfolgt. Puls 82, Respiration ruhiger.

Ord. Eisblase. Chinin sulf. 0,3 Morph. acet. 0,01 3stündlich.

8. Oct. früh 9 Uhr. Auch heute noch bei Bewusstsein, aber träger in seinen Antworten. Kopfschmerz unverändert. Pupillen immer noch stark contrahirt und gleich. Schweiss. Kein Frostanfall, kein Erbrechen. Blasenlähmung macht die Entleerung des Urins mit dem Catheter nothwendig. Puls gegen 100, Respiration unregelmässig und beschleunigt.

Ord. eadem.

Nachmittags schlief der Kr. mehrere Stunden anscheinend ruhig und ganz fest. Die folgende Nacht war wieder schlechter.

9. Oct. Um 6 Uhr früh fing der Kr. an, zu deliriren. Um 9 Uhr war er trotzdem noch so weit bei Besinnung, dass er mir noch einzelne Fragen mit Ja und Nein beantwortete. Unter zunehmender Beschleunigung des Pulses und stöhnender Respiration starb er, in Schweiss gebadet, gegen 12 Uhr Mittags. —

Section, 11. Oct. 6 Uhr früh (mit Dr. Steudener).

Nach Abnahme des knöchernen Schädeldaches zeigt sich die Dura mater ziemlich straff über dem Gehirn liegend und sehr blutreich. Im Sinus longitudinalis superior ein frisches Gerinnsel. Nach Wegnahme der Dura mater erscheint die Gehirnoberfläche stark injicirt, die Gehirnwindungen ziemlich stark abgeplattet. Keine Trübung der Gehirnhäute. Zu beiden Seiten des sin. longitudinalis sup. die gewöhnlichen Pacchionischen Granulationen. Nach Herausnahme des Gehirns zeigt sich die Basis des Gehirns, namentlich links, ebenso Medulla oblongata, Pons bis zum Chiasma nerv. opt. eitrig belegt, die untere Fläche des kleinen Gehirns und des hintern untern Lappens des Grosshirns missfarbig. Ebenfalls missfarbig erscheint das Kleinhirn auf seiner oberen Seite und bedeckt mit einem mässigen Pseudoexsu-

die sich leicht abhören lässt; darunter die ziemlich intacte Pia mater. Den miss-
farbigen Stellen entsprechend zeigte sich die graue Substanz des Kleinhirns auf dem
Durchschnitt etwas verfärbt und scheinbar erweicht. Diese Veränderung dringt nicht
in die Tiefe ein. Die übrige Substanz des Kleinhirns ist normal. Die Seitenven-
trikel des Grosshirns zeigen sich sehr stark erweitert, erfüllt mit trüber,
Flüssigkeit ohne Eiter. Auf dem rechten thalamus opticus ist eine
Erhabenheit, wo die Gehirnsubstanz etwas erweicht zu sein scheint. Den verfärbten
Stellen am linken Hinterlappen des Grosshirns entsprechen ebenfalls verfärbte Stellen
der Hirnsubstanz. Die Dura mater auf der vorderen Fläche des linken Felsenbeins
zeigt sich ziemlich stark verdickt, blutreich und missfarbig; dieselbe ist durch Eiter
vom Knochen abgehoben, der jedoch nirgends rauh erscheint. Die Abhebung der
Dura reicht bis zum Meatus auditorius internus, in welchem sich Eiter befindet. Der
Stamm des Facialis und acusticus erscheint erweicht. Der Aditus Aquaeductus
vestibuli ist erweitert und blutreich. Die Canales semicircul. waren bräunlich
durchscheinend und, wie es schien, mit Blutgerinnseln erfüllt. Da eine Entfernung
des betreffenden Felsenbeins aus dem Schädel unmässig war, konnte über den
genauern anatomischen Zustand desselben nur Folgendes festgestellt werden: Im
Gehörgang war keine polypöse Wucherung. Das Trommelfell in der obern
Hälfte defect, in der unteren vorhanden und gelbweiss verdickt. Sulcus tympani
an der obern Peripherie cariös. Der Hammer noch vorhanden, in seiner Verbindung
mit dem Ambos. Die Paukenschleimhaut sehr bedeutend aufgewulstet und blutreich. Antrum mastoideum mit käsigem Eiter erfüllt. In der Pars petrosa sind
nach Hinwegmeisseln der vorderen Fläche der Pars petrosa ziemlich grosse cariöse
Zerstörungen sichtbar. Brust- und Bauchhöhle wurden nicht geöffnet.

II.

Otitis media purulenta mit Necrose der Gehörknöchelchen. Polypöse
Entartung des Trommelfelles. Miliartuberculosis.

Ernst Köhler, 6 Monate alt, sehr schwächlich und tuberculös, kam am
16. October 1868 in poliklinische Behandlung. Seit vier Wochen Otorrhoe beiderseits mit Perforation der Trommelfelle und Granulationen. Am 10. October entfernte
ich mit Wilde's Schlinge aus dem rechten Gehörgang eine polypöse Granulation,
die denselben vollständig ausfüllte. Am 20. October eine kleinere aus dem linken
Gehörgang. Am 23. October war rechts eine kleine Nachoperation nöthig, durch
die der Rest vollständig entfernt wurde. Ohne dass eine locale entzündliche Reaction nach der Operation bemerkbar wurde, erkrankte das Kind am 26. October
unter den Erscheinungen einer Meningitis (allgemeine Convulsionen, Gesichtskrampf,
Strabismus) und starb schon am folgenden Tage (27. Oct.) früh.

Unter solchen Verhältnissen lag die Vermuthung nahe, dass der Tod mit dem
operativen Eingriff in Zusammenhang zu bringen sei. Die Section am 27. Oct. Nachmittags 5 Uhr zeigte das Gegentheil.

Sectionsbefund.

Gehirn. Pia Mater stark ödematös.

Auf den Convexität, besonders links, an der Oberfläche zahlreiche kleine Tuberkel; einzelne grössere Knoten von fast Haselnussgrösse dringen von der Oberfläche in die Substanz des Gehirns ein. Im linken Kleinhirn ein grösserer Tuberkel, der in der Mitte zerfallen ist. An der Basis keine Tuberkel. In den Ventrikeln fast kein Serum. Gehirnsubstanz auffallend blass. Ueberzug der Dura mater auf dem Felsenbeinen gesund.

In den Lungen zahlreiche Miliartuberkel, an beiden Spitzen Cavernen. Auch in Milz und Leber zahlreiche Miliartuberkel. Die Bronchial- und Mesenterialdrüsen vergrössert und käsig.

Nur das rechte Felsenbein wurde zur genaueren Untersuchung der Leiche entnommen. Grosser Defekt des Trommelfells in der vorderen Hälfte; der noch vorhandene Rest ist polypös entartet und hat den Ursprung für den bei Lebzeiten entfernten Polypen abgegeben. Die Paukenhöhle ist voll Eiter, ihre Auskleidung dunkelroth und aufgelockert; am Boden eine grosse cariöse Stelle. Der Hammergriff ist am untern Ende zerstört durch Necrose. Der Amboss liegt, gelöst aus seinen Verbindungen mit Hammer und Steigbügel, frei im Eiter der Paukenhöhle; seine Gelenkfläche mit dem Hammer ist von grau-schwärzlichem Ansehen, sein kurzer Fortsatz fehlt. Auch der Steigbügel ist necrotisch, am Fusstritt defect.

Das Antrum mastoideum ist voll von käsigem Eiter. Die Tuba Eust. ist frei und participirt nicht an der Entzündung der Paukenhöhle. Die Schnecke enthält Eiter. Vorhof und halbzirkelf. Kanäle frei davon.

III.

Chronische Entzündung der Paukenhöhlen mit Bildung von bindegewebigen Adhaesionen und Pseudomembranen.

Gottfried Marnitz, 64 Jahre alt, Handarbeiter, starb an Hydrops univ. ohne Albuminurie im Stadtkrankenhaus (29. Juli 1869). Er war derartig schwerhörig, dass er nur verstand, was mit erhobener Stimme dicht am Ohre gesprochen wurde. Das rechte Ohr war unbedeutend besser wie das linke gewesen. Genaueres über die Anamnese des Ohrleidens unbekannt. Untersuchung des Ohres bei Lebzeiten fand nicht statt.

Sectionsbefund. Linksseitiges pleuritisches Exsudat. Verwachsener Herzbeutel. Im Gehirn starkes Oedem und viel Wasser in den Ventrikeln. Dura mater überall fest verwachsen.

Gehörorgane: R. Trommelfell gleichmässig weiss getrübt und verdickt. Vom Hammer nur Proc. brevis zu erkennen. Paukenschleimhaut stark verdickt, so dass die Contour der Gehörknöchelchen verschwindet, mit Eiter bedeckt. Die Sehne des m. tensor tympani von einer dicken, breiten Membran umhüllt, die den Einblick in die Pauke von oben verhindert. Vor dem Ost. tymp. tubae innerhalb der Pauke eine faltenartige Pseudomembran, die jedoch die Oeffnung nicht vollkommen verschliesst. Gelenke der Gehörknöchelchen beweglich. Tuba E. normal. Zellen des Warzenfortsatzes gross und zahlreich, ohne Eiter. Im innern Ohr keine mir auffällige Anomalie.

L. Trommelfell ausserordentlich stark geneigt, abgeflacht; Hammer nur undeutlich sichtbar. Die Labyrinthwand der Pauke scheint röthlich hindurch

Tuba E. normal. Die Schleimhaut der Pauke verdickt, aufgelockert, mit Eiter bedeckt. Der Steigbügel derartig in die aufgelockerte Schleimhaut eingehüllt und von Bindegewebe umgeben, dass sein Capitulum nur mit einiger Mühe aufzufinden ist. Trotz dieser vielfachen Adhäsionen seiner Schenkel ist er bei Druck mit der Sonde auf sein Capitulum noch etwas beweglich.

Im Innern Ohr keine andere Anomalie als mässige Pigmentirung der Schnecke.

IV.

Grosser Tuberkel der Dura mater auf dem Felsenbein am Por. acust. int.

Stener, 2 Jahr alt, aus tuberculöser Familie, wurde an Tuberculosis pulmonum mit rechtseitiger Otorrhoe im December 1866 längere Zeit policlinisch behandelt. Anschwellung der Umgebung des Ohres war nie vorhanden. 8 Wochen vor dem Tode rechtseitige Facialislähmung. In den letzten Lebenstagen soll auch das linke Ohr geeitert haben. Die Diagnose, die sich bei der Section nicht bestätigte, war gestellt auf tuberculöse Caries des Felsenbeins.

Das Kind starb am 7. Januar 1867.

Sectionsbefund. Gehirn sehr weich, fast zerfliessend. Hydrocephalus ext. und int. Auf der hintern Fläche des rechten Felsenbeins sitzt ein taubeneigrosser Tuberkel, der sich mit der Dura mater vom Knochen abziehen lässt. Facialis und Acusticus beim Eintritt in den Porus acust. int. durch diese Geschwulst comprimirt.

Das Felsenbein selbst zeigte nirgends Caries. Das Trommelfell war nicht perforirt; in der Paukenhöhle milchiger Eiter.

Das linke Felsenbein konnte nicht genauer untersucht werden.

V.

Seltene Missbildung des Gehörorganes mit Taubstummheit.

Auguste Fischer, 9 Jahr alt, Handarbeiterstochter, wurde am 1. April 1868 in die hiesige Privat-Taubstummenanstalt des Herrn Kletz aufgenommen. Sie schien vollkommen gehörlos, soll aber nach Aussage des Vaters hörend geboren und nach dem 4ten Lebensjahr durch Gehirnentzündung taub geworden sein (?). In der Familie ist keine erbliche Anlage für Ohrkrankheiten und Geisteskrankheiten. Ihr Vater ist nicht verwandt mit der Mutter; drei Geschwister sind vollsinnig.

Die geistigen Fähigkeiten des Kindes und die Leistungen desselben in der Anstalt — auch die im mechanischen Abschen und Sprechen — waren nur mittelmässig.

Das Kind starb an Scarlatina auf der medicinischen Klinik des Herrn Prof. Th. Weber am 31. October 1869, durch dessen Güte mir beide Felsenbeine zugestellt wurden.

R. Das normale Trommelfell zeigt eine geringe Injection des peripherischen Gefässkranzes, am stärksten hinten — oben. Die Paukenhöhlenschleimhaut ist aufgelockert und etwas verdickt, mit zähem Schleim bedeckt, der an reichlich-

an den beiden Labyrinthfenstern anklebt, Hammer-Amboßgelenk und Steigbügel sind gut beweglich. Das Ostium tymp. tubae ist durch einen sehr festen, eingetrockneten Schleimpfropf verschlossen. Uebrigens das ganze Mittelohr in jeder Beziehung wohl ausgebildet; das einzig Ungewöhnliche — ein auffallend weiter Zugang zum runden Fenster.

Der Warzenfortsatz entwickelt und zellig. Der Stamm des Acusticus ist bei seinem Eintritt in Porus acust. int. von gesundem Ansehen und theilt sich wie immer in seine beiden Aeste. Bei sorgfältiger Präparation dieser Aeste in dem sehr festen Knochen stellt sich aber heraus, dass die Endapparate des Nerven vollständig fehlen. Es fehlen die Schnecke (auch die knöcherne) und der Vorhof mit seinem häutigen Inhalt. Auch von den halbzirkelförmigen Kanälen war nichts aufzufinden.

Statt des fehlenden normalen Nervenendapparates war eine ziemlich harte, scheinbar faserige Gewebemasse im Knochen eingehüllet, auf die ich schon allein, als ich den Stamm des Acusticus bis zu seiner Theilung verfolgte und die zum Theil an der Fussplatte des Steigbügels adhärirte. „Diese Gewebemasse besteht aus schmalen, nach den verschiedensten Richtungen sich kreuzenden Nervenfasern, von genau demselben Ansehen wie die Fasern des zurücketenden Nervenstammes. Dazwischen eine geringe Menge lockeren Bindegewebes. Sonach möchte dieselbe in Bezug auf ihre Structur am meisten zu vergleichen sein den sogenannten Amputationsneuromen. (Dr. *Steudner*).“

L. Ohrmuschel, Gehörgang und Trommelfell völlig normal wie rechts. Im knöchernen Theil der Tuba und im Ostium tympanicum derselben ein sehr ähner Schleimpfropf. Dieselbe glasige, zähe Schleimmasse erfüllt die Paukenhöhle. Der Warzenfortsatz auch auf dieser Seite trotz des kindlichen Alters bereits gut entwickelt mit vielen kleinen Knochenzellen, was ich deshalb besonders erwähne, weil man die rudimentäre Entwicklung desselben als Anzeichen innerer Missbildung betrachten wollte.

Der Muskelbauch des tensor tympani ist auffallend schmal und klein, trotzdem zeigen sich mikroskopisch viele Muskelfasern noch mit sehr scharfer Querstreifung, andere freilich hochgradig fettig entartet mit Verlust der Querstreifung.

Das Hammer-Amboßgelenk ist beweglich, ebenso der Steigbügel. Fenestra rotunda nicht aufgefunden. Vorhof, Schnecke und halbzirkelförmige Kanäle fehlen. An ihrer Stelle eine solide Knochenmasse. Meatus auditorius internus endet blind und lässt in seinem Grunde keine Oeffnungen zum Durchtritt der Gehörnervenzweige erkennen. Der Facialis nimmt den gewöhnlichen Verlauf in seinem Knochenkanal. Der Stamm des Acusticus, hier nur halb so stark wie der Facialis, theilt sich nicht wie auf der andern Seite in seine beiden Hauptäste und endet ohne die neuromartige Anschwellung der andern Seite.

Das Fehlen des inneren Ohres bei normaler Entwicklung des äusseren und mittleren Ohres wird erklärlich, wenn wir uns an die gesonderte Entwicklung beider Theile erinnern. Während das Labyrinth aus der Labyrinthblase in der Gegend des Hinterhirns entsteht, entwickeln sich das mittlere Ohr und der äussere Gehörgang aus der ersten Kiemenspalte, die Gehörknöchelchen aus dem ersten und zweiten Kiemenbogen. Der das Gehirn und die Labyrinthblase verbindende Hörnerv entwickelt sich selbstständig. Die Labyrinthfenster stehen genetisch in keinem innern Zusammenhange mit der Bildung der Schnecke und des Vorhofes.

Der verstorbene Prof. *Colberg* zeigte mir 1867 den Schädel eines neugeborenen Kindes mit praematurer Synostose der Schädelnähte, wo ebenfalls die halbsirkelförmigen Kanäle vollständig fehlten und bei der hochgradigen Verdünnung der Spitze der Pars petrosa ein Fehlen des ganzen inneren Ohres bei vollständig entwickeltem Mittelohre inclusive der Labyrinthfenster höchst wahrscheinlich war. For. magnum und for. condyloideum posterius war hochgradig verengt. — Sonst sind mir nur sehr wenige Fälle der Art aus der Literatur bekannt, nämlich von *Saissy* (Krankheiten des inneren Ohres, Ilmenau 1829 p. 173), *Michel* (Gaz. méd. de Strasb. 1868 No. 4, mit gleichseitigem Fehlen der Nervenstämme und partiellem Fehlen des mittleren Ohres), und von *Meckel.*

Wissenschaftliche Rundschau.

Die Mechanik der Gehörknöchelchen und des Trommelfells von Helmholtz.

(*Pflüger's* Archiv für Physiologie 1869. I. 1. und als Separatabdruck.)

Diese Arbeit des grossen Physiologen ist im Wesentlichen eine fortgeführte Ausarbeitung der von uns früher (B. IV. S. 48 — 50) im Auszuge gegebenen Abhandlung aus den Heidelberger Jahrbüchern. In Bezug auf die zum Theil sehr bemerkenswerthen anatomischen Einzelheiten müssen wir auf den leicht zugänglichen mit 12 Holzschnitten versehenen Separatabzug verweisen.

Die Gehörknöchelchen und das Felsenbein sind bei der Leitung der Schallschwingungen als feste, incompressible Körper, das Labyrinthwasser als incompressible Flüssigkeit zu betrachten. Es handelt sich hier, wie schon Ed. *Weber* mit Recht sagt, nicht um Verdichtungs- und Verdünnungswellen in diesen Körpern, sondern die Gehörknöchelchen sind als feste Hebel, welche Pendelschwingungen machen, und das Labyrinthwasser als eine nur im Ganzen zu bewegende Flüssigkeitsmasse zu betrachten. Bei der Kleinheit dieser Körper ergibt sich das wichtige Factum, dass die Dimensionen der elastischen festen und flüssigen Massen, welche den Gehörapparat zusammensetzen, alle jedenfalls nur sehr kleine Bruchtheile der Wellenlängen derjenigen Töne sind, die gewöhnlich vorkommen und gegen welche unser Ohr gut empfänglich ist. Daraus ist weiter zu folgern, dass bei den durch die gewöhnlich hörbaren Töne hervorgerufenen Schwingungen des Gehörapparates die Theilchen jeder einzelnen von diesen kleinen Massen gegen einander nur Verschiebungen erleiden, welche verschwindend klein sind im Vergleich mit der Amplitude der betreffenden Schallschwingungen, das heisst, dass sie sich annähernd wie absolut feste Körper bewegen. Das Verhältniss der Gehörknöchelchen gegen den Schall ist praktisch dasselbe, wie das einer eisernen Stange, die als Pendel aufgehängt ist, bei den Pendelbewegungen.

Nur die Länge des äusseren Gehörganges ist gross genug, um bei sehr hohen Tönen einer Viertelwellenlänge nahe zu kommen, und treten dann die schon früher von *H.* beschriebenen Resonanzphänomene ein. Doch ist der Querdurchmesser des Gehörganges so gering gegen die Wellenlänge der höchsten Töne, dass wir unbedenklich den Luftdruck an der ganzen Fläche des Trommelfells immer als gleich ansehen können.

Wegen der eigenthümlichen Einrichtung des Hammer-Ambos-Gelenkes kann ersterer allein viel grössere Excursionen (etwa neunmal so grosse) machen, als wenn er mit dem Ambos sich bewegt; erstere werden aber nicht auf's Labyrinthwasser übertragen. Bei aufgeblasenem Trommelfell hört man deshalb tiefere Töne merklich schwächer. Eigenthümliche Klirrtöne, welche man bei starkem Anschlagen von Stimmgabeln, z. B. einer B Gabel von 116 Schwingungen im eigenen Ohre vernimmt, werden auf die Sperrzähne des Ambos bezogen. Das Klirren verschwindet, wenn man den Valsalva'schen Versuch macht und damit die genannten Sperrzähne des Hammers und Ambos auseinander drängt.

Sehr eingehend wird die Bedeutung der Radiär- und Circulärfasern des Trommelfells für die Mechanik dieser Membran erläutert. Die Spannungsänderungen der Radiärfasern sind es, welche die Schallerschütterungen auf den Hammergriff übertragen.

Den Manometer führt H. in den zuerst mit Wasser erfüllten Gehörgang ein, so dass sich dabei etwas Wasser in das im Stapfen befindliche Glasröhrchen eindrängt, weil so die Oberfläche des Wassers im Röhrchen die Verschiebungen des Trommelfells viel besser abzeichnet.

In einem mathematischen Anhang wird noch die Mechanik gekrümmter Flächen, resp. die Bedeutung der Krümmung des Trommelfells eingehend erörtert.

Tröltsch.

Ueber die physiologische Bedeutung der Bogengänge des Ohrlabyrinths.
Von Prof. Fr. Goltz in Königsberg.

(Pflüger's Archiv für Physiologie. Bd. III.)

Der des Grosshirns beraubte Frosch besitzt dieselbe Fähigkeit, das Gleichgewicht in natürlicher Lage zu behaupten, wie das unverzehrte Thier. Das Nervencentrum, von welchem die Bewegungen zur Erhaltung des Gleichgewichts abhängen, muss somit hinter dem Grosshirn gelegen sein. Durch verschiedene Versuche hat G. wahrscheinlich gemacht, dass der Sitz dieses Centrums beim Frosch in den Vierhügeln (Lobi optici) zu suchen ist; denn zerstört man beim Frosch diesen Theil des Hirns, so verräth das Thier in keiner Weise mehr das Bestreben, das Gleichgewicht festzuhalten.

Indessen nicht nur durch Verletzung des Centralorganes selbst wird die Erhaltung des Gleichgewichtes gestört. Dasselbe geschieht, wenn man bei einem Frosche auf beiden Seiten den Gehörnerv durchschneidet. Das Gleiche leistet eine vollständige Vernichtung des Gehörorgans, welche Operation sich so machen lässt, dass keinerlei Beschädigung des Gehirns dabei stattfindet, auf welche etwa die Gleichgewichts-Störungen bezogen werden könnten. Nimmt man diese Operation nur auf Einer Seite vor, so wird das Gleichgewicht nur vorübergehend gestört.

Bekanntlich hat *Flourens* schon vor längerer Zeit bei Tauben und auch bei Kaninchen ähnliche Gleichgewichts-Störungen beobachtet, wenn man an ihnen einen oder mehrere der häutigen Bogengänge durchtrennte. Diese Versuche wurden seitdem von verschiedenen Forschern mit dem gleichen Erfolge wiederholt. (*Czermak*

hat hinzugefügt, dass die Tauben nach Verwundung der Bogengänge häufig Erbrechen haben.)

Diese Versuche stellte nun auch *Goltz* an Tauben an, hauptsächlich um eine
Erklärung dieser höchst merkwürdigen Erscheinung zu suchen. Da Thiere, denen
man die 6 Bogengänge auf beiden Seiten vollständig zerstörte, bald unter stürmi-
schen Rollbewegungen oder Ueberkugelung zu Grunde gingen, so begnügte er
sich, Stellen aus den beiden oberflächlicher gelegenen Kanälen herauszubrechen
und konnte er 2 so operirte Tauben länger am Leben erhalten. Es sind dies
dieselben Thiere, die *G.* auf der Innsbrucker Versammlung vorstellte. Das Verhalten dieser verstümmelten Thiere ist durchaus zu vergleichen mit dem eines Menschen, der von Schwindel befallen ist, indem die Drehbewegungen des Kopfes nur
aufhören, wenn man denselben unterstützt oder auch vorübergehend, wenn durch
Hunger eine ungewöhnliche Willensanstrengung hervorgerufen wird.

Alle bisher versuchten Erklärungen für diese merkwürdigen Erscheinungen
erscheinen ungenügend. *Goltz* stellt eine neue Hypothese auf als Ergebniss eines
scharf und fein durchgeführten Denkprozesses. Sie lautet: „*Ob die Bogengänge Gehörorgane sind, bleibt dahingestellt. Ausserdem aber bilden sie eine Vorrichtung,
welche der Erhaltung des Gleichgewichtes dient. Sie sind sozusagen Sinnesorgans für
das Gleichgewicht des Kopfes und mittelbar des ganzen Körpers.*" — Ferner: *Im Innern
Ohre müssen noch die Endverbreitungen eines Nerven vorhanden sein, der im Stande
ist, durch Fortleitung der Erregung im Gehirn Schwindelgefühl zu erzeugen.*

Tröltsch.

---

*Ueber die Möglichkeit der Verschliessung der Tuba Eustachii beim
Menschen* von Prof. **Rüdinger**.

(Monatsschr. f. O. 1869 No. 4.)

Die bisher von *R.* aufgestellte Behauptung, dass unter dem Knorpelhaken in
der oberen Hälfte der Tuba eine halbcylindrische offene Sicherheitsröhre für andauernde Communication der Luft zwischen Schlund und Pauke bestehe, wird so modificirt, dass im mittleren Abschnitte der Tuba eine Stelle unter dem Knorpelhaken
sich befindet, wo sich die Schleimhautflächen überall berühren. Die von
R. als Grenzmarke zwischen der Sicherheitsröhre und der Hilfsspalte beschriebene Schleimhautfalte vermag hier den sehr enge gewordenen Kanal durch Einlagerung in denselben zu verschliessen. Man sollte daher am obern und untern Abschnitte
nur von einer Erweiterung und einer Verengerung und an dem mittleren
Abschnitte von einer Eröffnung und Verschliessung der Tuba sprechen.

Schwartze.

---

*Die Lageveränderungen der pharyngealen Tubenmündung während der
Entwicklung,* von Cand. med. **Kunkel**.

(Hasse — Anatomische Studien, Leipzig, 1869,
Engelmann No. 5.)

Das Ostium pharyng. tubas liegt im fötalen Leben unterhalb des harten Gaumens,
erreicht beim Neugebornen ungefähr das Niveau desselben, steht beim 4jähr...

Kinde schon 3—4 Mm. über demselben, und liegt schliesslich beim Erwachsenen etwa 10 Mm. über jener Ebene. Der Grund dieser Ortsveränderung liegt in Wachsthumsdifferenzen der Schädeltheile an der Basis, deren Erörterung sich die vorliegende Abhandlung zur Aufgabe gestellt hat. Für den Catheterismus der Tuba Eust. ergeben sich aus dieser Lageveränderung der Tuba bis zu den Pubertätsjahren wichtige Consequenzen. Schon v. Tröltsch (Ohrenheilkunde p. 76) hat angeführt, dass in einzelnen seltenen Fällen der Catheter nur soweit gedreht werden könne, dass der Ring horizontal gerade nach aussen oder selbst etwas nach abwärts steht. Diese seltenen Fälle, glaubt der Verf., beziehen sich auf jugendliche Individuen. Es ist ihm wenigstens unwahrscheinlich, dass bei einem Erwachsenen die Tubenmündung öfter im Niveau des harten Gaumens liegt, abgesehen natürlich von jenem den ganzen Habitus des Schädels verändernden Bildungsfehlern, wo durch vorzeitige Synostose der Keilbein- und Occipitalnähte die Bedingungen zum Höhersteigen der Tubenmündung abgeschnitten sind.

Schliesslich fügt der Verf. noch die Beobachtung hinzu, dass sich die Tubenmündung während des Wachsthumes der unteren Muschel nähere, was in der Rotation des Oberkiefers nach hinten und unten seinen Grund habe, wodurch die unteren Theile der Nasenhöhle bedeutend nach hinten verschoben werden. Durch das bedeutende Wachsthum des Oberkiefers wird die Nasenhöhle erweitert, woraus sich die Beobachtung erklärt, dass der untere Nasengang, der beim Neugebornen und in den ersten Jahren sehr eng ist, beim Erwachsenen ziemlich geräumig wird.

Schwartze.

Zur Erkennung der Simulation einseitiger Taubheit

sind in jüngerer Zeit 4 verschiedene Verfahren vorgeschlagen:

Dr. *Teuber* (Berlin) benutzt nach der Angabe von *Lucae* (Berl. klin. Woch. 1869 No. 9) seit einer Reihe von Jahren beim Militair folgende Methode:

Durch die zwischen zwei Zimmern befindliche Wand sind zwei Metallröhren nahe an einander durchgeführt.

In dem einem Zimmer befindet sich der untersuchende Arzt, in dem andern der vermeintliche Simulant nebst zwei Zeugen.

Von den Metallröhren gehen zwei Gummischläuche zu den Ohren des zu Untersuchenden, so dass ein in die rechte oder linke Metallröhre von dem Arzt gesprochenes Wort nur in das rechte, resp. linke Ohr des Untersuchten dringen kann.

Ausserdem gehen von beiden Gummischläuchen Seitenröhren ab, welche von dem links oder rechts aufgestellten Zeugen in die Ohren genommen werden, so dass jedes Wort, welches von dem Arzte in die linke oder rechte Röhre hineingesprochen und notirt wird, ausser von der Versuchsperson, von dem betreffenden Zeugen gleichzeitig wahrgenommen werden kann. Die Beobachtung an Normalhörenden hat Herrn Dr. *Teuber* gelehrt, dass, wenn abwechselnd in die eine oder andere Röhre verschiedene Worte schnell auf einander und längere Zeit hindurch hineingesprochen werden, die Versuchsperson häufig im Anfange der Untersuchung anzugeben im Stande ist, in welches Ohr der Untersucher hineinspricht. Handelt es sich nun um einen wirklichen Simulanten, so befindet sich dieser in demselben Falle und wird, durch die fortgesetzte Untersuchung ermüdet, sich nicht selten durch eine verkehrte Angabe verrathen, d. h. Worte wiedergeben, welche in das angeblich taube Ohr hineingesprochen worden sind.

Lucae bemerkt zu diesem Verfahren, dass es auf Untrüglichkeit keinen Anspruch machen könne. Ein schlauer Simulant wird durchschlüpfen können, aber nie wird einem wirklich einseitig tauben Individuum ein Unrecht dabei geschehen können.

Dr. *L. Müller* (Berl. klin. W. 1869 — Zur Feststellung einseitiger Taubheit) empfiehlt folgendes einfachere Verfahren: In das gesunde Ohr wird durch irgend ein Rohr (Papierrolle) leise und ziemlich schnell gesprochen und der vermeintliche Simulant angewiesen, das Gesprochene genau zu wiederholen. Auf diese Weise wird zunächst festgestellt, wie schnell oder leise man sprechen darf, ohne unverständlich zu werden. Dann macht ein zweiter Beobachter denselben Versuch mit dem angeblich tauben Ohr. Der Simulant wird verneinen, das Gesprochene zu hören. Nochmals wird in das rechte Ohr gesprochen, worauf plötzlich beide Beobachter zusammen schnell und leise sprechen, so dass verschiedene Sätze zu gleicher Zeit in beide Ohren gelangen.

Liegt thatsächlich einseitige Taubheit vor, so wird der Untersuchte die in das gesunde Ohr gesprochenen Sätze ruhig nachsprechen können, während der Simulant durch das plötzliche Zusammensprechen verwirrt wird und selbst bei grosser Uebung nicht im Stande ist, das beiderseits Gehörte zu trennen, genau aufzufassen und das in's rechte Ohr Gesagte nachzusprechen.

Dr. *Moos* (A. f. A. u. O. Heft 1 p. 260 — Ein einfaches Verfahren zur Diagnose einseitig simulirter Taubheit) verstopft das gesunde Ohr mit einem Charpiepfropf und setzt die schwingende Stimmgabel auf den Scheitel. Behauptet dann der Untersuchte die Stimmgabel gar nicht, auch auf der gesunden Seite nicht zu hören, so ist er ein Simulant und zwar unzweifelhaft, wenn die Untersuchung und functionelle Prüfung des angeblich gesunden Ohres vorher ergeben hatte, dass die Function wirklich normal oder annähernd normal war. Dasselbe Verfahren wendet Dr. *Chimani* (Wien) bei simulirenden Soldaten mit befriedigendem Erfolge an.

Das von Dr. *A. Lucae* (Berlin) in Berl. klin. Woch. 1869 No. 9 angegebene objectivere Verfahren baslrt auf der Thatsache, dass das menschliche Ohr einen grossen Theil der zu ihm gelangenden Schallwellen reflectirt, wie sich dies mit Hülfe des von *L.* angegebenen Interferenz-Otoscops (vgl. A. f. O. Bd. III. S. 185) objectiv zeigen lässt. „Letzteres besteht im Wesentlichen in der physiologischen Anwendung des von *Georg Quincke* angegebenen Interferenz-Apparates, einer dreischenkligen Gummiröhre, deren drei Schenkel, wie in folgender Figur, durch ein metallenes oder gläsernes T.-Röhrchen unter sich vereinigt sind.

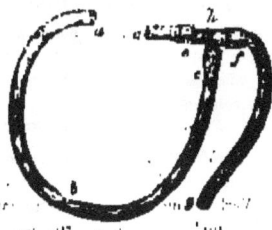

Bringt man den Apparat bei d mit dem Ohre in luftdichte Verbindung und lässt bei a den Ton einer Stimmgabel eintreten, so gelangen die Schwingungen derselben durch die Röhre a b c nach b, wo sie sich theilen und sowohl durch die Röhre c d in das Ohr des Untersuchenden, als durch die Röhre f g nach aussen treten. Ist bei g ein fester luftdichter Verschluss vorhanden, so werden die hier anlangenden Schallwellen reflectirt, gehen zurück nach h und müssen mit den directen, durch die Röhre a b c an diesem Punkte inzwischen angelangten Schallwellen interferiren. Je nach der Länge des „Interferenzschenkels" f g muss demnach der bei a eintretende Ton mehr oder weniger modificirt durch c d in das Ohr gelangen.

Ist z. B. die Länge von h f g = der Viertelwellenlänge des bei a eintretenden Tones, so beobachtet man eine bedeutende Dämpfung des Tones, sobald man die Oeffnung bei g luftdicht mit dem Finger abschliesst.

Dies ist demnach der Fall, wenn man sich des Tones c¹ von 204 Schwingungen in der Secunde als Schallquelle und eines Interferenzschenkels von 12 Pariser Zoll Länge bedient, da die ganze Wellenlänge von c¹ 48 Par. Zoll beträgt. — Diese Dämpfung kommt dadurch zu Stande, dass die an dem verschlossenen Ende g reflectirten Schwingungen durch ihren Hin- und Hergang in der Röhre f g gegen die direct auf dem Wege a b c e d zum Ohre gelangenden Schallwellen um eine halbe Wellenlänge verzögert sind und sich in dem Punkte b in entgegengesetzter Phase befinden.

Dieselbe Erscheinung beobachtet man bei Benutzung des Tones c¹, sobald man einen Interferenzschenkel von 11 Par. Zoll Länge wählt, und denselben bei g mit dem im Mittel 1 Par. Zoll langen äusseren Gehörgange eines normalhörenden Individuums in luftdichte Verbindung bringt. In diesem Falle nämlich beträgt die Gesammtlänge der Interferenzschenkel wiederum 12 Par. Zoll, und werden die in letzterem eintretenden Schallwellen jetzt von dem Trommelfelle zum grossen Theile reflectirt. Diese Reflexion, resp. diese Dämpfung des Tones nimmt zu, sobald durch fremde Körper, sowie Verdickung oder durch abnorme Spannung des Trommelfelles, resp. durch abnorme Belastung der Gehörknöchelchen die Schallaufnahme des Ohres herabgesetzt ist; die Reflexion kann ferner vermehrt werden durch Trommelfelldefecte, in welchem Falle die Labyrinthwand der Trommelhöhle einen grossen Theil der in das Ohr eintretenden Schallwellen zurückwirft. Mag demnach das mit dem Interferenzschenkel in Verbindung gebrachte Ohr in seinen, der Untersuchung zugänglichen Theilen normal oder erkrankt sein: In allen Fällen wird der Untersucher eine Dämpfung des Tones wahrnehmen.

Die entgegengesetzte Erscheinung, nämlich eine Verstärkung des Tones, kann aber mit Hülfe desselben Apparates hervorgebracht werden, sobald man die Länge des „Interferenzschenkels" passend modificirt.

Nach Georg Quincke geschieht dies einmal, wenn letztere die halbe Wellenlänge des betroffenen Tones, bei Anwendung von c¹ demnach 24 Par. Zoll beträgt. In diesem Falle nämlich sind die durch den „Interferenzschenkel" abgeschwungenen und an dem verschlossenen Ende desselben reflectirten, gegen die direct ins Ohr gelangenden Schallwellen um eine ganze Wellenlänge zurück.

Eine noch auffallendere Verstärkung tiefer und mittelhoher Töne kann man jedoch durch einen ganz kurzen „Interferenzschenkel" hervorbringen. Es sei jetzt a h e das bei a mit dem Ohre in Verbindung gebrachte Auskultationsrohr, f g das wieder den Ton c¹ zuführende Rohr und d e der Interferenzschenkel von etwa 1 Zoll

schriebene auffallende Dämpfung des Tones. Bewirkt man jedoch den Abschluss des anderen Schenkels dadurch, dass man diesen in das andere Ohr einfügt, so vernimmt man jetzt den Ton auf beiden Ohren, unter gleichzeitiger, jedoch kaum zu merkenden Abnahme seiner Intensität.

Die Erklärung ist ähnlich der im vorigen Falle. In dem Augenblicke, in welchem auch das andere Ohr mit dem entsprechenden Schenkel in Verbindung gebracht wird, wirken beide Ohren auf einander bedämpfend; diese Dämpfung wird jedoch dadurch compensirt, dass gleichzeitig die volle Kraft des Tones nun beiden Ohren zuströmt.

Dieser Unterschied in den Resultaten der Selbstbeobachtung und der Beobachtung von Andern ist es nun, auf welchem L.'s Verfahren zur Constatirung der einseitigen Taubheit beruht.

L. ging nämlich von der Idee aus, dass ein der Selbstbeobachtung unterworfenes einseitig taubes Individuum, sobald es den 1 Zoll, resp. 11 Zoll langen Interferenzschenkel mit dem tauben Ohre verbindet, sich in gleicher Lage befindet, wie Jemand, der an Anderen die beschriebenen Versuche anstellt, da das taube Ohr sich nur noch reflectirend aber nicht mehr percipirend verhält. Diese Voraussetzung fand er zunächst an zahlreichen, einseitig tauben, resp. erheblich schwerhörigen Individuen, welche mit den verschiedensten Ohrenkrankheiten behaftet waren, vollkommen bestätigt. Einer der ersten von ihm beobachteten Fälle war ein gerichtlicher Fall, in welchem er wesentlich dem neuen Verfahren die Constatirung einseitiger Taubheit verdankte.

Was die zur Untersuchung nothwendigen Apparate und die dabei zu beachtenden Cautelen anlangt, so muss der in das guthörende Ohr einzuführende Schenkel des Interferenz-Apparates am Besten eine „neutrale" Länge von etwa 15 Par. Zoll haben. Diese Länge bleibt auch dieselbe, sobald man den in das angeblich taube Ohr einzuführenden 1 Zoll langen Schenkel mit einem 11 Zoll langen vertauscht. Sehr wichtig ist, dass beide Schenkel gleich gut und möglichst luftdicht in beide Ohren eingefügt werden, was man durch passend starke Gummiröhre erreicht, deren Enden vor der Einführung mit Wasser benetzt werden.

Die hier angegebenen Maasse beziehen sich zunächst auf den Ton c' der Stimmgabel. Doch kann man zum Zwecke der Tonverstärkung auf dem gut hörenden Ohre auch andere, auf tiefere und mittelhohe Töne abgestimmte Gabeln gebrauchen, ohne die Länge des 1 Zoll langen, mit dem angeblich tauben Ohre zu verbindenden Schenkel verändern zu müssen. Es eignet sich zu diesem Versuche auch die gewöhnliche, überall leicht käufliche a'-Gabel, (Nur bei Anwendung einer sehr hohen Stimmgabel, deren Ton g'''' oder in der Nähe von g'''' gelegen ist, würde man durch den 1 Zoll langen Schenkel an Stelle einer Tonverstärkung eine Tondämpfung erhalten, da die ganze Wellenlänge von g'''' 4 Zoll beträgt.)

Beabsichtigt man jedoch, mit derselben Gabel auch eine Tondämpfung auf dem guthörenden Ohre hervorzubringen, so muss natürlich die Länge des bei Beantwortung von c' 11 Par. Zoll langen Interferenzschenkels entsprechend modificirt werden, d. h. incl. des 1 Zoll langen Gehörganges stets = der Viertellänge des betreffenden Tones sein. Für a' beträgt dieselbe z. B. circa 7 Par. Zoll.

Am besten wählt man eine starke Gabel, deren Schwingungen kräftig und längere Zeit hindurch anhalten. Bei einiger Uebung genügt es, die schwingende Gabel einfach vor die Oeffnung der tonzuleitenden Röhre zu halten. Weit zweckmässiger ist es jedoch, die Gabel in unverrückbarer Stellung auf dem Tische anzu-

Länge, so tritt bei Abschluss der Oeffnung d eine sehr deutliche Tonverstärkung ein. Es erklärt sich dieselbe dadurch, dass die reflectirten Schallwellen gegen die directen nur um 2 Zoll, d. h. um den vierundzwanzigsten Theil der ganzen Wellenlänge von o' verzögert werden. Beide Wellenzüge fallen daher mehr zusammen und müssen sich gegenseitig verstärken, wie sich auch auf graphischem Wege durch Construction und Addition der betreffenden Curven leicht zeigen lässt.

Hieraus, so wie aus dem oben über die Reflexionsfähigkeit des menschlichen Ohres Gesagten erklärt es sich, dass der bei a Auskultirende ebenfalls eine bedeutende Tonverstärkung beobachtet, sobald er d mit dem Gehörgang eines beliebigen andern Individuums in luftdichte Verbindung bringt.*) — Ganz andere Verhältnisse treten nun ein, wenn der Untersucher und Untersuchte in einer Person vereinigt sind. Bewaffnet nämlich ein Normalhörender, dessen Ohren gleich gut, oder wenigstens nicht erheblich verschieden funktioniren, sein eines, z. B. rechtes Ohr bei a mit der Röhre a b c, für welche ich zum vorliegenden, practischen Zwecke aus noten auseinander zu setzenden Gründen die Länge von etwa 15 Par. Zoll für die geeignetste halte, so nimmt er in dem Augenblicke, wo er d mit seinem linken Ohre in luftdichte Verbindung bringt, ebenfalls eine Tonverstärkung wahr, welche jedoch nicht vorwiegend in dem rechten Ohre, sondern von beiden Ohren gemeinsam, gewissermaassen im „ganzen Kopfe" empfunden wird. Diese auf den ersten Blick vielleicht auffallende Erscheinung erklärt sich daraus, dass das linke, mit dem kurzen Schenkel verbundene Ohr, wohl einen Theil der Schallwellen reflectirt, und daher tonverstärkend für das rechte Ohr wirkt, gleichzeitig jedoch einen andern Theil der Schallwellen selbst aufnimmt, dessen Perception durch die innere Resonanz (der Corti'schen Fasern nach Helmholtz) in solchem Grade erhöht erscheint, dass jene auf dem rechten Ohre hervorgerufene Tonverstärkung nicht in den Vordergrund zu treten vermag.

Es ist hierbei gleich daran zu erinnern, dass auch das rechte mit dem langen Schenkel a b c verbundene Ohr einen Theil der Schallwellen reflectirt und somit bei einer gewissen Länge dieses Schenkels auch seinerseits auf die Tonwahrnehmung im linken Ohre einen Einfluss ausüben muss. Ist demnach c' der benutzte Ton und a b b 24 Par. Zoll lang, so wird nach dem oben Gesagten das mit diesem längeren Schenkel bewaffnete rechte Ohr ebenfalls tonverstärkend auf das linke wirken, wiewohl in geringerem Grade, als das mit dem kurzen Schenkel verbundene linke Ohr. Es kann daher in diesem Falle um so weniger auffallen, dass die Tonverstärkung sich auf beide Ohren gleichmässig vertheilt. Dasselbe findet jedoch eigenthümlicher Weise auch dann statt, wenn die Röhre a b b sich gewissermaassen neutral verhält und z. B. 15 Par. Zoll lang ist.

Diese Wechselbeziehung beider Ohren während der Selbstbeobachtung tritt noch eclatanter hervor, wenn man den zuerst beschriebenen physiologischen Interferenz-Versuch, in welchem der „Interferenzschenkel" 12 Par. Zoll lang ist, nun ebenfalls und zwar folgendermaassen an sich selbst anstellt: f g sei (wieder für o') das tonzuleitende Rohr, und jeder der beiden andern Schenkel 11 Par. Zoll lang, so dass die letzteren, wenn mit den Gehörgängen in Verbindung gebracht, eine Combination von zwei 12 Par. Zoll langen „Interferenzschenkeln" vorstellen. Man verbinde zunächst nur den einen „Interferenzschenkel" mit einem Ohr; drückt man darauf das Ende des anderen mit dem Finger zu, so beobachtet man die oben be-

---

*) Die hierdurch entstehende Verlängerung des „Interferenzschenkels" ist von untergeordneter Bedeutung und thut dem Zustandekommen der Tonverstärkung keinen Eintrag.

bringen und ihren Ton ausserdem durch einen Resonator zu verstärken. Man kann zu diesem Zwecke einfach eine auf einen Resonanzkasten stehende Gabel benutzen, in welchen das, je nach Bedürfniss lange, tonzuleitende Rohr hineingelegt wird.

Noch stabiler und geeigneter findet L. als Tonquelle die von ihm angegebene horizontal hinzulegende Gabel (A. f. O. Bd. III p. 205) und eine entsprechende, ebenfalls horizontal fixirte Resonanzröhre, mit deren Innerm der tonzuleitende Schenkel direct verbunden ist. Beide auf c¹ abgestimmte Apparate sind durch Mechanikus Schäfer in Berlin, Oranienstr. 171 zu beziehen.

Schwartze.

Epileptic or epileptiform seizures occurring with discharge from the ear, by Dr. Hughlings Jackson.

(British med. Journ., June 26. 1869.)

Epileptische oder epileptiforme Krämpfe kommen öfters mit Ausfluss aus einem Ohr zusammen vor, wo dass man zu der Folgerung geführt wird, dass zwischen beiden irgend eine Beziehung besteht. Es ist sehr bekannt, dass Gehirnabscesse auf Krankheiten des Ohres folgen; und deshalb, meint Dr. Jackson, ist es gerechtfertigt, zu fragen und genau zu untersuchen, ob nicht auch gelegentlich auf eine Erkrankung dieses Apparates geringere Veränderungen im Gehirn folgen können, die zeitweise Entladungen (discharge) von Nervenkraft mit sich bringen mögen. Nach der Constatirung des Zusammentreffens von epileptiformen Anfällen mit Krankheit des Ohres, haben wir der Art und Weise dieser Anfälle nachzuforschen. Zu sagen: es sind epileptische oder epileptiforme Anfälle, wäre viel zu allgemein und deshalb ungenügend. Aber unglücklicher Weise sind dies gerade die Anfälle, in welchen genaue Details über den Paroxysmus nicht vorhanden sind. Ein Knabe von 12 Jahren ist jetzt in Behandlung wegen Epilepsie, die zuerst im August 1867 auftrat. Er hatte Scharlach ein Jahr zuvor gehabt; Ausfluss aus dem linken Ohre folgte, und im Mai 1867 hatte er, wie es nach dem Berichte seiner Mutter scheint, eine Lähmung des linken Facialis gehabt, die sich wieder verloren hatte. Seine Anfälle kommen des Nachts und meist gegen 5 Uhr Morgens. „Er erwacht, wird schwindlig; er verliert das Gesicht und weiss nicht, was er thut. Dann kommt der Krampfanfall, er schäumt vor dem Munde, beisst sich nicht in die Zunge; andern Tags ist er anscheinend wohl." Aus solchem Bericht erfahren wir nur, dass hin und wieder Entladungen von Nervenkraft theilweise auf Muskeln stattfinden; aber es ist beinah gar kein Anzeichen vorhanden über das Wo der sich hin und wieder auf diese Weise entladenden Nervensubstanz. Der Bericht contrastirt stark mit den klaren Details, welche einzelne Patienten geben, deren Zuckungen in einer Hand beginnen, eine Seite zuerst oder hauptsächlich betreffen, und von Erkrankung der entgegengesetzten Hirnhemisphäre abhängen. Dr. H. Jackson denkt, dass diese zuletzt erwähnten Anfälle abhängen von Veränderungen in der Gegend der mittleren Hirnarterie (A. fossae Sylvii) und er ist bemüht, ausfindig zu machen, ob es ganz besondere Anfälle mit gleichzeitiger Otorrhoe gibt, abhängig von geringen Veränderungen in den Gehirn-Venen (venous tracts). Wenn die Krämpfe einseitig beginnen, so können wir vergleichen und gegenüberstellen den Hemispasmus mit der Hemiplegie; mit anderen Worten: wir können die Wirkungen der Entladung des oder durch das corpus striatum mit den Wirkungen der Zerstörung des corpus striatum vergleichen.

Wie wir sehen werden, kann diese Art von Vergleichung nicht gemacht werden bei den „Epilepsien" mit Ausfluss aus dem Ohr. Wir kennen die bei diesen Ausflüssen afficirte Gehirnregion nicht, doch können wir sie vermuthen.

Man nimmt an, dass Krankheit des Ohrs zu Gehirnabscess durch Verstopfung der Venen führt, und die am meisten betroffenen Theile des Gehirns sind der Mittellappen des Grosshirns und das Kleinhirn. Nun braucht Zerstörung dieser Theile nicht zu Symptomen localisirender Art zu führen. Kopfschmerz und Erbrechen können vorhanden sein, aber diese Symptome zeigen uns nicht an, wo die intracranielle Krankheit ist, ebenso wenig wie Neuritis des Sehnerven. Kurz, wir kennen die Functionen dieser Theile nicht und wir können nicht sagen, dass irgend eine Gruppe von Symptomen ein sicheres Zeichen ihrer Erkrankung ist. Dr. H. Jackson hat kürzlich einen Mann in Behandlung gehabt, der keine Symptome, wenigstens keine motorischen Symptome hatte, die auf das Kleinhirn zu beziehen waren, und doch war in jedem Lappen desselben ein Tumor von der Grösse einer kleinen Wallnuss. Es folgt daraus nicht, dass, weil Zerstörung eines Theils des Nervensystems zu keinen Symptomen führt, der zerstörte Theil keine Functionen hätte. Der Mittellappen des Gehirns und das Kleinhirn haben natürlich Functionen und es müssen diese Theile ihre Nervenkraft entladen — wobei die Nervensubstanz nicht zerstört, sondern aus dem Gleichgewichte ist (unstable). Jemand kann existiren ohne ein gewisses Quantum seines Gehirns, Kleinhirns oder seines corpus striatum, gerade so wie er existiren kann ohne ein gewisses Quantum seiner Lunge oder seiner Leber. Es ist ein gänzlich verschiedenes Ding, wenn ein Theil seines Nervensystems, statt zerstört zu sein, ausser Gleichgewicht (unstable) ist und sich gelegentlich entladet. Daher wird es eine Sache von Wichtigkeit sein als ersten Schritt, mit aller Genauigkeit die Anfälle zu studiren, welche mit Ausfluss aus dem Ohre vorkommen, besonders wenn aus der überriechenden Beschaffenheit des Ausflusses eine Knochenerkrankung wahrscheinlich ist. Wenn wir die Symptome gruppirt haben — in irgend einer bestimmten Ordnung — können wir vorsichtig weiter speculiren und sehen, ob eine Wahrscheinlichkeit da ist, dieselben auf „Unstability" jener Regionen des Gehirns zu schieben, in welchen Krankheit des Ohrs oft zu Abscess führt. Es ist sehr zu bedauern bei allen Arten von Epilepsien, dass wir sehr wenig zuverlässige Berichte der Symptome und ihrer Reihenfolge haben, was daher kommt, dass wir sehr selten die Gelegenheit haben, die Convulsionen zu beobachten.

Schwartze.

Eiteriger Ohrkatarrh als Ursache der Gehirnerscheinungen bei der sog. Gehirnpneumonie der Kinder. Von Prof. Steiner in Prag. (Jahrbuch für Kinderheilkunde 1869. II. 4.)

Referent warf bereits 1867 in der dritten Auflage seines Lehrbuches (Anmerkung zu S. 301. In der vierten Aufl. S. 329) die Frage auf, ob die Gehirnerscheinungen bei gewissen Formen von Pneumonie der Kinder, der sog. cerebralen

Pneumonie. nicht meistens von einem eiterigen Katarrhe des Mittelohres hervorgerufen werden.

Prof. *Steiner* gibt uns über diese Frage in seiner Abhandlung „Die Ursachen der cerebralen Symptome bei der sogenannten Gehirnpneumonie der Kinder" sehr werthvolle Aufschlüsse, die sich jeder Arzt, der kranke Kinder behandelt, sehr gesagt sein lassen darf, daher wir diese Mittheilungen möglichst ausführlich hier wiedergeben werden.

„Als eine noch wenig bekannte Ursache der Gehirnsymptome entdeckte ich bei einer grösseren Reihe von Fällen der Gehirnpneumonie *eine gleichzeitige eiterige Entzündung des inneren Ohres* und darauf besonders aufmerksam zu machen, ist der Zweck dieser Zeilen." Von *Streckeisen* in Basel 1863 bereits auf diesen Gegenstand hingewiesen „habe ich bereits 16 Fälle gesammelt, wo die Spitzenpneumonie der Kinder mit dieser Complication einherging. Diese Fälle betrafen zumeist Kinder im Alter von 6 — 10 Jahren; keines derselben hatte früher an einer Ohrenaffection gelitten; bei keinem der beobachteten Fälle waren Zeichen der Scrophulose vorausgegangen oder noch vorhanden; im Gegentheil die Kinder waren alle constitutionell gesund, kräftig gebaut und gut genährt.

Die Ohrenentzündung war unter diesen 16 Fällen 10mal eine einseitige, 6mal eine doppelseitige; unter den ersteren war das rechte Ohr häufiger ergriffen, als das linke. Als interessante Thatsache sei hier noch erwähnt, dass auch die rechte Lunge viel häufiger Sitz der Spitzenpneumonie ist als die linke.

Dass die im Verlaufe dieser Krankheit beobachteten Hirnsymptome, wenn auch nicht ausschliesslich, so doch zum grössten Theile auf Rechnung der Otitis interna gebracht werden dürfen und müssen, geht schon aus der in allen 16 Fällen wiederkehrenden Beobachtung hervor, dass mit dem Eintreten des Ohrenflusses die Hirnsymptome meist mit einem Schlage hinweggezaubert waren, was wohl keineswegs ein bloss zufälliges Zusammentreffen sein kann. Uebrigens bezweifelt Niemand, dass eine eiterige Entzündung des inneren Ohres heftige Störungen seitens des Gehirns bedingt und unterhält.

Dass die gleichzeitig bestehende fieberhafte, sowie die Stauungs - Hyperämie des Gehirns diese Störungen noch wesentlich unterstützt und begünstigt, darf dabei nicht in Abrede gestellt werden.

Was die Gehirnsymptome selbst betrifft, so entsprechen sie nicht der eclamptischen, sondern *der meningealen*, wie *Rilliet* und *Barthes* es bezeichnen, der *comatösdelirirenden* Form der Gehirnpneumonie.

Erbrechen, Somnolenz, abwechselnd mit grosser Unruhe, Delirien, Aeusserungen von Kopfschmerz, getrübtes Bewusstsein oder gänzliche Bewusstlosigkeit — bildeten die hauptsächlichsten Symptome und hielten in mehr weniger grosser Heftigkeit bis zu dem Eintreten des Eiterabflusses aus dem Ohre an."

Folgt eine sehr lehrreiche Krankengeschichte. Bei einem 6jährigen Knaben bestand neben leichter, rechtseitiger Spitzenpneumonie ein sehr heftiges Fieber mit ausgesprochenen Gehirnerscheinungen, die sich am 5ten Tage unter Eintritt eines Eiterausflusses aus beiden Ohren ganz rasch verloren. Zugleich sank die Pulsfrequenz, die am 5ten Tage 184, am 4ten 166 betrug, auf 124.

„Sowie in dem eben mitgetheilten gestaltete sich der Verlauf auch in allen übrigen Fällen. Mit dem Auftreten des Ohrenflusses schwanden stets und bleibend die Gehirnsymptome, so dass ein Zusammenhang zwischen diesen beiden Erscheinungen — wie Ursache zur Wirkung — angenommen werden muss." Unter "eiteriger Entzündung des inneren Ohres" kann hier natürlich auch den Andeutungen über den Verlauf der Ohrenaffection nur eiteriger Katarrh des mittleren Ohres gemeint sein, nicht Entzündung des Labyrinthes. — In den 16 vom Verf. beobachteten Fällen leitete stets ein eingetretener Ohrenfluss die Aufmerksamkeit auf das Ohr; abgesehen also davon, dass gewiss auch Schleimerfüllung der Paukenhöhle ähnliche Gehirnsymptome hervorzubringen im Stande ist und es bei einer solchen nur ausnahmsweise zu Otorrhoe kommt, so ist der Eiterausfluss doch immer ein späterer, nicht immer eintretender Folgezustand der Ohrentzündung, die man sicherlich auch in ihrem früheren Stadium erkennen kann. Diese höchst dankenswerthen Mittheilungen Steiner's sind somit im hohen Grade dazu angethan, alle Aerzte und insbesondere die Kinderärzte zu einer regelmässigen und frühzeitigen Untersuchung resp. Probebehandlung des Ohres in allen Fällen anzuregen, wo eine gewisse Reihe von Gehirnerscheinungen vorhanden ist, da wir noch lange nicht wissen, wie häufig vielleicht solche von einer Entzündung und Secreterfüllung des Mittelohres ausgehen.)   *Tröltsch.*

Ueber die vortheilhafte Benutzung des Planspiegels zur Beleuchtung des Trommelfells. Vorläufige Mittheilung von Dr. August Lucae.

(Sep.-Abdr. a. d. Centralblatt f. d. med. Wissensch. 1869. No. 52.)

Der Planspiegel übertrifft, auch bei Benutzung des diffusen Tageslichtes den Hohlspiegel in folgenden Punkten: 1) Die von dem Planspiegel auf das Trommelfell fallenden parallelen Lichtstrahlen verändern die Eigenfarbe der Membran in geringerem Grade. 2) Bei einer und derselben Stellung des Planspiegels findet eine gleichmässige Beleuchtung sämmtlicher Theile des Trommelfelles statt, während der Hohlspiegel seine Stellung fortwährend ändern muss, um den Focus auf die in verschiedenen Ebenen liegenden Trommelfelltheile zu dirigiren. 3) Der Planspiegel ermöglicht leicht einem zweiten Beobachter die gleichzeitige Untersuchung, wenn sich dieser so zur Seite des Kranken stellt, dass sein Gesicht der Spiegelfläche des Reflectors zugewendet ist. In dem Reflector sieht er das Bild des Ohrtrichters mit Gehörgang und Trommelfell. Ist der zweite Beobachter kurzsichtig, so muss er sich des entsprechenden Concavglases bedienen, um nicht durch Annäherung seines Kopfes dem Spiegel zu beobachten.   *Schwartze.*

Zur Behandlung der Otitis purulenta chronica. Von Dr. Lucae.

(Berl. klin. Woch. 1870. No. 6.)

Ein Hauptgrund mangelhafter therapeutischer Erfolge liegt in der mangelhaften Reinigung des Ohres. Für diejenigen Kranken, die bei derselben auf sich selbst angewiesen sind, empfiehlt L. nochmals kleine Gummispritzen von etwa 3 Cm. Durchwasser, deren schmale Behsepitzen mit einem nur 3 Mm. starken, etwa 1½ Zoll langen Gummischlauch versehen sind.

Doch kam L. auch mit diesen Spritzen nicht immer zum Zweck, „da in vielen Fällen die Ungeschicklichkeit der Kranken oder deren Angehörigen Alles vereitelt." Er kommt also vor allen Dingen darauf, auch dem Ungeschickten und mit dem Bau des Gehörganges nicht Vertrauten, die Möglichkeit einer gründlichen Reinigung des Ohres an die Hand zu geben.

Diesem Zwecke entspricht nach L. am Besten folgende von ihm angegebene Modification der Praf'schen Ohrdouche (Bull. gén. de Thérap. 1864 May 30).

Der Apparat besteht in einem metallenen T-Rohr, welches aus der weiten Röhre

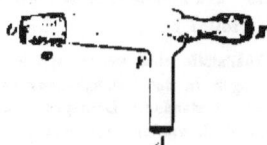

O F A und der in dieselbe hineingeschraubten engeren Röhre Z e zusammengesetzt ist. Bei O wird der hier in einer Ausdehnung von einem halben Zoll mit Gummi überzogene Apparat etwa einen Viertelzoll tief mittelst sanfter Rotationen möglichst luftdicht in den Gehörgang eingeführt, nachdem die Ohrmuschel vom Kopfe etwas abgezogen worden. Durch den bei Z angebrachten Gummischlauch tritt das Wasser durch die engere Röhre bei e in den Gehörgang ein, füllt unter Verdrängung der dort befindlichen Luft denselben ganz an, um darauf in die weitere Röhre bei w zurück und bei A auszufliessen, wo es von einem untergehaltenen Gefässe aufgefangen wird.

Zur Erzielung einer noch gründlicheren Reinigung hat L. an dem Oberende der engeren Röhre bei e eine 1 Zoll lange, kaum 3 Mm. starke Gummiröhre angebracht, welche nach Einführung des Apparates etwa ¼ Zoll weit in den Gehörgang hineinragt. Die Zuleitung des Wassers geschieht für gewöhnlich mittelst der einfachen Hebervorrichtung, nur, wenn der Arzt die Reinigung selbst bewerkstelligt und schneller zum Ziele zu kommen wünscht, mit einer je nach Bedürfniss kräftiger oder schwächer zu handhabenden Druckpumpe.

Im ersteren Falle sollen die Irrigationen wenigstens dreimal täglich und jedesmal 15—20 Minuten lang unternommen werden.

Von den Adstringentien empfiehlt L. speciell das Cuprum sulfuricum. Dasselbe hat in Substanz, als Aetzmittel bei Granulationen gebraucht, vor dem Arg. nitr. den Vorzug der geringeren Schmerzhaftigkeit der Aetzung und der selteneren reactiven Entzündung nach derselben. Als Adstringens benutzt L. gewöhnlich eine Lösung von 0,12 auf 30,0 Gramm und lässt diese an den Zwischentagen der Aetzung 7mal täglich längere Zeit (½ Std. und länger) im Ohre zurückhalten und zwar nicht in der bisher allgemein üblichen, einfachen Weise, dass der Gehörgang bei geneigter Lage des Kopfes damit angefüllt wird, sondern mittelst einer, luftdicht in den Gehörgang eingefügten und zweckmässig gebogenen Glasröhre.

Auch für Caries empfiehlt L. die prolongirten Ohrbäder von Cuprum sulfuricum zu weiteren Versuchen.

Bei Otitis media purulenta ohne Granulationsbildung verdiene es den Vorzug vor Zincum sulfuricum wegen der weit seltener auftretenden reactiven Entzündungen des äusseren Gehörganges. *L.* erinnert an die bekannte Erfahrung, dass solche mitunter schon nach einfachen Wassereinspritzungen entsteht, so dass es im einzelnen Falle schwer hält, zu entscheiden, ob diese oder das angewendete Adstringens die Schuld trägt.

Schwartze.

Weitere Fälle von Pilzkrankheiten des Ohres. Von Dr. **Hagen.**
(Zeitschr. f. Parasitenkunde von **Hallier** und **Zürn.**
Bd. II. Heft I.)

Es werden 6 Krankheitsfälle ohne weitere epicritische Bemerkungen erzählt, bei denen sich Pilzwucherungen in den Gehörgängen, auf dem Trommelfelle oder innerhalb der Paukenhöhle vorfanden. Lösungen von Kali hypermanganicum schienen von gutem Erfolge, doch wurden auch danach Recidive beobachtet. Wenn *H.* in der Ueberschrift seiner Krankengeschichten von „Pilzkrankheiten" des Ohres spricht, so scheint es hiernach, als wenn er geneigt wäre, den geschilderten Pilzwucherungen die Bedeutung einer ächt parasitischen Affection zu vindiciren. Das erscheint dem Ref. aber gerade bei den mitgetheilten Fällen, wo gleichzeitig stets anderweitige und tiefere Erkrankung des Ohres vorlagen (meist eitrige Entzündungen der Paukenhöhle mit Perforation des Trommelfells) und, mit Ausnahme eines Falles, stets längere Zeit Otorrhoe vorhergegangen war, ganz besonders unwahrscheinlich.

Von der Pilzform ist nur im ersten Falle gesagt, dass es Aspergillus gewesen ist. Die übrigen Pilze sollen nachträglich durch Prof. *Hallier* bestimmt werden.

Schwartze.

Ueber eine Pilzbildung im Ohr. Von Dr. **Nölting** (ibid. pag. 64).

Dieselbe ging zweifellos von einer umschriebenen excorürten Stelle des knöchernen Gehörganges aus und recidivirte mehrmals trotz häufigen Ausspritzens mit Wasser, schwachen Lösungen von Sublimat, Kali carbonicum. Aus der hinzugefügten Notiz des Prof. *Hallier* geht hervor, dass der Pilz zur „antiquirten" Gattung Aspergillus gehörte.

Schwartze.

Pilzbildungen auf dem Trommelfell. Nach einer brieflichen Mittheilung
des Dr. **Politzer** (ibid. pag. 94).

Auf dem perforirten Trommelfell eines 80jährigen an Phthisis pulmonum verstorbenen Mannes, der seit mehreren Jahren an chronischer Otorrhoe litt, fanden sich Mycelfäden eines Schimmelpilzes. Nur durch die microscopische Untersuchung zeigten sich diese Bildungen, auf deren Vorhandensein aus dem Befunde bei Lebzeiten nicht geschlossen werden konnte. *Hallier* sagt: es ist dieser Fall, wo Pilzfäden in unmittelbarer Verbindung mit dem Trommelfell gefunden worden, gewiss nicht uninteressant. Doch würde es noch wohl wichtiger gewesen sein, durch das Microscop bei dieser Gelegenheit zu constatiren, ob die Pilzfäden nur dem Trommelfell auflagen resp. sich auf demselben angehäuft hatten, oder ob sie in dem Gewebe des Trommelfelles waren.   *Schwartze.*

Verhandlungen der amerikanischen otologischen Gesellschaft.
(2. Jahresversammlung am 20. Juli 1869 in New-York.)

Der Bericht über dieselben erschien zusammen mit dem 6. Jahresbericht der Amerik. ophthalmologischen Gesellschaft in New-York bei John Medole 193 Pearl Street und umfasst 27 Seiten. Er enthält ausser der Mittheilung innerer Angelegenheiten:

1) Einen Jahresbericht über die Fortschritte der Otologie (von *Roosa*), der wesentlich nur den praktischen Gesichtspunkt im Auge hält, aber auch in den praktisch wichtigen Dingen nicht genügend genau ist.

2) Einen kurzen Auszug aus dem Protocoll der Dresdener Conferenz.

3) Einen Aufsatz des Dr. *Morland* (Boston) über Taubheit in Verbindung mit Schwangerschaft und Wochenbett.

Eine 38jährige Frau wurde unmittelbar nach einem Abortus vor 13 Jahren taub. Seitdem abortirte sie 5 mal; jedesmal starker Blutverlust. Während ihrer Schwangerschaft hörte sie immer gut; unmittelbar nach der Entbindung verlor sie jedesmal das Gehör fast vollständig. Während der Menstruation war sie noch tauber als zu andern Zeiten. In den letzten 4 Jahren progressive Verschlechterung.

Eine Schwester verlor ebenfalls das Gehör unmittelbar nach ihrer ersten Entbindung.

Die Untersuchung des Ohres ergab keine Anomalie ausser leichter Röthung des Gehörganges. Alle übrigen Körperfunctionen normal. Kein Kopfschmerz. — Der Verf. glaubt, dass die Taubheit hauptsächlich abhing von dem verschiedenen Zustande der Circulation während der Schwangerschaft und bei den Aborten. „Anämische Taubheit würde vielleicht eine passende Bezeichnung sein; doch tritt die Erscheinung zuweilen ein, wenn der Blutverlust nicht grösser war, als gewöhnlich bei der Geburt." Auch Dr. *Knapp* war der Ansicht, dass die Taubheit von der Anaemie abhängig sein möge, und wies auf die Analogie der anämischen Amblyopie unter den gleichen Bedingungen hin.

4) Fall von Otitis media purulenta verursacht durch den Gebrauch der Nasendusche, mit Doppelhören, mitgetheilt von Dr. *Knapp* (New-York). Zu der Nasendusche war kaltes Wasser gebraucht worden.

Drei Tage nach Eintritt der Otorrhoe constatirte K. das Doppelhören. Die auf den Scheitel gesetzte Stimmgabel wurde auf dem kranken Ohre 3 Töne höher als auf dem gesunden gehört. Bei der Prüfung am Pianoforte ergab sich dasselbe Resultat bei der mittleren und hohen Lage, während es bei den tiefen Tönen fehlte. Eine bestimmte Grenze, wo das Doppelhören begann, war nicht zu constatiren. Es bestand eine Woche lang, bei Perforation des Trommelfells und profuser Otorrhoe.

Dann wurde es undeutlicher und drei Wochen später betrug die Tondifferenz nur einem halben Ton.

K. meint mit Recht, dass die Diplacusis binauricularis häufiger als bisher zur Beobachtung kommen würde, wenn unsere Aufmerksamkeit specieller darauf gerichtet wäre. Sie wäre übrigens nicht blos von physiologischem Interesse, sondern auch von Wichtigkeit für die Prognose und Behandlung, weil sie uns darauf hinweist, dass in den betreffenden Fällen das Labyrinth entweder primär oder secundär afficirt ist.

5) 2 Fälle von Aspergillus Glaucus im äusseren Gehörgange von Dr. *J. Orne Green* (Boston).

Der erste Fall ist vom Verf. bereits beschrieben im Boston Medical and Surgical Journal 1868, 19. Nov.

Die Pilzwucherung verursachte eine erhebliche Verschlimmerung der subjectiven Symptome und der Taubheit, die übrigens abhing von einer einfachen chronischen Entzündung der Paukenhöhle. Weder die Anamnese noch die Untersuchung ergab das Vorhandensein einer Eiterung. Der zweite Fall betrifft den Verf. selbst, der bei der Behandlung des ersten Falles sich inficirt zu haben glaubt. Schon wiederholt hatte er an Furunkeln des Gehörganges gelitten, zuletzt zwei Jahre vor der Pilzaffection. Als Dr. *Green* jenen Patienten behandelte (Juni und Juli 1868), war er vollkommen gesund, auch in Bezug auf seine Ohren. Im August fühlte er etwas Reizung in den Ohren, begleitet von sparsamem serösem Ausfluss. Diese Erscheinungen gingen bald vorüber ohne Behandlung, traten aber im November wieder hervor mit Prickeln, Jucken und zeitweisem leichtem Schmerz und Gefühl von Vollheit in den Ohren. Das Gehör war etwas geschwächt. Als der Gebrauch einer schwach adstringirenden Lösung und das Ausspritzen keine Erleichterung brachte, untersuchte er die aus dem Gehörgange entleerten häutigen, weissen Massen und fand darin Aspergillus. Carbolsäure, Natron carbonicum, Calcaria hypochlorosa wurden nach einander versucht, ohne dass er einem dieser Mittel einen entschiedenen Erfolg zuschreiben konnte. Erst nach sechswöchentlichem Ausspritzen des Ohres hörte die Pilzwucherung auf. Auf welche Weise die Uebertragung der Pilzsporen stattgefunden haben mag, blieb dem Verf. unklar, doch behauptet er, dass zur Zeit der Uebertragung die Ohren nicht erkrankt waren (?).

Schwartze.

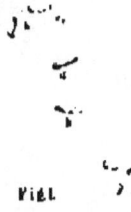
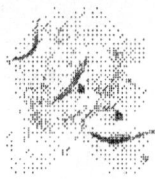

Fig. 1.

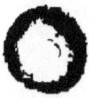

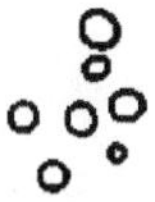

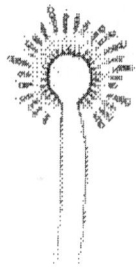

Fig. 3.

Fig. 2.

Fig. 4.

Archiv für Ohrenheilkunde V Band.

Fig. 1.

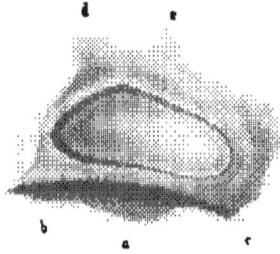

Fig. 4.

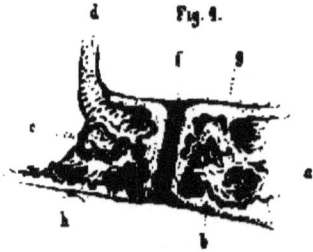

Fig. 2.

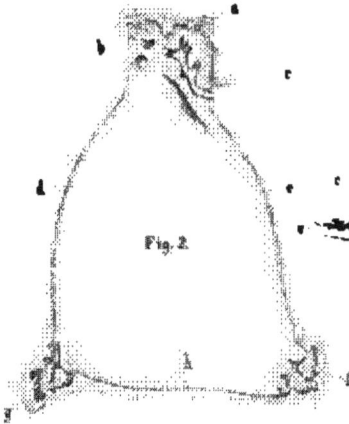

Fig 3.

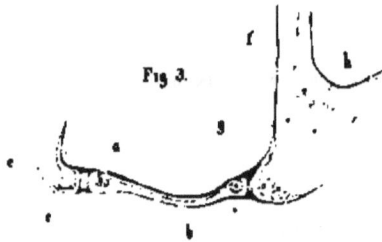

A.Eyfell ad nat del.   Lith.Anst.v.H.Schrock in Halle

Fig. 5.

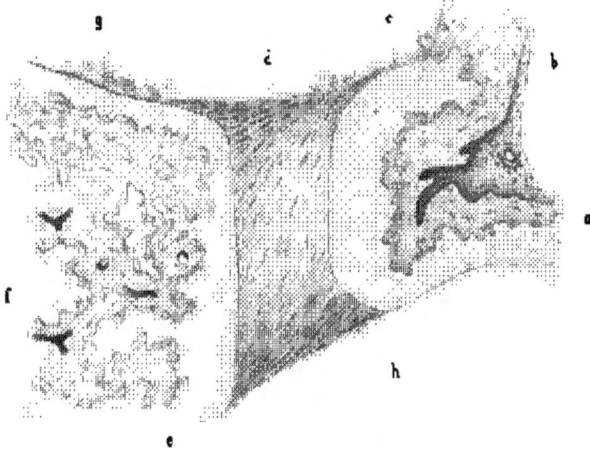

Fig 6.

Fig. 7.

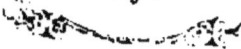

Fig. 8.

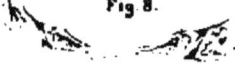

Fig 9.

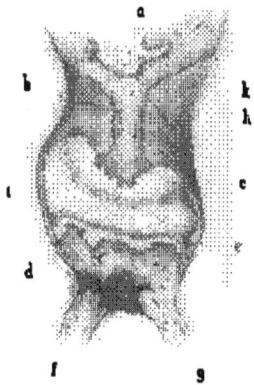

A.Eysell. ad nat del.   Lith.Anst.v.E.Schmidt in Halle.

Archiv für Ohrenheilkunde V.Band.